FISIOTERAPIA EM PEDIATRIA E NEONATOLOGIA

FISIOTERAPIA EM PEDIATRIA E NEONATOLOGIA

Da UTI ao ambulatório

2ª edição

Organizadoras
Fernanda de Cordoba Lanza
Mariana Rodrigues Gazzotti
Alessandra Palazzin

Manole

Copyright © Editora Manole Ltda., 2019, por meio de contrato as organizadoras.

Este livro contempla as regras do Acordo Ortográfico da Língua Portuguesa de 1990, que entrou em vigor no Brasil.

Editora gestora: Sônia Midori Fujiyoshi
Capa: Rubens Lima
Projeto gráfico: Departamento de Arte da Editora Manole
Editoração eletrônica: Luargraf Serviços Gráficos
Ilustrações: Luargraf Serviços Gráficos

CIP-BRASIL. CATALOGAÇÃO NA PUBLICAÇÃO
SINDICATO NACIONAL DOS EDITORES DE LIVROS, RJ

F565
2. ed.

Fisioterapia em pediatria e neonatologia : da uti ao ambulatório / organização Fernanda de Cordoba Lanza , Mariana Rodrigues Gazzotti , Alessandra Palazzin. - 2. ed. - Barueri [SP] : Manole, 2019.
: il. ; 24 cm.

Inclui bibliografia e índice
ISBN 9788520456408

1. Fisioterapia para crianças. 2. Prematuros - Cuidado e tratamento. 3. Neonatologia. 4. Crianças - Doenças - Tratamento. I. Lanza, Fernanda de Cordoba. II. Gazzotti, Mariana Rodrigues. III. Palazzin, Alessandra.

18-51736
CDD: 618.8201
CDU: 612.648

Vanessa Mafra Xavier Salgado - Bibliotecária - CRB-7/6644

Todos os direitos reservados.
Nenhuma parte deste livro poderá ser reproduzida, por qualquer processo, sem a permissão expressa dos editores.
É proibida a reprodução por xerox.

A Editora Manole é filiada à ABDR – Associação Brasileira de Direitos Reprográficos.

1ª edição – 2012
2ª edição – 2019. 1ª reimpressão – 2022

Editora Manole Ltda.
Alameda América, 876
06543-315 – Santana do Parnaíba – SP – Brasil
Tel.: (11) 4196-6000
www.manole.com.br
https://atendimento.manole.com.br/

Impresso no Brasil | *Printed in Brazil*

Organizadoras

Fernanda de Cordoba Lanza
Fisioterapeuta formada pela Universidade Católica Dom Bosco (Campo Grande/MS). Doutora em Ciências aplicadas à Pediatria da Disciplina de Alergia, Imunologia Clínica e Reumatologia pelo Departamento de Pediatria da Universidade Federal de São Paulo (Unifesp). Especialista em Fisioterapia Respiratória pela EPM-Unifesp. Profissional Especialista em Terapia Intensiva Pediátrica e Neonatal e em Fisioterapia Respiratória pela ASSOBRAFIR/COFFITO. Membro do Departamento de Fisioterapia Cardiorrespiratória Pediátrica e em Terapia Intensiva Neonatal e Pediátrica da ASSOBRAFIR. Professora do Programa de Pós-graduação em Ciências da Reabilitação da Universidade Nove de Julho.

Mariana Rodrigues Gazzotti
Fisioterapeuta formada pela Pontifícia Universidade Católica (Campinas/SP). Doutora em Ciências pela Universidade Federal de São Paulo (Unifesp). Orientadora do Programa de Pós-graduação da Disciplina de Pneumologia da Unifesp.

Alessandra Palazzin
Fisioterapeuta formada pela Universidade de São Paulo (São Paulo/SP). Mestre em Neurociências e Comportamento pelo Instituto de Psicologia da Universidade de São Paulo (USP). Fisioterapeuta Especialista em Neurologia pelo Hospital das Clínicas da Faculdade de Medicina da Universidade de São Paulo.

Durante o processo de edição desta obra, foram tomados todos os cuidados para assegurar a publicação de informações precisas e de práticas geralmente aceitas. Do mesmo modo, foram empregados todos os esforços para garantir a autorização das imagens aqui reproduzidas. Caso algum autor sinta-se prejudicado, favor entrar em contato com a editora.

Os autores e os editores eximem-se da responsabilidade por quaisquer erros ou omissões ou por quaisquer consequências decorrentes da aplicação das informações presentes nesta obra. É responsabilidade do profissional, com base em sua experiência e conhecimento, determinar a aplicabilidade das informações em cada situação.

Autores

Alexandre Luque
Doutor em Ciências da Saúde pela Universidade de São Paulo. Executivo de Economia da Saúde e Acesso ao Mercado na Johnson & Johnson Medical Device.

Alexandre M. H. Cosialls
Graduado em Fisioterapia pela Universidade Guarulhos. Especialista em O Aparelho Locomotor no Esporte pela Universidade Federal de São Paulo (Unifesp). Fisioterapeuta da Prefeitura Municipal de Santo André – Secretaria de Esportes (SP) e na Clínica de Ortopedia e Reabilitação Desportiva CORD (Santo André/São Caetano – SP). Coordenador do Curso de Pós-graduação de Fisioterapia em Ortopedia, Traumatologia e Desportiva da Faculdade Inspirar (São Paulo e Brasília/DF).

Alexandre Ribeiro Alcaide
Mestre em Bioética pelo Centro Universitário São Camilo (CUSC). Especialista em Fisioterapia Esportiva pela Universidade Federal de São Paulo (Unifesp). Sócio fundador da Sociedade Nacional de Fisioterapia Esportiva e da Atividade Física (Sonafe).

Ana Cristina Zanon Yagui Okada
Doutoranda em Ciências da Saúde pelo Hospital Israelita Albert Einstein. Mestre em Ciências pela Universidade Federal de São Paulo (EPM-Unifesp). Especialista em Fisioterapia Respiratória pela EPM-Unifesp.

Ana Sílvia Scavacini
Doutora em Ciências pelo Departamento de Pediatria da Universidade Federal de São Paulo (Unifesp). Mestre em Ciências pela Disciplina de Pneumologia da Unifesp. Especialista em Fisioterapia Respiratória pela Unifesp e em Terapia Intensiva Pediátrica e Neonatal pela ASSOBRAFIR/COFFITO.

Areolino Pena Matos
Doutor em Engenharia Biomédica pela UniCastelo/SP. Mestre em Reabilitação pela Universidade Federal de São Paulo (EPM-Unifesp). Especialista em Fisioterapia Motora Aplicada à Ortopedia e Traumatologia pela EPM-Unifesp. Professor Adjunto II e docente da Universidade Federal do Amapá (UNIFAP).

Carolina Lopes Guimarães
Especialista em Fisioterapia Pediátrica e Neonatal pela Universidade Federal de São Paulo (Unifesp). Coordenadora de Fisioterapia da Home Doctor.

Denise Caldeira Troise
Mestre em Ciências da Reabilitação pela Faculdade de Medicina da Universidade de São Paulo (FMUSP). Especialista em Fisioterapia Motora e

Hospitalar aplicada à Neurologia pela Universidade Federal de São Paulo (Unifesp). Fisioterapeuta graduada pelo Centro Universitário São Camilo.

Elaine Sagiani
Mestre em Fisiologia do Exercício pela Universidade Federal de São Paulo (Unifesp). Fisioterapeuta Especializada no Tratamento Neuroevolutivo – Bobath. Fisioterapeuta da Unidade Materno Infantil do Hospital Guilherme Álvaro (Santos/SP). Tutora do Método Mãe Canguru pelo Ministério da Saúde.

Fábio Navarro Cyrillo
Mestre em Fisioterapia pela Universidade Cidade São Paulo. Especialista em Fisioterapia Ortopédica e Desportiva pela Universidade Cidade São Paulo. Graduação em Fisioterapia pela Universidade Cidade de São Paulo, Aprimoramento em Fisioterapia Ortopédica.

Fernanda Colella
Mestre e Doutora em Ciências da Reabilitação pela Universidade Nove de Julho. Fisioterapeuta Preceptora em Fisioterapia Neurológica da Universidade Nove de Julho.

Fernando Souza Almeida (*in memoriam*)

Guy Postiaux
Fisioterapeuta. Groupe d'étude pluridisciplinaire stéthacoustique. Grand Hôpital de Charleroi (GHDC), Service des Soins Intensifs, de pédiatrie et de fonction pulmonaire. Site Notre-Dame. B-6000 Charleroi.

Império Lombardi Júnior
Doutor em Ciências da Saúde pela Universidade Federal de São Paulo (EPM-Unifesp). Professor Associado I da Unifesp, Campus Baixada Santista.

Jocimar Avelar Martins
Mestre em Ciências da Reabilitação pela Universidade Federal de Minas Gerais (UFMG). Especialista em Fisioterapia Respiratória pela UFMG e em Fisioterapia em Terapia Intensiva Adulto pela ASSOBRAFIR/COFFITO. Fisioterapeuta graduada pela UFMG. Coordenadora do Serviço de Fisioterapia do Hospital Arnaldo Gavazza (Ponte Nova, MG). Coordenadora do curso de Fisioterapia da Faculdade Dinâmica (Ponte Nova, MG). Organizadora Geral dos Programa de Fisioterapia em Terapia Intensiva Adulto, Fisioterapia Respiratória Pediatrica e Neonatal, Fisioterapia Respiratória e Cardiovascular. Presidente da ASSOBRAFIR (2013-2016). Diretora Financeira da ASSOBRAFIR (2017-2020).

Josy Davidson
Pós-doutora em Ciências Pediátricas pela Universidade Federal de São Paulo (Unifesp). Doutora em Ciências Aplicadas à Pediatria pela Unifesp. Mestre em Ciências (Pneumologia). Especialista em Fisioterapia Respiratória. Graduada em Fisioterapia pela Universidade de Mogi das Cruzes. Coordenadora do Curso de Pós-graduação em Fisioterapia Hospitalar e professora convidada nos Cursos de Pós-graduação (MBA, mestrado e *latu sensu*) do Centro Universitário São Camilo.

Joyce Liberali
Doutora em Ciências Aplicadas à Pediatria pela Universidade Federal de São Paulo (Unifesp). Mestre em Ciências Aplicadas à Pediatria pela Unifesp. Especialista em Fisioterapia Intensiva e Administração Hospitalar. Graduada em Fisioterapia pela Universidade de Cuiabá. Professora do Centro Universitário São Camilo.

Júnea Fontes
Mestranda em Ciências da Saúde pela UFV. Especialista em Fisioterapia Respiratória pela Universidade Federal de Minas Gerais (UFMG) e em Fisioterapia em Terapia Intensiva Pediátrica e Neonatal pela ASSOBRAFIR/COFFITO. Fisioterapeuta graduada pela UFMG. Coordenadora do Serviço de Fisioterapia da UTI Neonatal da Irmandade Hospital Nossa Senhora das Dores (Ponte Nova, MG). Coordenadora de Estágio e Docente do Curso de Fisioterapia da Faculdade Dinâmica (Ponte Nova, MG). Docente Visitante do Curso de Pós-graduação em Fisioterapia em Terapia Intensiva da Funorte (Montes Claros, MG).

Karen Baraldi
Fisioterapeuta. Mestre em Neurociências pela Universidade Federal de São Paulo (Unifesp).

Katia Maria Gonçalves Allegretti
Especialista em Fisioterapia Motora Hospitalar e Ambulatorial aplicada à Neurologia pela Universidade Federal de São Paulo (Unifesp). Fisioterapeuta Especializada no Tratamento Neuroevolutivo – Bobath. Fisioterapeuta do Setor de Fisioterapia Infantil da Associação de Assistência à Criança com Deficiência (AACD).

Leny Vieira Cavalheiro
Mestre em Reabilitação pela Universidade Federal de São Paulo (Unifesp). Especialista em Fisioterapia Respiratória pela Unifesp e em Fisioterapia em Terapia Intensiva Adulto pela ASSOBRAFIR/COFFITO. Coordenador de Pós-graduação no Hospital Albert Einstein – Diretoria de Ensino.

Letícia Cláudia de Oliveira Antunes
Mestre e Doutora em Pediatria pela Universidade Estadual Paulista (Unesp) – Botucatu. Fisioterapeuta do Hospital das Clínicas da Faculdade de Medicina da Unesp-Botucatu. Supervisora do Aprimoramento Profissional/Especialização em Ciências da Saúde, área de concentração em Fisioterapia e Fisioterapia em Terapia Intensiva da Unesp. Chefe da Seção Técnica de Reabilitação do Hospital das Clínicas da Unesp-Botucatu.

Lígia Maria Suppo de Souza Rugolo
Professora Adjunta do Departamento de Pediatria da Faculdade de Medicina da Universidade Estadual Paulista (Unesp) – Botucatu. Chefe da Unidade Neonatal do Hospital das Clínicas da Faculdade de Medicina da Unesp-Botucatu.

Lívia Barboza De Andrade
Pós-doutora em Ciências Pneumológicas pela Universidade Federal do Rio Grande do Sul (UFRGS). Especialista em Fisioterapia Cardiorrespiratória. Coordenadora da Residência em Fisioterapia Respiratória do IMIP. Docente e Pesquisadora do Curso de Pós-graduação *stricto sensu* do IMIP. Coordenação Técnico Científica da Fisioterapia das UTIN e UTIP do Hospital Esperança (Recife/PE).

Luciano de Arruda Castelo
Fisioterapeuta. Mestre em Reabilitação pela Universidade Federal de São Paulo (Unifesp). Especialista em Fisioterapia Motora Aplicada à Ortopedia e Traumatologia. Docente e Coordenador Auxiliar da Universidade Paulista (Unip).

Mara Cristina Santos Melo
Fisioterapeuta. Mestre em Neurociências e Comportamento pelo Instituto de Psicologia da Universidade de São Paulo (USP).

Marcos Giovanni Santos Carvalho
Mestre em Ciências da Saúde pela Universidade Federal do Amazonas (UFAM). Especialista em Fisioterapia Respiratória e Fisioterapia em Terapia Intensiva pela ASSOBRAFIR/COFFITO. Coordenador do Serviço de Fisioterapia da Maternidade Balbina Mestrinho (Secretaria de Estado de Saúde do Amazonas) e da Maternidade Dr. Moura Tapajoz (Secretaria Municipal de Saúde de Manaus). Preceptor da Residência em Fisioterapia em Terapia Intensiva Neonatal da UFAM. Professor Adjunto da Faculdade de Fisioterapia da Universidade Paulista, campus Manaus.

Maria Clara Drummond Soares de Moura
Doutoranda em Ciências da Reabilitação pela Faculdade de Medicina da Universidade de São Paulo (FMUSP). Mestre em Neurociências e Comportamento pela Universidade de São Paulo (USP). Especialista em Fisioterapia em Neurologia pela USP. Fisioterapeuta graduada pela USP. Supervisora de Estágios em Neurologia Infantil do curso de Fisioterapia da FMUSP.

Maria Clara Mattos Paixão
Especialista em Fisioterapia do Aparelho Locomotor pela Universidade Santa Cecília (Santos, SP). Fisioterapeuta pela Universidade Católica de Petrópolis. Docente do Curso de Fisioterapia da Universidade Santa Cecília (Santos, SP). Supervi-

sora de Prática Clínica em Fisioterapia Neuropediátrica na Universidade Santa Cecília (Santos, SP). Fisioterapeuta Especializada no Tratamento Neuroevolutivo – Bobath.

Maria Regina de Carvalho Coppo
Mestre em Saúde da Criança e do Adolescente pelo Centro de Investigações Pediátricas da Universidade Estadual de Campinas (Unicamp). Fisioterapeuta do Departamento de Pediatria da Faculdade de Ciências Médicas da Unicamp. Responsável pela Fisioterapia nas áreas de Enfermaria e UTI Pediátricas do Hospital de Clínicas da Unicamp (1987 a 2004) e na UTI Neonatal do Hospital da Mulher Prof. Dr. José Aristodemo Pinotti – CAISM/Unicamp (desde 2005).

Mariana Vulcano Siqueira
Mestre em Neurociências e Comportamento pela Universidade de São Paulo (USP). Fisioterapeuta Especialista em Neurologia pelo Hospital das Clínicas da Faculdade de Medicina da Universidade de São Paulo (FMUSP).

Mônica Carvalho Sanchez Stopiglia
Mestre em Neurociências pelo Departamento de Neurologia da Faculdade de Ciências Médicas da Universidade Estadual de Campinas (FCM/Unicamp). Responsável pelo Setor de Fisioterapia do Hospital da Mulher Prof. Dr. José Aristodemo Pinotti – CAISM/Unicamp.

Patrícia Angélica de Miranda Silva Nogueira
Doutora em Ciências pela Universidade Federal de São Paulo (Unifesp). Professora do Departamento de Fisioterapia da Universidade Federal do Rio Grande do Norte (UFRN).

Patrícia Gombai Barcellos Caldeira
Mestre em Ciências Aplicadas à Pediatria pela Universidade Federal de São Paulo (Unifesp). Especialista em Fisioterapia Pediátrica e Neonatal pela Unifesp. Gerente de Atenção Domiciliar da Qualific Home Care.

Paulo Roberto Garcia Lucareli
Mestre e Doutor em Ciências pela Faculdade de Medicina da Universidade de São Paulo (FMUSP). Fisioterapeuta Professor do Programa de Mestrado e Doutorado em Ciências da Reabilitação da Universidade Nove de Julho.

Simone Nascimento Santos Ribeiro
Doutora em Ciências da Saúde – Saúde a Criança e do Adolescente – pela Universidade Federal de Minas Gerais (UFMG). Especialista em Fisioterapia Respiratória e Fisioterapia em Terapia Intensiva pela ASSOBRAFIR/COFFITO. Coordenadora do Serviço de Fisioterapia do Hospital Sofia Feldman e Docente do Programa de Residência Multiprofissional em Neonatologia CMMG/HSF (Belo Horizonte, MG).

Thaís Amanda Rodrigues
Mestre em Neurociência e Comportamento pelo Instituto de Psicologia da Universidade de São Paulo (USP). Especialista em Fisioterapia Neurológica pela Faculdade de Medicina da Universidade de São Paulo (FMUSP). Fisioterapeuta graduada pela Universidade Cidade de São Paulo.

Thais Joyce Koja
Especialista em Fisioterapia Pediátrica e Neonatal pela Universidade Federal de São Paulo (Unifesp). Fisioterapeuta do Setor de Fisioterapia Materno-Infantil do Hospital Israelita Albert Einstein.

Sumário

Apresentação XIII
Prefácio XIV
Agradecimentos XVI

Seção I – Avaliação e diagnóstico fisioterapêutico

1. Avaliação neurológica 2
   Alessandra Palazzin, Mariana Vulcano Siqueira

2. Avaliação respiratória 39
   Mariana Rodrigues Gazzotti, Patrícia Angélica de Miranda Silva Nogueira

3. Avaliação ortopédica 48
   Fábio Navarro Cyrillo, Thaís Amanda Rodrigues

4. Aprendizado motor 67
   Mara Cristina Santos Melo

5. Bases do desenvolvimento sensório-motor 83
   Maria Clara Mattos Paixão

Seção II – Fisioterapia hospitalar

6. Abordagem da fisioterapia respiratória em unidade de terapia intensiva neonatal 106
   Letícia Cláudia de Oliveira Antunes, Lígia Maria Suppo de Souza Rugolo

7. Manipulação mínima e estimulação precoce 116
   Ana Sílvia Scavacini, Joyce Liberali

8. Humanização nas unidades de terapia intensiva neonatais .. 129
   Ana Sílvia Scavacini, Josy Davidson

9. Abordagem na unidade de terapia intensiva pediátrica 137
   Fernanda de Cordoba Lanza

10. Ventilação mecânica invasiva ... 150
    Simone Nascimento Santos Ribeiro, Marcos Giovanni Santos Carvalho, Lívia Barboza De Andrade

11. Ventilação mecânica não invasiva 167
    Ana Cristina Zanon Yagui Okada

12. Descontinuação da ventilação mecânica 177
    Carolina Lopes Guimarães, Patrícia Gombai Barcellos Caldeira, Thais Joyce Koja

Seção III – Fisioterapia ambulatorial

13. Doenças do sistema neurológico – síndromes 188
    Maria Clara Mattos Paixão, Elaine Sagiani

14. Encefalopatia crônica não
    progressiva 209
    Paulo Roberto Garcia Lucareli, Karen
    Baraldi, Fernanda Colella

15. Doenças neuromusculares
    da infância 224
    Maria Clara Drummond Soares de Moura,
    Denise Caldeira Troise

16. Mielomeningocele 254
    Maria Clara Mattos Paixão, Katia Maria
    Gonçalves Allegretti

17. Doenças osteomusculares congênitas
    e doenças do quadril 272
    Luciano de Arruda Castelo, Areolino Pena
    Matos

18. Traumatologia 298
    Alexandre M. H. Cosialls, Alexandre
    Ribeiro Alcaide, Fernando Souza Almeida
    (in memoriam)

19. Doenças do sistema osteomuscular
    – reumatologia 322
    Império Lombardi Júnior, Areolino Pena
    Matos

20. Fisioterapia respiratória nas
    doenças pulmonares 333
    Maria Regina de Carvalho Coppo, Mônica
    Carvalho Sanchez Stopiglia, Fernanda de
    Cordoba Lanza, Guy Postiaux

21. Reabilitação cardiopulmonar
    e metabólica 360
    Mariana Rodrigues Gazzotti, Alexandre
    Luque

Seção IV – Gestão

22. Melhora da prática clínica com
    evidências de qualidade – prática
    clínica baseada em evidência ... 374
    Alexandre Luque, Fernanda de Cordoba
    Lanza

23. Autonomia e organização profissional
    – benchmarking 383
    Leny Vieira Cavalheiro

24. Crescimento e valorização
    profissional: sinergia entre gestão,
    evidências e organização político-
    -profissional 387
    Jocimar Avelar Martins, Júnea Fontes

Índice remissivo 399

Apresentação

O livro *Fisioterapia em pediatria e neonatologia* é uma obra que aborda a intervenção fisioterapêutica na população infantil. Tem como diferencial abordar os principais temas da assistência no âmbito hospitalar e ambulatorial, nas áreas da fisioterapia respiratória, neurológica e ortopédica.

Esse livro está dividido em quatro seções: (i) avaliação e diagnóstico, (ii) fisioterapia hospitalar, (iii) fisioterapia ambulatorial e (iv) gestão. Na Seção I, a avaliação neurológica, ortopédica e respiratória, além do aprendizado motor, darão bases para determinar o tratamento apropriado. A Seção II apresenta o tratamento do paciente crítico na terapia intensiva, abordando técnicas de remoção de secreção, ventilação mecânica invasiva e não invasiva, mobilização precoce e humanização. Na Seção III, o tratamento do fisioterapeuta nas principais doenças respiratórias agudas e crônicas, neurológicas e osteomusculares. Gestão, a última seção, tem como objetivo apresentar pontos importantes da prática baseada em evidências e da gestão e organização profissionais.

Por fim, essa obra tem como finalidade aprimorar o conhecimento do fisioterapeuta que atua na prática clínica, bem como auxiliar o aluno de graduação de fisioterapia no tocante às intervenções realizadas em diversos âmbitos, diferentes sistemas, em apenas um exemplar.

Os autores dos capítulos foram escolhidos por sua expertise na área, bem como seu aprimoramento científico. Esperamos que você tenha uma ótima leitura e que o livro contribua para sua assistência fisioterapêutica.

Agradecidas pela confiança em nosso trabalho.

Fernanda de Cordoba Lanza
Mariana Rodrigues Gazzotti
Alessandra Palazzin

Prefácio

Honra-me sobremaneira prefaciar a segunda edição do livro *Fisioterapia em pediatria e neonatologia: da UTI ao ambulatório*. É uma responsabilidade substancial, pois o prefácio é o cartão de visitas do livro, momento em que se apresenta o conjunto da obra ao leitor e, portanto, estimula-se ou não a continuação da leitura. Então, vamos aos diversos aspectos que fazem valer a pena continuar usando este livro como referência na área de neonatologia e pediatria.

As organizadoras Fernanda de Cordoba Lanza, Mariana Rodrigues Gazzotti e Alessandra Palazzin têm qualidades que ultrapassam a *expertise* nessa área de atuação fisioterapêutica. Ao doar seu tempo para atualizar esta obra, mostram generosidade, empatia e competência. Generosidade em compartilhar o conhecimento, empatia por conseguir agregar um time de profissionais do mais alto calibre e competência por eleger e organizar os assuntos mais relevantes na pediatria e na neonatologia.

Um pouco mais de cinco anos se passou para que a segunda edição deste livro fosse confeccionada. Vale lembrar, que, em tempos de *fast tracking* (do inglês, rastreio rápido), a informação é substancialmente perecível e, na maioria das vezes, não contribui para o conhecimento. Este se caracteriza não somente pelo conjunto de conteúdos adquiridos ao longo do tempo, mas na maneira como aplicá-los e interpretá-los na prática clínica. Este livro, além de reunir as mais recentes evidências, destaca-se por propiciar a valorosa experiência dos autores de como usar cada conteúdo abordado na prática fisioterapêutica. Isso foi possível somente pois esse time de autores tem sua base fundamentada em três pilares: experiência docente, experiência na prática clínica e experiência científica.

A organização, composta de quatro grandes seções, foi mantida nesta segunda edição, pois contempla uma sequência lógica de conteúdos, iniciando com a parte de avaliação e diagnóstico e, na sequência, fisioterapia no âmbito hospitalar e ambulatorial e, por fim, a gestão. Na primeira seção, as organizadoras tiveram o cuidado de abordar todos os sistemas que pudessem estar comprometidos na avaliação do neonato ou do paciente pediátrico, o que propicia um diagnóstico mais correto e completo. Na seção hospitalar, além das técnicas fisioterapêuticas comumente realizadas na unidade de terapia intensiva (UTI) neonatal e pediátrica, a ventilação mecânica invasiva e não invasiva são abordadas profundamente, bem como a importância de realizar a manipulação mínima e a estimulação precoce. Adicionalmente, nesta seção, tem a abordagem da humanização nas UTI neonatais, fundamental para o cuidado global do recém-nascido. Na seção ambulatorial, as organizadoras levaram em conta os agravos à saúde mais prevalentes na pediatria. Vale ressaltar que o livro é rico em ilustrações e fotos, o que auxilia o entendimento do conteúdo escrito. A última seção atenta para a gestão, abordando a pesquisa e a autonomia do fisioterapeuta, sendo destacado como realizar a prática baseada em evidências. Esta tem sido considerada a pedra angular de todos os cuidados de saúde, inclusive a fisioterapia, assegurando o emprego das melhores práticas.

Por fim, não poderia deixar de dar um relato pessoal de quão importante foi a primeira edição deste livro para mim. Meu contato com a área de neonatologia e pediatria foi somente no começo da minha carreira profissional, sendo que, desde então, trabalho com reabilitação cardiopulmonar e metabólica de adultos. No entanto, em 2013, um ano após a primeira edição ter sido publicada, prestei o concurso público da Universidade Federal do Rio Grande do Sul. Um dos pontos do concurso contemplava a área de pediatria. Qual não foi minha surpresa que o ponto selecionado para a prova teórica foi exatamente a avaliação fisioterapêutica na população pediátrica. Eu havia estudado o referido ponto no livro *Fisioterapia em pediatria e neonatologia: da UTI ao ambulatório* e obtive a nota mais alta na prova.

A segunda edição deste livro mantém a qualidade da primeira, brindando com as mais recentes evidências, fundamentais para a tomada de decisão na prática clínica. Mais uma vez, é impossível acompanhar o número de publicações para nos manter atualizados, especialmente os acadêmicos de fisioterapia e os fisioterapeutas na ponta (que fazem o atendimento fisioterapêutico), pois essas atividades ocupam o tempo em demasia. Por isso, a segunda edição deste livro é muito bem-vinda e continuará a estreitar o abismo que ainda existe entre o que é ensinado na universidade, o conhecimento requerido na prática clínica e as melhores evidências.

Simone Dal Corso
Professora do Programa de Pós-graduação
em Ciências da Reabilitação da
Universidade Nove de Julho

Agradecimentos

Agradeço primeiramente a todos os colaboradores deste livro. Não há dúvidas de que, além de fisioterapeutas de excelência, foram parceiros em disponibilizar seu tempo para contribuir com esta obra!

Não poderia deixar de lembrar de todos os professores que me conduziram na jornada da fisioterapia, ensino e pesquisa. Todos, sem exceção, a partir daqueles da graduação até meus orientadores de Mestrado e Doutorado foram essenciais para meu crescimento na área da Pediatria e Neonatologia.

À minha grande amiga Mariana Rodrigues Gazzotti, agradeço por podermos partilhar tanto!

À Alessandra Palazzin, amiga que a fisioterapia me deu, agradeço pela confiança depositada, e por ter instigado que a 2ª edição saísse do papel.

Não menos importante, agradeço à minha família, pais, irmã, cunhado, e à minha flor de formosura Lorena, cerne de todo amor e construção dos valores que carrego por toda a vida!

Por fim, agradeço à Editora Manole, pela confiança em nosso projeto.

Fernanda de Cordoba Lanza

Em primeiro lugar, gostaria de agradecer à Editora Manole, por acreditar na importância de esta obra ser levada à diante.

Agradeço também a todos os colaboradores deste livro, que, com seu conhecimento e dedicação, possibilitaram a sua concretização.

A todos que fizeram parte da minha trajetória como fisioterapeuta: professores, que instigaram minha vontade de aprender e ensinar; amigos e colegas de profissão, que enriqueceram minha experiência; e meus alunos, que sempre despertaram em mim a vontade de me aprimorar (e, assim, contribuir de forma mais significativa na sua formação) e me trouxeram grande realização profissional.

Às amigas Fernanda Lanza e Mariana Gazzotti, pelas quais sempre senti grande carinho e admiração, por dividirem mais uma vez esse projeto comigo.

Aos meu pais, Solange e Ildebrando, à minha irmã Vanessa e à minha avó de coração Dedé, por todo apoio durante a minha trajetória e por vibrarem comigo a cada conquista.

Ao meu lindo, meu amor, Lucas, a quem tanto admiro como pessoa e profissional, por sempre estar ao meu lado, para me apoiar, incentivar, aconselhar e com quem divido os melhores momentos e a melhor obra das nossas vidas.

Ao meu filho, Pedro, meu "chameguinho", minha grande realização, por fazer meus dias mais felizes, por despertar em mim a vontade constante de ser uma pessoa melhor a cada dia, por me ensinar tanto e trazer um novo significado para a minha vida.

Alessandra Palazzin

Agradeço a todos os colaboradores que possibilitaram a realização deste livro.

Agradeço às minhas amigas e autoras deste livro, Alessandra e Fernanda, pela parceria e cumplicidade.

Ao meus amados filhos, Julia e Pedro, que são a razão da minha vida. Ao meu grande amor, Alexandre Luque, que sempre está ao meu lado. Aos meus pais, César e Lourdes, e à minha irmã, Juliana, por sempre me apoiarem em tudo, possibilitando o meu crescimento pessoal e profissional.

Mariana Rodrigues Gazzotti

Seção I

Avaliação e diagnóstico fisioterapêutico

1
Avaliação neurológica

Alessandra Palazzin
Mariana Vulcano Siqueira

INTRODUÇÃO

Considere uma criança com 3 anos de idade encaminhada ao ambulatório de fisioterapia com diagnóstico médico de paralisia cerebral e queixa, segundo a mãe, de dificuldade para andar de forma independente.

O conhecimento a respeito do diagnóstico do paciente fornece alguns indícios do que poderia comprometer a independência, mas, por si só, não consegue explicar as limitações funcionais de cada criança.

Segundo Shepherd, os padrões motores resultam da interação dinâmica entre vários fatores que facilitam ou dificultam os movimentos. Tais fatores podem ser internos, como a integridade dos sistemas nervosos central e periférico (SNC e SNP), a capacidade cognitiva, a habilidade de percepção, o peso corporal, força muscular e biomecânica, ou externos, como as condições sociais e ambientais.

Esse conceito está de acordo com o atual modelo de classificação proposto pela Organização Mundial da Saúde (OMS), aprovado em 2001: a Classificação Internacional de Funcionalidade, Incapacidade e Saúde (CIF), ferramenta usada como forma de reconhecer as condições de funcionalidade do indivíduo. Um dos pontos positivos desse instrumento é que, associado às teorias atuais de desenvolvimento motor e ao tratamento das disfunções motoras, as alterações funcionais são correlacionadas não somente à doença, mas também ao ambiente e aos dados pessoais do avaliado. No entanto, apesar da CIF ser útil para guiar o tratamento, não fornece informações detalhadas o suficiente sobre "como a criança realiza determinada atividade" ou "por que ela a realiza de determinada forma", a ponto de possibilitar a elaboração de um plano de tratamento específico para cada paciente.

Dentro desse contexto, cada vez mais se tem enfatizado a necessidade da utilização de ferramentas de avaliação quantitativas para que se possa acompanhar a evolução do paciente e fornecer evidências científicas do tratamento de forma mais objetiva, pela comparação das condições cinético-funcionais anteriores e posteriores. No entanto, a escolha de determinado instrumento não exclui a necessidade e a habilidade do fisioterapeuta de observação, análise e interpretação para a construção de um raciocínio clínico que direcionará o tratamento, o que é possível somente pela avaliação mais detalhada dos diversos componentes relacionados ao controle motor.

OBJETIVOS DA AVALIAÇÃO

Crianças que apresentam disfunções neuromotoras obtêm melhores resultados quanto mais precocemente for iniciado o tratamento fisioterapêutico. Para tanto, é necessário diagnosticar essas crianças, identificar suas necessidades e planejar um tratamento que estimule o desenvolvimento.

Sendo assim, a avaliação fisioterapêutica deve colher dados que permitam:

- Auxiliar no diagnóstico precoce, especialmente de crianças prematuras, com base na identificação de sinais sugestivos de lesão encefálica.
- Identificar as habilidades da criança e aquisições já conquistadas, assim como os distúrbios cinético-funcionais prevalentes e, mais do que isso, verificar quais fatores estão presentes no quadro motor/cognitivo/perceptual/social que possam justificar esses déficits. Somente a partir daí o fisioterapeuta será capaz de traçar o diagnóstico fisioterapêutico, objetivos e intervenções adequadas, otimizando os recursos dinâmicos de que a criança dispõe e favorecendo assim o processo de reabilitação.
- Identificar não apenas o que o paciente não é capaz ou apresenta dificuldade para realizar, mas também deve-se produzir uma lista de potenciais, o que a criança pode realizar e gosta de fazer, assim como contemplar também as expectativas dos pais e da criança, pois tudo isso pode ser utilizado durante o tratamento.
- Estabelecer as prioridades de tratamento para cada criança em cada época do desenvolvimento.
- Analisar se as intervenções terapêuticas utilizadas estão de acordo com os resultados esperados e acompanhar a evolução do paciente.
- Avaliar se há aspectos de risco que necessitem do encaminhamento a outros profissionais.
- Planejar o processo de alta do paciente.

CONSIDERAÇÕES IMPORTANTES

A avaliação se inicia desde o momento em que o paciente é chamado na sala de espera. Muitas vezes, a anamnese é feita ao mesmo tempo em que o exame físico, enquanto são observados o comportamento da criança, o grau de alerta ou apatia e sua interação com a mãe. Independentemente da idade do paciente, é importante primeiramente observá-lo e depois manuseá-lo. Se for uma criança pequena, mesmo os momentos em que estiver dormindo ou chorando podem ser utilizados para a avaliação, seja para realizar a ausculta pulmonar ou observar o padrão e a simetria da movimentação espontânea. Quanto mais natural/espontânea a criança permanecer melhor, nem que seja no colo da mãe, já que muitas chegam com medo de serem manipuladas, em geral por terem permanecido muito tempo internadas ou submetidas a procedimentos médicos dolorosos.

Além disso, o exame deve ser feito em local com iluminação adequada, sem interferência de ruídos ou outros distratores e com temperatura ambiente favorável. É necessário também contar com um espaço físico que permita a livre movimentação da criança, uma vez que um dos objetivos é avaliar a interação com o meio e as atividades funcionais.

Alguns brinquedos devem estar preparados previamente de acordo com a idade da criança ou o que se esperaria que ela fosse capaz de realizar, para estimular respostas motoras, visuais, auditivas e sensoriais ou ainda conseguir a sua cooperação ou mesmo distraí-la quando precisar manipulá-la.

ANAMNESE

A anamnese é a parte da semiologia que visa a revelar, investigar e analisar os sintomas e o que levou o paciente a apresentar o quadro funcional atual. A anamnese e o exame físico minuciosos devem averiguar a possibilidade de distúrbios crônicos ou progressivos do SNC e do SNP, incluindo as doenças degenerativas, tumor da medula espinhal ou distrofia muscular.

Além disso, permite conhecer como esse paciente se comporta nas atividades de vida diária (AVD) ou ainda quais fatores externos podem contruibuir para suas limitações. É um processo ativo no qual o terapeuta deve direcionar para as informações que são realmente pertinentes para o quadro.

A seguir, estão descritas as informações mais relevantes sobre o histórico de bebês e crianças. Um roteiro com os principais tópicos está representado no Quadro 1. É importante ressaltar que esse é apenas um roteiro geral e que, dependendo da doença em questão, alguns tópicos devem ser mais aprofundados do que outros.

Quadro 1 Roteiro da anamnese em neuropediatria

▪ Data da avaliação
▪ Identificação da criança
– Nome da criança
– Data de nascimento
– Gênero
– Informante/grau de parentesco
– Diagnóstico médico
– Médico responsável (local/contato)
▪ Dados da mãe/cuidador
– Profissão
– Grau de escolaridade
– Número de filhos
▪ Queixa principal
– Informações que contribuam para o entendimento do déficit funcional do paciente
• O que mais compromete a independência do seu filho/indivíduo pelo qual é responsável atualmente?
• Ao que você atribui a dificuldade do seu filho/indivíduo pelo qual é responsável?
• O que o seu filho/indivíduo pelo qual é responsável precisaria adquirir para auxiliar nas atividades de vida diária (AVD)?
▪ História da moléstia atual (HMA)
– Pré-natal
• Número de consultas
• Saúde da mãe
• Intercorrências (infecções, sangramento, traumatismo, estresse, hipertensão arterial sistêmica, drogas, álcool)
– Histórico do nascimento
• Idade gestacional

(continua)

Quadro 1 Roteiro da anamnese em neuropediatria *(continuação)*

• Peso de nascimento
• Apgar
• Tipo de parto
• Gemelaridade
• Intercorrências (oxigênio, ventilação mecânica, reanimação)
• Internação (local/período)
– Questões sobre o diagnóstico
• Quando e como foi realizado
• Por que foi procurar o médico?
– Modificação do quadro motor
• Houve melhora ou piora do quadro?
• Velocidade de progressão
▪ Cirurgias
– Data/procedimento
– Cirurgias programadas
▪ Bloqueios químicos
– Data
– Tipo (TBA/fenol)
– Músculos/nervos
▪ Saúde geral da criança
– Crises convulsivas: fatores desencadeantes, comportamento durante e após a crise, frequência, duração
– Qualidade do sono
– Funções gastrointestinais: refluxo gastroesofágico (RGE), constipação intestinal
– Doenças associadas: pulmonar, cardíaca, outras
▪ Medicamentos
– Nome/ação
– Horário
– Dose
– Último ajuste
▪ Desenvolvimento neuropsicomotor (DNPM): idade de aquisição dos marcos motores
– Sustentação da cabeça
– Sentar com apoio
– Sentar sem apoio
– Rolar
– Em pé com apoio
– Em pé sem apoio

(continua)

Quadro 1 Roteiro da anamnese em neuropediatria *(continuação)*

- Engatinhar
- Marcha
- **Terapias (atuais e passadas)**
  - Fisioterapia
  - Terapia ocupacional
  - Fonoaudiologia
  - Nutrição
  - Hidroterapia
  - Equoterapia
  - Psicologia
  - Quando iniciou o processo de reabilitação
  - Locais e período em que realizou atendimento
  - Motivo da alta
  - Outras terapias – frequência
- **Órteses e dispositivos auxiliares**
  - Órtese (tipo/período do dia/última adaptação)
  - Parapódio (tempo/dia)
  - Andador/muleta (tipo/frequência de uso)
  - Cadeira rodas (tipo/última adaptação/tempo/dia/condução da cadeira)
- **Dia a dia**
  - Posicionamento na maior parte do dia
    - Onde/como/por quanto tempo
    - Quem é o cuidador na maior parte do tempo
  - AVD
    - Alimentação
    - Higiene
    - Transferências
    - Vestuário
    - Grau de dependência
    - Adaptações
    - Breve descrição
  - Escola
    - Regular/especial
    - Desde quando
    - Período do dia/semana
  - Lazer
  - Brincadeiras preferidas
- **Comportamento**
  - Como se comporta no dia a dia e em situações diversas

Dados de identificação da criança e do cuidador

Além de permitir, como o próprio nome diz, a identificação do paciente, são importantes para estabelecer uma relação mais próxima, individualizada entre terapeuta/paciente/família. Fornecem ainda informações sobre o perfil socioeconomicocultural no qual a criança está inserida, direcionando a forma de comunicação que deve ser estabelecida com a família. As condições de vida na infância devem ser inquiridas, pois os estímulos decorrentes têm impacto significativo na aquisição e na consolidação de circuitos neurais, em especial no primeiro ano de vida. O número de irmãos e a rotina são, também, dados importantes na avaliação de uma criança.

Queixa principal

Geralmente o histórico, tal como a queixa, é obtido de um dos pais e/ou principal cuidador (geralmente a mãe). Deve-se considerar nesse momento que, além das observações objetivas realizadas no dia a dia, sobre o que o filho é ou não capaz de fazer em comparação com outras crianças da mesma idade, existem os anseios e as expectativas que nem sempre condizem com o prognóstico do paciente. Sendo assim, a maioria das mães quando questionada sobre "o que gostaria que seu filho melhorasse" ou "qual o objetivo que espera alcançar com a fisioterapia" responde: "que meu filho ande" ou ainda "que seja como uma criança normal", o que de fato não contribui muito com o direcionamento da avaliação, a identificação de déficits ou o estabelecimento de objetivos adequados, especialmente no caso de uma criança com grandes limitações.

Dessa forma, o ideal seria direcionar a queixa da mãe para um foco funcional que possa contribuir de forma mais efetiva para o entendimento do déficit motor do paciente. Sendo assim, diante de uma criança com maior comprometimento e totalmente dependente para realizar as AVD, seria interessante questionar o que poderia facilitar os cuidados, como controlar mais a cabeça para facilitar a alimentação. No caso de uma criança pouco mais independente, poderia se questionar em relação às transferências ou que componente mais específico em relação à marcha poderia ser melhorado (como o equilíbrio para se manter em pé ou conduzir o andador sozinha).

Sempre que for possível a criança também deve ser questionada e incluída no processo, auxiliando no estabelecimento de metas e favorecendo a reabilitação.

Algumas sugestões de perguntas encontram-se no Quadro 1.

Histórico da moléstia atual e pregressa

O histórico da moléstia atual (HMA) compreende todos os fatos relacionados ao quadro atual e sua investigação pode ser direcionada pelo terapeuta dependendo da doença de base; e o histórico da moléstia pregressa (HMP), as informações prévias que podem ir ao encontro do diagnóstico.

Por exemplo, no caso da paralisia cerebral, o comprometimento do sistema nervoso acontece em razão de alguma intercorrência no período pré, peri ou pós-natal, o que justifica uma investigação mais aprofundada sobre esses períodos. Em doenças relacionadas mais especificamente a fatores pré-natais, o questionamento pode ser mais direcionado, sobretudo, porque o diagnóstico muitas vezes é realizado ainda no período intrauterino, por ultrassonografia como na síndrome de Down ou dosagem de alfafetoproteína (exame de sangue), como na mielomeningocele. Por sua vez, na distrofia muscular de Duchenne (DMD), os sintomas aparecem somente mais tardiamente, sendo, portanto, o período pós-natal o de maior interesse para o terapeuta.

Além disso, informações a respeito de internação logo após o parto fornecem indícios sobre o grau de comprometimento que essa criança possa apresentar, o que auxilia a estabelecer um prognóstico e direcionar o tratamento. São também relevantes as informações sobre como os quadros motor e funcional têm se modificado ou não com o tempo (seja para melhor ou pior).

Os principais tópicos que precisam ser investigados encontram-se. no Quadro 1.

Antecedentes pessoais

Cirurgias: muitas crianças com problemas neurológicos são submetidas a cirurgias seja por problemas primários (alterações no sistema nervoso ou deformidades congênitas) ou secundários (decorrentes do quadro motor). Além do procedimento realizado e/ou do objetivo, a data é igualmente importante, especialmente nas cirurgias ortopédicas, pois podem influenciar no tratamento. A seguir, estão relacionados os principais exemplos:

- Cirurgias ortopédicas: excluindo-se as alterações congênitas (o pé torto congênito), a maioria das cirurgias ortopédicas é realizada para corrigir deformidades estabelecidas, em geral decorrentes da diminuição ou da ausência de movimentação voluntária associada ao posicionamento inadequado (p. ex., permanência longa na cadeira de rodas). Entre as principais, estão os alongamentos de tendão, músculos ou tecido conjuntivo (em geral para igualar o comprimento muscular nas articulações), as cirurgias ósseas (para reestruturar a posição anatômica dos ossos) ou, ainda, a correção de escoliose.
- Neurocirurgias: colocação/substituição de válvula de derivação (para tratamento da hidrocefalia), correção da bolsa de mielomeningocele (cisto contendo liquor e tecido nervoso).
- Outras: gastrostomia (indicada para pacientes que apresentam risco de broncoaspiração durante a alimentação e/ou com dificuldade para ganhar peso), traqueostomia (indicada, entre outros fatores, para facilitar a higiene brônquica de pacientes crônicos).

Bloqueios químicos: intervenções frequentemente utilizadas para diminuir a espasticidade, melhorando a amplitude de movimento (ADM) e facilitando do movimento voluntário. Entre as opções existentes, estão a toxina botulínica tipo A (TBA-A) e o fenol. A primeira quando injetada no músculo inibe a liberação de acetilcolina (neurotransmissor) na fenda sináptica, e o segundo, quando injetado no nervo, provoca a desnaturação da bainha de mielina, ambos interrompendo a condução nervosa e modificando assim o tônus muscular. Como se trata de intervenções reversíveis, ou seja, têm um período específico de duração, é importante saber a data da aplicação e o local (músculo ou nervo).

Saúde geral da criança

Além do comprometimento do SNC e do SNP, existem outros fatores, intrínsecos à criança, que podem contribuir para que ela tenha direta ou indiretamente melhor ou pior prognóstico funcional. São eles:

- Crises convulsivas: ocasionadas pela descarga excessiva e sincronizada de um grupo neuronal em qualquer região do SNC. Quando as crises são recorrentes dentro em curto período, dá-se o nome de epilepsia. São muito frequentes em crianças pela suscetibilidade a lesões e, consequentemente, pela hipersensibilidade neuronal. Dependendo do tipo, da frequência e da duração das crises (muitos quadros são difíceis de controlar com medicação), pode haver perda de habilidades motoras anteriormente adquiridas. Alguns itens a serem questionados são: fatores desencadeantes (p. ex., febre), comportamento durante e após a crise (mantém a consciência, há alteração de tônus, apresenta cianose), frequência e duração. Esses dados favorecem a identificação das crises por parte do fisioterapeuta, o que pode ser útil para direcionar a terapia, uma vez que a estimulação possa ser excessiva para aquela criança.
- Qualidade do sono: especialmente a quinta fase do sono, denominada REM (*rapid eye movements* – sono com movimentos rápidos dos olhos) é importante para a consolidação do aprendizado motor, ou seja, tudo o que foi treinado durante o dia "fixa-se" no cérebro durante à noite. Sendo assim, o sono é importante na evolução motora do paciente.
- Funções gastrointestinais: é muito frequente recém-nascidos pré-termo ou mesmo a termo até os 6 a 8 meses de vida apresentarem refluxo gastroesofágico (RGE), levando a criança a ficar irritadiça, dormir mal, manifestar desconforto ou vomitar com frequência. Em algumas crianças com problemas neurológicos, esse problema permanece ainda por mais tempo, necessitando de controle com fármacos. O fisioterapeuta deve assim atentar-se em não utilizar algumas posturas durante as terapias, especialmente para crianças pequenas e logo após as mamadas, assim como orientar os pais sobre como posicionar e manipular a criança.
- Doenças associadas: o acometimento de outros sistemas, como o cardíaco ou pulmonar, decorrentes de alterações congênitas (como a persistência da comunicação interatrial na síndrome de Down), da prematuridade (como a displasia broncopulmonar) ou secundário ao imobilismo associado a deformidades musculoesqueléticas (como a escoliose), pode levar a pneumonias de repetição, o que por sua vez favorece, entre outras coisas, o risco de internações frequentes. Esse item deve ser investigado e será abordado no Capítulo 2, "Avaliação respiratória".

Medicamentos

Muitos dos fármacos utilizados podem interferir diretamente na terapia e alterar (ou não) o desempenho motor ou neuromotor do paciente. Em outras palavras, podem alterar o estado geral, especialmente as funções psicomotoras, e assim prejudicar a avaliação diagnóstica e todo o processo de reabilitação dessa criança. Entre os medicamentos mais frequentemente encontrados, estão os anticonvulsivantes e os relaxantes musculares, descritos Tabela 1.

Desenvolvimento neuropsicomotor (DNPM)

Como mencionado, o conhecimento do desenvolvimento motor normal serve de referência para avaliação, ao comparar se as etapas alcançadas ou não estão de acordo com as esperadas para a faixa etária e, dessa forma, reconhecer o anormal. Entre os principais marcos motores a serem considerados, estão o controle da cabeça em pronação, rolar, sentar, engatinhar, bipedestação (ficar em pé) e marcha independente (Tabela 2). Para informações mais detalhadas sobre o DNPM normal, veja Capítulo 5, "Bases do desenvolvimento sensório-motor".

Terapias anteriores e atuais

Informações sobre quando a criança iniciou o processo de reabilitação, locais em que a realizou e por quanto tempo, se realiza terapias associadas e há quanto tempo (fonoaudiologia, terapia ocupacional, hidroterapia, equoterapia, acompanhamento nutricional, psicologia) fornecem uma perspectiva geral do quadro do paciente (tempo em que está em terapia *versus* evolução do quadro motor), favorecem a comunicação entre os profissionais envolvidos ou ainda identificam a necessidade de encaminhamento para outras áreas. Dentro do possível, deve-se buscar um trabalho interdisciplinar, mais do que apenas multidisciplinar, com objetivos comuns, potencializando a reabilitação do paciente.

Órteses e dispositivos auxiliares

Órteses são aparelhos externos que visam a suprir alterações e/ou deficiências de determinada função motora. Devem ser utilizadas como auxiliar a um programa de exercício terapêutico (e não o substituir) e tem como objetivos: aumentar a capacidade funcional e/ou prevenir a instalação de deformidade. No entanto, para que atinjam o propósito para o qual foram prescritas, devem ser utilizadas de forma adequada, o que inclui o tempo de permanência com a órtese e/ou período do dia. Além disso, idealmente a prescrição deve ser discutida com toda a equipe, em especial se o objetivo da utilização for provisório. Independentemente do tempo para o qual foi prescrita, é preciso que seja reavaliada, com frequência, a adequação em relação ao tamanho e ao quadro do paciente. Entre as órteses mais prescritas em neuropediatria, estão:

- Órtese de tornozelo-pé ([OTP] também conhecida como goteira ou órtese suropodálica): pode ter a articulação do tornozelo rígida (limita tanto a dorsiflexão quanto a plantiflexão, mantendo o tornozelo posicionado a 90°) ou articulada (limita a plantiflexão a 90° e permite a dorsiflexão).
- Tala extensora (ou tala de lona): utilizada para manter a articulação do joelho em extensão, facilita o posicionamento do paciente em bipedestação e na prevenção de deformidades.
- Órteses de membro superior: punho e dedos, abdutor do polegar. Prescritas geralmente em terapia ocupacional para posicio-

Tabela 1   Principais fármacos utilizados por crianças com sequelas neurológicas

Tipo de medicação	Princípio ativo	Efeitos colaterais mais frequentes
Anticonvulsivantes	Fenobarbital, carbamazepina, fenitoína, ácido valproico, clonazepam	Sedação, letargia (na maioria dos casos, dependendo da dose), nistagmo, ataxia, fadiga
Relaxantes musculares de ação central	Diazepam, carisoprodol	Sedação, fraqueza muscular, letargia, visão turva, comprometimento do controle postural

Fonte: Paulino, 2007.

Tabela 2   Representação esquemática do desenvolvimento dos bebês. O traço (–) significa que a habilidade ainda não foi adquirida. O "X" representa os marcos motores já adquiridos para a idade

Marcos motores	0 a 3 meses	3 a 6 meses	6 a 9 meses	9 a 12 meses	12 a 18 meses
Sustentação de cervical	—	X	X	X	X
Rolar	—	X	X	X	X
Sedestação com apoio	—	—	X	X	X
Sedestação sem apoio (instável)	—	—	X	X	X
Sedestação sem apoio (estável)	—	—	—	X	X
Engatinhar	—	—	—	X	X
Bipedestação com apoio	—	—	—	X	X
Bipedestação sem apoio	—	—	—	X	X
Marcha com apoio	—	—	—	—	X
Marcha independente	—	—	—	—	X

namento e/ou melhora da função de membro superior.

- Parapódio: estrutura que permite que o paciente fique em pé sem necessitar de controle postural e força de membros inferiores, pois realiza estabilização no joelho, nos quadril e no tronco.
- Cadeira de rodas: muito utilizada para atender às necessidades de locomoção e posicionamento, influenciando na capacidade funcional e na inclusão social e, consequentemente, na qualidade de vida. De modo bastante resumido, entre os itens que devem ser considerados na prescrição, estão: armações (estrutura da cadeira), pneus, rodas, altura e inclinação do encosto, assento, freios, braçadeiras, descanso para os pés, acessórios, adaptações (para encosto e assento).

Além de órteses, alguns pacientes utilizam dispositivos auxiliares para marcha, como andadores ou muletas, por apresentarem déficit de equilíbrio, instabilidade articular ou fraqueza/prejuízo do controle do movimento em membros inferiores. Existem diferentes modelos, especialmente de andadores, para atender mais adequadamente às necessidades de cada paciente. Entre os itens a serem considerados, estão: rodas (nos quatro apoios, somente anteriores ou sem rodas), tipo de empunhadura, apoio para antebraço, freio, apoio para tronco, apoio para lombar. É importante questionar em quais ambientes o paciente consegue se locomover com o andador ou a muleta, se somente dentro de casa ou na escola ou se é um deambulador comunitário, ou seja, se está adaptado para ir a qualquer lugar (inclusive subir escadas) ou percorrer grandes distâncias. A condição cognitiva é outro dado importante para se decidir qual dispositivo auxiliar de locomoção será o mais adequado, pois interfere na capacidade de uso correto e, por consequência, na segurança do paciente. Além disso, deve ser considerada a situação em que o dispositivo será usado. A criança, por exemplo, pode não ter indicação de cadeira de rodas na maior parte do tempo, porém esse meio pode ser útil em algumas situações em que a marcha possa não ser tão segura (em lugares aglomerados, situações de cansaço extremo, após crise convulsiva, entre outros).

Dia a dia

- Posicionamento: é importante saber em que posição a criança passa a maior parte do tempo (quantas horas/dia), se, por exemplo, sentada na cadeira de rodas ou deitada no sofá, e sob os cuidados de quem. De acordo com essas informações alguns fatores deverão ser considerados e incluídos no tratamento: (i) possibilidade de instalação de deformidades; (ii) quanto à postura, está facilitando ou prejudicando o processo de reabilitação e (iii) se essa pessoa não for quem geralmente acompanha a criança nas terapias, precisa também ser orientada ou garantir que as informações sobre como estimular o paciente em casa cheguem até ela. Não se pode esquecer que o período em que a criança passa em terapia é infinitamente menor do que o que passa fora dela e que, se não for dada continuidade ao que está sendo abordado em terapia, as chances de sucesso no processo de reabilitação diminuem bastante.

- AVD: o comprometimento neuromotor pode também resultar em limitações no desempenho de atividades e tarefas do cotidiano da criança. Essas tarefas incluem, por exemplo, atividades de autocuidado (alimentação, vestimenta), mobilidade (deslocamento dentro e fora de casa), além dos afazeres sociais e cognitivos (brincar e ir à escola). Informações sobre o desempenho dessas atividades funcionais como quantidade de auxílio necessário/grau de dependência, adaptações necessárias ou mesmo uma breve descrição da atividade quando aplicável são extremamente relevantes. Portanto, a promoção do desempenho de atividades e tarefas funcionais pode ser definida como objetivo a ser alcançado pelas intervenções terapêuticas empregadas.
- Escola: a inserção da criança na sociedade deve ser um dos principais objetivos do processo de reabilitação, o que inclui frequentar a escola, seja ela regular ou especial. Por sua vez, a escola também pode contribuir de forma significativa para a melhora da independência da criança, seja ela cognitiva ou motora e, portanto, também deve ser estimulada pelos profissionais da saúde, se esse for o caso. Assim, faz-se necessário saber se a criança frequenta ou não escola, desde quando, por quantas horas ou dias durante a semana e, mais do que isso, na medida do possível, buscar acompanhar o que está sendo realizado com essa criança na escola para que possa ser aproveitado em terapia. Da mesma forma, deve-se contribuir com orientações sobre como posicionar o paciente durante as atividades na escola.
- Lazer/brincadeiras preferidas: a criança deficiente precisa brincar como qualquer outra, pois é com essas experiências que aprende a se movimentar e a interagir social e afetivamente com outras pessoas. Infelizmente, nem sempre acontece, ou por se enfatizar mais orientações "técnicas" e o que a criança não deve fazer ou porque a mãe não sabe como brincar ou do que o filho é capaz. Portanto, é fundamental para a terapia saber se a criança tem algum lazer ou de que brincadeiras gosta para conhecer um pouco mais sobre a dinâmica familiar e sobre o próprio paciente, o que pode ser explorado em terapia.

Comportamento

A capacidade da criança, em qualquer idade, de interagir socialmente oferece indícios sobre como é o seu bem-estar físico, emocional e cognitivo. É importante, portanto, saber como essa criança interage com outras pessoas além da mãe ou em situações diversas que não as da terapia. Se é uma criança normalmente agitada, tranquila, agressiva, ativa ou ainda se tem contato com outras crianças.

EXAME FÍSICO

Subsequentemente à anamnese, o exame físico/funcional, por meio da observação sistemática mais detalhada, permitirá ao terapeuta buscar as alterações existentes que possam justificar os principais comprometimentos apresentados pelo paciente.

É necessário conhecer o padrão normal de desenvolvimento para que se possa reconhecer o anormal, assim como adaptar o exame conforme a idade da criança (veja Capítulo 5, "Bases do desenvolvimento sensório-motor", para informações detalhadas sobre este tópico).

Apesar de a anamnese preceder o exame físico em relação à coleta de dados, a observação deve ocorrer de forma paralela, desde o momento em que a criança chega ao ambiente da consulta. Por exemplo: essa criança permanece o tempo todo no colo? Como a mãe a segura? Ela consegue interagir com algum brinquedo? Como? É uma criança ativa ou hipoativa?

Sempre que possível o exame físico deve ser realizado seguindo-se uma sequência (Quadro 2), para que não seja esquecido nenhum ponto essencial. No entanto, essa ordem pode ser modificada e adaptada conforme as circunstâncias de cada caso, não comportando regras rígidas.

Quadro 2 Roteiro do exame físico em neuropediatria

■ Exame físico geral
– Como chega à terapia
– Características gerais (estado nutricional; pele, anexos e mucosas; padrão postural predominante; perímetro cefálico)
– Avaliação respiratória
■ Avaliação da motricidade
– Amplitude de movimento passiva
– Trofismo
– Tônus muscular
– Motricidade voluntária
– Motricidade involuntária
■ Avaliação dos reflexos tendinosos e superficiais (cutaneoplantar)
■ Avaliação da sensibilidade
■ Avaliação da funcionalidade
– Reflexos primários
– Reações de retificação e equilíbrio
– Trocas posturais
■ Observação dos aspectos cognitivos e comportamentais
– Comportamento
– Grau de interação com o ambiente (pessoas e brinquedos)
– Comunicação (expressão e compreensão)
– Atenção
– Memória

O que o fisioterapeuta deve ter em mente é que, mais importante que seguir a sequência em si, é necessário estabelecer hipótese do que se espera encontrar na avaliação, com base no conhecimento prévio sobre como o movimento normal é gerado e como cada doença afeta o controle motor normal, pois somente assim conseguirá entender os achados clínicos.

Início do raciocínio clínico: estabelecendo hipóteses

Para facilitar o entendimento sobre o que foi exposto anteriormente, é necessário voltar ao exemplo do início do capítulo, no qual uma criança de 3 anos, com diagnóstico de paralisia cerebral, chega ao ambulatório com queixa de dificuldade de andar de forma independente.

De maneira simplista, qualquer movimento considerado voluntário surge a partir de uma intenção (relacionada a aspectos motivacionais e cognitivos do sujeito), traduzida em um plano de ação (que considera informações armazenadas na memória e do ambiente naquele momento) e um comando de execução (seleção dos grupos musculares a serem ativados, com a quantidade de força e sequência determinada). Essa informação é conduzida pelas vias descendentes até os neurônios motores inferiores (localizados no corno anterior da medula), que, por fim, levarão à contração dos músculos específicos para a tarefa em questão, sejam eles relacionados ao movimento em si ou aos ajustes posturais necessários (Figura 1).

Dependendo da localização da lesão e das estruturas envolvidas, uma ou mais etapas desse processo podem estar comprometidas e manifestações clínicas diferentes serão encontradas.

Resumindo, diante de um paciente para avaliação, em primeiro lugar, o terapeuta deve se perguntar:

1. Qual é a doença em questão e/ou o local da lesão?
2. Quais sinais clínicos estão geralmente relacionados a esse tipo de lesão?

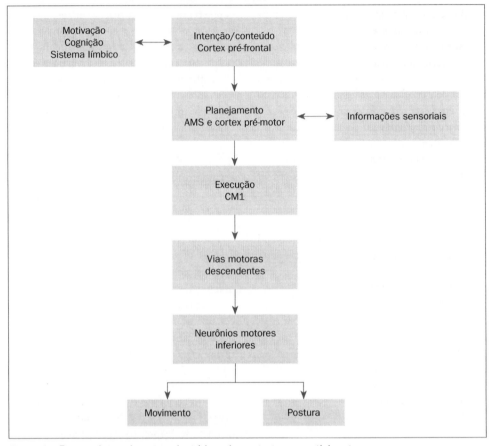

Figura 1 Etapas do movimento voluntário e das estruturas participantes.
CM1: córtex motor primário; AMS: área motora suplementar.

No exemplo, a criança apresenta paralisia cerebral, que, como será descrito no Capítulo 14, "Encefalopatia crônica não progressiva", na maioria dos casos, é relacionada à lesão no córtex motor primário (motoneurônio superior – associado mais diretamente à execução do movimento), podendo também acometer áreas implicadas na intenção e no planejamento da tarefa ou ainda áreas relacionadas à sensibilidade e à linguagem (não representadas na Figura 1). Os sinais característicos de lesão de motoneurônio superior são: hipertonia elástica, hiper-reflexia, clônus e sinal de Babinsk. Além disso, normalmente esses pacientes apresentam incapacidade para produzir níveis normais de força, assim como movimentar uma única articulação sem produzir movimento em outras (falta de seletividade), entre outras características.

Sendo assim, com o conhecimento dessas informações, o terapeuta já pode estabelecer algumas hipóteses em relação à dificuldade na marcha da paciente-modelo:

A. Será que a dificuldade na marcha está relacionada à alteração do tônus? De quais grupos musculares? Em qual proporção?
B. Trata-se de fraqueza muscular? De quais grupos? Qual o grau de fraqueza?
C. A dificuldade maior está em realizar movimentos seletivos de membros inferiores?

D. A criança tem estabilidade postural suficiente para ficar em pé e, ao mesmo tempo, movimentar os membros inferiores? Apresenta déficits também em outras posturas? Quais?

Também deve ser considerada, no entanto, a influência de outros sistemas para que o movimento possa ser realizado de forma adequada, como os sistemas musculoesquelético e sensorial, além de aspectos cognitivos da criança. Por exemplo:

- Os músculos têm comprimento adequado que favoreça a biomecânica do movimento? Existe alguma deformidade articular que limite a amplitude do movimento?
- As informações sobre o ambiente estão sendo registradas pelos diversos sistemas sensoriais (tátil, proprioceptivo, visual, auditivo etc.) e processadas adequadamente para permitir um planejamento eficiente do movimento?
- A criança apresenta capacidade para entender o contexto da tarefa? Ou, ainda, é capaz de utilizar o conhecimento prévio (memória) e aplicar em novas situações? Apresenta interação adequada com o ambiente que a cerca?

Para cada paciente, existe uma combinação única de fatores que de fato justifiquem a queixa e por isso se diz que o tratamento deve ser individualizado. Não é o objetivo deste capítulo, e nem seria possível, contemplar todos os possíveis fatores nem abordar o quadro das inúmeras doenças pediátricas, mas sim demonstrar como o fisioterapeuta deve desenvolver um raciocínio clínico, para que assim consiga estabelecê-lo sozinho.

Avaliação do paciente

Para fins didáticos, a avaliação foi dividida em tópicos, conforme representado no Quadro 2. É fundamental lembrar que os dados devem ser interpretados em conjunto, pois somente assim terão relevância clínica.

Para cada um dos itens, o leitor encontrará uma breve definição, como realizar a avaliação e as principais alterações que podem ser encontradas. Porém, o presente capítulo não tem como objetivo contemplar os mecanismos fisiopatológicos subjacentes às alterações clínicas, nem mesmo aprofundar-se em doenças do sistema nervoso, para isso recomenda-se leitura complementar.

EXAME FÍSICO GERAL

A observação não deve se restringir apenas ao dia da avaliação inicial da criança, mas ser realizada periodicamente.

Como chega à terapia

Este tópico fornece algumas informações sobre o grau de independência da criança, assim como sobre o controle postural.

- No colo: como a mãe segura a criança? Necessita de apoio para a cabeça e para o tronco ou apenas para a pelve? O apoio está adequado ao que seria esperado para a idade?
- Em cadeira de rodas: a criança consegue conduzir a cadeira sozinha? Quanto de apoio postural a cadeira proporciona (apoio cervical, cinto peitoral ou pélvico etc.)? A criança permanece alinhada na cadeira? Consegue manejar a cadeira e suas partes (freio, apoio de pés etc.)? É capaz de transferir-se de e para a cadeira de rodas?
- Deambulando: necessita de assistência física de outras pessoas ou utiliza algum dispositivo auxiliar? Qual é o tipo de dispositivo?
- Utiliza alguma órtese? No decorrer da avaliação, é importante examiná-la na função com e sem o uso da órtese.

Características gerais

- Estado nutricional, estatura, peso, proporcionalidade, discrepância no comprimento dos membros: verificar se está próximo ao padrão de normalidade para crianças da mesma idade.

- Pele, anexos e mucosas: presença de lesões, cicatrizes, edemas, marcas de nascença, anormalidades das unhas, coloração das mucosas. Especialmente em pacientes que utilizam órteses e/ou que apresentam alteração da sensibilidade, a inspeção da pele deve ser regular, para evitar o aparecimento de lesões.
- Padrão postural predominante (existe alguma postura na qual o paciente permanece na maior parte do tempo?), presença de malformações congênitas, fácies típica.
- Perímetro cefálico: pode estar diminuído (geralmente associado à microcefalia) ou aumentado (como muitas vezes ocorre com hidrocefalia). Especialmente neste último caso, é importante o fisioterapeuta estar atento, pois variações inesperadas podem levar à complicação do quadro geral. A medida do perímetro craniano se faz com uma fita métrica, passando-a pelo occipício pela eminência frontal.

Avaliação respiratória

Muitas crianças com problemas neurológicos apresentam comprometimento respiratório associado, o que em muitos casos complica ainda mais o déficit funcional. Este tópico será aprofundado no Capítulo 2, "Avaliação respiratória".

AVALIAÇÃO DA MOTRICIDADE

Amplitude de movimento passiva

A avaliação da ADM passiva fornece informações sobre a integridade da articulação, assim como sobre o comprimento/a elasticidade dos músculos relacionados, necessários para o movimento normal.

Como avaliar

Posicionar o paciente de forma que se tenha espaço adequado para mover a articulação em toda a amplitude, de preferência com a criança despida. A criança deve estar relaxada, o que não necessariamente ocorre em decúbito dorsal (DD), sendo o colo da mãe uma estratégia que pode ser utilizada.

Deve ser feita a mobilização passiva lenta, estabilizando a articulação testada de forma a garantir que o movimento seja realizado dentro do alinhamento biomecânico, prevenindo a dor e a lesão articular, além de permitir ao terapeuta detectar alguma instabilidade articular. Quando uma articulação parece apresentar aumento ou limitação na ADM, um goniômetro pode ser utilizado para mensurar o ângulo de modo mais preciso. Se a criança tiver um lado comprometido e outro considerado são, este também deve ser testado para efeito de comparação. Caso os dois lados estejam comprometidos, utilizar a tabela de ângulos normais como base de comparação.

A importância da avaliação da ADM passiva está em identificar quais movimentos estão comprometidos, assim como avaliar as influências que possíveis alterações possam causar na execução de atividades funcionais.

Possíveis alterações

A ADM pode estar diminuída em razão de deformidades congênitas, problema mecânico da articulação, lesões traumáticas ou inflamatórias do sistema musculoesquelético ou complicações secundárias à lesão no SNC ou periférico, gerando encurtamentos e contraturas musculares. Essas complicações podem estar relacionadas a alteração de tônus, posicionamento e ausência ou diminuição da movimentação voluntária do indivíduo.

Por outro lado, pode haver aumento da ADM, geralmente relacionado à hipotonia, ocasionada por lesão do neurônio motor inferior ou por síndromes específicas, como a síndrome de Down, na qual a frouxidão ligamentar também é característica.

A Tabela 3 contém um resumo dos principais tópicos da avaliação da ADM passiva.

Tabela 3   Resumo dos principais tópicos relacionados à avaliação da motricidade voluntária

Como avaliar	Observações	Possíveis alterações	Causas (exemplos)
ADM passiva			
Mobilização passiva lenta	Estabilizar a articulação testada	ADM aumentada	Hipotonia Frouxidão ligamentar
Goniometria	Manter o alinhamento biomecânico	ADM diminuída	Deformidades congênitas; trauma; inflamação Encurtamento/contratura
Trofismo			
Inspeção Palpação Miometria	Análise comparativa Considerar o padrão de normalidade para a idade	Atrofia/hipotrofia	Desuso e/ou comprometimento do transporte axoplasmático (lesão periférica)
		Pseudo-hipertrofia	Distrofia muscular de Duchenne
Tônus			
Inspeção Palpação Mobilização passiva lenta e rápida, do máximo encurtamento para o máximo alongamento	Manter o paciente alinhado: a posição e o movimento da cabeça podem interferir no tônus	Hipotonia (flacidez)	Lesões do motoneurônio inferior; miopatias; lesões cerebelares; síndrome de Down
		Hipertonia elástica	Lesão do motoneurônio superior
Motricidade voluntária			
Observação: ADM ativa, velocidade, força, seletividade, coordenação e funcionalidade	Considerar o padrão de normalidade para a idade	No planejamento Na intenção Na execução Na contração muscular Na coordenação	Lesão do córtex pré-motor Deficiência mental Lesão do motoneurônio superior Lesão do motoneurônio inferior/músculo Lesão do cerebelo

ADM: amplitude de movimento.

Trofismo

O trofismo muscular está diretamente relacionado com a capacidade de execução dos movimentos (uso ou desuso) e ao fluxo bidirecional de substâncias ao longo do axônio (denominado fluxo axoplasmático). Segundo Nitrini e Bacheschi, é provável que as substâncias essenciais ao trofismo sejam transportadas do corpo celular (corpo do motoneurônio inferior) até as terminações nervosas e, através da placa motora, às fibras musculares.

Como avaliar

A avaliação do trofismo é feita pela inspeção (observação da conformação – "contorno" – do músculo) e pela palpação (avaliação da "consistência" do músculo), geralmente com a criança em DD. Ambas devem ser realizadas de maneira comparativa, procurando possíveis diferenças e assimetrias tróficas entre hemicorpos, entre membros ou mesmo entre músculos proximais e distais de um membro, devendo-se também levar em consideração o padrão de normalidade esperado para aquela idade. É importante ressaltar que, durante a avaliação muscular, a quantidade de tecido adiposo também influencia no que está sendo observado. Caso seja necessário, para uma medida mais objetiva, pode-se realizar a miometria, na qual é feita uma medição da circunferência da massa muscular com fita métrica.

Possíveis alterações

- Atrofia/hipotrofia: em doenças relacionadas ao motoneurônio inferior (corno anterior da medula, nervo, junção neuromuscular e músculo), a atrofia costuma ser mais significativa do que se comparada a lesões de motoneurônio superior (córtex motor primário, tronco encefálico e vias piramidais), Nessas últimas, a diminuição de trofismo está relacionada mais especificamente ao desuso, enquanto em lesões de motoneurônio inferior, além do desuso, há o comprometimento do fluxo axoplasmático, levando à atrofia mais precoce e mais evidente. Dependendo da doença em questão, a distribuição da atrofia muda.

- Pseudo-hipertrofia: em algumas doenças, como a DMD, utiliza-se o termo pseudo-hipertrofia, para designar o aumento de trofismo (normalmente nas panturrilhas) não relacionado ao aumento das fibras musculares (como geralmente é observado quando há aumento de força), mas sim decorrente da substituição de fibras musculares por tecido conjuntivo e adiposo, levando à uma falsa ideia de força.

A Tabela 3 contém um resumo dos principais tópicos da avaliação do trofismo.

Tônus muscular

Tônus muscular pode ser definido como o grau de contração mínima do músculo ou ainda o grau de resistência oferecida à mobilização passiva. Está relacionado à atividade do fuso muscular (um proprioceptor intramuscular capaz de detectar o estiramento muscular – comprimento do músculo – e a velocidade com a qual esse comprimento varia), controlada pelo SNC, e às propriedades viscoelásticas do músculo.

Como avaliar

A criança deve estar despida e o mais relaxada possível. A posição ideal para se avaliar o tônus muscular é em DD, uma vez que favorece o maior relaxamento do paciente e ainda por exigir menor tônus muscular (pelo fato de a base ser ampla e pelo centro de massa estar mais próximo ao chão). Isso possibilita ao terapeuta ter uma ideia do tônus de base do paciente e, indiretamente, sobre como está o controle do sistema nervoso sobre ele. No entanto, no caso da criança permanecer muito agitada, é possível realizar o teste com ela sentada, apoiada no colo da mãe, favorecendo o maior relaxamento possível. O tônus pode ser avaliado pela inspeção da palpação do músculo e da mobilização passiva.

Na inspeção, além do formato do músculo (como já descrito na avaliação de trofismo), a própria postura que o paciente mantém é um indicador do grau de tônus que apresenta. Por exemplo, quando se observa a mão do paciente espalmada no tablado (sem os arcos geralmente encontrados) ou ainda a rotação externa importante de quadril ou ombro (geralmente descrita como "posição de abandono"), pode-se esperar um quadro de hipotonia (diminuição do tônus muscular). Por outro lado, quando a criança mantém o padrão flexor ou extensor de membros superiores e/ou inferiores, é provável que esse quadro esteja relacionado à hipertonia (aumento do tônus muscular). A palpação, apesar de ser utilizada na prática clínica, consiste mais na impressão subjetiva (não sendo possível realizar nenhuma avaliação quantitativa).

Em relação à mobilização passiva, deve ser feita uma mobilização partindo do máximo encurtamento muscular até o máximo alongamento, de forma lenta e depois rápida, pois, como já descrito, o fuso muscular é sensível não apenas à variação do comprimento do músculo (alongamento muscular) mas à velocidade com a qual varia. Essas informações são extremamente importantes para que o SNC seja capaz de controlar os movimentos de forma adequada. Além disso, a informação sobre como o tônus se comporta quando há variação da velocidade é utilizada para diferenciar diferentes quadros de hipertonia.

Por fim, apesar de o teste de tônus ser feito com o paciente em repouso, é essencial, observá-lo também em movimento, uma vez que o tônus pode ser modificado de acordo com o posicionamento do corpo e da cabeça ou mesmo nas trocas posturais quando, em muitos casos, há aumento de tônus em membros para tentar compensar uma falta de controle postural.

Possíveis alterações

- Hipotonia (flacidez): durante a mobilização passiva, o terapeuta percebe diminuição da resistência, independentemente da velocidade com que realiza o movimento. Geralmente, observa-se também aumento da ADM e instabilidade articular e, no caso de ser generalizada, dificuldade da criança em assumir e manter posturas que exijam maior controle postural. Esse achado clínico geralmente está relacionado a lesões de motoneurônio inferior (corno anterior da medula espinhal, raiz anterior, nervo), miopatias, lesões cerebelares, lesão de motoneurônio superior (fase aguda) e algumas síndromes (como síndrome de Down). Apesar de clinicamente se observar diferentes grau de hipotonia, não existe nenhum instrumento utilizado para mensurá-la.
- Hipertonia elástica: apesar de no adulto com lesão neurológica ser possível encontrar dois tipos de hipertonia ([i] hipertonia plástica – relacionada à lesão de núcleos da base – e [ii] hipertonia elástica), em crianças apenas essa última é encontrada, por isso será abordada com mais detalhes. A hipertonia elástica está associada à lesão do motoneurônio superior e tem como características o aumento da resistência à mobilização passiva que cede à mobilização e varia com a velocidade. Nesse tipo de hipertonia, há aumento da resistência mais acentuada no início do movimento, cessando repentinamente, o que caracteriza clinicamente o chamado "sinal do canivete". Geralmente está associada à exacerbação dos reflexos tendíneos profundos e ao clônus, sendo chamada então de espasticidade. É um dos distúrbios motores mais frequentes e incapacitantes observados em crianças com lesão do SNC, que compromete o neurônio motor superior ao longo da via corticorreticular bulboespinhal, afetando predominantemente a musculatura antigravitacional.
- Pode ser graduada pela escala de Ashworth modificada, pela qual se avalia o momento da amplitude articular no qual surge a resistência à mobilização passiva (Quadro 3).

Considerações importantes

É sempre importante lembrar que, diferentemente do adulto, a criança, sobretudo nos primeiros meses de vida, passa por diversas transformações, e estas devem ser consideradas na interpretação dos dados obtidos durante a avaliação neurológica. Uma dessas modificações está relacionada ao tônus muscular. Segundo Diament e Cypel, nos primeiros meses de vida, há predomínio do tono flexor, tanto em membros superiores quanto inferiores (sendo observada maior resistência nos membros inferiores em comparação aos superiores), que decai progressivamente e por volta do quinto/sexto mês parece estar em equilíbrio com o tônus considerado normal. Após esse período (no segundo semestre de vida), evidencia-se hipotonia fisiológica, que permanece até o final do segundo ano de vida.

Quadro 3 Escala de Ashworth modificada

▪ 0: nenhum aumento no tônus muscular
▪ 1: leve aumento do tônus muscular, manifestado por uma tensão momentânea ou por resistência mínima, no final da ADM, quando a região é movida em flexão ou extensão
▪ 1+: leve aumento do tônus muscular, manifestado por tensão abrupta, seguida de resistência mínima em menos da metade da ADM restante
▪ 2: elevação mais marcante do tônus muscular, durante a maior parte da ADM, mas a região é movida facilmente
▪ 3: considerável aumento do tônus muscular, o movimento passivo é difícil
▪ 4: parte afetada rígida em flexão ou extensão

Fonte: adaptado de Shumway-Cook e Woollacott, 2003.
ADM: amplitude de movimento.

A Tabela 3 contém um resumo dos principais tópicos da avaliação do tônus muscular.

Motricidade voluntária

Os movimentos voluntários representam a forma mais complexa de movimentação e são definidos por duas características: (i) são proposicionais (direcionados a um objetivo) e, em grande parte, (ii) são aprendidos (a execução melhora com a prática). Refletem a capacidade dos sistemas motores de planejar (de acordo com os objetivos da tarefa), coordenar e executar movimentos, de acordo com aspectos específicos do ambiente, sendo portanto variáveis e flexíveis. Em bebês pequenos, o termo "voluntário" pode ser inadequado, uma vez que envolveria intenção e propósito, difícil de se avaliar em um indivíduo tão jovem. Em vez disso, "movimentação espontânea" parece ser uma denominação mais apropriada e tem como característica movimentos que surgem sem estímulos externos, podendo ser considerados autoiniciados, mas não necessariamente "voluntários". Os movimentos espontâneos, juntamente com a atividade reflexa inata (que será abordada mais adiante) fazem parte do repertório motor apresentado pelos bebês e, da mesma forma como em relação aos movimentos voluntários, a observação fornece informações importantes para o quadro geral da criança.

Independentemente de serem movimentos voluntários ou espontâneos, por serem bastante complexos, a avaliação não poderia ser diferente e apenas a interpretação em conjunto desses dados fornecerá um entendimento mais preciso dos déficits que o paciente apresenta. Para tanto, é preciso avaliar:

- Se a criança realiza movimentos em todas as articulações e se há simétrica entre os hemicorpos.
- Se esses movimentos apresentam ADM (ativa), força e velocidade normais.
- Se o movimento é seletivo (se a criança é capaz de mover uma única articulação sem produzir, simultaneamente, o movimento de outras).
- Se a criança realiza compensações ou movimentos em outros segmentos corporais para conseguir realizar o movimento solicitado.
- Se consegue brincar com objetos na linha média utilizando as duas mãos simultaneamente.
- Se o movimento é coordenado e funcional (se são realizados dentro de um contexto e conseguem ser finalizados com êxito).

Como avaliar

A motricidade espontânea, como o próprio nome sugere, pode ser observada sem a necessidade de estímulo por parte do terapeuta. O que deve ser avaliado é se essa movimentação é simétrica e a qualidade do movimento (conforme a criança vai amadurecendo os movimentos vão ficando menos bruscos, mais suaves). De modo geral, os movimentos até o terceiro mês são arrítmicos e sem sincronismo, exceto os movimentos de pedalagem, que dão a impressão de ritmicidade.

Já a motricidade voluntária pode ser avaliada pela observação da capacidade da criança em se movimentar, pular, escalar, levantar-se a partir da sedestação e realizar outras trocas posturais ou ainda na manipulação de brinquedos ou outros objetos de diferentes formas, pesos e tamanhos. Como se sabe, o contexto funcional é importante para o movimento, o que para a criança está relacionado ao brincar, mais do que atender a comandos verbais como "dobre a perna" ou "estique o braço", como geralmente é feito com adultos.

A escolha do tipo de brinquedo ou atividade a ser utilizada também não deve ser aleatória, mas levar em consideração a idade da criança (cronológica e/ou mental – a qual vai influenciar no grau de motivação e compreensão da tarefa proposta), o tipo de estímulo oferecido (visual – cores ou contraste, auditivo – música ou chocalho ou cognitivo – resolução de "problemas") e o tipo de atividade motora exigida (tipo de preensão, coordenação e grau de força).

Apesar de normalmente os indivíduos serem capazes de realizar atividade com membros superiores e inferiores em qualquer posição, o terapeuta deve considerar que tanto a ação da gravidade quanto o controle postural influenciam nessa habilidade. Sendo assim, posturas que exigem menor controle postural (como o DD e o decúbito lateral), em alguns casos, permitem maior liberdade de movimento e podem ser utilizadas para facilitar a avaliação da motricidade em si.

Mais especificamente em relação à função de membros superiores, a qual exige movimentos mais finos e seletivos, deve-se considerar que o alcance, a preensão e a manipulação são componentes distintos, controlados por mecanismos neurais diferentes e que, portanto, devem ser avaliados como tal. Entre os componentes considerados elementos-chave a serem observados, estão: (a) capacidade de localizar o objeto (percepção visual consciente), que inclui a coordenação dos olhos e da cabeça; (b) alcance, que envolve o movimento do braço e da mão no espaço, assim como o controle postural (estabilidade proximal) necessário; (c) preensão, que inclui a formação da pegada, a preensão propriamente dita e o desprendimento; e (d) capacidade de manipulação (uni ou bimanual). Mais uma vez, quando se trata da avaliação de crianças, deve-se considerar que essas habilidades estão em desenvolvimento, sendo as maiores modificações observadas nos primeiros anos de vida. No Capítulo 5, "Bases do desenvolvimento sensório-motor", há descrição detalhada da evolução da motricidade (preensão e manipulação de objetos) nos primeiros anos de vida.

O desenvolvimento do manuseio vai depender da prática e das oportunidades oferecidas à criança, destacando-se mais uma vez a importância da família e do ambiente.

Deve-se lembrar ainda que a função da extremidade superior também apresenta papel importante em capacidades motoras grossas, como engatinhar, ficar em pé com apoio e posteriormente andar, e na capacidade de recuperar o equilíbrio ou proteger-se em caso de queda (reação de proteção), desde a postura sentada até a marcha.

A avaliação da força pode ser feita testando-se os movimentos de todos os segmentos isoladamente, pontuando-os de acordo com o grau de contração ou resistência suportados (Tabela 4). Uma das referências é tentar comparar os hemicorpos embora para crianças isso nem sempre tenha tanto valor.

Quantos aos testes de coordenação, geralmente são aplicados mais especificamente quando o comprometimento estiver relacionado a lesões cerebelares.

Nesses casos (e caso a criança seja capaz de cooperar), testes específicos com as provas índex-nariz, índex-índex e calcanhar-joelho, todas realizadas com olhos abertos e fechados, são aplicados da mesma forma que em adultos.

Prova índex-nariz: é solicitado para o paciente estender e abduzir o membro superior e,

Tabela 4   Graduação da força muscular

Grau	Nível de função muscular	Porcentagem da força muscular em relação ao movimento normal (%)
0	Sem contração muscular (sem movimento)	0
1	Vestígio de contração, mas sem haver movimento	0 a 10
2	Movimentação ativa sem ação da gravidade	11 a 25
3	Movimentação ativa contra a ação da gravidade	26 a 50
4	Movimentação ativa contra a ação da gravidade e com leve resistência	51 a 75
5	Movimentação ativa contra a ação da gravidade e com forte resistência	76 a 100

Fonte: adaptada de Mutarelli, 2000.

em seguida, tocar a ponta do nariz com a ponta do indicador. De forma semelhante é realizada a prova índex-index ou dedo (do examinador)-nariz. Para membros inferiores, com o paciente deitado, pede-se para colocar o calcanhar sobre a patela oposta e deslizar sobre a tíbia, em linha reta até o hálux (prova calcanhar-joelho). Em ambos os casos, as provas devem ser realizadas inicialmente com olhos abertos e de forma lenta e, posteriormente, com olhos fechados e maior velocidade. Até os 7 anos, é normal a criança apresentar incapacidade de tocar, alternadamente, o dedo do examinador e o próprio nariz consecutivamente.

Outra habilidade que deve ser avaliada é a capacidade para realizar movimentos alternados e sucessivos (denominada diadococinesia), solicitando-se movimentos alternados de pronação e supinação do antebraço batendo nos joelhos ou de flexão e extensão dos tornozelos. Com o paciente sentado com as mãos espalmadas sobre as coxas ou sobre a mesa, é solicitado que realize movimentos alternando de pronação e supinação das mãos ou flexão e extensão dos pés. Até os 10 anos, é normal a criança apresentar velocidade e ritmo irregulares na pronação e na supinação das mãos durante o teste.

Além da coordenação em si, deve-se considerar também que existe variação na habilidade motora relacionada à dominância (se o paciente for destro ou canhoto). Durante o desenvolvimento normal, a dominância se torna mais evidente por volta dos 3 anos.

Possíveis alterações

Didaticamente, os achados mais frequentemente encontrados na avaliação da motricidade voluntária podem ser divididos em quatro grandes grupos (descritos a seguir). No entanto, muitas vezes, os quadros se somam, dependendo da doença ou do local da lesão.

1. Comprometimento no planejamento e/ou na intenção: o primeiro geralmente está associado à lesão do córtex pré-motor, e o segundo, a um déficit cognitivo (deficiência mental) ou mesmo na interação da criança com o meio (como no caso de crianças com transtorno do espectro autista). Em ambos os casos, se ocorrer de forma isolada, geralmente a criança é capaz de realizar movimentos em todas as articulações, com velocidade, força, seletividade e coordenação normais ou sem déficit importante, porém apresenta dificuldades de realizá-los em uma sequência específica (p. ex., para amarrar os sapatos) ou mesmo direcionado a um objetivo específico (como comer). O grau de funcionalidade da criança dependerá do grau de comprometimento.

2. Comprometimento na execução I – recrutamento inadequado de motoneurônios (lesão de motoneurônio superior): a criança pode ser incapaz de realizar movimentos voluntários ou, se os realiza, o que se observa são movimentos lentificados, fraqueza muscular, sinergias anormais de movimento (perda da seletividade) e normalmente a criança realiza compensações para alcançar a amplitude desejada. O movimento não é harmônico e dependendo do grau de comprometimento, pode ser mais ou menos funcional. Considerando que na maior parte das vezes o acometimento não é simétrico, pode haver predominância na utilização de um membro se comparado com o contralateral.

3. Comprometimento na execução II – da contração muscular: neste caso, geralmente relacionado à lesão de motoneurônio inferior, o planejamento e o comando sobre quais músculos devem ser contraídos ou não e com que velocidade e força estarão adequados, porém a informação não chega ao efetor (ou seja, ao músculo). Sendo assim, a criança também pode ser incapaz de realizar movimentos ou, se os realiza, apresenta fraqueza muscular, levando à lentificação do movimento, oscilação proximal e compensações para conseguir completar a ADM necessária. O comprometimento pode ser variável dentro de um mesmo membro, aco-

metendo mais a musculatura proximal do que a distal ou vice-versa. A fadiga muscular geralmente também está presente, sendo muitas vezes observada a fasciculação do músculo.
4. Comprometimento da coordenação: neste caso, geralmente relacionado à lesão de cerebelo, o paciente é capaz de realizar o movimento, porém não de forma harmoniosa e contínua, comprometendo especialmente os movimentos mais finos. Podem-se observar tanto o aumento da velocidade ou a lentificação do movimento, decomposição dos movimentos, erro de direção e de medida (hipometria ou hipermetria) e/ou incapacidade para realizar movimentos rápidos e alternados (disdiadococinesia), quanto tremor de intenção (que se acentua ao final do movimento ou quando o paciente está prestes a atingir o alvo).

A Tabela 3 contém um resumo dos principais tópicos da avaliação da motricidade voluntária.

Movimentação involuntária

Os principais distúrbios do movimento encontrados em crianças descritos a seguir são classificados como hipercinesias e estão relacionados à disfunção dos núcleos da base. Podem ser observados ao longo da anamnese ou do exame físico. Sendo assim, não é necessário testá-los propriamente.

- Coreia (do grego *chorei*, dança): movimentos involuntários de início abrupto, explosivo, em geral de curta duração, repetindo-se com intensidade e topografia variáveis. Comprometem diretamente os movimentos voluntários por provocarem interrupções e desvios na trajetória (movimentos bizarros). Nas síndromes coreicas, muitas vezes, há alterações associadas de tônus, com graus variáveis de hipotonia.
- Atetose: movimentos involuntários mais lentos, sinuosos, geralmente contínuos, em contorção e que envolvem, predominantemente, segmentos mais distais, nos quais podem ser observados hiperextensão e flexão dos dedos.
- Distonia: os movimentos distônicos são geralmente amplos e em torção, na maioria são lentos, que afetam segmentos proximais dos membros, pescoço e tronco, levando a posturas anômalas (frequentemente chamadas bizarras). Muitas vezes, persistem por segundos ou minutos e nesses casos a expressão postura distônica é mais apropriada, ocorrendo contração simultânea de músculos agonistas e antagonistas. A hipertonia pode estar associada.

Movimentos coreicos e distônicos geralmente tornam-se mais evidentes em posturas mais altas (as quais exigem maior controle postural) e acentuam-se nos estados de tensão emocional (como quando são observados), assim como movimentos atetoides e tremores podem tornar-se mais evidentes em tarefas que exijam maior coordenação ou movimentação fina. Além disso, o esforço para controlar esses movimentos pode acentuar ainda mais o quadro. Por outro lado, a maior parte das hipercinesias desaparece durante o sono.

AVALIAÇÃO DOS REFLEXOS TENDINOSOS

Por meio da avaliação dos reflexos tendinosos profundos (miotáticos) e superficiais (exteroceptivos), é possível verificar a integridade do arco reflexo e a função de níveis segmentares medulares específicos. Conjuntamente com a avaliação do tônus, trofismo, força e sensibilidade, auxilia na identificação da topografia da lesão e, principalmente, na diferenciação entre lesão de motoneurônio superior e inferior.

Como avaliar

Os reflexos profundos (miotáticos) são avaliados pela percussão do tendão do músculo que se quer testar (com martelo ou com os próprios dedos). A resposta esperada é a contração reflexa do músculo gerando movimento na articulação relacionada. O paciente deve estar relaxado ou com o foco de atenção em outro movimento, e o membro posicionado com leve tensão no tendão a ser percutido. As respostas de cada reflexo devem ser comparadas com as do lado contralateral, pois somente assim representam valor clínico.

Os reflexos geralmente testados são bicipital, estilorradial, tricipital, patelar e aquileu.

Deve-se considerar que o reflexo patelar está presente desde o nascimento, porém os reflexos estilorradial e aquileu só aparecem aos 6 meses de idade.

Possíveis alterações

O reflexo profundo pode ser graduado de acordo com a intensidade em:

- Ausente: não é possível obter o reflexo.
- Diminuído: o reflexo é conseguido com alguma dificuldade ou o movimento da articulação é de pequena intensidade.
- Normal: o reflexo é obtido com facilidade e intensidade normal.
- Vivo: o reflexo é obtido com facilidade aumentada e resposta mais ampla e brusca.
- Exaltado: o reflexo é obtido com a percussão em uma área maior do que a normalmente esperada e a resposta é ampla e brusca.

De modo geral, reflexos ausentes ou diminuídos estão relacionados à lesão de motoneurônio inferior, e reflexos vivos e exaltados (hiper-reflexia), à lesão de motoneurônio superior. Além disso, normalmente associado à hiperreflexia há presença de clônus (série de contrações rítmicas e involuntárias induzidas por estiramento brusco do músculo ou do tendão).

Em relação aos reflexos superficiais, o cutaneoplantar é o mais relevante em neuropediatria. A avaliação desse reflexo é feita com o paciente em DD, estimulando-se com um objeto pontudo a região lateral da planta do pé no sentido posteroanterior. O padrão de resposta esperado normalmente é a flexão plantar de todos os dedos, encontrada em adultos e crianças que já tiveram a mielinização completa do trato corticoespinhal (entre 16 e 24 meses). Antes dessa idade, ou em caso de lesão do motoneurônio superior, há resposta em flexão dorsal do hálux com ou sem o afastamento em leque de todos os dedos, caracterizando o chamado sinal de Babinsk. Para evitar que o paciente que sente cócegas responda com algum grau de sinal de Babinsk, o terapeuta deve realizar um toque um pouco mais firme.

AVALIAÇÃO DA SENSIBILIDADE

O sistemas sensoriais fornecem uma representação interna do mundo exterior e, dessa forma, auxiliam a guiar os movimentos, adequando o movimento planejado ao contexto ambiental daquele momento. Assim, a avaliação da sensibilidade é muito importante para compreender o quadro do paciente, mesmo que de forma mais subjetiva dependendo da sua idade e da capacidade cognitiva.

Como avaliar

A investigação da sensibilidade deve ser sempre comparativa entre os hemicorpos e seguimentos proximal e distal dos membros. Em caso de lesão medular ou nervo, a avaliação deve ser ainda mais específica, seguindo, respectivamente, a distribuição de dermátomos e do território cutâneo correspondente.

- Sensibilidade cutânea: apesar de, em bebês, apenas o teste de sensibilidade dolorosa (com a retirada de todos os membros aos estímulos dolorosos) já ofereça uma medida de integridade sensorial, em crianças jovens muitas vezes essa modalidade não é testada pelo medo de agulhas ou objetos semelhantes. Em vez disso, a sensibilidade tátil pode ser avaliada pedindo (quando possível) que a criança aponte onde o profissional toca ou faz cócegas (sem que ela veja a fonte de estímulo) e, quando possível, é solicitado para que também discrimine diferentes texturas. No entanto, quando a criança não apresenta idade ou função cognitiva suficiente, o examinador deve observar a resposta aos testes, que pode variar desde a retirada do membro (caso a criança tenha movimentação voluntária) ou apenas a modificação da expressão facial.

- Sensibilidade proprioceptiva: entre todas as modalidades de sensibilidade proprioceptiva, a cinético-postural é a mais frequentemente investigada. Uma das formas de testá-la é posicionar um dos membros em determinada posição estando o paciente de olhos fechados e solicitar para que coloque o membro homólogo na mesma posição. Quando não houver possibilidade de cooperação por parte da criança, uma estratégia seria posicionar um dos membros em uma posição desconfortável (como deixar um dos membros superiores sob o corpo enquanto estiver deitada) e ver se há alguma manifestação por parte do paciente.
- Sensibilidade visual e auditiva: apesar de o fisioterapeuta não estar habilitado o suficiente e não ter instrumentos necessários para avaliar quanto a criança ouve ou enxerga, essa investigação (pela observação do comportamento) se faz necessária, pela grande influência sobre o desenvolvimento neuropsicológico e sensório-motor normal, assim como sobre a própria terapia. Sendo assim, a avaliação da visão consiste em verificar se a criança fixa o olhar e/ou acompanha objetos, se apresenta nistagmo ou estrabismo e se costuma direcionar o olhar ao buscar algum objeto. A distância com a qual o objeto é apresentado e a cor podem influenciar muito na resposta (muitas crianças com baixa visão respondem melhor ao contraste – branco e preto – do que a cores e somente enxergam a distâncias mínimas). Um objeto luminoso piscante muitas vezes também pode ser bastante útil. Em relação à audição, podem-se utilizar objetos como chocalhos ou brinquedos musicais, ou até mesmo a voz da mãe chamando, para verificar se a criança demonstra perceber o estímulo mesmo que não consiga direcionar o olhar a ele.

Possíveis alterações

Dependendo do local da lesão, pode haver comprometimento ou não da sensibilidade, assim como a distribuição do distúrbio pode variar.

Como se trata de crianças, muitas vezes não se consegue enquadrar o distúrbio de sensibilidade em uma classificação específica, como se faz com adultos (alterações objetivas ou subjetivas), mas é possível definir se ela é capaz de perceber ou não os estímulos, independentemente de quanto consegue decodificá-los. O mesmo para a visão e a audição.

AVALIAÇÃO DA FUNCIONALIDADE

Reflexos primários

Os reflexos primários podem ser definidos como uma forma imatura de comportamento motor, traduzindo um padrão motor congênito, cuja importância é proporcionar experiências motoras e sensoriais para a posterior repetição sob a forma de padrões motores funcionais. Por serem parte do repertório motor característico de cada idade (podendo ou não estar presentes), a avaliação é importante para acompanhar o processo de desenvolvimento neural da criança, muitas vezes auxiliando na detecção precoce de distúrbios motores.

Como avaliar

Cada reflexo é desencadeado por um estímulo específico, gerando uma resposta estereotipada. Os reflexos primários de maior relevância para o desenvolvimento neuropsicomotor (DNPM), como testá-los e a idade na qual podem ser observados, estão descritos no Capítulo 5, "Bases do desenvolvimento sensório-motor".

Possíveis alterações

Muitas vezes, quando há lesão encefálica, há persistência de alguns dos reflexos primários. Nesses casos, nenhuma estimulação específica precisa ser realizada: eles são observados durante a própria movimentação da criança ou durante as trocas posturais, frequentemente dificultando a funcionalidade do paciente em graus variados. Portanto, é importante avaliar não apenas se há persistência dos reflexos primários (e quais são) como também em quais funções eles interferem.

Reações de retificação e de equilíbrio

Reações de retificação

As reações de retificação refletem a capacidade do bebê de retificar (alinhar) a cabeça em relação ao corpo e dos segmentos corporais em relação ao ambiente a partir da visão, propriocepção e informações vestibulares. Essas reações automáticas são a base da adequada manutenção da postura e do equilíbrio.

Como avaliar

Veja as reações de retificação, como avaliá-las e a idade na qual são adquiridas no Capítulo 5, "Bases do desenvolvimento sensório-motor".

Reações de equilíbrio

As reações de equilíbrio são reflexos posturais que ocorrem em resposta à perturbação do equilíbrio desencadeada por uma força externa aplicada ao corpo. Inicialmente, as crianças demonstram esse ajuste apenas quando em DD e ventral (DV), mas, conforme vão se desenvolvendo, essa capacidade de realizar ajustes aparece em outras posturas também.

Como avaliar

Veja as reações de equilíbrio e como avaliá-las no Capítulo 5, "Bases do desenvolvimento sensório-motor".

Possíveis alterações

Em caso de lesão encefálica, a maioria das reações de retificação e equilíbrio não é adquirida, o que por sua vez contribui para o atraso no DNPM que essas crianças geralmente apresentam.

Trocas posturais

A independência que a criança adquire nos primeiros meses, conforme aprimora as habilidades motoras, não está apenas em ser capaz de manter diferentes posturas como também de assumi-las ou sair delas.

A somatória das informações obtidas pela avaliação de como a criança se comporta nas diversas posturas (Quadro 4) permite ao fisioterapeuta ter melhor compreensão a respeito do grau de controle postural e funcionalidade que ela apresenta.

Para isso, o terapeuta deve criar situações por meio de brinquedos e brincadeiras, de acordo com o nível de compreensão de cada criança, para estimular o deslocamento espontâneo e as trocas posturais, sempre atento para prevenir quaisquer acidentes. Por exemplo, se uma criança estiver ajoelhada e o objetivo for observá-la

Quadro 4 Avaliação da funcionalidade (trocas posturais)

Posturas mais comumente observadas
■ Decúbito dorsal
■ Decúbito ventral
■ Decúbito lateral/rolar
■ Puxado para sentar/sentado
■ Gato/engatinhar
■ Ajoelhado
■ Semiajoelhado
■ Bipedestação
■ Marcha
Itens complementares da avaliação para crianças com níveis de habilidade mais altos
■ Subir e descer escadas
■ Andar e descer rampas
■ Apoiar-se em um pé
■ Correr
■ Pular
■ Pular em um pé só

Fonte: adaptado de Seidel et al., 2007.

em pé, o brinquedo deve ser oferecido em uma altura que a criança consiga somente alcançá-lo se estiver em pé. Da mesma forma, para estimulá-la a rolar ou a rastejar, os brinquedos devem estar fora do alcance e assim por diante. É preciso também que o terapeuta tenha conhecimento sobre a forma como esses movimentos seriam realizados normalmente, para facilitar o manuseio adequado do paciente.

Não existe nenhuma sequência obrigatória de avaliação, no entanto, na maioria dos casos, o fato de iniciá-la por posturas mais baixas, como os DD e DV, e progressivamente testar posturas mais altas facilita a construção do raciocínio sobre o grau de controle postural antigravitacional que a criança apresenta.

O que deve ser avaliado em todas as posturas

Para facilitar o processo de observação, foram elaboradas quatro perguntas que o terapeuta deve responder ao observar cada postura, cada uma contendo subitens de avaliação. Esses tópicos estão descritos no Quadro 5. A Figura 2, de 2A a 2C, ilustra alguns desses itens.

Ao observar as trocas posturais, os ajustes precisam ser levados em consideração. Além dos ajustes posturais tônicos (estáticos) necessários para a manutenção da postura, os ajustes dinâmicos (antecipatórios e compensatórios) permitem ao indivíduo a estabilidade postural adequada mesmo durante o movimento (iniciado pelo próprio indivíduo (ajuste antecipatório) ou decorrente de um estímulo externo (compensatório).

Sendo assim, ajustes antecipatórios podem ser definidos como ajustes posturais aprendidos por meio da experiência, que ocorrem antes do início do movimento (Figura 3A e 3B). Eles aumentam a estabilidade por meio da mudança da base de apoio ou do aumento da ativação muscular periarticular e são necessários para que a criança complete a tarefa do modo mais eficiente e efetivo possível.

Por sua vez, ajustes compensatórios estão relacionados à capacidade do indivíduo de re-

Quadro 5 Avaliação das trocas posturais – o que deve ser avaliado em todas as posturas

Assume a postura sozinha?
■ Não
■ Com auxílio
– Qual?
■ Sem auxílio
■ Como?
– Como inicia o movimento?
– Realiza de maneira estereotipada?
– Tem dissociação de cinturas?
– Apresenta mobilidade de pelve e tronco?
Mantém a postura?
■ Não
■ Com auxílio
– Qual?
■ Sem auxílio
■ Como?
– Base de apoio
– Peso (distribuição/transferência)
– Alinhamento
– Membros superiores e inferiores
– Estabilidade de cinturas
Apresenta ajustes posturais necessários?
■ Ajustes antecipatórios
– Normal
– Alterado
■ Ajustes compensatórios
– Normal
– Alterado
É funcional na postura?
■ Sim
■ Não

cuperar o equilíbrio do centro de gravidade dentro da base de suporte, ou seja, responder a perturbações inesperadas.

Considerações específicas sobre cada postura

Conforme mencionado, além dos tópicos gerais a serem observados em todas as posturas

(Quadro 5), existem certas peculiaridades, cuja avaliação mais detalhada contribui para a compreensão do quadro geral do paciente, conforme será descrito a seguir. Essas informações estão resumidas no Quadro 6.

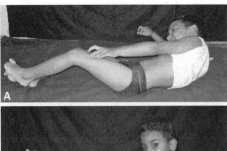
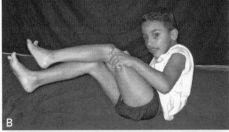
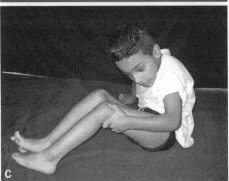

Figura 2 Esta sequência de imagens demonstra um paciente realizando a troca do decúbito dorsal para a sedestação. A criança inicia o movimento com flexão de cabeça e utiliza os membros inferiores como apoio para conseguir realizar a flexão de tronco, sem dissociar cinturas. Não é capaz de fixar os membros inferiores no solo para fornecer a estabilidade necessária. Na fase final, utiliza ainda apoio do membro superior direito para completar a passagem, no entanto observa-se pouca mobilidade da pelve, que é compensada com o aumento da cifose torácica.

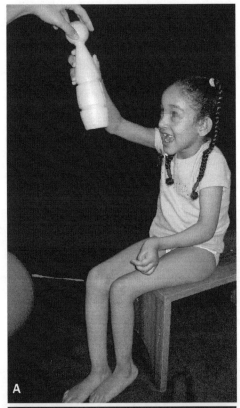
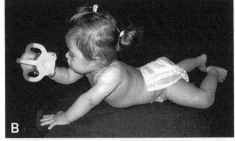

Figura 3 Teste de ajustes antecipatórios em duas situações: em sedestação e decúbito ventral. O teste consiste em estimular o alcance de um objeto, e a resposta esperada é que a criança seja capaz de manter a postura mesmo com o deslocamento de um dos membros. (A) A criança realiza aumento das compensações já existentes (adução de membros inferiores e cifose torácica) para conseguir manter-se na postura. Entretanto, quando o alcance solicitado está fora da base de apoio (não representado), ela não consegue manter-se sentada sem apoio. (B) Criança com ajuste antecipatório adequado.

Quadro 6 Resumo dos principais tópicos a serem observados em cada postura

Decúbito dorsal (DD)	- Simetria e alinhamento corporal (cabeça, tronco e membros) - Capacidade para manusear objetos na linha média e movimentar cabeça e membros em todos os planos
Decúbito ventral (DV)	- Capacidade para realizar (e manter) progressivamente (conforme a idade) extensão de cabeça, sustentação de peso em membros superiores e extensão de tronco superior - Tamanho da base (apoio de membros superiores) e descarga de peso simétrica - Mobilidade de pelve e posicionamento de membros inferiores - Capacidade de alcançar objetos e se deslocar (rotação no próprio eixo e rastejar)?
Rolar	- Capacidade/facilidade para rolar para ambos os lados - Rolar completo (DD – DV) ou incompleto (DD-DL) - Capacidade para retirar o membro debaixo do tronco após rolar
Puxado para sentar	- A cabeça acompanha, antecipa ou permanece passiva no movimento? - Realizar força em membros superiores para auxiliar no movimento? - É capaz de manter membros inferiores fixos no solo? - A força abdominal é adequada?
Sedestação	- Como se mantém sentada na maior parte do tempo? - Apresenta mobilidade de pelve e tronco? - A descarga de peso é simétrica nos quadris? - Os membros inferiores fornecem estabilidade para o tronco? - Quais compensações a criança realiza para manter-se na postura? - Apresenta reação de proteção?
Gato	- É capaz de manter a postura? - A base está adequada? A descarga de peso é simétrica? - Apresenta força suficiente de membros superiores e força abdominal? - Apresenta estabilidade laterolateral de pelve? - A extensão da cabeça influencia na distribuição do tônus? - É capaz de engatinhar? Em padrão alternado de membros superiores e inferiores?
Ajoelhado	- Necessita de apoio/auxílio para assumir e manter a postura? - Utiliza mais os membros superiores do que seria o esperado? - Realiza extensão de tronco e quadril? Apresenta boa estabilidade laterolateral de pelve? - A base está adequada? A descarga de peso é simétrica? - Mantém os tornozelos em flexão plantar?
Semiajoelhado	- É capaz de realizar transferência de peso, realizar tríplice flexão e apoiar um dos pés à frente? O apoio do pé está adequado? - Apresenta seletividade no movimento de membros inferiores ou ambos tendem a realizar o mesmo movimento? - É capaz de suportar o peso no membro que está à frente enquanto eleva o resto do corpo? Necessita de utilização de membros superiores além do esperado?
Semiajoelhado	- É capaz de completar a passagem para bipedestação com estabilidade? - Realiza a troca postural preferencialmente com algum dos membros inferiores à frente?
Bipedestação	- Assume a bipedestação partindo da sedestação? Inicia o movimento com flexão de tronco ou há predomínio do tônus extensor desde o início? - O tamanho da base e o apoio estão adequados? A descarga de peso é simétrica? O tronco e os membros estão alinhados? - Necessita de auxílio/apoio para manter-se na postura? Quanto de auxílio? Em qual parte do corpo? - Quando colocado na postura, consegue sustentar o peso do corpo (ou parte dele) nos membros inferiores? - Caso não tenha controle de cervical e tronco: a postura facilita a resposta extensora da criança?

(continua)

Quadro 6 Resumo dos principais tópicos a serem observados em cada postura *(continuação)*

Marcha	▪ Necessita de algum apoio, dispositivo auxiliar? Tem estabilidade? ▪ Os parâmetros temporais da marcha (comprimento do passo, tempo de apoio, tempo de balanço ou base de apoio) são simétricos? ▪ Necessita de órtese? O que se modifica na marcha na ausência dela? ▪ Apresenta padrão de marcha característico de algum tipo de lesão? ▪ Os quadris e os joelhos estão em extensão na fase de apoio? A base de apoio está adequada? Há inclinação e/ou rotação pélvica anormais? ▪ Quais compensações realiza durante a marcha? ▪ É capaz de deambular por longas distâncias? Qual é o gasto energético? ▪ Se sustentada pelo terapeuta, é capaz de trocar passos? Qual é a qualidade/funcionalidade desse movimento?

Decúbito dorsal

A posição de DD é a que apresenta maior base de apoio e exige menor controle postural, por isso, muitas vezes, permite maior liberdade de movimento para crianças portadoras de deficiências motoras mais graves. No entanto, para a criança com alguma independência, a partir do momento em que tenha habilidade para sair da posição, não gosta de permanecer muito tempo deitada e, portanto, muitas vezes o terapeuta terá dificuldades em mantê-la assim. De qualquer forma, nesses casos, muito provavelmente a falta de uma análise mais detalhada não comprometerá de forma significativa a avaliação.

A persistência de reflexos primários ou deformidades de crânio também pode influenciar na capacidade da criança em manter a cabeça na linha média, assim como uma alteração de tônus poderá determinar o posicionamento em que os membros permanecem na maior parte do tempo. Qualquer alteração presente nessa postura muito provavelmente permanecerá nas posturas subsequentes.

As Figuras 4 e 5 ilustram algumas das alterações relacionadas a esse decúbito.

Decúbito ventral

Considerando o desenvolvimento motor normal, é a partir dessa postura que a criança começa a desenvolver o tônus extensor, importante para o controle postural, sendo esse um dos principais itens a serem avaliados. A Figura 6, de 6A a 6D, ilustra algumas das alterações relacionadas a esse decúbito.

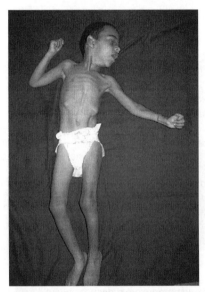

Figura 4 A criança permanence com a cabeça rodada para a esquerda, com padrão extensor de membro superior esquerdo e flexor de membro superior direito. Esse padrão é característico do reflexo tônico labiríntico assimétrico, um reflexo primário que está persistente no caso desse paciente. Ao realizar a rotação da cabeça para o outro lado, o padrão de membros superiores se inverte.

Rolar

Além dos tópicos já descritos, resumidos no Quadro 5 (Assume a postura sozinha? Como?), é preciso observar:

▪ A criança é capaz de rolar para os dois lados? Com a mesma facilidade?

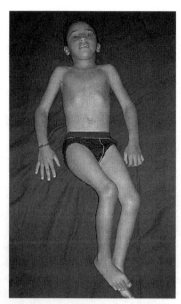

Figura 5 Esta criança permanece com a cabeça e o tronco superior alinhados e membros superiores ao longo do corpo. Quando solocitado, é capaz de utilizar as mão na linha média. No entanto, observam-se discreta rotação da pelve para a esquerda e padrão adutor de membros inferiores, posição na qual permanece na maior parte do tempo, demonstrando maior comprometimento de membros inferiores.

- Consegue rolar por completo (DD para DV) ou somente até o decúbito lateral (DL)?
- É capaz de retirar o(s) membro(s) superior(es) debaixo do corpo e posicionar-se adequadamente em DV?

Puxado para sentar

Quando a criança ainda não tem habilidade para sentar sozinha, é preciso observar:

- É capaz de realizar a flexão da cervical para iniciar e/ou auxiliar no movimento? A resposta esperada está de acordo com a idade? (Conforme descrito na reação labiríntica de retificação, a criança progressivamente se torna capaz de antecipar-se ao movimento, pelo controle crescente do tônus flexor contra a gravidade).
- Realiza força em membros superiores para auxiliar no movimento?
- É capaz de manter membros inferiores fixos no solo (fornecendo estabilidade para que o tronco realize o movimento)?
- Tem força abdominal adequada?

Sedestação

O desempenho da criança nessa postura pode variar dependendo de como ela for posicionada, por isso há necessidade de testá-la de diversas formas. Muitas das crianças apresentam boa estabilidade/funcionalidade de membros superiores quando estão sentadas em "W", por isso têm predileção por essa postura (Figura 7). É importante, no entanto, avaliá-las em posturas mais comumente adotadas, necessárias no dia a dia, como sentada no chão (em *long-sitting* – com as pernas estendidas – ou com as pernas cruzadas – "de índio") ou ainda sentada no banco (Figuras 8 e 9A e 9B). Dependendo das alterações apresentadas (p. ex., hipertonia de adutores e/ou encurtamento de cadeia posterior), a funcionalidade da criança pode ser melhor em postura sentada no banco, por exemplo, em relação às outras.

A base (no caso a posição da pelve) pode determinar compensações em todo o restante do corpo, portanto, deve ser o ponto de início para observação da postura. Somente assim, o terapeuta será capaz de avaliar o que é alteração primária e/ou estruturada da postura ou o que é compensação para manter a postura naquele momento.

Gato

Apesar de não ser uma postura que todas as crianças vivenciam, a avaliação fornece dados relacionados a força de membros superiores e inferiores, estabilidade de cintura escapular e pélvica (especialmente laterolateral) e capacidade para se deslocar na postura. Além disso, muitas vezes, é um meio de locomoção alternativo para crianças que apresentam muitas limitações na marcha. Entre outros tópicos, deve-se observar se a criança é capaz de realizar a ex-

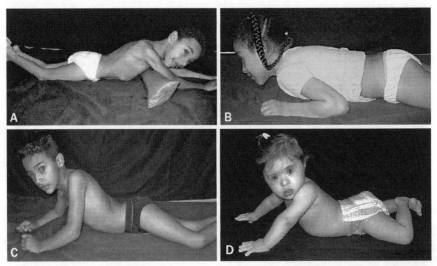

Figura 6 Esta sequência de imagens demonstra pacientes com controle extensor (capacidade de manter a postura contra a gravidade) em decúbito ventral progressivamente maior. (A) A criança necessita do suporte de um coxim abaixo das axilas para manter os membros superiores no posicionamento adequado que favoreça a extensão da cervical. Mesmo assim, só é capaz de manter a extensão por curto período e sempre associada à rotação da cabeça para a direita. Membros inferiores mantêm-se com semiflexão de joelhos. (B) A paciente não consegue posicionar sozinha os membros superiores adequadamente, mas, ainda assim, consegue realizar extensão da cabeça e mantê-la por tempo maior. (C) A criança é capaz de sustentar o peso em membros superiores (antebraço) e realizar extensão de cervical, porém não consegue realizar extensão de cotovelos. Quando tenta rastejar, só é capaz de realizar flexão de membro inferior esquerdo e tem dificuldade para alternar membros superiores. (D) Extensão completa de cabeça, membros superiores e tronco superior, embora membros inferiores permaneçam com abdução excessiva.

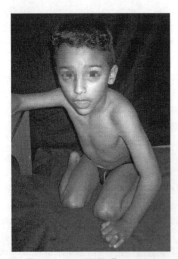

Figura 7 Postura em "W". Frequentemente observada em crianças com paralisia cerebral, que apresentam hipertonia de adutores e encurtamento de cadeia posterior.

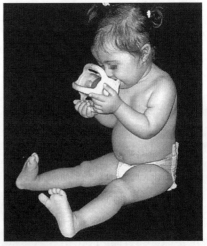

Figura 8 Criança sentada em *long-sitting*, com boa estabilidade de tronco, enquanto manipula objetos (ajuste antecipatório). A base encontra-se discretamente aumentada.

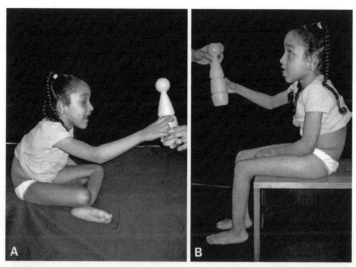

Figura 9 (A) e (B) Paciente em duas situações distintas: sentada no chão e no banco. Observa-se que no banco a cifose toracolombar é menor, embora em ambas as posições a pelve permaneça em retroversão, demonstrando pouca mobilidade. A criança necessita sempre de apoio de um dos membros superiores para manter a postura.

tensão de cabeça sem que tenha interferência no tônus de membros inferiores, ou seja, manter tronco com flexão de pelve e membros inferiores (Figuras 10A e 10B).

Ajoelhada

Nesta postura, a estabilidade da pelve se faz ainda mais necessária, não apenas no plano frontal como sagital, e a falta muitas vezes é compensada com a utilização excessiva de membros superiores.

As Figuras 11A e 11B demonstram algumas das alterações na postura ajoelhada.

Semiajoelhada

A importância da avaliação desta postura está mais relacionada à passagem para a postura bípede (postura de transição) do que sua ma-

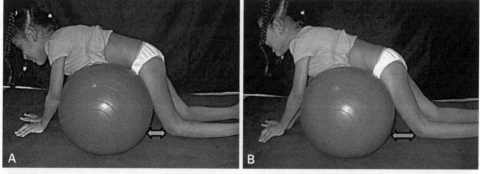

Figura 10 (A) e (B) Quando realiza extensão da cabeça, nota-se que a criança exibe maior dificuldade em manter o apoio da mão esquerda e a flexão do membro inferior esquerdo (setas). Como esse hemicorpo é o mais acometido nesta paciente, sofre mais influência sobre a distribuição do tônus, de acordo com a posição da cabeça. Tal observação demonstra resquício da influência da atividade reflexa primária sobre o comportamento motor, o que geralmente só é observado em bebês.

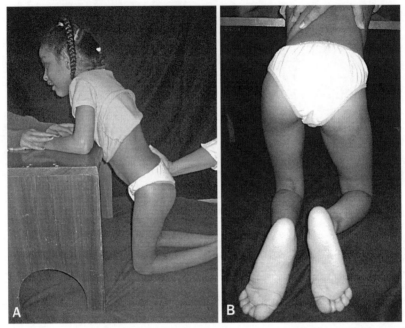

Figura 11 (A) É possível observar que a criança não apenas necessita de apoio, como utiliza demasiadamente os membros superiores para se manter na postura, ainda assim com dificuldade para realizar extensão completa de quadril. (B) Podem-se verificar a descarga de peso assimétrica e a permanência dos tornozelos em posição neutra (especialmente à direita).

nutenção propriamente dita, especialmente por ser uma posição bastante instável e pouco funcional se considerada do ponto de vista estático.

As Figuras 12A e 12B demonstram algumas dessas alterações.

É fundamental ressaltar que algumas crianças realizam a passagem para bipedestação partindo do chão sem necessariamente utilizar a semiajoelhada, seguindo a sequência: gato => extensão dos membros inferiores mantendo apoio dos membros superiores ("posição de urso") => retira apoio dos membros superiores progressivamente enquanto realiza extensão de quadril. Essa forma também pode ser considerada normal para crianças que estejam iniciando a passagem para a bipedestação sem apoio.

Bipedestação

Esta é a postura que fornece mais independência à criança, no entanto, exige também grande estabilidade/controle postural. Por esse motivo, crianças com déficits no controle motor muitas vezes são capazes de deambular com apoio, mas nunca chegam a permanecer em bipedestação independentemente. É preciso ainda avaliar a transição para essa postura não apenas partindo do modo ajoelhado, mas também da sedestação em banco ou cadeira, como crianças mais velhas e adultos realizam habitualmente.

Mesmo que a criança não tenha prognóstico de marcha ou de permanecer em bipedestação sem auxílio, é importante avaliar como ela se comporta quando colocada na postura (Figura 13). Além de representar uma vivência importante para a criança (especialmente do ponto de vista de interação), por facilitar a atividade extensora é frequentemente utilizada como estratégia terapêutica para desenvolver funções como controle de cervical e tronco.

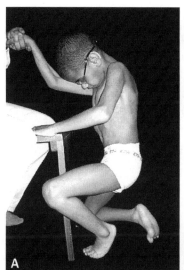 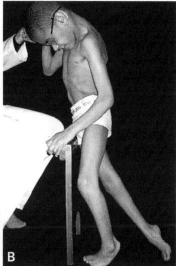

Figura 1.2 (A) e (B) O paciente necessita de auxílio importante do terapeuta no membro superior direito, tanto para fornecer estabilidade durante a transferência de peso para o membro inferior direito como para auxiliar na extensão do membro inferior esquerdo. Ao posicionar o membro inferior esquerdo à frente, não realiza apoio completo do pé (o que fornece ainda mais instabilidade ao paciente) e não apresenta seletividade, de modo que o membro contralateral também entra em padrão flexor. Por fim, já em bipedestação, não é capaz de posicionar adequadamente os membros inferiores, permanecendo bastante instável na postura.

Marcha

A marcha, entre todas as posturas observadas até aqui, é a que mais varia em relação ao desempenho, conforme a criança cresce. Isso por sofrer maior influência do crescimento ponderoestatural (o que interfere diretamente no centro de massa e consequentemente no controle postural necessário), assim como pelas alterações secundárias ao déficit motor (como encurtamentos musculares), gerando maior gasto energético.

OBSERVAÇÃO DOS ASPECTOS COGNITIVOS E COMPORTAMENTAIS

Por não ser de competência do fisioterapeuta uma análise mais aprofundada sobre os aspectos comportamentais e as habilidades cognitivas do paciente, optou-se por não se utilizar o termo avaliação, mas observação destes aspectos. No entanto, vale ressaltar que informações sobre o comportamento da criança, a capacidade de se comunicar, compreender, focar e manter a atenção, interagir com o ambiente, e se todos estes fatores estariam de acordo com a idade são de extrema importância, não apenas por influenciar diretamente o quadro funcional, como também na terapia e, ainda que superficialmente, podem ser inferidos pelo fisioterapeuta.

Além disso, esses dados podem auxiliar no encaminhamento para outros profissionais e nas orientações realizadas para a família.

CONCLUSÃO DO RACIOCÍNIO CLÍNICO COM BASE NOS ACHADOS DA AVALIAÇÃO FISIOTERAPÊUTICA

Retomando o exemplo do início do capítulo, a paciente é uma criança de 3 anos com diagnóstico médico de paralisia cerebral espástica que chega ao ambulatório com queixa de dificuldade para deambular de forma independente.

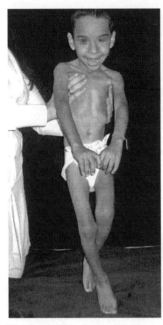

Figura 13 Quando sustentado pelo terapeuta, o paciente é capaz de manter por mais tempo a cabeça em extensão na linha média. Além disso, permanece com padrão extensor de membros superiores e padrão adutor de membros inferiores. Não é capaz de apoiar os pés adequadamente (permanece em plantiflexão), nem sustentar o peso do corpo (ou parte dele) nos membros inferiores.

Para auxiliar no desenvolvimento e na conclusão do raciocínio clínico, elaborou-se uma representação esquemática dos principais elementos que poderiam contribuir para a queixa principal e/ou o déficit funcional principal da paciente (Figura 14). O déficit funcional (representado pelo hexágono na figura), que no exemplo está relacionado à marcha, pode ser influenciado por quatro fatores principais (círculos), os quais, por sua vez, dependem de diversos outros aspectos listados dentro de cada retângulo. Por outro lado, apesar de não estar representado na Figura, tanto círculos como retângulos podem influenciar-se mutuamente, necessitando, portanto, de uma visão mais ampla por parte do terapeuta no processo de entendimento do paciente, como será demonstrado mais adiante.

Segundo o exemplo, agrupando-se as hipóteses estabelecidas pelo terapeuta antes de iniciar o exame físico:

- Alteração de tônus, força e seletividade como possíveis explicações para o déficit na marcha. No esquema, esses fatores interferem "ativamente" na capacidade do indivíduo em realizar movimentos voluntários, cabendo ao terapeuta eleger (de acordo com os achados clínicos) qual desses fatores estaria interferindo mais.
- Alterações no comprimento muscular e presença de deformidades: representados nos esquemas como fatores que interferem por consequência ("passivamente") na capacidade de realizar movimentos, não por alterarem o recrutamento adequado de motoneurônios ou na quantidade de força solicitada ao músculo, mas por não permitir que este desempenhe seu potencial por estar em posição biomecanicamente desfavorável.
- Alterações no controle postural (capacidade para manter a postura mesmo durante a movimentação dos membros inferiores).
- Alterações na capacidade de processamento/decodificação das informações relevantes para o planejamento (percepção) e compreensão do contexto da tarefa (cognição).

Para o caso descrito neste capítulo, esses seriam exemplos de conclusões que poderiam ser feitas com base nos dados da avaliação:

- A criança é tranquila, apresenta boa comunicação, compreensão e capacidade para resolução de problemas (compatíveis com a idade), não havendo, portanto, evidências de que as capacidades perceptivas e cognitivas estejam comprometendo a função pelo planejamento inadequado da tarefa (Figura 14B).

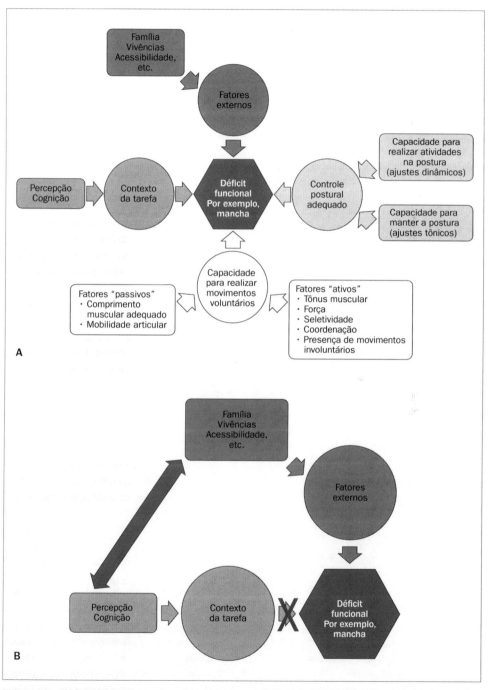

Figura 14 (A) Principais elementos que podem contribuir para o déficit funcional do paciente. (B) Relação entre a queixa funcional, fatores externos, cognição e percepção.

(continua)

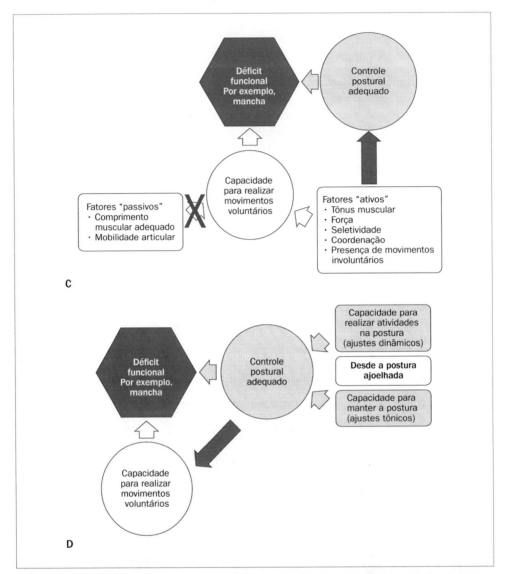

Figura 14 *(continuação)* (C) Relação entre queixa funcional, fatores "passivos" e "ativos" sobre a capacidade de realizar movimentos voluntários e sobre o controle postural. (D) Relação entre queixa funcional, controle postural e capacidade de realizar movimentos voluntários.

- Por ser ainda muito jovem e a mãe realizar com frequência os alongamentos orientados em casa, a criança não apresenta encurtamentos ou deformidades estabelecidas. A alteração de tônus de membros inferiores é discreta (varia entre 1 e 1+ na escala de Ashworth modificada para a maioria dos grupos, exceto para adutores de quadril e flexores plantares – grau 2), assim como a força não está tão prejudicada (grau 4 para a maioria dos grupos, exceto para abdutores e dorsiflexores – grau 2). No entanto, a seletividade encontra-se bastante comprometida, uma vez que a paciente apresenta dificuldade em isolar movimentos entre as articulações ou mesmo entre os membros inferiores, predominando o padrão adutor de membros inferiores durante a marcha. Por fim, como mantém o apoio do pé em plantiflexão (mesmo com a utilização da órtese), pela hipertonia de tríceps sural associada à fraqueza de tibial anterior, e apresenta marcha em tesoura (um pé cruza a frente do outro) a base de apoio fica muito diminuída, comprometendo a estabilidade postural em bipedestação (Figura 14C).

- Por fim, a criança apresenta dificuldade para assumir e manter-se em posturas mais altas (ajoelhado, semiajoelhado e bipedestação), especialmente quando é desestabilizada ou procura realizar alguma atividade na postura (déficit de ajustes antecipatórios e compensatórios, respectivamente), o que não é observado, por exemplo, em sedestação. Isso sugere déficit no controle predominantemente extensor de tronco inferior. Por sua vez, por não apresentar bom controle postural em bipedestação, não há estabilidade proximal necessária para o movimento de membros inferiores, dificultando ainda mais a capacidade da paciente em realizar movimentos voluntários (Figura 14D).

CONSIDERAÇÕES FINAIS

A avaliação neurológica pediátrica envolve um processo minucioso de coleta de informações por meio da anamnese, da observação e de testes específicos. Mais do que isso, o fisioterapeuta deve ter conhecimento aprofundado sobre o desenvolvimento motor normal e habilidade na abordagem de crianças, que difere do adulto em vários aspectos. Somando-se a isso, o domínio sobre as principais estruturas do sistema nervoso, como cada uma contribui para o controle normal do movimento e quais alterações podem ser observadas em caso de lesão, fornece ao fisioterapeuta o embasamento necessário para a compreensão do paciente e suas limitações.

BIBLIOGRAFIA

1. Araújo ES, Buchalla CM. O uso da classificação internacional de funcionalidade, incapacidade e saúde em inquéritos de saúde: uma reflexão sobre limites e possibilidades. Rev Bras Epidemiol. 2015;18(3):720-4.
2. Brenneman SK. Testes de desenvolvimento do bebê e da criança. In: Tecklin JS, editor. Fisioterapia pediátrica. Porto Alegre: Artmed; 2002.
3. Burns YR, MacDonald J. Fisioterapia e crescimento na infância. São Paulo: Santos; 1999.
4. Diament A, Cypel S. Neurologia infantil. 4ª ed. São Paulo: Atheneu; 2005.
5. Edelstein JE, Bruckner J. Órteses – abordagem clínica. Rio de Janeiro: Guanabara Koogan; 2006.
6. Flehmig I. Desenvolvimento normal e seus desvios no lactente. São Paulo: Atheneu; 2000.
7. Goldberg C, Sant AV. Desenvolvimento motor normal. In: Tecklin JS, editor. Fisioterapia pediátrica. Porto Alegre: Artmed; 2002.
8. Gusman S, Torre CA. Fisioterapia. In: Diament A, Cypel S, editors. Neurologia infantil. 4ª ed. São Paulo: Atheneu; 2005.
9. Kandel ER, Schwartz JH, Jessell TM. Fundamentos da neurociência e do comportamento. Rio de Janeiro: Guanabara Koogan; 2000.
10. Koman LA, Smith BP, Shilt JS. Cerebral palsy. Lancet. 2004;363(9421):1619-31.
11. Lorenzini MV. Brincando a brincadeira com a criança deficiente. Barueri: Manole; 2007.
12. Lundy-Ekman L. Neurociência: fundamentos para reabilitação. Rio de Janeiro: Elsevier; 2008.
13. Maggi S, Irwin L, Siddigi A, Pouresalami I, Hertzman E, Hertzman C. Knowledge network for early child development: Analytic and strategic review paper: international perspectives on early child development. 2005. Available: http://www.who.int/social_determinants/resources/ecd.pdf.
14. Mancini MC, Fiúza PM, Rebelo JM, Magalhães LC, Coelho ZA, Paixão ML, et al. Comparação do desempenho de atividades funcionais em crianças com desenvolvimento normal e crianças com paralisia cerebral. Arq Neuropsiquiatria. 2002;60(2-B):446-52.
15. Marques AP. Manual de goniometria. Barueri: Manole; 2002.
16. Mutarelli EG. Propedêutica neurológica – do sintoma ao diagnóstico. São Paulo: Sarvier; 2000.
17. Nitrini R, Bacheschi LA. A neurologia que todo médico deve saber. 2ª ed. São Paulo: Atheneu; 2005.

18. Otsuka MA, Boffa CFB, Vieira ABAM. Distrofias musculares: fisioterapia aplicada. Rio de Janeiro: Revinter; 2005.
19. Paulino CA. Ação farmacológica básica em doenças neurológicas: o que interfere no desempenho motor? In: Fontes SV, Fukujima MM, Cardeal JO, editors. Fisioterapia neurofuncional – fundamentos para a prática. São Paulo: Atheneu; 2007.
20. Pountney T. Fisioterapia pediátrica. Rio de Janeiro: Elsevier; 2008.
21. Ratliffe KT. A típica criança em desenvolvimento. In: Ratliffe KT, editor. Fisioterapia clínica pediátrica. São Paulo: Santos; 2000.
22. Seidel HM, Ball JW, Dains JE, Benedict GW. Mosby – guia de exame físico. 6ª ed. Rio de Janeiro: Elsevier; 2007.
23. Shepherd RB. Fisioterapia em pediatria. 3ª ed. São Paulo: Santos; 1996.
24. Shumway-Cook A, Woollacott MH. Controle motor: teorias e aplicações práticas. 2ª ed. Barueri: Manole; 2003.
25. Silva N, Dessen M. Crianças com síndrome de Down e suas interações familiares. Psicol Reflex Crit. 2002;16(3):503-14.

2
Avaliação respiratória

Mariana Rodrigues Gazzotti
Patrícia Angélica de Miranda Silva Nogueira

AVALIAÇÃO

O manejo respiratório em crianças pequenas se diferencia daquele utilizado nos adultos em função de diversos fatores que vão desde peculiaridades anatômicas a características fisiológicas e imunológicas, as quais denotam que critérios adicionais necessitam ser usados para a avaliação e o tratamento das principais moléstias que afetam o público em questão.

Tais diferenças residem em inúmeras características atribuídas ao paciente pediátrico, como o pequeno diâmetro das vias aéreas, que produz maior tendência à obstrução, a função muscular intercostal e a diafragmática imaturas favorecendo a exaustão, os poros de ventilação colateral (canais de Lambert e poros de Kohn) pobremente desenvolvidos favorecendo a formação de atelectasias, a caixa torácica mais complacente, a incoordenação toracoabdominal durante o sono REM, que prejudica a higiene brônquica, os pulmões com menos elastina nas crianças pequenas levando à diminuição na propriedade de recolhimento elástico, a diminuição na complacência pulmonar e o sistema imunológico em desenvolvimento favorecendo as infecções.

Dessa forma, o presente capítulo enfatiza os principais aspectos oriundos da avaliação, essenciais para a identificação de problemas que requeiram intervenção fisioterápica em pediatria.

Queixa principal

A queixa principal é a causa que levou o paciente a procurar tratamento. Ela deve ser registrada da mesma maneira que o paciente, ou o responsável, informou seguido da abreviação SIC (segundo informações colhidas). A queixa principal pode facilitar os questionamentos na anamnese, mas não pode direcionar o tratamento.

Histórico da moléstia atual

O histórico da moléstia atual (HMA), ou história da doença atual, é a descrição dos fatos envolvendo a queixa principal e a causa da internação ou da procura ao fisioterapeuta no consultório. Deve-se tentar nesse momento obter a maior quantidade possível de informações sobre sinais e sintomas, duração, frequência, fatores de melhora e piora e tratamento realizado, pois dessa maneira pode-se identificar os fatores de risco para a doença e posteriormente realizar orientação para prevenção.

Histórico da moléstia pregressa

Para se obter o histórico da moléstia pregressa (HMP), ou história da doença pregressa, questionam-se todas as doenças e internações que a criança já teve. Principalmente para os recém-nascidos e os lactentes, o histórico da gestação e do parto é importante na anamnese. Com HMP, é possível correlacionar afecções prévias com as comorbidades atuais.

Histórico da gestação

No histórico da gestação, os questionamentos são voltados para o período gestacional, em busca de doenças que a mãe possa ter tido, como diabete gestacional, infecção urinária ou doenças infectocontagiosas, que pudessem favorecer o parto prematuro ou o desenvolvimento inadequado do feto. Intercorrências como perda de líquido amniótico, sangramentos ou quedas também devem ser investigadas. É necessário ainda questionar se mãe fez pré-natal e quantas consultas para identificar o acompanhamento adequado pelo médico responsável.

Histórico do parto

No histórico do parto, é preciso obter informações quanto ao trabalho de parto, pois longos períodos de contração uterina podem levar ao sofrimento fetal; ao tipo de parto; à ocorrência de alguma intercorrência no momento ou logo após, como anóxia perinatal; à utilização de fórceps; e à ocorrência de lesões perinatais, como a paralisia braquial obstétrica. O peso ao nascimento e a idade gestacional identificarão se o recém-nascido tem adequado tamanho para a idade, ou seja, pequeno para idade gestacional (PIG), adequado para a idade gestacional (AIG) ou grande para idade gestacional (GIG), este em geral filhos de mães diabéticas.

A avaliação do Apgar, que consiste na verificação de cinco itens no primeiro e no quinto minutos logo após o nascimento, tendo como pontuação máxima 10 e mínima 0. Valores acima de 8 são considerados normais (Tabela 1).

Deve-se questionar se após o parto houve necessidade de reanimação, intercorrências no berçário, internação na terapia intensiva, uso de ventilação mecânica e/ou oxigênio, que podem auxiliar na identificação de doenças neonatais com posterior repercussão na infância, como a displasia broncopulmonar. A constatação de que a criança teve alta da maternidade junto com a mãe é um bom indicador de normalidade.

Condições de moradia

Questionamentos a respeito das condições de moradia trazem informações de situações que possam favorecer doenças alérgicas ou doenças do sistema gastrointestinal devido às condições de higiene e saneamento básico. Deve-se investigar a respeito do ambiente em que a criança vive, número de cômodos da casa, número de pessoas, saneamento básico e se a rua é asfaltada.

Antecedentes familiares

Nos antecedentes familiares, é preciso pesquisar doenças genéticas ou adquiridas na família, relação familiar e social, utilização de drogas ilícitas pelos pais, tabagismo e etilismo.

Tabela 1 Índice de Apgar

Pontos	0	1	2
Frequência cardíaca	Ausente	< 100/min	> 100/min
Respiração	Ausente	Fraca, irregular	Forte/choro
Tônus muscular	Flácido	Flexão de pernas e braços	Movimento ativo/boa flexão
Cor	Cianótico/pálido	Cianose de extremidades	Rosado
Irritabilidade reflexa	Ausente	Algum movimento	Espirros/choro

Avaliação realizada no primeiro e no quinto minutos após o nascimento. Valor normal acima de 8; abaixo de 7 pode significar anóxia.

Essas informações podem facilitar a compreensão de transtornos emocionais, direcionar a hipótese diagnóstica e auxiliar na prevenção.

Após a anamnese, o fisioterapeuta está preparado para o exame físico da criança. O exame deve ser realizado em ambiente tranquilo que transmita confiança para a criança. É importante manter a mãe ou o acompanhante no raio de visão da criança e sempre explicar a finalidade de cada aparelho utilizado. Os atos de despir, trocar ou segurar o paciente deverão preferencialmente ser realizados pelo cuidador.

A avaliação cardiorrespiratória pode ser dividida em: inspeção, palpação, percussão e ausculta pulmonar.

INSPEÇÃO

A inspeção consiste na observação do tipo de tórax, padrão respiratório, frequência respiratória, ritmo respiratório, expansibilidade torácica e sinais de desconforto respiratório.

Tipos de tórax

Para observar o tipo de tórax, a criança deve estar em sedestação ou em decúbito dorsal com o tórax desnudo.

- Tórax em tonel ou barril: aumento do diâmetro anteroposterior e horizontalização das costelas. Comum nas doenças obstrutivas.
- Tórax cariniforme (*pectus carinatum*): esterno proeminente. Pode ser congênito ou adquirido, e o raquitismo infantil é a principal causa deste tipo de tórax. Essa alteração pouco acarreta sintomas cardiorrespiratórios.
- Tórax infundibuliforme (*pectus escavatum*): depressão no terço inferior do esterno. Pode ser congênito ou adquirido. Crianças com raquitismo podem apresentar esse tipo de tórax. Quando essa alteração é muito acentuada, pode levar a distúrbio restritivo causando dispneia e fadiga.
- Tórax em sino: alargamento acentuado da região inferior do tórax, comum nas grandes hepatoesplenomegalias e ascites. A criança pode apresentar padrão restritivo acompanhado de fadiga e dispneia.
- Tórax cifoescoliótico: é a alteração cifótica acompanhada da escoliose, comum em crianças com neuropatia crônica. Essa alteração pode levar à redução na expansibilidade pulmonar, com perda de volumes e capacidades pulmonares, acarretando desequilíbrio na relação ventilação perfusão e acúmulo de secreção.

Deve-se também avaliar a existência de abaulamentos e depressões torácicas, pois podem traduzir algumas doenças cardiopulmonares. O derrame pleural, a hipertrofia de ventrículo direito e o aneurisma de aorta podem causar abaulamentos torácicos, já a atelectasia, depressão.

Padrão respiratório

Para avaliar o padrão respiratório, a criança deve estar em sedestação ou decúbito dorsal com o tórax desnudo. Deve-se observar atentamente a movimentação do tórax e do abdome para identificar as regiões em que o movimento é mais amplo.

O padrão respiratório dos recém-nascidos e dos lactentes é o abdominal ou diafragmático em razão da horizontalização das costelas, da diminuição da zona de aposição e da imaturidade da musculatura abdominal resultando em pequena expansibilidade torácica.

Outro padrão respiratório é o costal ou apical, em que o movimento predominante é da parte superior do tórax. Nesse padrão, ocorre predomínio da ação dos músculos escaleno e esternoclidomastóideo.

O padrão respiratório misto ou toracoabdominal é aquele em que se evidencia a movimentação simultânea e na mesma amplitude do tórax e do abdome. Com o desenvolvimento da caixa torácica e da mecânica respiratória, as crianças passam a ter este padrão respiratório.

Frequência respiratória

Para avaliar a frequência respiratória de uma criança, é necessário observar a expansibilidade torácica durante um minuto. O valor de normalidade varia de acordo com a idade da criança (Tabela 2).

- Eupneia é o valor normal da frequência respiratória.
- Bradipneia é a diminuição da frequência respiratória.
- Taquipneia é o aumento da frequência respiratória.
- Apneia é a parada respiratória por mais de 20 segundos ou menos desde que apresente repercussão clínica, cianose e/ou bradicardia.
- Pausa respiratória é a parada respiratória por menos de 20 segundos sem repercussão clínica.

Ritmo respiratório

Os recém-nascidos e os lactentes apresentam ritmo irregular, com pausas respiratórias. Em decorrência desta alteração, para avaliar o ritmo respiratório dessa população é necessário observar a expansibilidade torácica durante pelo menos um minuto. É preciso analisar a sequência, a forma e a amplitude das incursões respiratórias, e qualquer alteração em algum desses tópicos gera um ritmo anormal.

- Cheyne-Stokes: caracteriza-se por incursões respiratórias profundas, atingindo amplitude máxima seguida de apneia. Esta alteração ocorre de forma cíclica. Recém-nascidos podem apresentar este ritmo sem ter nenhuma doença. As doenças mais frequentes que levam a este ritmo respiratório são: insuficiência cardíaca grave, traumatismo cranioencefálico e acidente vascular encefálico.
- Biot: caracterizada pela respiração anárquica com períodos de apneia. Este ritmo respiratório ocorre por lesão no centro respiratório e indica mau prognóstico.
- Kussmaul: respiração rápida com grande amplitude e ruidosa. Os pacientes com este ritmo respiratório apresentam aumento do volume-minuto, comum em cetoacidose diabética e na insuficiência renal.

Expansibilidade torácica

Pode ser avaliada na inspeção com o paciente em decúbito dorsal ou em sedestação com o tórax desnudo e bem posicionado, evitando rotações laterais. O observador deve ficar posicionado no pé da maca e avaliar se a incursão torácica é simétrica e apresenta boa amplitude.

Qualquer doença que afete a pleura, a caixa torácica ou o pulmão pode alterar a expansibilidade torácica, por exemplo: derrame pleural ou cifoescoliose. Deve-se avaliar dos ápices até as bases pulmonares. Pode ser classificada em: preservada, assimétrica ou diminuída. A diminuição pode ser uni ou bilateral.

A diminuição unilateral na região do ápice pode traduzir um processo infeccioso, processo cicatricial e na base por derrame pleural e hepatoesplenomegalias. A diminuição difusa unilateral pode ser causada por atelectasia e derrame pleural.

A diminuição bilateral pode ser causada por ascite, obesidade ou derrame pleural bilateral.

Sinais de desconforto respiratório

Para avaliar os sinais de desconforto respiratório, é importante que o paciente esteja com o tórax desnudo. Os principais sinais de desconforto respiratório são:

- Batimento de asa de nariz: para diminuir a resistência das vias aéreas, ocorre a dilatação das narinas. É um sinal de desconforto frequente nos lactentes.
- Retrações torácicas: ocorre com frequência nos recém-nascidos em razão da pressão negativa gerada durante a inspiração na caixa

torácica, que ainda é muito complacente. As retrações são denominadas: tiragem intercostal, quando essa retração é observada na região dos músculos intercostais; tiragem subdiafragmática, quando a retração é observada na região do músculo diafragma; retração de fúrcula, quando a tiragem é observada na região da fúrcula esternal.

PALPAÇÃO

A palpação é utilizada para complementar as informações obtidas durante a inspeção. O paciente deve estar com o tórax desnudo, e a palpação deve ser feita nas regiões anterior, posterior e lateral do tórax.

Durante a palpação, é importante observar se a criança apresenta face ou relata dor. É possível avaliar durante a palpação o enfisema subcutâneo, a sensibilidade, as retrações e os edemas. A expansibilidade torácica também pode ser avaliada pela palpação e é mais sensível a pequenas variações.

PERCUSSÃO

Consiste em uma técnica que avalia a propagação de ondas sonoras pela caixa torácica partindo do princípio de que o tecido pulmonar aerado transmite de forma ressonante uma percussão gerada na superfície da caixa torácica. A percussão ressonante também pode ser chamada de normal ou som claro pulmonar.

Para realizar a percussão, é necessário que o paciente esteja com o tórax desnudo e em decúbito dorsal ou em sedestação. É um procedimento comparativo que requer a avaliação do ápice para a base, nas regiões anterior, lateral e posterior. No tórax, realiza a percussão digito-digital com os dedos posicionados entre os espaços intercostais.

Em condições nas quais o pulmão apresente excesso de ar em relação à quantidade de tecido, a percussão gera hipersonoridade pulmonar, que ocorre nos casos de hiperinsuflação ou pneumotórax. Quando ocorre a diminuição ou a ausência de ar nos alvéolos, terá redução ou inexistência na sonoridade pulmonar, chamadas de submacicez e macicez, respectivamente. Esse fenômeno pode ocorrer nos casos de derrame pleural, atelectasia e em áreas de consolidação.

O som hipertimpânico indica aprisionamento de ar no espaço pleural, pneumotórax ou a presença de grande cavidade intrapulmonar, caverna tuberculosa.

AUSCULTA PULMONAR

A ausculta pulmonar é um método bastante simples e rápido que permite a obtenção de dados sobre as doenças pulmonares. Segundo Postiaux, a ausculta pulmonar consiste em todo o som emitido pelo aparelho respiratório intra ou extratorácico captado por meio do estetoscópio.

Os sons produzidos por um paciente sadio denominam-se sons respiratórios normais e podem ser identificados a depender do nível da via aérea envolvido, como respiração brônquica, murmúrio vesicular (MV) e som traqueal ou broncovesicular.

A respiração brônquica é auscultada nas regiões torácicas de projeção da traqueia e dos brônquios de grosso calibre. O MV é audível em todo o tórax, no entanto, acredita-se que esse som seja gerado nas vias aéreas mais periféricas que os brônquios principais e mais centrais que os bronquíolos respiratórios ou alvéolos, uma vez que nestes a distribuição do ar ocorre por difusão. O som broncovesicular é oriundo das regiões infra e supraclaviculares e nas regiões supraescapulares, no entanto não é tão rude quanto o som bronquial.

Os ruídos anormais, também conhecidos como ruídos adventícios, revelam anormalidade de base pulmonar. Eles podem ser classificados como sons contínuos ou sons descontínuos.

Os sons contínuos são representados por roncos e sibilos. Os roncos são mais graves, semelhantes ao roncar das pessoas, e podem ser inspiratórios e expiratórios. Os sibilos são mais agudos, semelhantes a um assobio ou chiado, e podem estar presentes na inspiração e na expiração. Roncos e sibilos geralmente ocorrem na presença de estreitamento das vias aéreas por broncoespasmo, edema de mucosa e secreção.

Os sons descontínuos são representados por crepitações grossas e finas. As crepitações grossas decorrem da reabertura de vias aéreas menos distais que as que dão origem às crepitações finas e ocorrem principalmente em doenças com lesão estrutural da via aérea, como bronquiectasias e bronquite crônica. As crepitações finas estão geralmente associadas a condições patológicas, as quais cursam com redução da complacência pulmonar, o que facilita o fechamento das pequenas vias aéreas na expiração (fibrose intersticial, edema e consolidação pulmonar).

SINAIS VITAIS

Os sinais vitais evidenciam o funcionamento e as alterações das funções corporais. Dentre os inúmeros sinais utilizados na prática clínica, destacam-se a frequência respiratória, a frequência cardíaca e a pressão arterial. As Tabelas 2 e 3 evidenciam os valores normais dos sinais de acordo com a idade.

FUNÇÃO PULMONAR

Com o desenvolvimento da pneumologia infantil, doenças respiratórias crônicas, como asma, fibrose cística, passaram a receber cuidados especiais no diagnóstico, no acompanhamento e

Tabela 2 Valores de normalidade para as frequências respiratória e cardíaca de acordo com a idade

Idade	Frequência respiratória (irpm)	Frequência cardíaca (bpm)	
		Acordado	Dormindo
Neonato (< 28 dias)	40 a 60	100 a 170	90 a 140
< 1 ano	30 a 50	100 a 150	90 a 140
1 a 2 anos	20 a 40	90 a 140	80 a 120
3 a 5 anos	20 a 30	80 a 120	70 a 100
6 a 11 anos	18 a 25	75 a 118	70 a 100
12 a 15 anos	12 a 20	70 a 100	60 a 90

bpm: batimentos por minuto; irpm: incursões respiratórias por minuto.
Fonte: adaptada de Calvo, 2006.

Tabela 3 Valores de normalidade para as pressões arteriais sistólica e diastólica, bem como para a pressão arterial média de acordo com a idade

Idade	Pressão arterial sistólica (mmHg)	Pressão arterial diastólica (mmHg)	Pressão arterial média (mmHg)
Nascimento prematuro (12 h, < 1 kg)	39 a 59	20 a 36	28 a 42
Nascimento prematuro (12 h, 3 kg)	60 a 76	31 a 45	48 a 57
Neonato (< 28 dias)	67 a 84	35 a 53	45 a 60
1 a 12 meses	72 a 104	37 a 56	50 a 62
1 a 2 anos	86 a 106	42 a 63	49 a 62
3 a 5 anos	89 a 112	46 a 72	58 a 69
6 a 9 anos	97 a 115	57 a 76	66 a 72
10 a 11 anos	102 a 120	61 a 80	71 a 79
12 a 15 anos	110 a 131	64 a 83	73 a 84

h: hora; kg: quilograma; mmHg: milímetros de mercúrio.
Fonte: adaptada de Calvo, 2006.

no tratamento. Associada à avaliação clínica, a introdução dos testes de função pulmonar trouxe maior segurança no manejo desses pacientes.

Dois testes básicos, a curva volume-tempo (curva V-T) e a curva fluxo-volume (curva F-V), são utilizados para avaliação de volumes e fluxos no estudo da função pulmonar por meio de espirômetros. Na curva V-T, são obtidos os valores da capacidade vital forçada (CVF), volume expiratório forçado (VEF). O VEF pode ser avaliado no primeiro segundo (VEF1) ou na metade do primeiro segundo (VEF0,5) da CVF. O índice de Tiffeneau é calculado em porcentagem, dividindo-se o VEF pela capacidade vital (CV). A curva F-V fornece os fluxos máximos durante a expiração forçada em 25, 50 e 75% (fluxo expiratório forçado: FEF 25, FEF 75 e FEF 25-75) da curva e o pico de fluxo expiratório (PFE) (Figura 1).

O PFE pode também ser medido isoladamente por meio do *mini wright peak flow meter*, para uso clínico ou estudos epidemiológicos. Variáveis como resistência das vias aéreas, esforço muscular voluntário e o efeito compressivo das vias aéreas intratorácicas podem alterar os valores obtidos.

Testes mais complexos, como a medida da capacidade pulmonar total (CPT), capacidade residual funcional (CRF), volume residual (VR) ou volume de gás torácico (VGT), podem ser avaliados por meio da técnica de diluição de gases como hélio ou pletismografia corporal, respectivamente. Medidas como complacência (C), resistência (R), monitoração contínua de gases arteriais e volume de oclusão das vias aéreas podem ser avaliadas e complementam o estudo da função pulmonar.

Além das indicações de avaliação e controle de doenças pulmonares, atualmente a utilização dessas medidas contribuiu para o estudo dos distúrbios do sono, pré e pós-operatórios, inclusive transplantados, em unidades de terapia intensiva pediátrica e neonatal. Oferecem avaliações mais precisas, menos invasivas, de monitoração e também da resposta terapêutica de tratamentos com broncodilatadores, surfactante, óxido nítrico, corticoides, imunossupressores, entre outros. A Figura 2 demonstra alguns tipos de distúrbios ventilatórios existentes.

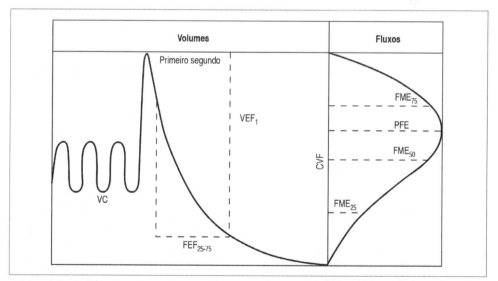

Figura 1 Diagrama representando as principais medidas de volumes e fluxos pulmonares.
CVF: capacidade vital forçada; FEF$_{25-75}$: fluxo expiratório forçado 25 a 75%; FME: fluxo máximo expiratório 25, 50 e 75% VC: volume-corrente, PFE: pico de fluxo expiratório; VEF$_1$: volume expiratório primeiro segundo.

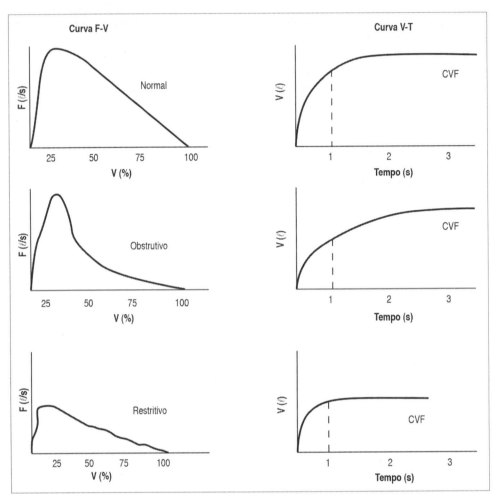

Figura 2 Comparação das curvas F-V e V-T, apresentando padrões normal, obstrutivo e restritivo.
F: fluxo; V: volume; t: tempo.

Indicações para os testes de função pulmonar:

- Auxiliar o diagnóstico das doenças pulmonares e a verificação de padrões ventilatórios: obstrutivo, restritivo ou misto.
- Controle evolutivo da doença.
- Controle do tratamento.
- Aplicação de testes de reversibilidade da obstrução das vias aéreas (prova broncodilatadora).
- Avaliação de riscos cirúrgicos.
- Estudos de fisiologia respiratória, epidemiológicos, farmacológicos etc.
- Provocação brônquica.
- Avaliação das mudanças da função pulmonar de acordo com a idade, o sexo etc.

A dificuldade em obter cooperação da criança é muitas vezes fator limitante para a realização e a interpretação dos testes. Em recém-nascidos e prematuros, as medidas da C e R são úteis na avaliação e no acompanhamento de doenças como síndrome do desconforto respiratório do recém-nascido, displasia broncopulmonar e outros tipos de *distress* respiratório. Em lactentes, a introdução de espirômetros acoplados à jaqueta de compressão toracoabdominal-permitiu avaliação da curva expiratória parcial de fluxo-volume. Martinez et al., por meio dessas curvas, conseguiram demonstrar em recém-nascidos a relação entre alteração persistente desses parâmetros e maior incidência de doença respiratória em vias aéreas inferiores.

Crianças com mais de 5 anos geralmente se mostram cooperativas com a técnica de espirometria. É necessário o treinamento da equipe do laboratório de função pulmonar, bem como dos pacientes antes de submetê-los aos testes.

BIBLIOGRAFIA

1. Bone RC. Symposium on respiratory failure. Med Clin North Am. 1983;67(3):549-750.
2. Calvo Macías A, Manrique Martínez I, Rodríguez Núñez A, López-Herce Cid J. Basic life support in pediatrics. An Pediatr (Barc). 2006;65(3):241-51.
3. Cobben JM, Oostra RJ, van Dijk FS. Pectus excavatum and carinatum. Eur J Med Genet. 2014;57(8):414-7.
4. Dinwiddie R. O diagnóstico e o manejo da doença respiratória pediátrica. Porto Alegre: Artes Médicas; 1992.
5. Gaffin JM, Shotola NL, Martin TR, Phipatanakul W. Clinically useful spirometry in preschool-aged children: evaluation of the 2007 American Thoracic Society Guidelines. J Asthma. 2010;47(7):762-7.
6. Hewes H, Hunsaker S, Christensen M, Whitney J, Dalrymple T, Taillac P. Documentation of pediatric vital signs by EMS providers over time. J Pediatr Surg. 2016;51(2):329-32.
7. Kopelman B, Miyoshi M, Guinsburg R. Distúrbios respiratórios no período neonatal. São Paulo: Atheneu; 1998.
8. Martin JP. Espirometia en el asma. Alergia. 1986;33:77-8.
9. Martinez FD, Morgan WJ, Wrigth AL, Holberg C, Taussig LM. Initial airway function is a risk factor for recurrent wheezing respiratory illnesses during the first three years of life. Am Rev Respir Dis. 1991;143(2):312-16.
10. Oberwaldner B. Physiotherapy for airway clearence in paediatrics. Eur Respir. 2000;15(1):196-204.
11. Porto CC. Semiologia médica. 4ª ed. Rio Janeiro: Guanabara Koogan; 2001.
12. Postiaux G. Fisioterapia respiratória pediátrica. 2ª ed. Porto Alegre: Artmed; 2004.
13. Pryor JA, Webber RA. Fisioterapia para problemas respiratórios e cardíacos. 2ª ed. Rio de Janeiro: Guanabara Koogan; 2002.
14. Sarmento GJV. Fisioterapia respiratória em pediatria e neonatologia. São Paulo: Manole; 2007.
15. Stokes DC. Respiratory failure. Ped Rev. 1997;18:361-6.
16. Taussig LM, Chernick V, Wood R, Farrell P, Mellins RB. Standardization of lung function testing in children. Proceedings and Recommendations of the GAP Conference Committee, Cystic Fibrosis Foundation. J Pediatrics. 1980;97(4):668-76.

3
Avaliação ortopédica

Fábio Navarro Cyrillo
Thaís Amanda Rodrigues

INTRODUÇÃO

Muitas são as queixas ortopédicas da criança e do adolescente, principalmente porque nessa etapa do desenvolvimento as quedas e os traumas são bastante frequentes. No entanto, nem sempre os problemas musculoesqueléticos em crianças requerem intervenção imediata, uma vez que muitas deformidades ou alterações podem regredir espontaneamente. Assim, são essenciais e imprescindíveis o bom controle dos problemas e o acompanhamento especializado, sobretudo do médico, do fisioterapeuta e do educador físico. Neste capítulo, serão abordadas as principais alterações dessa fase, com as respectivas observações e avaliações pertinentes.

POSICIONAMENTO DOS MEMBROS INFERIORES DURANTE O DESENVOLVIMENTO

Em geral, as alterações de posicionamento para rotação e angulação dos membros inferiores são fisiológicas ou posturais, precisando somente de bom acompanhamento da evolução da coordenação motora da criança. O bom exame médico ortopédico pode diferenciar e diagnosticar as deformidades graves e verdadeiras, ocasionadas quase sempre por alterações congênitas, distúrbios de desenvolvimento e crescimento, que podem ou não estar associadas a lesões neurológicas.

Ao nascimento, a criança costuma apresentar as tíbias varas, que podem ser ainda mais evidentes nos bebês grandes, pela relação com a proporção entre a pelve e os membros da criança e o útero da mãe. Com o desenvolvimento, essa alteração no alinhamento melhora e por volta de 1 ano e meio os membros mostram-se mais alinhados, podendo permanecer por até 2 anos. Nesse período, geralmente, a relação é invertida, com predomínio da tíbia valga, momento em que os pais mais se preocupam, pois, além do joelho, o pé pode exibir arco plantar desabado, com predomínio de pé plano (Figura 1A). Além disso, na marcha é comum observar a rotação medial dos membros com aumento da lordose lombar, características essas que podem permanecer até os 3 anos de vida. Nesse momento, até pouco tempo atrás, optou-se pela intervenção com órteses para correção principalmente dos pés, mas sem evidência científica suficiente de que essa proposta terapêutica trouxesse algum benefício no desenvolvimento e, por esse motivo, os principais médicos procuram observar e acompanhar de perto a evolução da maturação óssea e da coordenação dessas crianças. Apenas por volta dos 7 a 8 anos é que se verifica melhora do alinhamento dos membros inferiores (Figura 1B). Qualquer alteração ou deformidade que não respeite a evolução dessa estruturação deve prontamente ser diagnosticada pelo médico para rápida intervenção.

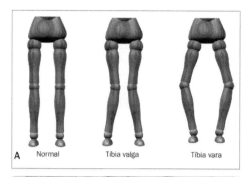

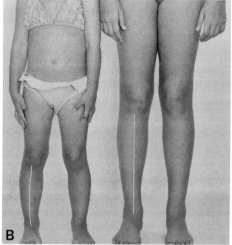

Figura 1 (A) Alinhamentos dos membros inferiores. (B) Diferença de alinhamento tibial entre uma criança de 3 e outra de 8 anos de idade.

AVALIAÇÃO DOS MEMBROS INFERIORES

Por serem à base de sustentação do corpo, os membros inferiores são partes essenciais para a funcionalidade de toda a estrutura corporal. Por esse motivo precisam ser muito bem avaliados para o bom acompanhamento da evolução motora da criança.

Verificar a simetria e o arco de movimento da articulação do quadril e do joelho, descartando uma possível luxação congênita do quadril ou do joelho, que neste último caso se manifesta por hiperextensão com flexão limitada. Essa alteração é encontrada em lactentes que nasceram com os pés próximos da face.

Outra alteração que pode acometer a região é a luxação congênita da patela, caracterizada pelo seu deslocamento lateral com restrição da mobilidade do joelho. Além disso, no exame clínico deve-se observar se existe pequena depressão cutânea na região anterior da perna, o que quase sempre sugere anomalia congênita. O alinhamento das pernas desde os quadris até os dedos dos pés também deve ser avaliado em termos rotacionais.

Os pés são essenciais para o desenvolvimento motor adequado dos membros inferiores, principalmente na transição para a bipedestação, por isso necessitam de atenção especial.

A avaliação dos pés deve incluir a amplitude de movimento do tornozelo e das articulações subtalares. Limitação articular da dorsiflexão do tornozelo ou do pé com equino fixo é característica que pode sugerir anomalias congênitas, como pé torto ou tálus vertical. Verificar também a posição e o alinhamento dos calcâneos – varo, neutro ou valgo. Um calcâneo em varo é característico da deformidade do pé torto. A avaliação do arco longitudinal do pé é fundamental, podendo utilizar plantigrafia, podoscópio ou mesmo baropodometria. Com frequência, o arco está diminuído ou ausente no lactente, sendo que um arco alto pode indicar problemas neurológicos.

Para avaliação dos membros inferiores, podem ser utilizados instrumentos e testes específicos, de acordo com o que se pretende observar.

INSTRUMENTOS DE AVALIAÇÃO

Plantigrafia

A plantigrafia é o método mais utilizado para avaliar as condições do posicionamento dos pés, assim como identificar clinicamente alterações relacionadas com os arcos plantares. Os equipamentos mais modernos permitem verificar os pontos de maior pressão do pé por meio de um sistema quadriculado, no qual se coloca tinta para que o paciente pise em cima (Figuras 2 e 3).

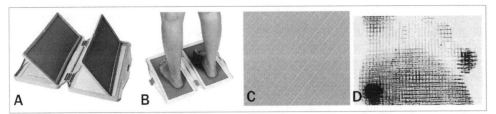

Figura 2 Exemplo de exame dos pés com plantígrafo Guy Capron®. (A) Plataforma. (B) Posicionamento. (C) e (D) Exemplo de quadriculado.

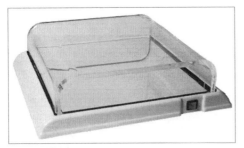

Figura 3 Podoscópio Guy Capron® para exame clínico dos pés.

Podoscopia

Trata-se de um método clínico capaz de analisar os arcos plantares dos pés e a descarga de peso preferencial de um membro em relação ao outro, que é acessível e permite boa análise clínica, mas sem dados quantitativos e relatórios sobre a avaliação. O profissional precisa de bom treinamento para diagnosticar alterações do posicionamento dos pés, uma vez que o paciente se posiciona sobre um vidro/acrílico e com o efeito de uma luz o avaliador visualiza os arcos por um espelho abaixo dos pés.

Baropodometria

Baropodômetro é um equipamento utilizado na avaliação da preensão plantar e da força de reação ao solo. Esse sistema utiliza sensores inseridos no interior de uma palmilha em contato com a superfície plantar ou por meio de uma plataforma. Os sensores são responsáveis por captar informações sobre as pressões que ocorrem entre o solo e a superfície plantar e fornecer esses dados por meio de um *software* (Figura 4A).

Esse recurso possibilita a análise da qualidade da pisada, fornecendo parâmetros estáticos e durante a marcha em relação à descarga e à distribuição de peso, ao tempo de apoio e ao duplo apoio, à cadência e à pressão plantar exercida em cada subfase da marcha e em diferentes áreas do pé (Figura 4B e 4C). Também pode ser feita a avaliação na postura ortostática, empregada como método coadjuvante ao tratamento de lesões esportivas e lesões por maior área de pressão, sejam elas por alterações vasculares ou alterações posturais, além de análise comparativa do apoio dos pés calçados e descalços. Atualmente, estudos estão utilizando a baropodome-

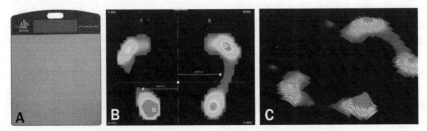

Figura 4 Exemplo de baropodômetro FootWork®. (A) Plataforma. (B) Análise estática. (C) Análise tridimensional da pressão.

tria para avaliação e análise da evolução clínica de pacientes com pé torto congênito.

Eletromiografia de superfície

A eletromiografia de superfície (EMGS) é um método de registro da atividade elétrica de um músculo quando realiza uma contração. Tal registro de atividade elétrica é a mensuração da soma algébrica dos potencias de ação das unidades motoras de um músculo. Atualmente, o recurso não é mais usado somente nos laboratórios de pesquisa e, sim, nas clínicas e nos consultórios clínicos, uma vez que permite fácil acesso ao evento da contração muscular em diferentes situações, permitindo, dessa forma, comparações e análises funcionais e de técnicas de relaxamento e recrutamento muscular.

Por meio de eletrodos de superfície de prata/cloreto de prata, posicionados segundo as recomendações do Seniam (*surface electromyography for the non-invasive assessment of muscle*), o fisioterapeuta pode mensurar o recrutamento da ativação dos principais músculos de superfície durante uma contração isométrica máxima voluntária (para normatização dos sinais) e ao longo das atividades funcionais, como andar, correr, subir e descer de escadas, comparando os membros ou mesmo antes e após alguma intervenção (Figura 5).

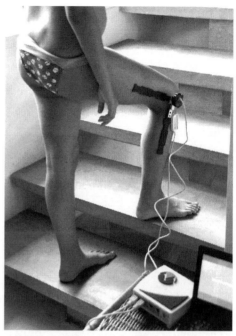

Figura 5   Coleta eletromiográfica e da amplitude articular durante atividade funcional.

TESTES ORTOPÉDICOS

Manobra de Barlow

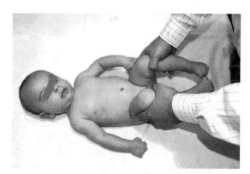

Figura 6   Manobra de Barlow.

Objetivo: avaliar a presença de luxação da cabeça do fêmur.

Descrição: bebê em decúbito dorsal, com o quadril a 90° (testar um de cada vez), realizar pressão sobre o eixo longitudinal do fêmur com a coxa aduzida, exercendo pressão do sentido medial para o lateral (Figura 6). O teste é positivo quando se percebe mudança de degrau com esse movimento (alteração do posicionamento da cabeça femoral – luxação).

Manobra de Ortolani

Objetivo: avaliar possível displasia do desenvolvimento dos quadris.

Descrição: bebê em decúbito dorsal com 90° de flexão de quadril, realizar tração no sentido longitudinal do fêmur com a coxa abduzida, exercendo pressão do sentido lateral para o medial (Figura 7). Positivo quando há mudança de degrau na redução do quadril e percebe-se um atrito.

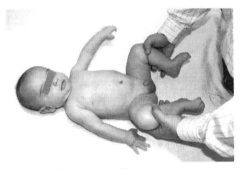

Figura 7   Manobra de Ortolani.

Sinal de Galeazzi

Objetivo: avaliar o deslocamento unilateral congênito de quadril.

Descrição: a criança é posicionada em decúbito dorsal com os quadris fletidos a 90° e os joelhos completamente fletidos (Figura 8). O teste é positivo se um joelho estiver mais alto que o outro.

Teste de telescopagem

Objetivo: avaliar a instabilidade da cabeça femoral.

Descrição: paciente em decúbito dorsal com quadril a ser testado a 90°, exercer na direção do eixo da coxa movimentos de tração e compressão, avaliando o deslocamento anteroposterior da cabeça femoral (Figura 9).

Teste de Thomas

Objetivo: avaliar o grau de contratura de flexores de quadril.

Descrição: paciente em decúbito dorsal sobre superfície firme, com o quadril oposto em flexão máxima; segura-se, pelo tornozelo, o membro a ser examinado tentando estendê-lo em direção à maca até que a pelve comece a se movimentar. Medir o ângulo formado entre o membro e a maca – grau de contratura em flexão do quadril (Figura 10).

Teste de Ely Duncan

Objetivo: avaliar a contratura do músculo reto femoral.

Descrição: paciente posicionado em decúbito ventral com joelho fletido (Figura 11). Teste positivo quando a pelve se eleva.

Sinal de Trendelenburg

Objetivo: avaliar a estabilidade laterolateral de quadril (função de abdutores de quadril/ glúteo médio).

Descrição: paciente em ortostatismo, com o membro contralateral em extensão de quadril e flexão de joelho. Positivo quando há queda do

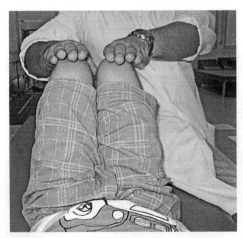

Figura 8   Sinal de Galeazzi.

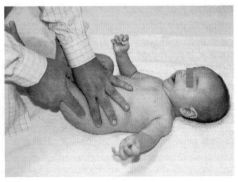

Figura 9   Teste de telescopagem.

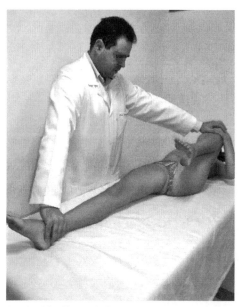

Figura 10   Teste de Thomas.

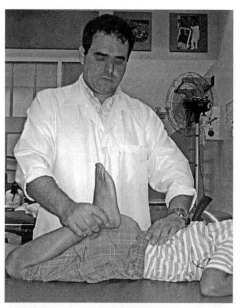

Figura 11   Teste de Ely Duncan.

lado contralateral apoiado – insuficiência dos abdutores do quadril (sustentação de pelo menos 30 segundos) (Figuras 12A e B).

Rotação do quadril em decúbito ventral

Objetivo: observar assimetrias e limitações dos movimentos bilateralmente.

Descrição: com o paciente em decúbito ventral e flexão de 90° dos joelhos, deixar os membros caírem passivamente na direção da rotação medial e lateral do quadril (Figura 13).

Teste de Ober

Objetivo: avaliar a contratura do trato iliotibial.

Descrição: com o paciente em decúbito lateral, quadril estendido e joelho a 90° de flexão, realiza-se movimento de abdução do quadril e observar se o membro desce da linha da maca (Figura 14). Positivo quando o membro permanece em abdução.

Teste de ângulo poplíteo

Objetivo: avaliar a retração da musculatura isquiotibial.

Descrição: com o paciente em decúbito dorsal e quadril em flexão suficiente para que a coxa encoste no tórax ou no abdome, mede-se o ângulo formado na região posterior do joelho ao fazer a extensão passiva da perna, tomando o cuidado de manter o membro contralateral em extensão (Figura 15).

Teste de Silverskiold

Objetivo: avaliar a contratura dos músculos gastrocnêmio e sóleo.

Descrição: paciente em decúbito dorsal, terapeuta realiza dorsiflexão do tornozelo com o membro inferior em extensão e flexão de joelho (Figuras 16A e B). Se houver limitação da dorsiflexão com o membro em extensão de joelho, é positivo para contratura dos músculos gastrocnêmio e sóleo. Se houver limitação da dorsiflexão com o membro em flexão de joelho, é positivo para contratura do músculo sóleo.

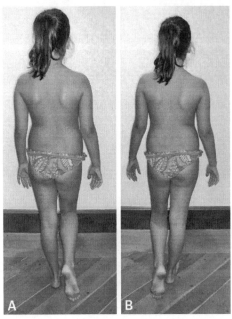

Figura 12 (A) e (B) Teste de Trendelenburg realizado bilateralmente.

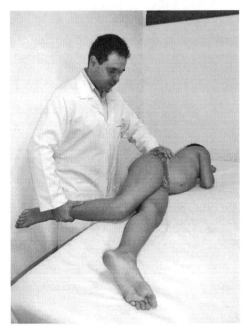

Figura 14 Teste de Ober.

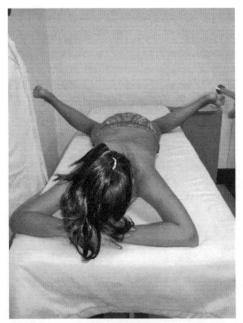

Figura 13 Rotação do quadril em decúbito ventral.

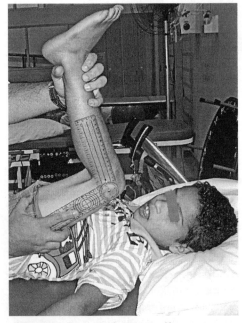

Figura 15 Teste do ângulo poplíteo.

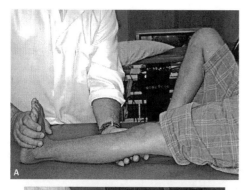

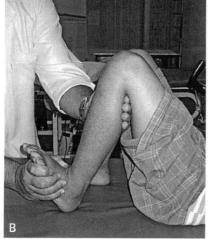

Figura 16 Teste de Silverskiold. (A) Com joelho estendido. (B) Com joelho fletido.

AVALIAÇÃO DOS MEMBROS SUPERIORES

As alterações mais encontradas nas estruturas dos membros superiores em crianças e adolescentes estão, muitas vezes, relacionadas com quedas e traumas. No processo de desenvolvimento motor, a criança cai com frequência, e a intensidade e a direção das forças relacionadas com as quedas são determinantes para as possíveis lesões. Além disso, a prática de atividades físicas, como bicicleta, corrida, *skate*, futebol entre outras, favorece a predisposição para quedas e acometimentos desses segmentos.

Cuidado adicional é necessário quando as lesões acometem estruturas próximas ou diretamente relacionadas com as epífises de crescimento. Dependendo da lesão, o crescimento ósseo pode ser afetado.

Uma palpação cuidadosa das estruturas ósseas, ligamentares e musculares deve ser realizada, assim como os testes ortopédicos especiais. Para as lesões relacionadas com o cíngulo do membro superior, a escápula deve receber atenção especial, em particular sobre movimentação, sinergismo e simetria de posicionamento e ativação funcional. Com o terapeuta posicionado posteriormente ao paciente, que pode estar sentado ou em pé, solicitar movimentação ativa em todas as direções, com o intuito de verificar a movimentação das estruturas (Figura 17).

As articulações esternoclavicular e acromioclavicular, bem como o posicionamento da clavícula, também devem ser notados durante essa movimentação, pois restrições de mobilidade ou posicionamento podem acometer o funcionamento do cíngulo como um todo.

Para os acometimentos de ombro, cotovelo, punho e mão, sugere-se, além de cuidadosa palpação, a realização dos testes ortopédicos. Entre os muitos possíveis de serem realizados, destacam-se os apresentados a seguir.

Teste de apreensão

Objetivo: avaliar a integridade do ligamento glenoumeral inferior, da cápsula anterior, dos tendões do manguito rotador e do lábio glenoide.

Descrição: paciente em pé com terapeuta atrás ou paciente em decúbito ventral com o ombro para fora da maca. Membro superior em rotação externa e abdução de 90°. Terapeuta coloca a mão no ombro a ser testado com o polegar na face posterior da cabeça umeral, sustentando o cotovelo com a outra mão. Empurra a cabeça umeral para a frente com aumento da rotação externa (Figura 18). Positivo: quando o paciente demonstra medo e tenta segurar.

Teste de Jobe

Objetivo: avaliar a estabilidade do ombro, especificamente do músculo supraespinal.

Descrição: membro em abdução de 90°, rotação interna de ombro com cotovelo estendido. Terapeuta aplica força na região de cotovelo para baixo, solicitando que o paciente realize força contrária (Figura 19). Positivo: dor é sugestiva de tendinite do supraespinal.

Teste da lata vazia

Objetivo: avaliar a integridade do músculo supraespinal.

Descrição: manter abdução de ombro em 90°, no eixo da escápula, com flexão de cotovelo a 90°; solicita-se rotação interna e externa de ombro ativamente (Figura 20). Positivo: dor no ombro sugere pinçamento do supraespinal.

Teste dos extensores do punho (cotovelo de tenista)

Objetivo: avaliar a integridade dos músculos extensores de punho.

Descrição: paciente sentado ou em pé. Ombro neutro com braço encostado ao tronco, flexão de 90° de cotovelo, antebraço pronado com punho estendido e mão fechada. Terapeuta coloca a mão no dorso da mão do paciente, forçando a flexão. Ao mesmo tempo, com a outra mão palpa-se o epicôndilo lateral, no qual aparecerá a dor caso seja positivo (Figura 21).

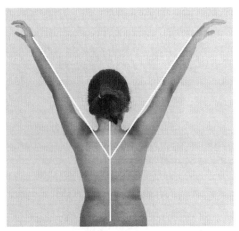

Figura 17   Avaliação do alinhamento escapular.

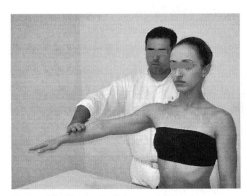

Figura 19   Teste de Jobe.

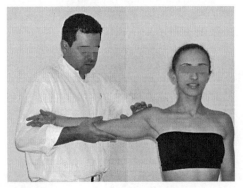

Figura 18   Teste de apreensão.

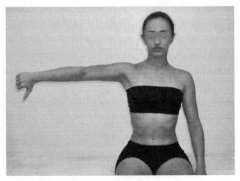

Figura 20   Teste da lata vazia.

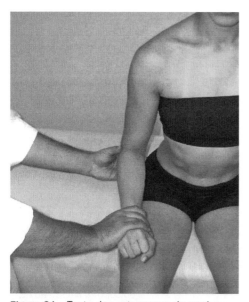
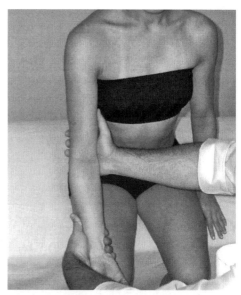

Figura 21 Teste dos extensores do punho (cotovelo de tenista).

Figura 22 Teste dos flexores do punho (cotovelo de golfista).

Teste dos flexores do punho
(cotovelo de golfista)

Objetivo: avaliar a integridade dos músculos flexores de punho.

Descrição: mesmo posicionamento do teste de cotovelo de tenista. A diferença é que o paciente deixará o punho em flexão e o terapeuta forçará para extensão (Figura 22).

Teste de esforço em adução
(ligamento colateral radial)

Objetivo: avaliar da integridade do ligamento colateral radial.

Descrição: paciente sentado com ombro em flexão de aproximadamente 30°, relaxado. Terapeuta segura na porção medial de cotovelo e com a outra mão na face lateral do antebraço (em posição anatômica) na altura do punho. Estabiliza o cotovelo e provoca movimento de adução do antebraço (Figura 23). Dor lateral representa teste positivo.

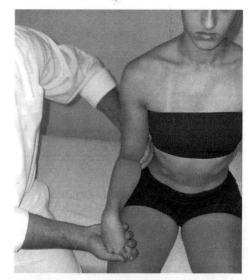

Figura 23 Teste de esforço em adução (ligamento colateral radial).

Teste de esforço em abdução (ligamento colateral ulnar)

Objetivo: avaliar a integridade do ligamento colateral ulnar.

Descrição: paciente sentado com ombro em flexão de cerca de 30°, relaxado. Terapeuta segura com uma mão a face lateral de cotovelo e com a outra o antebraço na face externa, na altura do punho. A pressão é no sentido da abdução (Figura 24). O paciente irá se queixar de dor na face medial de cotovelo.

Teste de Phalen e Phalen invertido

Objetivo: avaliar a compressão do nervo mediano/síndrome do túnel do carpo.

Descrição: paciente em pé ou sentado, com ombro bilateral em flexão de 90°, com flexão de cotovelo superior a 90°, a ponto das duas faces dorsais das mãos se encostarem até flexão de 90° de punho à frente (Figura 25A). Ficar durante 60 segundos nessa posição. Positivo quando aparecem sintomas de dor, parestesia, dormência abaixo de punho na região de nervo mediano, sugerindo compressão do nervo mediano.

Teste de Finkelstein

Objetivo: avaliar a integridade dos músculos abdutor longo do polegar e extensor curto do polegar/síndrome de De Quervain.

Descrição: paciente com ombro em 45° de flexão, cotovelo estendido, punho na posição neutra. Paciente coloca o polegar atravessado

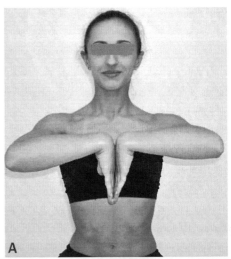

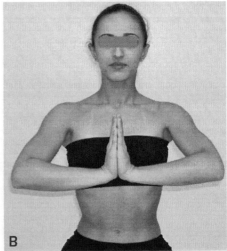

Figura 25 Teste de Phalen (A) e Phalen invertido (B).

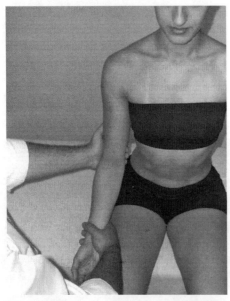

Figura 24 Teste de esforço em abdução (ligamento colateral ulnar).

na palma da mão, pressionando-o com os outros quatro dedos, como fechar a mão (Figura 26A). Pede-se um desvio ulnar (Figura 26B). Aparecem os sintomas de dor local e irradiada para o antebraço na face lateral. Presença da tendinite de De Quervain.

Para cotovelo e punho, ainda, é sempre importante avaliar o posicionamento articular e a mobilidade da cabeça do rádio, semilunar e escafoide, uma vez que são estruturas frequentemente acometidas nas quedas (Figura 27).

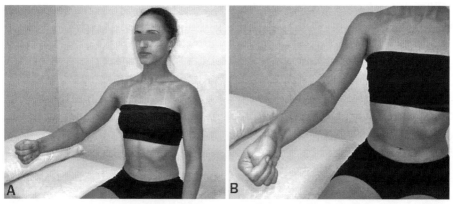

Figura 26   Teste de Finkelstein. (A) Posição inicial. (B) Posição final.

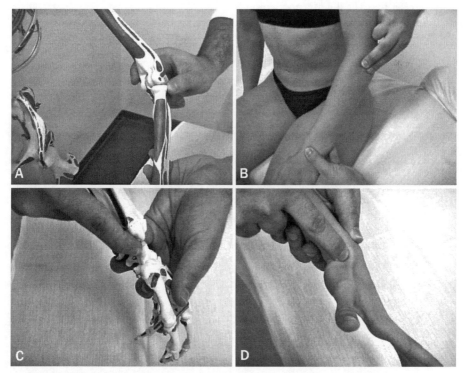

Figura 27   (A) e (B) Palpação da cabeça do rádio. (C) e (D) Palpação do escafoide.

AMPLITUDE DE MOVIMENTO ARTICULAR

Goniometria

Com a utilização de um goniômetro, afere-se a medida angular das articulações do corpo. Dessa forma, é possível mensurar, em graus, a amplitude de movimento de cada segmento articular. Sugere-se que a avaliação da amplitude seja feita nas formas passiva e ativa, permitindo diferenciar restrições por bloqueios articulares ou ósseos de encurtamentos ou fraqueza muscular (Tabela 1). Com o intuito de quantificar e diminuir os erros de medidas, preferencialmente o fisioterapeuta deve utilizar um flexímetro (Figura 28) ou eletrogoniômetro. Esses instrumentos possibilitam medições mais precisas, além de favorecerem a elaboração de relatórios comparativos.

Chaves et al. (2008) observaram, em estudo de confiabilidade da fleximetria e goniometria na avaliação da amplitude de movimento cervical de crianças, que a fleximetria apresentou maiores níveis de confiabilidade quando comparada com a goniometria.

AVALIAÇÃO DA COLUNA

Exame clínico completo deve ser realizado na coluna da criança e do adolescente, observando alterações congênitas ou sinais de disrafismo espinal. Inspeção, palpação das estruturas ósseas – musculares e ligamentares, dor, mobilidade e encurtamentos devem ser verificados, além de interpretação de exames complementares, como radiografia, tomografia computadorizada e ressonância magnética, quando necessário.

Depressões ou assimetrias cutâneas sobre as nádegas podem também indicar alteração do alinhamento femoral, e as pregas glúteas devem estar alinhadas com os pés em contato com o solo, no qual a assimetria pode indicar alterações na articulação no quadril ou mesmo diferença no comprimento dos membros inferiores.

Tabela 1   Referências angulares para cada segmento corporal com respectivos movimentos

Segmento	Movimento	Grau
Coluna cervical	Flexão	0 a 65
	Extensão	0 a 50
	Rotação	0 a 55
	Inclinação lateral	0 a 40
Ombro	Flexão	0 a 180
	Extensão	0 a 45
	Abdução	0 a 180
	Adução	0 a 40
	Rotação interna	0 a 90
	Rotação externa	0 a 90
Cotovelo	Flexão	0 a 145
	Extensão	30 a 180
	Pronação	0 a 90
	Supinação	0 a 90
Punho	Flexão	0 a 90
	Extensão	0 a 75
	Desvio radial	0 a 25
	Desvio ulnar	0 a 45
Coluna lombar	Flexão	0 a 95
	Extensão	0 a 35
	Inclinação lateral	0 a 40
	Rotação de tronco	0 a 35
Quadril	Flexão com joelho fletido	0 a 125
	Flexão com joelho estendido	0 a 90
	Extensão	0 a 10
	Abdução	0 a 45
	Adução	0 a 15
	Rotação interna	0 a 45
	Rotação externa	0 a 45
Joelho	Flexão	0 a 140
	Extensão	45 a 180
Tornozelo	Dorsiflexão	0 a 20
	Flexão plantar	0 a 45
	Inversão	0 a 30
	Eversão	0 a 15

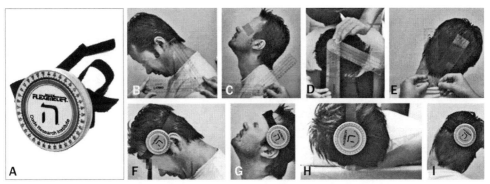

Figura 28 (A) a (I) Estudo feito por Chaves et al. (2008) utilizando o flexímetro – Fleximeter® (Code Research Institute) para avaliar a amplitude da cabeça-coluna cervical.

AVALIAÇÃO POSTURAL

Talvez um dos procedimentos mais importantes na avaliação ortopédica da criança e do adolescente, pois pode identificar, com precocidade, possíveis alterações evolutivas, como a escoliose. A primeira avaliação do componente postural da criança muitas vezes é realizada pelo educador físico na escola, que exerce papel significativo na triagem desses desvios na postura e na indicação para avaliação médica e fisioterapêutica.

Muito se discute sobre o que seria a postura ideal, no entanto, a postura deve ser sempre confortável em todas as situações, sem sobrecarregar estruturas osteomusculares e ligamentares, assim como não apresentar desvios importantes de alinhamento.

Atualmente, sugere-se que os exames posturais sejam documentados com sistemas de biofotogrametria, favorecendo, dessa forma, relatórios mais precisos sobre as possíveis alterações musculoesqueléticas.

DOR NAS COSTAS EM CRIANÇAS

Nos quadros sintomáticos de crianças e adolescentes, o profissional deve aprofundar a avaliação com o intuito de identificar o início e a causa das dores na coluna, descartando, portanto, as dores de crescimento.

Na história da moléstia atual (HMA), investigar: primeiramente o sintoma, relacionado com trauma ou doença; a natureza: constante ou intermitente e localizada ou com irradiação; a intensidade da dor e as mudanças de hábitos. No exame: a postura em pé – observar assimetrias importantes, deformidades, alteração de mobilidade (Figura 29). Palpação: identificar áreas com excesso de sensibilidade e tensão muscular. Mobilidade, marcha e exame neurológico.

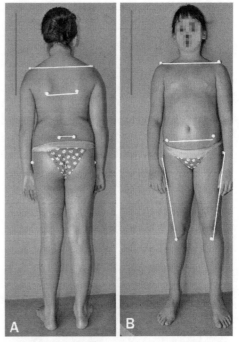

Figura 29 Avaliação postural. (A) Vista posterior. (B) Vista anterior.

ESCOLIOSE

Uma das doenças mais significativas da criança e do adolescente, que se não diagnosticada, de forma adequada, pode evoluir para quadro grave. Diretamente relacionada com o crescimento, a escoliose pode ser definida como a deformação tridimensional da coluna, acompanhada pela rotação vertebral que se expressa lateralmente no plano frontal.

Apresenta causas multifatoriais, geralmente de difícil diferenciação, que requerem minuciosa avaliação clínica e radiológica. Entre os fatores mais relevantes da avaliação, que devem ser observados e avaliados, estão: assimetria de comprimento dos membros inferiores, déficit de visão e audição, alterações na articulação temporomandibular, encurtamentos e retrações musculares importantes, padrões posturais inadequados nas atividades diárias, alterações congênitas e algum comprometimento neurológico.

Avaliar, entre os fatores, o alinhamento entre acrômios e espinhas ilíacas anteriores e posteriores, ângulo de Talles, sinal da machadada, pregas glúteas.

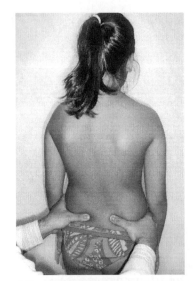

Figura 30 Alinhamento das cristas ilíacas.

Alinhamento das cristas ilíacas

Terapeuta se posiciona posteriormente ao paciente e, na altura da pelve, verifica a altura das cristas ilíacas, notando possíveis assimetrias comumente encontradas nas escolioses lombares (Figura 30).

Mensuração dos membros inferiores

Principalmente para os que exibem alteração da altura das cristas ilíacas, a realização da mensuração dos membros inferiores é essencial. Medem-se a distância entre a espinha ilíaca anterossuperior (EIAS) e o maléolo medial de cada membro, chamada medida real (Figura 31A) e da cicatriz umbilical até o maléolo medial, chamada aparente, sempre com o paciente relaxado e em decúbito dorsal (Figura 31B). Essa medida pode ser separada para o fêmur (EIAS

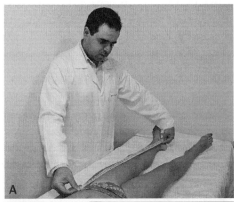
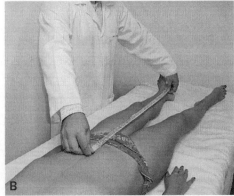

Figura 31 Mensuração dos membros inferiores. (A) Real. (B) Aparente.

até a interlinha articular do joelho) e tíbia (interlinha articular do joelho e do maléolo medial). Sempre que observar alteração superior a 0,5 cm entre os lados, recomenda-se a realização do exame radiológico chamado escanometria, que atualmente deve ser realizado com radiografia digital ou tomografia computadorizada, para maior confiabilidade dos dados.

Teste de Adams

Com o paciente em pé e o terapeuta posicionado posteriormente e na altura da coluna, solicita-se flexão anterior do tronco, observando a curvatura e palpando a coluna (Figuras 32 A e B). Na escoliose, nota-se a gibosidade torácica (abaulamento com deformidade costal ocasionada pela rotação vertebral) quase sempre do lado convexo da curvatura.

O uso de um escoliômetro é essencial para documentar o valor da angulação da gibosidade torácica durante o teste de flexão anterior do tronco (Figura 33).

Teste de deslizamento lateral de Mackenzie

Com o paciente em pé e o terapeuta ao lado do tronco, o ombro estabiliza o segmento torácico do paciente, e com as mãos traciona a pelve contralateralmente e puxa na direção do terapeuta, empurrando o tórax para o outro lado. Mantém-se a posição por 10 segundos e verifica-se a dor ou o desconforto durante a manobra (Figuras 34 A e B). O teste é positivo quando o paciente relata dor ou aumento da sintomatologia e indica que a escoliose está afuncional.

Avaliação da mobilidade vertebral

Utilizando-se os conceitos da técnica de Maitland, é possível identificar alterações de mobilidade articular entre as estruturas vertebrais. Com o apoio do pisiforme da mão do terapeuta no processo espinal da vértebra, realizará pressão posteroanterior na vértebra, para

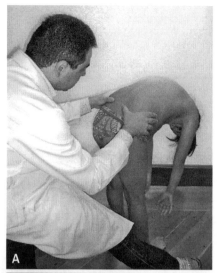
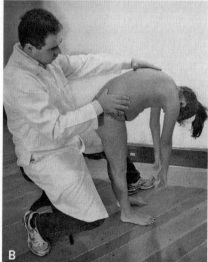

Figura 32 (A) e (B) Teste de Adams.

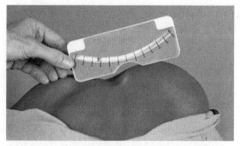

Figura 33 Avaliação da angulação da gibosidade com escoliômetro.

avaliar a mobilidade entre as vértebras. O teste também deve ser realizado com o polegar na direção do processo transverso de cada lado da vértebra, para avaliar a mobilidade rotacional (Figuras 35 A, B e C).

OUTRAS ALTERAÇÕES

Verificar também alterações, como a espondilólise e a espondilolistese (deslizamento anterior de uma vértebra em relação a outra, podendo ser ocasionado por lólise do pedículo ou arco da vértebra). Nesses casos, pode ser observado o aumento da curvatura lombar, além do excesso de mobilidade da vértebra correspondente à lesão.

Na coluna torácica da criança, principalmente na fase de crescimento, pode-se notar cifose de Scheuermann, que é uma cifose anormal e exagerada da coluna, muitas vezes fixada e que

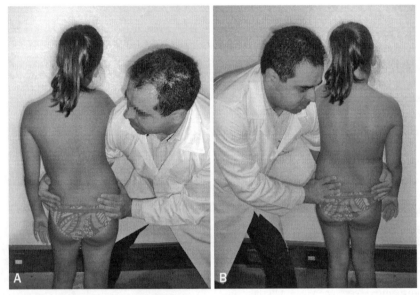

Figura 34   (A) e (B) Teste de deslizamento lateral de Mackenzie.

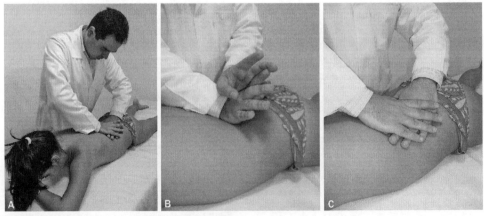

Figura 35   Avaliação da mobilidade vertebral. (A) e (B) Pressão transversa. (C) Pressão central.

surge preferencialmente na puberdade. A queixa principal é a postura e eventual quadro álgico na região, sobretudo no ápice da cifose, que piora com atividade e melhora com repouso.

Não é comum na criança e no adolescente a presença de dores com irradiação para os membros, sugestivas de protrusões e hérnias discais; no entanto, caso o paciente relate tal acometimento, sugere-se exame radiológico completo, com radiografia, tomografia computadorizada e ressonância magnética, para esclarecimento do quadro.

CONSIDERAÇÕES FINAIS

A avaliação e a análise dos resultados fornecem informações importantes concernentes ao estado das articulações, músculos, ligamentos e ossos. O processo de uma avaliação começa com uma entrevista detalhada, em que são feitas observações cuidadosas, palpação, testes específicos, mobilizações particulares para a região do corpo que está sendo avaliada e muitas vezes também é necessária a avaliação do ambiente e das habilidades funcionais. Na conclusão desse processo, todos os achados precisam ser avaliados para a determinação de diagnóstico, fatores etiológicos, assim como o desenvolvimento prognóstico, cuidados e objetivos de atendimento. Mesmo com os grandes avanços na fisioterapia, o diagnóstico precoce é a melhor intervenção a ser feita para cuidar das crianças e intervir na resolução do caso, garantindo assim um crescimento e desenvolvimento com a melhor qualidade possível.

BIBLIOGRAFIA

1. American Academy of Orthopaedic Surgeons. Treatment of Pediatric Diaphyseal Femur Fractures Evidence-Based Clinical Practice Guideline. Available: http://www.orthoguidelines.org.
2. Basmajian JV, Kukulka CG, Narayan MG, Takebe K. Biofeedback treatment of foot – drop after stroke compared with standard rehabilitation technique: effect on voluntary control and strength. Arch Phys Med Rehabil. 1975;56(6):231-6.
3. Basmajian JV. Control and training of individual motor units. Science. 1963;141(3579):440-1.
4. Basmajian JV. Muscle alive – their functions revealed by electromyography. 4ª ed. Willians & Wilkins; 1978.
5. Bienfait M. Os desequilíbrios estáticos: fisiologia, patologia e tratamento fisioterápico. Barueri: Manole; 1995.
6. Chaves TC, Nagamine HM, Belli JFC, De Hannai MCT, Bevilaqua-Grossi D, De Oliveira AS. Confiabilidade da fleximetria e goniometria na avaliação da amplitude de movimento cervical em crianças. Rev Bras Fisioter. 2008;12(4).
7. Cipriano JJ. Manual fotográfico de testes ortopédicos e neurológicos. 4ª ed. Porto Alegre: Artmed; 2005.
8. Cohen M, Abdalla RJ. Lesões nos esportes: diagnóstico, prevenção. São Paulo: Revinter; 2005.
9. Cottalorda J, Violas P, Seringe R; French Society of Pediatric Orthopaedics. Neuro-orthopaedic evaluation of children and adolescents: a simplified algorithm. Orthop Traumat Surg Res. 2012;98(6 Suppl):S146-53.
10. Cram JR, Kasman GS. Introduction to surface electromyograph. Maryland: Aspen Publication; 1998.
11. De Luca CJ. The use of surface electromyography in biomechanics. J App Biomech Champ. 1997;13:135-63.
12. Dutton M. Fisioterapia ortopédica: exame, avaliação e intervenção. 2ª ed. Porto Alegre: Artmed; 2010.
13. Frizzell K, Cavanaugh PK, Herman MJ. Pediatric perioperative pain management. Orthop Clin N Am. 2017;48(4):467-80.
14. Graff DM, Brey J, Herr S. Orthopedic emergencies: an approach to evaluation and management. Traum Ped Orthop Emerg. 2016;17(1):3-12.
15. Hebert S. Ortopedia e traumatologia: princípios e prática. 4ª ed. Porto Alegre: Artes Médicas; 2009.
16. Hoppenfeld S. Propedêutica ortopédica: coluna e extremidades. Rio de Janeiro: Atheneu; 2001.
17. Magee DJ. Avaliação musculoesquelética. Barueri: Manole; 2010.
18. Marcondes E. Pediatria básica: pediatria clínica especializada. 9ª ed. São Paulo: Sarvier; 2004.
19. Marques AP. Manual de goniometria. 2ª ed. Barueri: Manole; 2003.
20. Merletti R, Parker PA. Electromyography – physiology, engineering and noninvasive applications. New Jersey: IEEE Press – Wiley Interscience; 2004.
21. Pinto SS, Cyrillo FN. Avaliação em fisioterapia ortopédica – palpação e testes especiais. São Paulo; 2007.
22. Rockwood CA, Kaye E Jr., Wilkins REK. Fraturas em crianças. 3ª ed. Barueri: Manole; 1993.
23. Staheli LT. Ortopedia pediátrica na prática. 2ª ed. Porto Alegre: Artmed; 2008.

24. Tachdjian MO. Ortopedia pediátrica. São Paulo: Revinter; 1995.
25. Thompson JC. Atlas de anatomia ortopédica de Netter. Porto Alegre: Artmed; 2003.
26. Torriani C, Cyrillo FN. Biofeedback conceitos teóricos e práticos. Rev Fisiot FMU. 2003;3:5-14.
27. Winter LE. Ortopedia Pediátrica. 5ª ed. Barueri: Manole; 2005.

4
Aprendizado motor

Mara Cristina Santos Melo

INTRODUÇÃO

Todas as habilidades motoras, tais como andar, correr, dirigir um automóvel ou simplesmente falar, foram adquiridas por meio da execução repetitiva dessas ações em um processo denominado aprendizado motor.

A compreensão dos diferentes aspectos envolvidos nesse processo é de fundamental importância para a atividade fisioterapêutica, visto que fornece bases neurofisiológicas para a melhor estruturação terapêutica e o aprimoramento das técnicas de reabilitação, tornando-as mais específicas e eficientes a cada grupo de pacientes e doenças.

Ao falar especificamente sobre neonatos e crianças, não se pode esquecer que se está lidando com organismos em processo de formação e desenvolvimento, o que permite supor que essa população tenha necessidades e respostas ao tratamento diferentes das dos adultos, que já se encontram completamente formados e maduros.

Este capítulo procura fornecer conhecimentos básicos para o aperfeiçoamento da prática clínica dentro da fisioterapia neonatal e pediátrica.

DEFINIÇÃO

O aprendizado motor é definido como uma série de processos cognitivos, perceptuais e motores associados com prática ou experiência, que resultam em mudanças relativamente permanentes na capacidade de produzir uma ação hábil.

Ao longo desse processo, que envolve alterações da eficiência e da força sinápticas das redes neurais mediadoras do comportamento, podem ser distinguidos quatro estágios: (i) codificação; (ii) consolidação; (iii) recuperação e (iv) reconsolidação.

As ações são inicialmente representadas por meio de conexões sinápticas em redes neurais específicas na fase de codificação. Durante o processo de consolidação, essas memórias são então processadas *off-line*, ou seja, sem a retroalimentação do estímulo, reforçando as conexões formadas previamente. A partir do momento em que essas redes se encontram consolidadas, essas memórias podem ser recuperadas a qualquer momento. Seguido pela recuperação, a memória pode estar sujeita ao processamento adicional na fase de reconsolidação, em que podem ser observados ganhos tardios de desempenho.

Funcionalmente, considera-se que uma nova habilidade foi aprendida se houve melhora do desempenho com o treinamento, se essa melhora permanece em médio e longo prazos e se o indivíduo se torna capaz de generalizar para tarefas semelhantes ou transferir para outros segmentos não treinados.

É importante salientar que processos sensoriais, cognitivos e motores, voltados para o aprendizado de uma nova tarefa, acionam redes neurais amplas e difusas pelo cérebro, que progressivamente modificam o padrão de ativação ao longo da prática. O padrão final de ativação já aprimorado e consolidado seria a representação neural do modelo interno formado para essa tarefa.

FATORES QUE INFLUENCIAM O APRENDIZADO MOTOR

Ao planejar o treinamento de uma nova tarefa, é preciso levar em consideração alguns aspectos que podem influenciar a consolidação do aprendizado dessa nova habilidade motora.

Número de repetições

A quantidade de treinamento necessária para a aquisição de uma nova capacidade motora ou o aprimoramento de uma habilidade já existente é de fundamental relevância dentro da prática clínica fisioterapêutica.

De modo geral, durante uma sessão de fisioterapia, são realizadas repetições de diversos exercícios com o intuito de melhorar o desempenho de uma ou mais habilidades. Dessa forma, compreender os efeitos da repetição sobre o processo de aprendizado permitirá melhor organização do treinamento durante o processo de reabilitação.

A execução sucessiva de uma ação motora permite que haja ativação repetitiva e reforço das sinapses envolvidas nos circuitos neurais da tarefa.

Os ganhos de desempenho relacionados com a prática seguem uma função não linear com relação ao número de repetições da tarefa, ou seja, a melhora é mais rápida inicialmente, mas diminui com a progressão do treinamento.

Embora não haja consenso quanto ao número ideal de repetições para que alterações sinápticas e neuronais ocorram, Hauptmann e Karni evidenciaram que a quantidade de treinamento deve ser suficiente para atingir o ponto de saturação da curva de aprendizado, em que, mesmo com a continuidade do treino, não existam ganhos adicionais de desempenho. Alcançar o ponto de saturação em uma sessão de treinamento é determinante para a consolidação e os ganhos tardios de desempenho de uma tarefa motora.

Adicionalmente, Hauptmann et al. sugerem que a quantidade de treinamento necessária para alcançar os efeitos de saturação é diferente entre os indivíduos, reforçando o conceito de que o treinamento deve ser específico para cada pessoa.

Em algumas doenças neuromusculares, tais como a distrofia muscular de Duchenne e as miopatias, a fadiga muscular pode ser um fator periférico limitante à execução repetitiva de uma ação motora até o ponto de saturação. Dessa forma, é aconselhável associar a prática mental (ver adiante) à prática física, para que seja possível reforçar as redes neurais envolvidas na tarefa, permitindo, assim, a consolidação do aprendizado.

Retroalimentação sensorial

É um recurso bastante utilizado na prática clínica fisioterapêutica, com o suposto objetivo de facilitar o aprendizado motor. Principalmente durante as fases iniciais do processo de reabilitação, é comum o terapeuta orientar o paciente a utilizar informações visuais, táteis, auditivas e proprioceptivas como forma de controle do desempenho na execução motora.

Algumas teorias do aprendizado motor destacam a importância da retroalimentação sensorial no processo de aquisição ou modificação de um ato motor.

Adams, em 1971, desenvolveu a Teoria do Circuito Fechado, na qual defende que as informações sensoriais geradas pela execução do movimento são constantemente comparadas com a memória prévia do movimento pretendido. Sendo assim, se houvesse diferenças entre a ação pretendida e a executada, sinais de erro seriam emitidos a fim de corrigir as tentativas subsequentes.

Em 1975, quando propôs a Teoria do Esquema, Richard A. Schmidt defendia que a necessidade de retroalimentação sensorial do meio diminui à medida que o movimento se torna mais hábil, reforçando que as informações aferentes são fundamentais nas fases iniciais do processo de aprendizado da tarefa. Ainda mais, considerava que o conhecimento de resultado, i. e., o conhecimento declarativo do desempenho alcançado após a execução, fornece as informações necessárias para a formação do esquema motor até que este programa esteja consolidado. Após a consolidação, seria possível detectar e corrigir eventuais erros de forma prospectiva, ou seja, antecipadamente.

Assim, o início do processo de aprendizado motor dependeria de um controle de erro por meio de alças de retroalimentação (*feedback*). Com base na experiência adquirida durante as tentativas, ocorreria, então, a aquisição lenta e progressiva de controle antecipatório de erros (*feedforward*), possível apenas quando o esquema para a tarefa já estiver consolidado, favorecendo as correções antes mesmo do sinal de erro.

A retroalimentação pode ser dividida em dois tipos, retroalimentação intrínseca e extrínseca.

Retroalimentação intrínseca

Envolve toda informação aferente relacionada com a execução da tarefa motora advinda dos diferentes sistemas sensoriais. Estas informações visuais, cinestésicas, táteis, vestibulares e auditivas são processadas inconscientemente e comparadas com os parâmetros do movimento previamente definidos.

Um exemplo de utilização da retroalimentação intrínseca durante uma sessão de fisioterapia é o uso de espelhos que fornecem a retroalimentação visual da postura e do movimento.

Retroalimentação extrínseca

Relaciona-se com informações sensoriais externas que complementam a retroalimentação intrínseca e pode ser dividida em duas classes:

- Conhecimento de resultado: definido como o conjunto de informações referentes ao objetivo motor alcançado ao final da execução da tarefa.
- Conhecimento de desempenho: definido como o conjunto de informações referentes à qualidade do movimento utilizado para cumprir o objetivo enquanto a tarefa está sendo executada.

Um importante aspecto do conhecimento de resultado ao longo do aprendizado motor é que esse tipo de retroalimentação extrínseca direciona a atenção para as informações aferentes intrínsecas e a relação com o objetivo da tarefa, de forma que o desempenho possa ser mantido apenas com as informações intrínsecas. Desse modo, ao finalizar um movimento, o indivíduo estima o quanto foi produtivo naquela tentativa, comparando a informação recebida, por meio do conhecimento de resultado, com as informações aferentes intrínsecas. Com base nesta comparação, planeja a execução da próxima repetição. Como será visto adiante, nem sempre o conhecimento de resultado facilita o aprendizado motor dessa maneira.

Além de fornecer informações adicionais quanto à tarefa e ao desempenho ao longo do treinamento, alguns autores destacam que a retroalimentação influencia o aprendizado por apresentar um papel motivacional durante a prática. Chiviacowsky e Wulf destacam que retroalimentação do acerto é mais eficiente do que a retroalimentação do erro, dando bases para o emprego desse tipo de recurso na prática clínica fisioterapêutica.

Frequência da retroalimentação

Embora alguns pesquisadores tenham defendido a "hipótese da orientação", em que a retroalimentação direciona o aprendiz para a resposta correta, gerando melhor desempenho durante a aquisição, estudos demonstraram que a retroalimentação extrínseca frequente exerce vários efeitos negativos sobre a retenção do aprendizado motor.

O conhecimento de resultado frequente interfere no processo de aprendizado motor de diferentes maneiras, visto que (i) o indivíduo torna-se dependente da informação externa e negligencia a informação aferente intrínseca; (ii) prejudica a formação de uma representação estável do movimento; (iii) o que consequentemente prejudica o planejamento e a antecipação do movimento.

Os benefícios gerados pelo menor índice de retroalimentação durante a fase de aquisição estão, portanto, relacionados com o maior nível de concentração e a maior utilização das informações aferentes intrínsecas, que favorecem os processos de codificação da tarefa e a melhora do desempenho na fase de retenção.

Wulf, Shea e Matschiner estudaram os efeitos da frequência da retroalimentação sobre o aprendizado de uma tarefa em um simulador de esqui. Os indivíduos foram divididos em grupos que recebiam a retroalimentação da força gerada no simulador em 0, 50 ou 100% das tentativas. Os resultados reforçam os achados de que o grupo 100% de retroalimentação apresenta maiores ganhos de desempenho durante o treinamento, porém, ao contrário do que proposto anteriormente, esse grupo mostrou melhor desempenho nos testes de retenção em comparação com os grupos 50 e 0% de retroalimentação. Dessa forma, os autores sugerem que os efeitos da frequência da retroalimentação estão relacionados com as características da tarefa; frequências de retroalimentação menores favoreceriam atividades motoras mais simples e maiores, atividades motoras mais complexas.

Na população infantil, De Oliveira et al. reforçaram esses achados em uma população de estudantes entre 11 e 13 anos de idade para uma tarefa de arremesso de bola de bocha. Os resultados evidenciaram que com conhecimento de resultado em 25% das tentativas houve menor número de erros absolutos em relação ao conhecimento de resultado em 50% das tentativas e menor número de erros variáveis em comparação com conhecimento de resultado em 50, 75 e 100% das tentativas.

No estudo, no qual investigaram o efeito da frequência do conhecimento de resultado sobre o aprendizado de uma tarefa de dardos por crianças com paralisia cerebral entre 5 e 17 anos, Hemayattalab e Rostami confirmam os achados da população em geral. Os resultados mostraram que o grupo com conhecimento de resultado em 50% das tentativas apresentou melhores resultados nos testes de retenção do que os grupos 0 e 100%, demonstrando que menores níveis de retroalimentação favorecem melhor nível de aprendizado.

Sendo assim, ao utilizar esse recurso em sessões de fisioterapia, deve-se levar em consideração o tipo de tarefa para, então, definir a frequência com que serão fornecidas as informações.

Distribuição da retroalimentação

Durante uma terapia, procura-se dar orientações (retroalimentação) aos pacientes, a fim de atingir a maior eficiência possível. Porém qual seria a melhor maneira de fornecer essas instruções: a cada tentativa ou ao final de um bloco de tentativas? De forma randômica/aleatória ou seriada?

Supondo-se que um paciente esteja realizando treino de marcha com bengala: deve-se orientá-lo quanto à posição da bengala para posteriormente informar sobre o movimento de cada um dos pés separadamente ou deve-se orientar sobre a bengala e os pés de forma aleatória conforme ocorre o movimento?

Ainda que de grande relevância clínica, poucos estudos foram realizados para fornecer mais bases científicas quanto a esse aspecto.

Wulf, Hörger e Shea verificaram os efeitos da distribuição em bloco em comparação com a distribuição em série da retroalimentação sobre o aprendizado de uma tarefa complexa em um simulador de esqui. O grupo de retroalimentação em "bloco" recebeu informação visual sobre o desempenho de cada perna em dias alternados, já o grupo de realimentação em "série" recebeu informação visual sobre o desempenho de cada perna de forma alternada dentro de cada dia de treinamento. Dessa maneira, o primeiro grupo deveria se concentrar em apenas uma perna em cada dia treinamento, enquanto no segundo grupo o indivíduo alternava entre as duas pernas em cada dia de treinamento. Os resultados mostram que a retroalimentação em "bloco" favoreceu melhor desempenho na tarefa, tanto na fase de aquisição quanto para a retenção. Assim, a retroalimentação em bloco favorece o aprendizado de tarefas complexas, enquanto tarefas simples se beneficiam mais da retroalimentação seriada ou randômica.

Da mesma forma que se deve levar em consideração o tipo de tarefa para determinar a frequência com que se fornece a retroalimentação, é preciso considerar as características da tarefa para, em seguida, definir se a retroalimentação deve ser fornecida em bloco ou de forma aleatória.

Prática

Qual é o intervalo ideal entre as repetições? O treinamento mais eficiente é em bloco ou aleatório? É necessário treinar os movimentos como um todo ou em partes? É melhor treinar sempre em um mesmo contexto ambiental ou deve-se variar o contexto desde o início do treinamento? Além da quantidade de repetições necessárias para atingir o aprendizado, há outros questionamentos que devem ser feitos ao planejar uma sessão terapêutica para favorecer o maior ganho de desempenho possível ao final do tratamento.

Organização da prática

Ao falar em organização da prática, imediatamente surge a necessidade de destacar o conceito de interferência contextual no processo de aprendizado motor.

A interferência contextual ocorre quando diversas atividades são praticadas em uma única sessão. Essa situação é bastante frequente em atendimentos de fisioterapia, em que diferentes exercícios, envolvendo diversos segmentos corporais, são propostos para atingir a meta terapêutica. Como exemplo, pode-se citar uma sessão de fisioterapia de uma criança com paralisia cerebral do tipo hemiparesia, em que são realizadas atividades na postura de quatro apoios ("gato"), ajoelhado e em ortostatismo, com diferentes complementos como bola, cama elástica e disco de propriocepção, visando à melhora do equilíbrio na marcha. É melhor treinar todos as atividades na postura em gato, para depois realizar todas na postura de joelhos e por último na postura em pé ou alternar aleatoriamente as diferentes atividades nas diferentes posturas?

Estudos que avaliaram os efeitos da interferência contextual no aprendizado motor evidenciaram que o treinamento em bloco favorece a melhor aquisição durante a sessão de treinamento, porém o treinamento randômico, caracterizado por maior interferência de uma tarefa sobre a outra, favorece melhor a retenção e a transferência do aprendizado, mostrando-se desta forma mais eficiente.

Alguns autores defendem que, para uma nova habilidade motora não interferir no desempenho da primeira tarefa treinada e possa utilizar do mesmo substrato neural para o aprimoramento do desempenho, é necessário que a primeira habilidade motora esteja consolidada, i. e., é necessário que a primeira tarefa tenha alcançado e estabilizado o máximo de desempenho com o treinamento para que uma segunda tarefa fosse introduzida.

Um estudo mais recente demonstra que a interferência contextual favorece a consolidação do aprendizado. Savion-Lemieux e Penhune estudaram os efeitos da interferência contextual sobre o aprendizado de duas sequências em uma tarefa sequencial de dedos, comparando o treinamento em blocos, randômico e alternado. Os resultados desse estudo evidenciam que o padrão de prática interfere, de forma distinta, sobre os diferentes componentes da tarefa primária. Por um lado, o aprendizado da associação estímulo-resposta é um processo rápido e transferível que se beneficia do aprendizado em diferentes contextos – treinamento randômico. Por outro lado, o aprendizado da integração sensório-motora e sincronização é um processo lento mais resistente à transferência, que se beneficia do treinamento em um contexto único – treinamento em bloco – que promove o refinamento da resposta.

Dessa forma, cabe ao terapeuta definir o objetivo principal do treinamento para então planejar a terapia de forma randômica ou em bloco.

Distribuição da prática

Durante uma sessão de treinamento, as repetições podem ser distribuídas de duas maneiras. Na forma compacta, a tarefa motora é praticada continuamente, sem intervalo entre as tentativas, enquanto na forma distribuída a quantidade de tentativas é dividida em blocos com intervalos variados.

Estudos que compararam os efeitos da distribuição da prática sobre o aprendizado verificaram que a distribuída favorece mais o aprendizado do que prática compacta, tanto na fase de aquisição quanto de consolidação.

Savion-Lemieux e Penhune verificaram que a distribuição da prática em vários dias, mais do que a quantidade de prática, é o fator que mais afeta o aprendizado motor e a retenção de uma habilidade motora sequencial. A prática distribuída favorece o aprendizado, pois oferece maior tempo para o processamento e codificação da informação, além de favorecer a consolidação por mudanças plásticas nas representações motoras corticais da tarefa.

Embora os dados comportamentais não tenham confirmado a superioridade do treinamento distribuído para o aprendizado de uma atividade visuomotora, Studer et al. evidenciaram, por meio de dados neurofisiológicos, que o treinamento compacto envolve maior demanda de atenção e maior envolvimento cognitivo do que o grupo de prática distribuída ao final da sessão de treinamento. O prolongamento da sessão de treinamento pode acarretar exaustão do grupo de prática compacta, resultando em aprendizado mais frágil do que o grupo de prática distribuída. Por essa razão, os resultados desse estudo, em geral, suportam a hipótese da superioridade da prática distribuída em relação à compacta no aprendizado de uma nova tarefa motora.

Em conjunto, esses estudos sugerem que a forma mais eficiente para o treinamento de atividades motoras sequenciais é o treinamento distribuído em blocos. Considerando-se que grande parte de nossas habilidades motoras é sequencial, pode-se dizer que a prática distribuída mostra ser a melhor forma de treinamento durante as sessões de fisioterapia.

Variabilidade da tarefa

Como discutido, para uma tarefa ser considerada aprendida, além de melhorar e manter a melhora do desempenho, o indivíduo deve tornar-se capaz de generalizar o aprendizado dessa tarefa para outras condições semelhantes.

Assim, qual forma de treino favoreceria melhor a generalização: o treino realizado em apenas uma condição para depois apresentar situações diversas ou o treino que já impõe condições variáveis? Como exemplo prático, pode-se citar o treino de marcha apenas no ambiente da clínica de fisioterapia *versus* o treino de marcha na rua, em casa, no *shopping*, no parque, enfim em vários ambientes.

Segundo a Teoria do Esquema de Schmidt, a variabilidade do movimento e do contexto é essencial para a formação de um programa motor generalizado, que permite enfrentar uma variedade de situações similares. Supõe-se que, quando a variabilidade é introduzida no treinamento, o indivíduo tem de redefinir os parâmetros do programa motor em cada uma das tentativas, resultando em um esquema motor mais flexível e adaptável. Desse modo, esses programas motores generalizados permitiriam a execução de uma mesma ação em diferentes contextos.

Estudos que enfatizaram esse aspecto verificaram que a prática variável favorece a capacidade de generalização do aprendizado, porém parece ser mais importante em tarefas que exijam variabilidade.

Lai e Shea verificaram que a formação de programas motores generalizados é mais eficiente com a prática variada, visto que a prática constante favoreceu a aquisição e a retenção, mas não a transferência do aprendizado.

Padrão semelhante de resultados foi encontrado por Yan, Thomas e Thomas em uma metanálise que envolvia crianças de 3 a 11 anos de idade. Os autores evidenciaram que a prática variada foi mais eficiente para o aprendizado motor de crianças do que a prática constante, sendo que as crianças menores se beneficiaram mais da prática variada, possivelmente por apresentarem menos repertório motor.

Prática mental

É a forma de treinamento na qual acontece a imaginação mental da tarefa motora. Acredita-se que durante a prática mental haja a reativação repetitiva das redes neurais relacionadas com a tarefa, sem que ocorra a execução de qualquer movimento.

O estudo da prática mental é bastante antigo, sendo os primeiros estudos datados da década de 1930. Em conjunto, demonstram que a prática mental é melhor do que a ausência de prática e em associação com a prática física favorece melhores resultados em comparação com a prática física ou mental isoladamente, contribui na melhora do desempenho motor e facilita a transferência bilateral.

Alguns aspectos relativos à prática mental devem ser considerados. O primeiro fator altamente relevante para que a imaginação motora seja possível e favoreça benefícios efetivos com o treinamento mental é o grau de familiaridade com a tarefa, o que implica que uma representação do movimento já esteja presente. Portanto, atividades motoras totalmente novas não seriam possíveis de serem aprendidas por meio da imaginação motora.

Segundo, que a prática mental exige o resgate do modelo da tarefa formado previamente para que as informações visuais e cinestésicas da atividade motora sejam mantidas e manipuladas na memória de trabalho durante o ensaio mental. Sendo assim, qualquer prejuízo em relação à memória operacional interferirá na capacidade imaginativa e, por conseguinte, nos ganhos decorrentes da prática mental. Esse tipo de déficit pode ser evidenciado em idosos, pacientes com doenças neurológicas e crianças nos primeiros anos escolares.

Da mesma forma como a prática física e a prática mental ativam redes neurais semelhantes, o que sugere que os modelos internos formados por meio dos dois tipos de práticas sejam equivalentes, observa-se equivalência também quanto ao componente temporal da tarefa nas execuções física e mental. Assim, o tempo para a imaginação de uma tarefa motora equivale à duração da tarefa executada; com o aumento da complexidade da tarefa, a duração tanto para execução como para imaginação se eleva de forma equivalente. Esse comportamento segue uma regra motora universal conhecida como isocronia mental ou lei de Fitts.

O aprendizado motor proporcionado pelo treinamento mental é possível pela ativação repetitiva de redes neurais de representação do ato motor, fortalecendo estas redes sinápticas de transmissão. Esse processo, além de permitir a melhora do desempenho motor, formaria modelos internos mais flexíveis e adaptáveis, visto que não é associado com a resposta efetora, permitindo melhor generalização do aprendizado para tarefas semelhantes e em diferentes contextos ambientais. De fato, alguns estudos demonstraram que a generalização promovida pela prática mental é superior àquela desenvolvida por meio da prática física.

A prática mental deve ser considerada uma estratégia terapêutica complementar à prática física nos processos de reabilitação motora diante de casos de grande comprometimento das capacidades motoras, em que o treinamento físico estaria limitado ou até ausente.

A função deste tipo de prática no contexto da reabilitação seria ensinar ao paciente estratégias que facilitem a reorganização das áreas afetadas, além de recrutar áreas intactas, reforçando a atividade em outros circuitos neurais. Estudos com neuroimagem demonstraram que estruturas motoras ipsilaterais são recrutadas para compensar funcionalmente uma disfunção do córtex motor contralateral. Para tal, é necessário que as funções cognitivas do indivíduo estejam íntegras, visto que é necessária a capacidade de memória de trabalho para simular internamente o movimento, manipulando e reorganizando as informações visuais e cinestésicas.

Em conjunto, essas informações referentes à prática mental fornecem base para a utilização deste tipo de treinamento na prática clínica.

Prática em realidade virtual

Realidade virtual pode ser definida como uma abordagem com uso de interface usuário--computador que envolva simulação em tempo real de um ambiente, cenário ou atividade que permita ao usuário interação por vias multissensoriais. Os ambientes virtuais podem ser utilizados para apresentar informações sensoriais complexas multimodais ao usuário e podem provocar um sentimento significativo de realismo, apesar da natureza artificial. Dessa forma, a realidade virtual pode ser uma ferramenta útil para o desenvolvimento de terapias que visem a estimular os mecanismos de neuroplasticidade, visto que permite a prática constante e o treinamento em ambientes complexos, que muitas vezes são impraticáveis ou impossíveis de criar no mundo natural. O uso de realidade virtual para treinamento sensório--motor é uma alternativa promissora no processo de reabilitação, visto que envolve diversos fatores relacionados ao processo de aprendizado, tais como variabilidade da tarefa, retroalimentação, motivação, aprendizado observacional e imaginação motora.

Uso da tecnologia de realidade virtual se popularizou rapidamente para a prática clínica e tem demonstrado resultados promissores quanto à transferência de habilidades cognitivas e motoras adquiridas em ambientes virtuais para ambientes mais reais e naturais. Uma das propriedades da realidade virtual mais citada é a motivação, que estimula o indivíduo a realizar mais repetições e a aprender. Ao incorporar as funções cognitiva e perceptual do desempenho motor com o desempenho da tarefa motora atual, haverá melhora da transferência e do aprendizado motor.

Estudos mostram que o uso da realidade virtual em conjunto com as terapias convencionais traz benefícios significativos no processo de reabilitação da função de membro superior de pacientes crônicos com acidente vascular encefálico (AVE). Já para um grupo de pacientes em estágios iniciais da doença de Parkinson, os benefícios do uso da realidade virtual por meio do console Nintendo Wii Fit estão relacionados à seleção adequada dos jogos, visto que cada jogo apresenta diferentes demandas cognitivas, tais como tomada de decisão, inibição de resposta, divisão de atenção e memória de trabalho, que podem estar comprometidas neste grupo de pacientes.

Embora a realidade virtual tenha se mostrado uma ferramenta tecnológica aplicável ao processo de reabilitação de lesões cerebrais adquiridas, permitindo a individualização das necessidades de cada paciente, algumas limitações podem ser apontadas; como: (i) ainda há necessidade de identificar qual é perfil do paciente que mais bem se beneficia da realidade virtual, já que a maioria dos estudos foi realizada com pacientes em fase crônica e com limitações motoras e cognitivas mais leves; (ii) necessidade de determinar a quantidade de prática necessária, visto que há grande variabilidade na duração, na frequência e na quantidade de sessões entre os estudos; (iii) a aplicabilidade para lesões com déficit sensorial e para melhora da função manual ainda é incerta; (iv) necessidade de identificar as semelhanças e as diferenças no uso da realidade virtual para o aprendizado motor de membros superiores e inferiores.

Sono

A quantidade e a qualidade do sono dos pacientes são pouco valorizadas pelo fisioterapeuta na prática clínica, ainda que pesquisas mais recentes tenham comprovado a importância das diferentes fases do sono para o aprendizado.

Acredita-se que durante o sono ocorra a reativação das redes neurais relacionadas com as memórias formadas no treinamento, favorecendo a consolidação.

O sono do adulto é caracterizado primeiro pelo sono não REM (sem movimentos rápidos dos olhos), seguido pelo sono REM (com movimentos rápidos dos olhos). Essas fases se alternam ciclicamente a cada 90 a 110 minutos, totalizando de quatro a seis ciclos por noite. A proporção de sono não REM e REM muda ao longo da noite; o sono de ondas lentas (fase 1 do sono não REM) é prevalente na primeira metade da noite, e o estágio 2 do sono não REM e o sono REM dominam a segunda metade da noite.

Em geral, os estudos que avaliaram o papel do sono no aprendizado destacaram que as memórias são consolidadas pelo padrão repetido de sono não REM, seguido pelo sono REM, sendo o sono de ondas lentas mais importante para a consolidação de memórias declarativas, enquanto o estágio 2 do sono não REM, o sono REM ou ambos, mais significativos para a consolidação de memórias implícitas.

Alguns estudos realizados com pacientes adultos com lesão neurológica crônica mostram que eles também se beneficiam do sono para ganhos adicionais de desempenho após o treinamento do membro não afetado. Siengsukon e Boyd sugerem que o sono de qualidade deva ser incentivado entre as sessões de terapia, assim como que o melhor período para as terapias seria no final do dia ou à noite logo antes de dormir, ou ainda que o paciente fosse orientado a "cochilar" em seguida da sessão de terapia para favorecer os ganhos tardios de desempenho – ganhos *off-line*.

Os distúrbios de sono são bastante comuns em pacientes com acidente vascular encefálico (AVE) crônico, assim como em crianças com apneia obstrutiva do sono ou que fazem uso contínuo de anticonvulsivantes e outros medicamentos.

Visando a favorecer as condições mais adequadas para a consolidação do aprendizado e os ganhos tardios adicionais relacionados ao sono, cabe ao fisioterapeuta questionar sobre a qualidade e a quantidade de sono, incentivar e orientar o sono saudável e, caso necessário, encaminhar o paciente para a equipe médica especializada para investigação e tratamento.

Atenção

É um processo neural que permite que um estímulo mais relevante tenha prioridade de processamento em relação aos demais estímulos. A orientação da atenção para um ou outro estímulo pode suceder de forma automática ou voluntária.

A focalização automática ocorre, por exemplo, em terapia em grupo, em que um dos pacientes sofre um grande desequilíbrio e quase sofre uma queda, os demais orientam a atenção para a direção daquele que quase caiu.

Já a focalização voluntária ocorre em virtude de motivações externas, sejam elas fisiológicas ou sociais, que permitem o direcionamento da atenção para determinados estímulos com a participação da consciência. Por exemplo, em uma sessão de treino de marcha, o paciente voluntariamente foca a atenção no pé, a fim de executar um passo mais eficiente e evitar quedas.

Dessa forma, a orientação voluntária da atenção está bastante presente nas sessões de fisioterapia quando o terapeuta orienta o paciente a focar a atenção em determinada parte do corpo, em certo movimento ou ainda no desempenho da tarefa. A focalização voluntária pode ser direcionada aos movimentos corporais do próprio indivíduo que está treinando (foco interno) ou aos efeitos das ações no ambiente (foco externo). No exemplo anterior, em uma sessão de treino de marcha, pode-se instruir o paciente a manter a atenção nos movimentos dos pés (foco interno) ou nos passos (foco externo).

Os estudos que compararam os efeitos dos focos de atenção interno e externo de adultos evidenciaram que as instruções que direcionaram a atenção do indivíduo durante o treinamento para os efeitos dos movimentos (foco externo) foram mais eficientes do que as que direcionaram a atenção para os movimentos em si (foco interno). Em crianças, os resultados encontrados são inconclusivos, embora pareça haver uma vantagem no uso do foco atencional interno para a transferência.

Uma possível explicação para esses achados foi proposta por McNevin et al., que sugerem que solicitar ao indivíduo que controle ativamente os movimentos, por meio do foco atencional interno, significa restringir o sistema motor, prejudicando o desempenho do movimento natural. Já o foco atencional nos efeitos do movimento (foco externo) pode favorecer que processos de controle inconsciente ocorram, resultando em desempenho e aprendizado mais eficientes.

Nas fases iniciais do processo de reabilitação, quando se espera que o paciente adquira novas habilidades ou recupere habilidades prévias, parece que o foco atencional interno é mais apropriado, visto que favorece a aquisição de diferentes componentes motores de uma tarefa. Já nas fases seguintes, em que o paciente deve readaptar as capacidades adquiridas em habilidades funcionais, o foco atencional externo parece ser mais efetivo.

Como exemplo, pode-se citar o caso de uma criança com paralisia cerebral do tipo hemiparesia. No início do tratamento, é mais interessante alongar e fortalecer os músculos do membro superior afetado por meio do foco atencional interno para, posteriormente, treinar a coordenação dos diferentes movimentos adquiridos nesta primeira fase, para adquirir a capacidade de alcançar um objeto, utilizando o foco atencional externo.

APRENDIZADO MOTOR EM CRIANÇAS

Ao falar sobre o aprendizado motor em crianças, não se pode deixar de refletir sobre o substrato neural em que ocorrem as modificações estruturais próprias deste processo.

O processo de maturação do córtex segue paralelamente ao desenvolvimento das funções motoras e cognitivas durante a infância e a adolescência; é altamente influenciado pela experiência e pelo desenvolvimento.

Primeiramente, as áreas cerebrais relacionadas com as funções motoras e sensoriais primárias maturam nas fases iniciais, seguidas pelos córtices associativos temporal e parietal, relacionados com as funções de integração de informações sensório-motoras para a percepção e a linguagem. Mais tardiamente, amadurecem as áreas de associação superiores, tais como as áreas pré-frontal e temporal lateral, responsáveis pela integração dos processos sensório-motores primários e a modulação da atenção e da linguagem.

Considerando-se que o processo de aprendizado motor envolve modificações estruturais de diferentes regiões cerebrais e que estas áreas não estão completamente maduras e desenvolvidas até o final da adolescência, é razoável supor que haja diferenças entre o aprendizado motor de crianças e o de adultos.

Estudos que avaliam o aprendizado motor de crianças normais e especialmente de crianças com déficits neurológicos e o comparam ao aprendizado de adultos são pouco encontrados na literatura.

Os achados de Meulemans, Van der Linden e Perruchet, ao contrário do suposto anteriormente, evidenciaram que crianças de 6 e 10 anos alcançaram o mesmo desempenho que adultos após o treinamento de uma tarefa de tempo de reação. Da mesma forma, a retenção no longo prazo, manifestada no estudo pela reavaliação após uma semana de treinamento, foi significativa tanto para os adultos quanto para as crianças. Os resultados em conjunto mostram que o aprendizado implícito é igualmente eficiente nas fases iniciais do desenvolvimento.

Já, Palazzin e Siqueira, por meio de estudos de aprendizado de tarefas sequenciais de dedos, verificaram que crianças de diferentes idades apresentam desempenhos diferentes entre si e entre adultos.

Siqueira comparou o aprendizado de uma tarefa sequencial de oposição de dedos entre crianças de 6 e 10 anos. Os resultados indicaram que, após um treinamento de 2.400 movimentos em determinada sequência, as crianças de 6 anos exibiram desempenho inferior às crianças de 10 anos, visto que melhoraram mais lentamente no decorrer das avaliações. Quanto à capacidade de retenção da sequência treinada, não foram observadas diferenças entre os dois grupos. Já para a capacidade de generalização da sequência treinada para a sequência reversa, as crianças de 10 anos foram capazes de melhorar significativamente o desempenho, ao passo que as crianças de 6 anos não, evidenciando que estas têm imaturidade da capacidade de generalização do aprendizado. A autora sugere que crianças de 6 anos têm a capacidade limitada para formação de representações internas do movimento, em comparação a crianças de 10 anos, assim como dificuldade para utilização desses modelos para generalização para uma sequência similar.

O mesmo modelo de treinamento foi utilizado por Palazzin, para comparação do aprendizado entre crianças de 9 e 10 anos e adultos, porém foram acrescentadas as condições com e sem visão. Ao final do treinamento, crianças de 9 e 10 anos mostraram desempenho inferior da sequência treinada em relação aos adultos, principalmente o grupo submetido ao treinamento na condição sem visão. Da mesma forma, ao analisar o efeito do treinamento de uma sequência sobre a sequência reversa, crianças de 9 e 10 anos apresentaram dificuldade para a generalização da tarefa, sobretudo na condição sem visão. Segundo a autora, esses resultados sugerem que as crianças de 9 e 10 anos ainda têm alguma limitação em consolidar um modelo interno, responsável pelo controle antecipatório dos movimentos, tornando-as mais dependentes do controle visual.

Savion-Lemieux et al. estudaram as diferenças no aprendizado motor de uma tarefa sequencial de dedos, similar à digitação, envolvendo 10 componentes entre crianças de 6, 8 e 10 anos e adultos. Em geral, os resultados mostraram que o aprendizado motor é sequência-específico, com a progressão relacionada com o desenvolvimento, em que ganhos mais expressivos de desempenho foram observados ao longo dos blocos de treinamento para os grupos mais jovens, de 6 e 8 anos, embora tenham exibido pior desempenho em comparação com os grupos de 10 anos e adultos. Os autores sugerem que as diferenças verificadas estão relacionadas com as mudanças nas habilidades motoras inerentes à idade e à maturação de vias motoras corticais.

Em conjunto, esses estudos demonstram que o aprendizado motor de tarefas sequenciais, amplamente presentes nas atividades diárias, é influenciado pela idade como consequência do desenvolvimento neurobiológico e da experiência. Considerando-se que a capacidade de generalização está mais limitada conforme a idade e a complexidade da tarefa, pode-se supor que dependa mais da maturação dos sistemas sensório-motores e cognitivos.

Por conseguinte, na prática clínica, deve-se levar em consideração o estágio do desenvolvimento motor e cognitivo no qual está a criança, assim como o objetivo terapêutico (melhora do desempenho apenas em uma habilidade ou ganho de uma capacidade adaptável para diferentes situações), para melhor seleção do tipo e do grau de complexidade da atividade terapêutica a ser proposta, visando a melhores ganhos funcionais.

Prática mental em crianças

Segundo Piaget e Inhelder, o desenvolvimento das imagens mentais se dá entre 4 e 5 anos e 10 e 12 anos, havendo diferenças entre as faixas etárias, em virtude do desenvolvimento das operações concretas. No estágio pré-operatório, as imagens mentais da criança são exclusivamente estáticas, com dificuldade sistemática de reproduzir movimentos e resultados, enquanto no estágio das operações concretas, a partir dos 7 a 8 anos, as crianças já são capazes de reproduzir movimentos e transformações.

Contrariamente a essa ideia, estudos mostram que aos 5 e 6 anos de idade, já existe a habilidade de criar e usar uma imagem motora eficiente para representar um movimento, embora sejam mais dependentes dos aspectos motores em comparação com crianças mais velhas e adultos que confiam mais na informação visual para a solução da tarefa.

Em conjunto, esses estudos mostram que, a partir dos 5 anos de idade, as crianças já são capazes de representar mentalmente um movimento, porém pouco se sabe sobre a capacidade de aprendizado por meio da prática mental de crianças de diferentes idades.

Melo comparou a capacidade de aprendizado, retenção e generalização de uma tarefa sequencial de dedos entre prática física e mental de crianças de 5 e 6 anos. Os resultados comprovam que, independentemente da forma de treino, as crianças foram capazes de melhorar o desempenho durante o treinamento; o grupo que realizou o treino mental foi mais rápido que o grupo de prática física. Quanto à aquisição ao longo das reavaliações, embora de forma mais lenta, as crianças que realizaram o treinamento mental (prática mental) atingiram o mesmo desempenho que o grupo da prática física. Quanto à generalização, tanto o grupo da prática física quanto o da prática mental apresentaram melhora do desempenho da sequência controle de forma mais lenta em comparação com a sequência que foi treinada, porém, ao final dos 28 dias de experimento, o grupo de prática mental manteve essa melhora, enquanto o da prática física perdeu desempenho. A autora sugere que, da mesma forma que para adultos, a vantagem quanto à generalização, promovida pela prática mental pode estar relacionada com a formação de um modelo interno de representação da tarefa mais flexível e adaptável em relação ao da prática física, já que o processo de construção desse modelo se baseou em um processo mais abstrato. Os mesmos resultados foram observados em outro estudo que utilizou a mesma metodologia com crianças de 9 e 10 anos.

Apesar de ainda haver poucos estudos sobre a prática mental de crianças saudáveis, esses estudos trazem indícios de que essa possa ser uma forma de treinamento promissora para a reabilitação de crianças com comprometimento motor que limite ou impossibilite o treinamento físico.

No entanto, ainda mais estudos são necessários para avaliar a capacidade de imaginação motora e os consequentes benefícios do treinamento mental desses pacientes.

Evidências sugerem que crianças e adolescentes com paralisia cerebral apresentam menor capacidade de imaginação motora implícita, quando testados em uma tarefa de julgamento de lateralidade de mão, sendo que essa alteração do processo de imaginação motora está diretamente relacionada ao grau de comprometimento motor.

Sprujit et al. sugerem que a capacidade de imaginação motora é dependente da tarefa, sendo que paradigmas de imaginação motora explícita, como o da cronometria mental, são os que revelam a verdadeira capacidade motora imaginativa de pacientes com paralisia cerebral, gerando melhores resultados na reabilitação da função motora de crianças com paralisia cerebral.

Considerando as diferenças inter-hemisféricas, estudos que compararam a capacidade de imaginação motora entre pacientes com paralisia cerebral com hemiparesia direita e esquerda demonstram resultados diversos. Molina et al. confirmam resultados prévios de que pacientes com paralisia cerebral apresentam limitação para a imaginação motora, independentemente do lado da lesão.

Já, Chinier et al., em um estudo com mapeamento funcional por ressonância magnética, mostram que as lesões à esquerda geram dificuldades para o desempenho de tarefas de imaginação motora de pacientes com hemiparesia direita e sugerem que a prática mental possa ser uma forma interessante de treinamento para prejuízos do planejamento motor de pacientes com paralisia cerebral do tipo hemiparesia esquerda. O que não foi confirmado por estudo mais recente, no qual os autores compararam os efeitos do treinamento por meio da imaginação motora de pacientes com paralisia cerebral em função do lado da hemiparesia. Os resultados demonstram ganhos de desempenho similar tanto para paciente com hemiparesia à direita quanto à esquerda, sugerindo que o treinamento por meio da imaginação motora é potencialmente benéfico para melhorar os ganhos do aprendizado motor, independentemente do lado da lesão.

Prática em realidade virtual para crianças

Considerando que o uso da realidade virtual como ferramenta no processo de reabilitação é recente, poucos estudos foram encontrados evidenciando os efeitos na recuperação das funções motoras, principalmente em crianças.

O uso da tecnologia de realidade virtual se mostra um instrumento bastante útil para auxiliar a prolongar a independência e a qualidade de vida de pacientes com distrofia muscular de Duchenne, visto que os avanços da medicina provocaram o aumento da expectativa de vida deste grupo de pacientes. Capelini et al. verificaram que, embora mais lentos em comparação a indivíduos saudáveis, os pacientes com distrofia muscular de Duchenne apresentaram a mesma capacidade de retenção e transferência em uma tarefa visuomotora realizada em um *smartphone*.

Em uma mesma tarefa visuomotora em um *smartphone*, pacientes com paralisia cerebral se mostraram capazes de aprender esta nova tarefa, embora com desempenho pior que o grupo-controle. Quanto à capacidade de transferência, os resultados de estudos disponíveis se mostram incertos.

Crianças com transtorno do desenvolvimento da coordenação se beneficiaram tanto quanto crianças normais de um treinamento motor com Nintendo Wii Fit, seja na melhora do desempenho na atividade em ambiente virtual, seja na transferência para situações da vida cotidiana.

CONCLUSÃO

Levando-se em conta que crianças e adultos aprendem novas habilidades motoras de forma diferente, deve-se atentar para todos os aspectos envolvidos no processo de aprendizado motor ao planejar um programa terapêutico de reabilitação para crianças.

BIBLIOGRAFIA

1. Adamovich SV, Fluet GG, Tunik E, Merians AS. Sensorimotor training in virtual reality: a review. Neuro Rehabilitation. 2009;25(1):29-44.
2. Anderson DI, Magill RA, Sekiya H. Motor learning as a function of KR schedule and characteristics of task--intrinsic feedback. J Motor Behav. 2001;33(1):59-66.
3. Asa SK, Melo MCS, Piemonte ME. Effects of mental and physical practice on a finger opposition task among children. Res Quartr Exerc Sport. 2014;85(3):308-15.
4. Bonney E, Jelsma LD, Ferguson GD, Smits-Engelsman BCM. Learning better by repetition or variation? Is transfer at odds with task specific training? PLoS One. 2017:12(3):e0174214.
5. Cabral-Sequeira AS, Coelho DB, Teixeira LA. Motor imagery training promotes motor learning in adolescents with cerebral palsy: comparison between left and right hemiparesis. Exper Brain Res. 2016;234(6):1515-24.
6. Capelini CM, Da Silva TD, Tonks J, Watson S, Alvarez MPB, De Menezes LDC, et al. Improvements in motor tasks through the use of smartphone technology for individuals with Duchenne muscular dystrophy. Neuropsychiatr Dis Treat. 2017;13:2209-17.
7. Casey BJ, Tottenham N, Liston C, Durston S. Imaging the developing brain: what have we learned about cognitive development? Trends Cognit Sci. 2005;9(3):104-10.
8. Chinier E, N'guyen S, Lignon G, Ter Minassian A, Richard I, Dinomais M. Effect of motor imagery in children with unilateral cerebral palsy: fMRI study. PLoS One. 2014;9(4):e93378.
9. Chiviacowsky S, Wulf G. Feedback after good trials enhances learning. Res Quart Exerc Sport. 2007;78(1):40-7.
10. Crajé C, Van Elk M, Beeren M, Van Schie HT, Bekkering H, Steenbergen B. Compromised motor planning and motor imagery in right hemiparetic cerebral palsy. Res Develop Disabil. 2010;31(6):1313-22.
11. De Mello Monteiro CB, Massetti T, Da Silva TD, De Abreu LC, Leone C, Savelsbergh GJ. Transfer of motor learning from virtual to natural environments in individuals with cerebral palsy. Res Develop Disab. 2014;35(10):2430-7.

12. De Oliveira DL, Corrêa UC, Gimenez R, Basso L, Tani G. Relative frequency of knowledge of results and task complexity in the motor skill acquisition. Perceptual and Motor Skills. 2009; 109(3):831-40.
13. De Paula JN, De Mello Monteiro CB, Da Silva TD, Capelini CM, De Menezes LDC, Massetti T, et al. Motor performance of individuals with cerebral palsy in a virtual game using a mobile phone. Disab Rehab. 2017;1:1-5.
14. Decety J. Do imagined and executed actions share the same neural substrate? Cognit Brain Res. 1996;3:87-93.
15. Dos Santos LF, Christ O, Mate K, Schmidt H, Kruger J, Dohle C. Movement visualisation in virtual reality rehabilitation of the lower limb: a systematic review. BioMedical Engineering OnLine. 2016;15(3):144.
16. Dos Santos Mendes FA, Pompeu JE, Modenesi Lobo A, Guesdes da Silva K, Oliveira TP, Peterson Zomignani A, et al. Motor learning, retention and transfer after virtual-reality-based training in Parkinson's disease-effect of motor and cognitive demands of games: a longitudinal, controlled clinical study. Physiotherapy. 2012;98(3):217-23.
17. Emanuel M, Jarus T, Bart O. Effect of focus of attention and age on motor acquisition, retention, and transfer: a randomized trial. Physical Ther. 2008;88(2):251-60.
18. Feltz DL, Landers DM. The effects of mental practice on motor skill learning and performance: a meta-analysis. J Sport Psychol. 1983;5:25-57.
19. Frick A, Daum MM, Wilson M, Wilkening F. Effects of action on children's and adult's mental imagery. J Exp Child Psychol. 2009;104:34-51.
20. Funk M, Brugger P, Wilkening F. Motor processes in children's imagery: the case of mental rotation of hands. Develop Sci. 2005;8(5):402-8.
21. Gabbard C. Studying action representation in children via motor imagery. Brain Cogn. 2009;71(3):234-9.
22. Gentili R, Papaxanthis C, Pozzo T. Improvement and generalization of arm motor performance through motor imagery practice. Neuroscience. 2008;137(3):761-72.
23. Guadagnoli MA, Kohl RM. Knowledge of results for motor learning: relationship between error estimation and knowledge of results frequency. J Motor Behav. 2001;33(2):217-24.
24. Guadagnoli MA, Lee TD. Challenge point: a framework for conceptualizing the effects of various practice conditions in motor learning. J Motor Behav. 2004;36(2):212-24.
25. Guillot A, Collet C, Nguyen VA, Malouin F, Richards C, Doyon J. Functional neuroanatomical networks associated with expertise in motor imagery. NeuroImage. 2008;41(4):1471-83.
26. Hatem SM, Saussez G, Della Faille M, Prist V, Zhang X, Dispa D, et al. Rehabilitation of motor function after stroke: a multiple systematic review focused on techniques to stimulate upper extremity recovery. Front Hum Neurosci. 2016;10:442.
27. Hauptmann B, Karni A. From primed to learn: the saturation of repetition priming and the induction of long-term memory. Cognit Brain Res. 2002;13:313-22.
28. Hauptmann B, Reinhart E, Brandt SA, Karni A. The predictive value of the levelling off of within-session performance for procedural memory consolidation. Cognitive Brain Res. 2005;24:181-9.
29. Helene AF, Xavier GF. Working memory and acquisition of implicit knowledge by imagery training, without actual task performance. Neuroscience. 2006;139:401-13.
30. Hemayattalab R, Rostami LR. Effects of frequency of feedback on the learning of motor skill in individuals with cerebral palsy. Res Develop Disab. 2010;31:212-7.
31. Jeannerod M. Mental imagery in the motor context. Neuropsychologia. 1995;33(11):1419-32.
32. Jongsma ML, Baas CM, Sangen AF, Aarts PB, Van Der Lubbe RH, Meulenbroek RG, et al. B. Children with unilateral cerebral palsy show diminished implicit motor imagery with the affected hand. Develop Med Child Neurol. 2016;58(3):277-84.
33. Kandel ER, Schwartz JH, Jessell TM. Fundamentos da neurociência e do comportamento. Rio de Janeiro: Guanabara-Koogan; 1997.
34. Karni A, Meyer G, Rey-Hipolito C, Jezzard P, Adams MM, Turner R, et al. The acquisition of skilled motor performance: fast and slow experience-driven changes in primary motor cortex. Proc Natl Acad Sci U S A. 1998;95(3):861-8.
35. Keshner EA, Fung J. The quest to apply VR technology to rehabilitation: tribulations and treasures. J Vestibular Res. 2017;27(1):1-5.
36. Kopczynski MC. A realimentação é fundamental para o aprendizado de sequências de movimentos? [Dissertação.] São Paulo: Universidade de São Paulo; 2006.
37. Korman M, Raz N, Flash T, Karni A. Multiple shifts in the representation of a motor sequence during the acquisition of skilled performance. Proc Nat Acad Sci. 2003;100(21):12492-7.
38. Kosslyn SM, Margolis JA, Barrett AM, Goldknopf EJ, Daly PF. Age differences in imagery abilities. Child Develop. 1990;61:995-1010.
39. Lai Q, Shea CH. Generalized motor program (GMP) learning: effects of reduced frequency of knowledge

of results and practice variability. J Motor Behav. 1998;30(1):51-9.
40. Levin MF, Weiss PL, Keshner EA. Emergence of virtual reality as a tool for upper limb rehabilitation: incorporation of motor control and motor learning principles. Physical Ther. 2015;95(3):415-25.
41. Lomônaco JFB, Marques CP. Prática mental e aprendizagem de habilidades motoras: uma visão das revisões. Estud Psicologia. 1993;10(1):93-101.
42. Lotze M, Halsband U. Motor imagery. J Physiology (Paris). 2006;99:386-95.
43. Lust JM, Wilson PH, Steenbergen B. Motor imagery difficulties in children with cerebral palsy: a specific or general deficit? Res Develop Disab. 2016;57:102-11.
44. Magallón S, Narbona J, Crespo-Equílaz N. Acquisition of motor and cognitive skills through repetition in typically developing children. PLoS One. 2016;11(7):e0158684.
45. McNevin NH, Wulf G, Carlson C. Effects of attentional focus, self-control, and dyad training on motor learning: implications for physical rehabilitation. Physical Ther. 2000;80:373-85.
46. Melo MCS. Aprendizado motor em crianças de 5 e 6 anos: comparação entre prática física e prática mental. [Dissertação.] São Paulo: Universidade de São Paulo; 2010.
47. Meulemans T, Van der Linden M, Perruchet P. Implicit sequence learning in children. J Exper Child Psychol. 1998;69:199-221.
48. Molina M, Tijus C, Jouen F. The emergence of motor imagery in children. J Exp Child Psychol. 2008;99(3):196-209.
49. Molina, M, Kudlinski, C, Guilbert, J Sprujit, S, Steenbergen, B, Jouen, F. Motor imagery for walking: a comparison between cerebral palsy adolescents with hemiplegia and diplegia. Res Develop Disab. 2015;37:95-101.
50. Mulder T, Zijlstra S, Zijlstra W, Hochstenbach J. The role of motor imagery in learning a totally novel movement. Exper Brain Res. 2004;154:211-7.
51. Mulder T. Motor imagery and action observation: cognitive tools for rehabilitation. J Neural Transmiss. 2007;114:1265-78.
52. Munzert J, Lorey B, Zentgraf K. Cognitive motor processes: the role of motor imagery in the study of motor representations. Brain Res Rev. 2009;60:306-26.
53. Ofen-Noy N, Dudai Y, Karni A. Skill learning in mirror reading: how repetition determines acquisition. Brain Res Cogn Brain Res. 2003;17:507-21.

54. Palazzin A. Aprendizado motor em crianças e adultos normais: semelhanças e diferenças. [Dissertação.] São Paulo: Universidade de São Paulo; 2007.
55. Panzer S, Wilde H, Shea CH. Learning of similar complex movement sequences: proactive and retroactive effects on learning. J Motor Behav. 2006;38(1):60-70.
56. Piaget J, Inhelder B. A psicologia da criança. 2ª ed. Rio de Janeiro: Difel; 2006.
57. Rauchs G, Desgranges B, Foret J, Eustache F. The relationships between memory systems and sleep stages. J Sleep Res. 2005;14:123-40.
58. Robertson EM, Cohen DA. Understanding consolidation through the architecture of memories. Neuroscientist. 2006;12(3):261-71.
59. Savion-Lemieux T, Bailey JA, Penhune VB. Developmental contributions of motor sequence learning. Exper Brain Res. 2009;195:293-306.
60. Savion-Lemieux T, Penhune VB. The effect of practice on the acquisition, consolidation and transfer of visual-motor sequences. Exper Brain Res. 2010;204:271-81.
61. Savion-Lemieux T, Penhune VB. The effects of practice and delay on motor skill learning and retention. Exper Brain Res. 2005;161:423-31.
62. Schmidt RA. A schema theory of discrete motor skill learning. Psychol Rev. 1975;82(4):225-60.
63. Schumway-Cook A, Woollacott MH. Controle motor: teorias e aplicações práticas. Barueri: Manole; 2003.
64. Shadmehr R, Brashers-Krug T. Functional stages in the formation of human long-term motor memory. J Neuroscience. 1997;17(1):409-19.
65. Siengsukon CF, Boyd LA. Does sleep promote motor learning? Implications for physical rehabilitation. Physical Ther. 2009;89:370-83.
66. Siqueira MV. Aprendizado motor em crianças: comparação entre 6 e 10 anos. [Dissertação.] São Paulo: Universidade de São Paulo; 2007.
67. Sprujit S, Jouen F, Molina M, Kudlinski C, Guilbert J, Steenbergen B. Assessment of motor imagery in cerebral palsy via mental chronometry: the case of walking. Res Develop Disab. 2013;34(11):4154-60.
68. Steenbergen B, Crajé C, Nilsen DM, Gordon AM. Motor imagery training in hemiplegic cerebral palsy: a potentially useful therapeutic tool for rehabilitation. Develop Med Child Neurol. 2009;51(9):690-6.
69. Steenbergen B, Jongbloed-Pereboom M, Sprujit S, Gordon AM. Impaired motor planning and motor imagery in children with unilateral spastic cerebral

palsy: challenges for the future of pediatric rehabilitation. Develop Med Child Neurol. 2013;55(Suppl 4):43-6.
70. Studer B, Koeneke S, Blum J, Jäncke L. The effects of practice distribution upon the regional oscillatory activity in visuomotor learning. Behav Brain Funct. 2010;6(8).
71. Van Elk M, Crajé C, Beeren M, Steenbergen B, Van Schie HT, Bekkering H. Neural evidence for compromised motor imagery in right hemiparetic cerebral palsy. Front Neurol. 2010;1:150.
72. Wohldmann EL, Healy AF, Bourne LE, Jr. A mental practice superiority effect: less retroactive interference and more transfer than physical practice. J Exper Psychol. 2008;34(4):823-33.
73. Wulf G, Hörger M, Shea CH. Benefits of blocked over serial feedback on complex motor skill learning. J Motor Behav. 1999;31(1):95-103.
74. Wulf G, Prinz W. Directing attention to movement effects enhances learning: a review. Psychon Bull Rev. 2001;8(4):648-60.
75. Wulf G, Shea C, Lewthwaite R. Motor skill learning and performance: a review of influential factors. Medic Educ. 2010;44:75-84.
76. Wulf G, Shea CH, Matschiner S. Frequent feedback enhances complex motor skill learning. J Motor Behav. 1998;30(2):180-92.
77. Yan JH, Thomas JR, Thomas KT. Children's age moderates the effect of practice variability: a quantitative review. Res Quarterl Exerc Sport. 1998;69(2):210-5.

5
Bases do desenvolvimento sensório-motor

Maria Clara Mattos Paixão

"Eu me enxergo nos seus olhos, e a maneira como você me vê e o que você diz sobre mim me ajudam a construir a imagem de mim mesmo."
(Trindade, 2007)

INTRODUÇÃO

Os primeiros anos de vida desempenham papel crítico para o desenvolvimento e as funções cerebrais do ser humano. Além da predisposição genética, fatores ambientais também influenciarão esse processo. Diferentes autores relatam que a qualidade da evolução motora concorrerá de forma significativa para uma boa evolução global do indivíduo, afetando os aspectos cognitivo, perceptivo, linguístico, social e emocional, o que conferirá melhor qualidade de vida.

Compreender a sequência de aquisição dos marcos motores e estar familiarizado com ela permitirá ao profissional visualizar as habilidades da criança, entendendo-a como um ser único, com potencial, sequência evolutiva e tempo de aquisição, dependentes não apenas da maturação neurológica, mas das possibilidades de experimentação para a aprendizagem.

Segundo Bly, saber quais habilidades motoras o bebê pulou ou perdeu, quais ele é capaz de realizar e quais serão as próximas aquisições é necessário, não para seguir a sequência do desenvolvimento de forma rígida, mas para orientar as ações com metas apropriadas à idade do bebê ou da criança. Dessa forma, identificar possíveis desvios precocemente servirá como base para uma intervenção mais adequada.

O propósito deste capítulo é oferecer orientação ao entendimento desse complexo processo de desenvolvimento, favorecendo a compreensão das aquisições sensório-motoras nos primeiros anos de vida, permitindo não apenas a identificação de eventuais desvios, mas principalmente o entendimento de como se organizam, contribuindo para a melhor seleção de estratégias que possam contribuir para a evolução mais harmônica da criança.

DESENVOLVIMENTO

O desenvolvimento diz respeito a uma sequência ordenada de transformações progressivas resultando no aumento do grau de complexidade entre corpo e mente, como resultado da interação entre as características genéticas e as influências externas, incluindo a experiência. A aquisição dos processos motores, cognitivos e emocionais segue uma trajetória ordenada, mas que, segundo Brazelton, não se desenha de forma exata, contínua, ascendente e linear, sofrendo variações individuais entre as crianças, apresentando picos e platôs. Durante a maior parte do século passado, o desenvolvimento motor era basicamente considerado um processo inato e maturacional, mas, durante as últimas décadas, tornou-se cada vez mais evidente que o desenvolvimento motor é amplamente afetado pela experiência. Esse pensamento reflete as novas teorias sobre o controle motor, na qual o movimento é controlado não apenas por fontes internas do próprio indivíduo (geradas pelo sistema nervoso central [SNC]), mas também por fontes externas oriundas do ambiente (captadas por diferentes receptores) e aquelas geradas na própria tarefa, com origem nos segmentos corporais interligados e influenciados pela gravidade e por forças interacionais e de inércia. Cada nova tarefa aprendida exige toda energia da criança, assim como dos membros da família.

O primeiro ano de vida é marcado por mudanças diárias, que têm início já no recém-nascido (RN) em uma atitude de grande flexão dos membros e encerra este período com a habilidade de realizar todas as mudanças posturais e de se locomover sobre uma base de suporte delimitada pela distância entre os pés ainda tão pequenos, se comparadas as proporções com a cabeça e o tronco superior e as dimensões encontradas no adulto, o que faz com que esta seja considerada o grande marco do aprendizado motor.

A motricidade tem início ainda na vida intrauterina, a princípio com movimentos de flexão do tronco por volta da oitava semana de gestação, movimentos isolados de membros superiores precedendo os de membros inferiores em alguns dias, ocorrendo entre a nona e décima segunda semana gestacional, seguida de movimentos de sucção e deglutição entre a décima segunda e décima quinta semana de gestação.

Os reflexos primários também se desenvolvem no período fetal e foram amplamente estudados e demarcados por Saint-Anne Dargassies, seguindo os estudos iniciados por André Thomas, relatando a presença desses reflexos de forma progressiva semana a semana, bem como a evolução do tônus, que progride de forma ascendente, com início distal evoluindo posteriormente para a proximal. Já a motricidade observada após o nascimento se organiza no sentido cefalocaudal e de proximal para distal.

Dentro do útero, o feto apresenta movimentos frequentes de braços e pernas, exercita as articulações, alterna passos na parede do útero com o reflexo de marcha, bem como imprime diferentes sensações ao corpo quando se comprime contra a parede uterina, alongando-se e apropriando-se de importantes informações sensoriais. Prechtl descreveu movimentos presentes desde a vida fetal e que seguem até o aprendizado de movimentos voluntários, em torno de 3 a 4 meses de vida, denominando-os movimentos generalizados. Estes movimentos apresentam uma natureza espontânea, com repertório rico e complexo, incluindo uma organização espaço-temporal. Envolvem todo o corpo, em uma sequência variável, aumentando e diminuindo em vigor, intensidade e velocidade, com início e fim graduais. O entendimento destes movimentos e a sua análise por profissionais treinados contribuem para a identificação de possíveis alterações do SNC com repercussões para o desenvolvimento saudável.

RECÉM-NASCIDO

O RN a termo apresenta hipertonia flexora dos membros, considerada fisiológica, decorrente da maturação do SNC durante o período fetal. Entretanto, é capaz de realizar movimentos de extensão, seguidos ou não de contorções, alongamentos e bocejos. Os movimentos podem se apresentar de forma mais abrupta ou evoluir com certo controle e elegância na execução. Os bebês estão capacitados a usar informações sensoriais para modificar os movimentos e o controle postural nos primeiros meses de vida, e são continuamente desafiados a controlar a postura durante os cuidados diários e movimentos espontâneos.

Decúbito dorsal

Manter a cabeça na linha média ainda é uma tarefa difícil, pois a musculatura do pescoço não se desenvolveu de forma suficiente, então observa-se a cabeça levemente lateralizada. A cintura escapular encontra-se elevada, membros superiores aduzidos e em flexão, os punhos em extensão, estando as mãos próximas aos ombros, cerradas com polegares aduzidos. O tronco sofre interferência da posição da cabeça e não raramente encontra-se com leve inclinação lateral, o que pode modificar o suporte de peso nesta região e, consequentemente, as informações percebidas pelos diferentes receptores. Os membros inferiores apresentam importante flexão, abdução e rotação externa dos quadris, flexão dos joelhos e tornozelos em dorsiflexão (Figura 1).

Nesta posição é capaz de realizar movimentos amplos originados nos ombros, que podem ocorrer aleatoriamente, mas que parecem já ser o início de coordenação olho-mão. Cotovelos, punhos e dedos podem realizar movimentos de flexão e semiextensão, porém, a extensão completa raramente é observada, bem como a de rotação externa do ombro. Os membros inferiores realizam pontapés rítmicos e recíprocos, e os movimentos alternados entre quadril e joelho ocorrem entre flexão e semiextensão acompanhados de rotação externa e abdução do quadril. A dorsiflexão dos tornozelos é mantida durante os movimentos de pontapés.

Decúbito ventral

A cabeça está rodada lateralmente, sendo capaz de elevar e girar para o outro lado, mantendo as vias aéreas liberadas, prevenindo a asfixia. A elevação e a rotação da cabeça em prono parecem exercitar seus músculos extensores e os do pescoço; os extensores da coluna oferecem estímulos vestibulares e fornecem *feedback* sensorial em relação à mudança de peso sobre o corpo, que ocorre com esse movimento. Os membros superiores encontram-se em flexão e adução bem próximos ao corpo; o contato pode ser realizado pelos antebraços e mãos ou apenas pelas mãos com antebraços e cotovelos levemente elevados. O peso do corpo repousa sobre a face e mais superiormente no tórax, enquanto a pelve encontra-se elevada, em grande flexão dos quadris, abdução e rotação externa dos membros inferiores, flexão dos joelhos e dorsiflexão dos tornozelos (Figura 2). Assim, conforme relatado por Bly, o bebê apresentará mais possibilidade de movimento dos membros inferiores, por ter na extremidade superior o maior suporte de peso.

Sentado

Quando puxado para sentar, observa-se a ação dos músculos flexores, porém o tamanho e o peso da cabeça impedem que o bebê a levante, promovendo atraso da cabeça em relação ao corpo. Ao chegar à posição sentada, a cabeça poderá oscilar para um ou outro lado e finaliza deslocando-se anteriormente. O dorso se apresenta arredondado, mas a pelve está perpendicular, possibilitando que o peso possa ser apoiado nas tuberosidades isquiáticas. Os membros inferiores permanecem em grande flexão, rotação externa e abdução, enquanto os superiores pendem soltos para o lado do corpo.

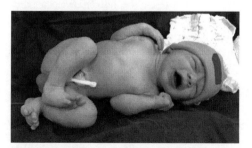

Figura 1 Recém-nascido em atitude flexora dos membros. Em decúbito dorsal, o tronco segue a posição da cabeça.

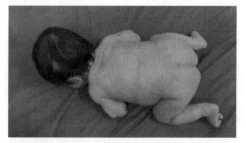

Figura 2 Recém-nascido em decúbito ventral, acentuada flexão dos membros superiores e inferiores, pelve elevada.

Em pé

Quando sustentado na posição vertical e com contato dos pés em superfície rígida, ele poderá responder com aumento do tônus extensor nos membros inferiores proveniente da reação positiva de suporte ou de apoio plantar. Apesar do aumento do tônus, a extensão será limitada, os joelhos estarão em semiextensão e os quadris permanecem em flexão.

Atividade reflexa

São respostas automáticas desencadeadas por estímulos capazes de impressionar diferentes receptores. Os reflexos primários, ou reflexos arcaicos, observados desde o período intrauterino, conferem proteção, novas vivências baseadas em respostas desencadeadas pelos diferentes estímulos, contribuindo para o aprendizado decorrente da formação de novas sinapses e preparando para a motricidade voluntária. Também servem de guia para a avaliação da integridade e maturação do SNC. Constituem um todo harmônico e se encontram inter-relacionados. A presença de respostas assimétricas, estereotipadas ou hipoativas, bem como a ausência em época na qual deveriam ser encontradas, sugerem uma investigação mais minuciosa. Com o processo de maturação cortical, os estímulos que antes provocavam respostas automáticas vão cedendo lugar a vivências menos automáticas, até a aquisição de atividade psicomotora voluntária.

A avaliação desses reflexos deve ser realizada em momento no qual o bebê se encontre calmo, alimentado, de preferência despido, em ambiente com temperatura agradável.

A seguir, serão apresentados os reflexos em sequência cefalocaudal e de proximal para distal, mantendo uma ordem nas posturas de pesquisa, evitando o manuseio excessivo da criança.

Em decúbito dorsal

Reflexo da glabela: leve percussão com o dedo na região da glabela provoca o fechamento imediato das pálpebras, simétrica e bilateralmente. Pode ser observado até por volta do segundo mês e permite verificar eventuais paresias faciais.

Reflexo dos olhos de boneca: presente ao nascimento, sofre rápido declínio e em média se encontra atenuado já a partir do décimo dia de vida. Ao se desviar a cabeça para um dos lados, há desvio conjugado dos olhos para o lado oposto, recuperando lentamente a posição habitual de centralização. Indica integridade das vias vestíbulo-oculares.

Reflexo de busca ou dos quatro pontos cardiais: estímulo oferecido na comissura labial e na porção média perilabial superior e inferior; como resposta, haverá desvio dos lábios para o lado estimulado. A literatura apresenta variabilidade quanto ao período deste como resposta reflexa e a transição para controle voluntário, ocorrendo entre o terceiro a sexto mês de vida.

Reflexo de sucção: um estímulo oferecido pelo dedo mínimo do examinador protegido por uma luva, ou utilizando-se o dorso da mão do próprio bebê, na região do lábio ou da língua. Como resposta, o bebê fará a sucção. Costuma seguir o reflexo de procura com relação ao período de transição para motricidade voluntária.

Reflexo de vômito (ou nauseante): até 6 meses de idade, é desencadeado com estímulo, localizado no terço anterior da língua. De 6 meses em diante, passa para o terço posterior, seguindo como um reflexo de proteção.

Reflexo de Moro: o examinador coloca o bebê sobre um antebraço apoiando a cabeça com a outra mão. A mão que sustenta a cabeça move-se para baixo desencadeando um deslocamento abrupto da cabeça do bebê para trás, o que promoverá a excitação dos canais semicirculares e dos proprioceptores do pescoço pela modificação da posição da cabeça em relação ao corpo. Como resposta, observam-se extensão, abdução e elevação de ambos os membros superiores, seguidas de retorno à posição flexora inicial. Pode ser seguido de choro durante a manobra, por este motivo recomenda-se realizar a pesquisa ao final da avaliação dos demais reflexos. Em média, deve estar integrado por volta do quarto mês de idade.

Reflexo tônico cervical assimétrico (RTCA): descrito por Magnus e De Kleijn, decorre das mudanças tônicas assimétricas nos músculos do pescoço, detectadas pelas terminações proprioceptivas correspondentes às raízes posteriores dos três primeiros nervos cervicais, seguindo por vias aferentes até centros subcorticais ligados ao labirinto. Pode ser observada resposta resultante de movimentos espontâneos ou pela rotação da cabeça para um ou outro lado realizado pelo examinador enquanto a outra mão estabiliza o tronco do RN. Essa resposta se dá pela extensão dos membros do lado para o qual a face estiver direcionada e pela flexão do lado occipital. Essa atitude, também descrita como "de esgrimista", favorece a presença da mão do bebê no campo visual (Figura 3), o que contribuirá para importante aquisição, estabelecendo a imagem da mão no esquema corporal, favorecendo a coordenação olho-mão e facilitando o desenvolvimento da preensão. Esse reflexo estará bem ativo no segundo mês de vida e deverá estar integrado por volta do terceiro a quarto mês.

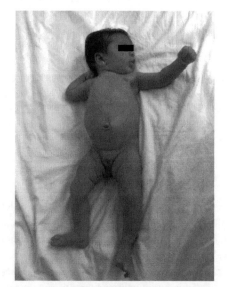

Figura 3   Reflexo tônico cervical assimétrico, espontâneo. Mão do lado extensor entra no campo visual.

Reflexo mão-boca ou de Babkin: como resposta à pressão exercida pelos polegares do examinador sobre as palmas das mãos do lactente, este fará a rotação da cabeça para a linha média, acompanhada pela abertura da boca. Esse reflexo se atenua por volta do terceiro mês e deve estar integrado já no quarto mês. A presença pressupõe à existência de conexões sensório-motoras entre as mãos e a boca, o que permitirá mais tarde a coordenação voluntária entre elas.

Reflexo de preensão palmar: desencadeado pela pressão da palma da mão. Observa-se flexão dos dedos. Resulta de aferência e eferência das raízes de C6, C7 e C8. Desaparece no quarto mês.

Reflexos cutâneos abdominais: a pele do abdome deve ser estimulada com um estilete de ponta romba explorando-se: o reflexo cutâneo abdominal médio, horizontalmente da lateral até o umbigo; o superior e o inferior em linha de cima para baixo e de baixo para cima, até o umbigo. Resultará na contração brusca dos músculos da parede abdominal, decorrente de estímulos superficiais, sendo uma reação medular. Há diferenças relatadas quanto à idade em que se fazem presentes, mas parece haver um consenso de que em torno dos 8 meses a 1 ano de idade as respostas difusas não serão mais observadas, demonstrando maturidade neurológica para a realização desta prova.

Reflexo de extensão cruzada: o membro inferior do bebê deverá ser contido em extensão; a seguir, estimula-se a planta do pé e como resposta o membro inferior contralateral aumenta a flexão da perna sobre a coxa e desta sobre o abdome, para em seguida aduzir e estender ao máximo, aproximando o pé do ponto estimulado, como para se defender do estímulo nocivo. Está presente ao nascimento e costuma desaparecer por volta do segundo mês.

Reflexo cutaneoplantar: realiza-se estímulo com estilete de ponta romba, na porção lateral do pé do bebê, no sentido artelhos-calcâneo para evitar a resposta combinada da preensão plantar, segundo Funayama. Outros autores (Coriat, Dargassies e Lefèvre) sugerem o estímulo no sentido calcanhar-artelhos, seguindo pelo bordo lateral. O reflexo cutaneoplantar é em extensão no primeiro semestre de vida. No segundo semestre, pode ser em flexão, indiferente ou em extensão. Possui aferência em S1 e eferência em L4. A partir da aquisição da marcha independente, deve ser sempre em flexão. Não foi mencionado o reflexo de Babinski, seguindo Coriat, Dargassies e Lefèvre, por ser este um sinal que denuncia lesão piramidal, apresentando características tanto pelo mecanismo fisiológico, como pela expressão semiológica, bem distintas do reflexo cutaneoplantar.

Reflexo de preensão plantar: desencadeado pela pressão da base dos artelhos, observa-se flexão dos dedos do pé. Está presente ao nascimento, atenua-se por volta do terceiro trimestre e desaparece totalmente aos 12 meses. Parece demonstrar maturidade neuromotora da criança, influenciada mais pelo uso voluntário dos membros inferiores do que pela idade cronológica.

Em suspensão vertical

Reação de apoio plantar: observada quando se oferece contato dos pés em uma superfície rígida (mesa de exame) com o bebê suspenso na região infra-axilar em posição vertical. Ele realizará aumento do tônus extensor dos membros inferiores. Em média, é considerado presente até os 2 a 3 meses de idade. Coelho relata este reflexo como de controle situado no tronco cerebral.

Reflexo de marcha: seguindo a postura descrita anteriormente e alcançada a extensão dos membros inferiores, uma leve inclinação anterior favorece a alternância dos membros, com cruzamento de uma perna à frente da outra, resultando na troca de passos. Também observado até os 2 meses de idade em média.

Reação de colocação (*placing reaction*): é desencadeada por estímulo tátil do dorso do pé, estando o bebê em suspensão vertical segurado pelas axilas. Observa-se elevação do pé como se estivesse subindo um degrau de escada. Há integração corticocerebelar, citada por Funayama como o único reflexo primitivo com integração cortical. As mãos podem apresentar a mesma resposta, quando estimuladas na face dorsal, realizando o apoio sobre a mesa de exame. Observado até o segundo mês de vida.

Em suspensão ventral

Reação de Landau: decorre da complexa interação de reações labirínticas e tonicocervicais. É pesquisada com o bebê em suspensão ventral, e nesta condição a cabeça irá se elevar espontaneamente, formando um arco côncavo para cima. Existem relatos distintos com relação a idade em que ela surge e quanto ao seu término. Alguns autores a relatam como presente a partir do nascimento. Outros fazem referência a partir dos 3 meses de idade, quando a extensão da cabeça ultrapassa a linha corporal, quando a extensão alcança o tronco e quadril em torno de 6 meses e quando finalmente se apresenta até os membros inferiores por volta dos 10 meses. É classificada em Landau I, quando ocorre a extensão, e Landau II, quando ao se fletir ventralmente a cabeça da criança esta apresentará flexão do tronco e dos membros.

Reflexo de Galant: pode ser obtido em decúbito ventral (neste caso, deve-se manter a cabeça do bebê na linha média) ou suspensão ventral. Estímulo realizado sobre a pele na região costolombar, um pouco acima da crista ilíaca; como resposta, a coluna se curva para este lado. Presente desde o nascimento, desaparece no decorrer do segundo mês.

Em decúbito ventral

Reação de fuga à asfixia: colocado em decúbito ventral, a rotação da cabeça é imediata, garantindo a liberação das vias aéreas (Figura 4).

Propulsão dos membros inferiores: ao se realizar um apoio plantar firme, a criança realizará uma propulsão anterior, como numa reptação. Identifica força de membros inferiores.

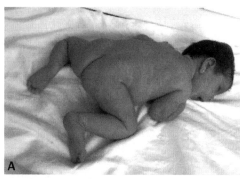 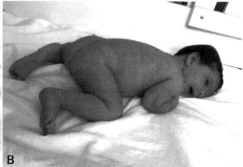

Figura 4   Reação de fuga à asfixia.

Reações posturais

Englobam as reações de retificação (ou endireitamento), proteção e equilíbrio. São respostas automáticas, ativas e variáveis, que serão organizadas dependentes do estímulo. Conferem o alinhamento da cabeça e demais segmentos corporais, com o objetivo de obter estabilidade e equilíbrio. Serão adquiridas ao longo dos primeiros anos, aprimorando-se com o tempo, e constituindo o mecanismo automático de reajuste postural.

Reações de retificação

Reação labiríntica de retificação: lactente em suspensão vertical, segurado pelo tórax logo abaixo das axilas, cabeça orientada para cima. Ao ser movida para trás, apresentará como resposta a flexão ventral da cabeça; ao ser inclinada anteriormente, a resposta será de extensão cervical; na inclinação lateral, ocorrerá a flexão lateral da cabeça para o lado oposto ao estímulo. Decorre da interação dos órgãos otolíticos localizados nos labirintos.

Reação óptica de retificação: atuará em conjunto com a reação labiríntica de retificação, contribuindo para o ajuste da cabeça com relação à posição do corpo no espaço, conferindo a posição da cabeça com a face vertical e a boca horizontal.

Reação cervical de retificação: lactente em decúbito dorsal, quando a cabeça é virada para um lado, o corpo acompanhará o movimento virando em bloco. É desencadeado pelo estímulo aos proprioceptores do pescoço, sendo responsável pelo alinhamento do corpo em resposta ao movimento da cabeça.

Reação corporal de retificação agindo sobre a cabeça: quando ao movimento da cabeça em direção lateral e na intenção de alcance de um objeto ou mudança postural impele a porção superior do corpo seguida posteriormente dos membros inferiores. Esta sucede à reação cervical de retificação, modificando-a e introduzindo rotação ao eixo corporal, o que ocorre em média a partir do quarto mês de idade.

Reação corporal de retificação agindo sobre o corpo: intimamente ligada à anterior, promove o alinhamento do tronco e das partes corporais, pela dissociação de cinturas, com o movimento de rotação do eixo corporal. Ambas as reações corporais, tanto da cabeça como do corpo, respondem aos estímulos assimétricos dos órgãos sensoriais táteis da superfície corporal.

Reações de equilíbrio: são respostas automáticas mediante alterações do centro de gravidade, realizadas de forma contínua e muitas vezes de maneira imperceptível, detectando-se em algumas situações apenas discretas alterações do tônus. As respostas devem possuir forças equilibradas em intensidade proporcional às desestabilizadoras. Têm início com a vivência de determinada postura. No RN, pode-se considerar que a permanência em decúbito dorsal sofrerá modificações em relação aos movimentos executados pelos membros e pela cabeça, exigindo ajustes da região axial. Esse é o início das reações de equilíbrio nesta postura. No desenvolvimento motor, quando a criança assume uma postura, significa que a anterior já apresenta reações de equilíbrio.

PRIMEIRO TRIMESTRE

Já ao nascimento, o RN é capaz de direcionar o olhar para o rosto materno e manter esse olhar por um período. Klaus e Klaus relatam diferentes estudos apresentando: a capacidade do RN a termo reconhecer o rosto materno apenas 4 horas após o nascimento; a preferência de bebês por olhar por mais tempo para círculos e listras do que superfícies lisas; a atração por contornos nítidos e pela presença do contraste claro/escuro; e especialmente a preferência dos bebês por rostos humanos. Os bebês nascem míopes, a visão inicial é melhor à distância de 20 a 25 cm, e apresentam atração por objetos que se movem, desde que consigam focalizá-los. Seguem primeiro com movimento dos olhos e depois com movimento da cabeça horizontal ou verticalmente. Para construir uma visão tridimensional do mundo, o bebê necessitará captar a imagem com os dois olhos, realizando a fusão das duas impressões visuais, uma de cada olho, em uma imagem única. A este controle denomina-se visão binocular. Para que este processo ocorra, deve-se entender que o olho recebe ondas luminosas refratadas pelo cristalino de tal maneira que se forma uma imagem do objeto sobre a retina. Para que um objeto possa ser visto claramente, a imagem deve ser formada sobre a mácula lútea. Os olhos não focalizam todos os objetos nos arredores, mas a atenção e o interesse determinam os pormenores para os quais o olhar irá se dirigir. Dois reflexos têm importante participação neste processo: (i) o reflexo de fixação, que depende da movimentação dos músculos conduzindo o globo para que a imagem caia sobre a retina; e (ii) o reflexo de acomodação, determinado pela musculatura ao redor do cristalino, alterando a espessura e a curvatura deste

e adaptando o olho para ver a diferentes distâncias; não está diretamente ligada à vontade, mas representa uma ação reflexa controlada pelo córtex. A visão representa o sentido mais importante, pois a maior parte das impressões sensoriais é a visual. A maturação da visão acompanha as aquisições dos marcos motores e contribui para estes em relação direta. Assim, nos primeiros meses, a visão contribuirá de forma significativa para a movimentação da cabeça, que, por sua vez, influenciam na ativação dos músculos cervicais. O alongamento destes músculos ativará os proprioceptores do pescoço, bem como o movimento enviará estímulos aos receptores vestibulares. Esse conjunto de atividades contribuirá para a aquisição do controle cefálico, considerado o primeiro marco motor.

O primeiro trimestre de vida será marcado por um período de importante adaptação do organismo ao meio ambiente, sobretudo à ação das forças gravitacionais sobre o corpo do bebê. Uma visão mais dinâmica do desenvolvimento dos sistemas destaca como o comportamento pode ser conceituado como tendo períodos flutuantes de estabilidade e variabilidade. Durante o desenvolvimento de novos comportamentos, as crianças exploram possíveis estratégias para esse comportamento, selecionam aquelas que sejam mais eficientes e reduzem o uso de estratégias não preferidas. O desenvolvimento motor humano típico é caracterizado assim pela variação e pelo desenvolvimento da variabilidade adaptativa. Dessa forma, a variabilidade é frequentemente descrita como um indicador-chave do desenvolvimento motor típico. A grande conquista desse trimestre será a aquisição do controle da cabeça na linha média, em decúbito dorsal, e a possibilidade de vencer a ação da gravidade controlando a cabeça em decúbito ventral.

Aos 2 meses de idade, o bebê é capaz de adaptar o controle postural para reduzir o deslocamento do centro de pressão, na presença de um estímulo visualizando um brinquedo, mantendo um nível ideal de complexidade sem usar movimentos repetitivos para atingir o objetivo. Dusing et al. observaram mudanças na magnitude da variabilidade e da complexidade da oscilação postural durante o desenvolvimento do controle inicial da cabeça e do alcance em decúbito dorsal de crianças com desenvolvimento típico. A magnitude da variabilidade não mudou sistematicamente durante o desenvolvimento de nenhum desses comportamentos, contudo, durante o desenvolvimento desses comportamentos iniciais em bebês com desenvolvimento típico, a complexidade é inicialmente alta, o que proporciona oportunidades de aprendizagem, e então diminui à medida que a habilidade melhora. Os autores propõem que essa diminuição, após os estágios iniciais de aprendizagem, reflete a capacidade do bebê de selecionar as estratégias de controle postural mais eficientes para determinado comportamento, reduzindo a complexidade ou aumentando a regularidade do balanço postural. A criança aprende as estratégias de controle postural disponíveis pela experiência durante o período anterior de maior complexidade e retém a capacidade de selecionar várias estratégias, mas usa um número menor de estratégias regularmente.

A evolução da motricidade no primeiro trimestre trará como principais características:

- A maturação visual evolui na captura das imagens (fixação), acomodação visual e com a visão binocular ainda sendo preparada. O rastreamento de objetos em movimento favorece a ação dos músculos cervicais. A orientação da cabeça lateralmente reforça a presença do RTCA, conferindo as experiências assimétricas próprias deste reflexo, porém não impossibilitando o bebê de realizar movimentos de simetria ou de vivenciar a exploração mão-boca.
- Em decúbito dorsal, a redução progressiva da hipertonia flexora observada no RN, passando por um período de relativa hipotonia fisiológica, favorece ao bebê a rotação externa dos ombros e certa extensão do quadril. Os movimentos dos membros superiores e inferiores tornam-se mais amplos, variados e complexos. A variabilidade e a complexidade são importantes componentes do desenvolvimento do movimento normal. A variabilidade é a capacidade para variar ou usar diferentes repertórios de movimento em repetições múltiplas da mesma tarefa ou durante uma série de movimentos repetidos. Já a complexidade é uma medida da estrutura temporal da variabilidade ao longo do tempo. Um sistema com baixa complexidade utiliza estratégias disponíveis em sequência ou repetidamente, e um sistema de alta complexidade usa estratégias em ordens imprevisíveis.
- A assimetria promovida pelo RTCA traz informações com maior extensão para cotovelo e extremidade superior do lado facial. Em contrapartida, o lado occipital sofrerá incremento do aumento de tônus flexor. Em ambos os movimentos do cotovelo, estes serão acompanhados por adução escapular a abdução do úmero, condição esta que contribuirá para a extensão da coluna vertebral. Durante o terceiro mês, a cabeça já permanecerá por mais tempo na linha média, configurando o início de fase mais simétrica, a vinda das mãos à linha média, ao corpo e à boca. O reflexo de preensão palmar ainda está sendo integrado, o que permite ao bebê manter um objeto por pouco tempo na mão.
- Os membros inferiores apresentam pontapés bilaterais, simétricos ocasionalmente alternados.
- A reação cervical de retificação pode conduzir o corpo à mudança de decúbito na sequência de um movimento da cabeça.
- Puxado para sentar, já se observa a reação labiríntica e óptica de retificação, contribuindo para a redução do atraso inicial da cabeça para participação dos músculos flexores durante a ação. A pelve mantém a relação perpendicular, e o suporte de peso ocorre nas tuberosidades isquiáticas, quando alcança o sentar.
- Em decúbito ventral, o controle cefálico progride dia a dia, com melhor desempenho das

reações óptica e labiríntica de retificação. Os membros superiores principiam o suporte de peso nos antebraços, inicialmente com os cotovelos atrás da linha dos ombros, progredindo para alinhamento dos cotovelos anterior à linha dos ombros (Figura 5). Esse movimento favorecerá maior estabilidade de cintura escapular e extensão da coluna, contribuindo para o melhor desempenho no controle cefálico nessa posição. O controle cefálico evoluirá de 45° para 90° na linha média ao final do trimestre. O aumento do sinergismo muscular proveniente dos extensores lombares favorece a estabilização do tronco. A flexão do quadril e dos membros inferiores também reduz dia a dia. O movimento de rotação da cabeça para um lado faz com que o tronco desloque o peso lateralmente para o mesmo lado, o que contribui para a dissociação dos membros inferiores e alongamento dos músculos flexores.

- Em suspensão vertical ao final do primeiro trimestre, o suporte de peso ocorrerá sobre os pés com maior carga sobre as pernas dependendo do grau de abdução dos membros inferiores. Quando os pés estão próximos, o suporte de peso será menos efetivo. O reflexo de preensão plantar pode ser observado com a acentuação da flexão dos dedos dos pés. Ainda no terceiro mês, pode-se observar um período denominado astasia,

no qual o bebê não sustenta o peso corporal sobre os membros inferiores quando colocado em pé. Costuma ser uma fase não muito longa e de transição para o controle de ação superior, decorrente da mielinização do SNC.

- Linguagem, social e cognitivo: contato inicialmente nos olhos, progride para olhos e boca de quem conversa com ele, vocaliza em resposta, ri. O choro sinaliza necessidades. Gosta do contato físico.

SEGUNDO TRIMESTRE

- O bom desempenho do controle cefálico contribui para que a visão se torne a cada dia mais eficiente, tanto na captura da imagem como na fixação. Os movimentos desencadeados pelo rastreamento visual contribuem para o desenvolvimento de vários músculos, reforçando o controle da cabeça. A visão binocular tem início nessa fase, assim como movimentos isolados dos olhos dissociados dos movimentos da cabeça.
- A simetria corporal, a orientação na linha média e os movimentos simétricos das extremidades predominam no início do segundo trimestre, contribuindo para a coordenação dos dois lados do corpo. Ao final do trimestre, terá alcançado movimentos voluntários assimétricos, alternados, recíprocos, dissociados e coordenados.
- Esse período será marcado pela progressão nas atividades de reforço no uso e no ganho de força dos músculos de membros superiores, bem como no trabalho e no preparo da musculatura de tronco para a grande conquista do rolar e pivotar. Aos 4 meses, o rolar de supino até decúbito lateral estará presente e dará início ao pivotar em decúbito ventral. Aos 5 meses, é capaz de rolar de prono para supino, e aos 6 meses rola de supino para prono. Essa conquista é marcada pela maturação das reações óptica e labiríntica e especialmente pela reação corporal de retificação.

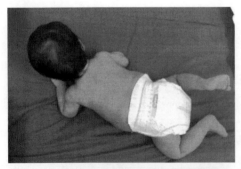

Figura 5 Início das reações óptica e labiríntica de retificação em decúbito ventral. Suporte de peso nos antebraços, com os cotovelos atrás da linha dos ombros.

- Em decúbito dorsal, a atividade de alcance dos membros superiores em direção a um objeto é marcada pelo movimento inicial do ombro, denominada como alcance em varredura ou unidimensional. Inicia a preensão ulnar, sendo ainda pouco eficiente no suporte do brinquedo.
- Aos poucos, a preensão evoluirá para digitopalmar, ainda sem a participação do polegar. Durante esse trimestre, o alcance progredirá com a participação do ombro combinado com maior extensão do cotovelo, evoluindo para punho e dedos.
- Para melhor desempenho nas tarefas de alcance, o corpo necessita de estabilidade, e esta é preparada por contínuas mudanças nos centros de pressão do corpo sobre a superfície. A repetição da atividade conduz ao aprimoramento, tanto da estabilidade corporal como da possibilidade de uso de novas estratégias para o alcance, e a preensão de objetos variáveis na forma e no peso.
- As mãos se encontram na linha média, tocam o corpo, objetos são levados à boca. Quando em decúbito dorsal, com os membros inferiores em flexão, as mãos podem tocar inicialmente os joelhos e ao final do trimestre pegar os pés e levá-los à boca. A preensão evolui de ulnar para palmar simples, em que faz uso dos quatro dedos, sem a participação do polegar. O alcance conta com participação ativa de ombro e cotovelo.
- Em decúbito ventral, os membros superiores alcançam progressivamente maior extensão no suporte de peso, direcionando para o apoio sobre as mãos. A mobilidade da cabeça é cada vez maior e mais firme, assim como a extensão da coluna se amplia (Figuras 6A e 6B). O melhor controle do corpo nesta posição, a preensão digitopalmar e a evolução do alcance em direção ao objeto contribuirão para a exploração destes e maior alcance visual (Figuras 7A a 7C). Surge o pivotear, trabalhando a musculatura do tronco, no sentido flexão-extensão e depois lateralmente.

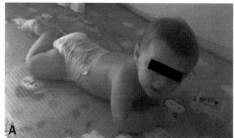
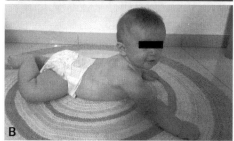

Figura 6 (A) e (B) O controle cefálico é mais eficiente, favorecendo maior mobilidade para a cabeça.

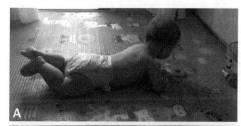
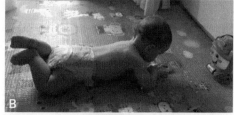
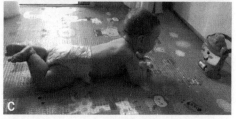

Figura 7 (A) a (C) O melhor controle corporal em decúbito ventral permite a exploração dos objetos e maior alcance visual.

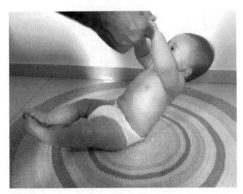

Figura 8 Ao ser puxada para sentar, já auxilia com movimento da cabeça.

- Quando puxado para sentar, a participação já é eficiente (Figura 8) e, quando colocado sentado, a extensão do tronco mantém uma postura semiereta. Os membros inferiores se organizam em flexão, contribuindo para uma base de suporte ampla, o que confere maior estabilidade à postura. No sexto mês, já é capaz de permanecer sentado momentaneamente com apoio dos membros superiores posicionados anteriormente e ocasionalmente retirando este suporte (Figuras 9A e 9B). Ainda não conquistou equilíbrio para se manter estável nessa postura, mas à base de suporte, conferida pela flexão, abdução e rotação externa dos membros inferiores, já se apresenta mais reduzida, com menor componente de flexão dos joelhos.
- Na posição vertical, necessita de suporte no início do trimestre e ao final deste assume, com maior eficiência, a aceitação do suporte de peso sobre os membros inferiores, com joelhos mais estendidos (Figuras 10A e 10B). Cabeça e tronco apresentam maior estabilidade, permitindo ser apoiado pelas mãos.
- Nesse período, a rotação do corpo pode ser considerada a grande conquista, com melhor desempenho para cabeça, tronco, mobilidade no plano horizontal, alcance e manuseio de brinquedos, transferências de objetos de uma mão para outra. Em decúbito ventral, a extensão dos membros superiores e as transferências no suporte de peso entre um e outro membro superior darão a possibilidade de se empurrar inicialmente para trás. Algumas crianças alcançarão o arrastar anteriormente no final desse trimestre, outras no início do terceiro trimestre.

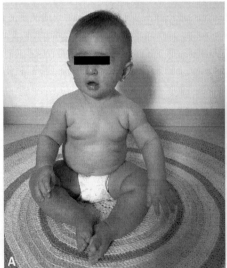 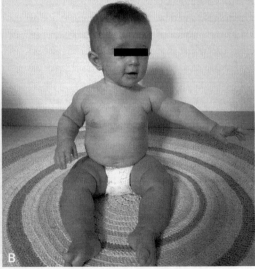

Figura 9 (A) e (B) Iniciando controle em sedestação, reduzindo o apoio de membros superiores momentaneamente.

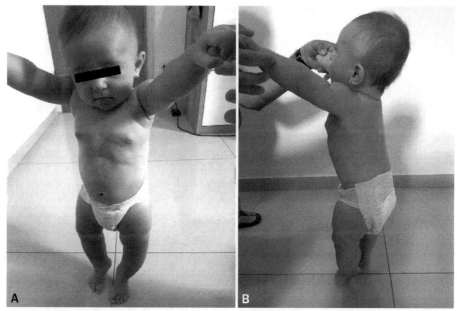

Figura 10 (A) e (B) Na postura vertical, aumenta a extensão dos membros inferiores.

- Linguagem, social e cognitivo: no início do trimestre, interage bem com estranhos, mas a cada dia que passa se apega mais à presença da mãe, levanta os braços para que a mãe o pegue, inicia o balbucio, vocaliza prazer e desprazer.

TERCEIRO TRIMESTRE

- Raramente, o bebê permanecerá em supino. Já domina bem o rolar, pivotear, inicia o arrastar para trás e depois anteriormente, alcança o sentar e faz as primeiras tentativas na posição de quatro apoios. A preensão evolui para pinça inferior, com ação do polegar em direção ao indicador. O alcance a cada dia se apresenta mais aprimorado e eficiente.
- Na medida em que apresente bom controle do ombro e as reações de endireitamento aprimoradas, terá preferência por permanecer em decúbito lateral, ao brincar.
- A transferência de decúbito ventral para sentado se dá com a passagem pela posição de quatro apoios. Nesta situação, experiencia o balanço corporal e suporte de peso na posição quadrúpede, preparando-se para o engatinhar. Necessita de boa estabilidade dos membros superiores e tronco, boa mobilidade do quadril e rotação corporal. A transição de sentado para prono também ocorrerá.
- A postura sentada se torna funcional, com o desprendimento dos membros superiores do apoio, o que tornará as mãos funcionais para o brinquedo. Manipula objetos com as duas mãos e é capaz de transferir de uma para outra. Ainda não apresenta reações de equilíbrio nessa postura, mas em eventuais desestabilizações responderá com as reações de proteção de braços, inicialmente para a frente, progredindo lateralmente. As reações de endireitamento se fazem presentes evitando que a criança bata a cabeça ao cair. Ao final do trimestre, apresentará maior estabilidade e a base de apoio, nessa postura, já apresentará maior extensão dos membros inferiores.
- Engatinhar trará maior mobilidade ao bebê, com melhor desempenho motor, permitindo maior exploração do ambiente, favorecen-

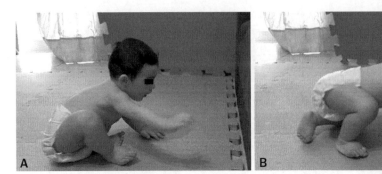

Figura 11 (A) e (B) Transferência de sentado para o engatinhar.

do o aprendizado sobre a relação entre alturas, distâncias e tempo (Figuras 11A e 11B).
- Ainda nesse período, o bebê estará iniciando a passagem para em pé inicialmente com apoio dado pelo cuidador, evoluindo para o apoio, segurando-se em móveis. Nesse caso, agachar e levantar passam a ser atividades exploratórias interessantes e que contribuirão com maior flexibilidade e aumento da força muscular dos membros inferiores numa atividade sequenciada de contrações concêntricas e excêntricas destes músculos.
- As transferências para a posição em pé darão início às posturas intermediárias, com passagens pelo ajoelhado e semiajoelhado. Quando ajoelhado, a ação dos extensores e flexores do quadril estabilizará a pelve, mantendo o quadril com leve flexão, em rotação externa e abdução. Para alcançar o semiajoelhado, necessitará de boa estabilidade de tronco e quadril e da habilidade de deslocar o peso lateralmente para o lado que suportará o peso do corpo e da perna contralateral ser deslocada anteriormente, como parte de reação de equilíbrio. Essa é uma postura assimétrica, portanto, mais difícil de ser alcançada, mas que demonstra maior desenvolvimento do controle do quadril (Figuras 12A a 12D).
- Linguagem, social e cognitivo: mostra-se ansioso com estranhos e o vínculo com a mãe se faz mais forte, grita para chamar a atenção e gosta de brincadeiras mais vigorosas. O balbucio segue aprimorando em sílabas duplas "baba", reage bem à música, acena para dizer adeus.

QUARTO TRIMESTRE

- A criança se apresenta bem ativa, atenta a tudo que a cerca e explorando o ambiente intensamente. As posturas no plano horizontal não são mais as favoritas. O alcance apresenta boa direção na trajetória (Figuras 13A e 13B). Adquire a pinça superior, quando o polegar se opõe à polpa do dedo indicador, permitindo o manuseio de pequenos objetos. Passa o dia engatinhando, subindo e descendo de mobiliário, degraus, caixas, e sentado quando interessado em explorar exaustivamente um objeto novo.
- Já é capaz de se manter sentado com os membros inferiores em extensão e alinhados com o corpo. A rotação no eixo corporal já existe, ampliando o campo visual e o acompanhamento dos objetos que se locomovem. A reação de proteção dos braços para trás estará presente, assim como as reações de equilíbrio quando sentado.
- Engatinha com rapidez e bom domínio e às vezes se coloca na posição de urso, quando o suporte é realizado com as mãos e os pés no chão e o quadril elevado. Algumas crianças se locomovem por curto período nessa posição, precedendo a marcha.
- As transferências posturais acontecem durante todo o tempo, alternando entre senta-

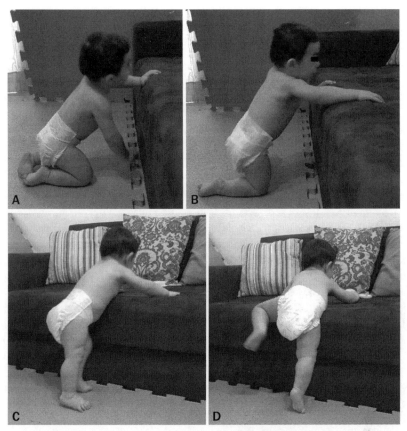

Figura 12 (A) a (D) Transferências para a posição em pé e subindo no sofá.

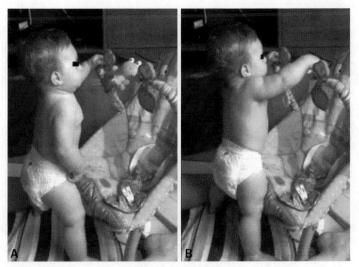

Figura 13 (A) e (B) O alcance é realizado com boa direção.

do, quatro apoios, ajoelhado, semiajoelhado, agachado e em pé. As posturas intermediárias começam a ser exploradas sem o apoio dos membros superiores.
- Realiza troca de passos apoiado com as duas mãos, iniciando com passos laterais. As mãos são necessárias nesse estágio para que possa manter o equilíbrio. A velocidade da marcha apoiada é baixa. Progride para o apoio de uma das mãos, o que favorecerá a troca de passos anterior.
- As reações de equilíbrio e proteção se aprimoram, e o corpo adquire cada vez mais mobilidade e estabilidade. Treinos contínuos de transferência e suporte de peso preparam para o início da marcha independente. A criança, quando na posição em pé, solta as mãos do apoio, mantendo uma base de suporte alargada (Figura 14), eventualmente perde a estabilidade e cai sentada no chão. Aprende a cada nova situação, prepara os mecanismos antecipatórios para o ajuste da postura em pé. O retorno do chão para em pé novamente ocorrerá, provavelmente, com a transferência por semiajoelhado. Ela deslocará o peso para a frente na perna que está flexionada, levantando o peso do corpo nesta perna. Isso requer força e controle do quadríceps e extensores do quadril. O tornozelo e os pés serão usados para o equilíbrio durante a transferência.
- Quando conduzida por um cuidador, pelas mãos, para troca de passos, será requisitada a maior equilíbrio do corpo, uma vez que a referência de apoio é instável.
- O início da marcha sem apoio ocorrerá com ausência de balanço recíproco dos braços, estes na verdade apresentarão maior fixação da extremidade superior, com os ombros elevados, adução escapular e flexão dos cotovelos. O quadril apresenta flexão, rotação externa e abdução dos membros inferiores, joelhos também com flexão, e a base de suporte é alargada. A perna de balanço realiza exagerada flexão, acompanhada de abdução e rotação externa e, na fase de suporte, o joelho irá se estender. O contato do pé no solo ocorre com apoio plantar total, e o calcanhar

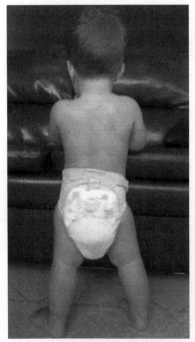

Figura 14 Base de apoio alargada ao iniciar o controle da postura vertical.

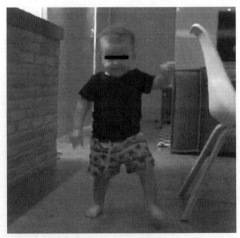

Figura 15 Início da marcha independente. Fixação dos membros superiores, base de apoio alargada.

e o antepé chegam ao solo ao mesmo tempo (Figura 15). A princípio, a marcha imatura apresenta velocidade aumentada e assim que a criança aprende a caminhar aprende a correr, sendo esta a locomoção inicial. A cada dia, aprimora o desempenho, com possibilidade de melhor direcionamento na trajetória e na redução da fixação superior (Figuras 16A a 16D). Em geral, alcança a marcha independente por volta dos 12 meses de idade, mas algumas crianças o fazem aos 10 e outras até aos 15 meses.

- Linguagem, social e cognitivo: entende quando é repreendida ou elogiada, procura agradar a mãe, mas tem vontades próprias. Não permite com muita facilidade que a pegue, seleciona as pessoas das quais já possui uma referência. É curiosa. Já emite sons como "mamã", "papá", "au-au". Reage bem ao próprio nome.

DE 1 A 2 ANOS DE IDADE

- Neste período, a criança estará aprimorando a locomoção e as reações de equilíbrio e proteção na postura vertical. Demonstra capacidade para caminhar, agachar e pegar um brinquedo, manter-se na posição agachada enquanto brinca, desviar de objetos espalhados pelo chão enquanto caminha (Figuras 17A a 17C). A coordenação permite realizar atividades manuais com maior competência, como: colocar e retirar brin-

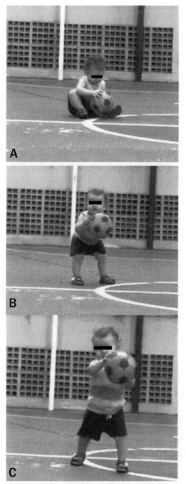

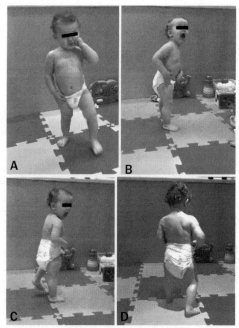

Figura 16 (A) a (D) Após a aquisição da marcha, aprimora a cada dia o controle com melhor direcionamento da trajetória.

Figura 17 (A) a (C) Maior controle nas transferências e na mobilidade, após alcançar a marcha independente.

quedos de uma caixa, empilhar dois a três cubos, levar alimentos à boca, despir peças de roupa, rabiscar com um lápis e atirar objetos e observando.
- Caminha para trás puxando um brinquedo, sobe em um carrinho de rodas e sobre este se empurra com os pés no chão, inicialmente para trás e depois para adiante. Ainda não pedala, mas começa a ter noção temporoespacial e dirige o carrinho inicialmente batendo em móveis e paredes e depois com a habilidade de perceber e desviar corretamente.
- A comunicação é a grande especialidade no momento, ampliando a capacidade de compreensão e emissão, entende o "sim" e o "não" e aos poucos combina duas palavras. A progressão é diária.
- Ao final do segundo ano de idade, a criança apresenta melhor estabilidade na marcha alterando a velocidade apresentada inicialmente, da cadência de 176,7 passos/minuto para 168,8 passos/minuto aos 2 anos e 163,5 passos/minuto aos 3 anos. Em contrapartida, o comprimento do passo aumenta de 21,6 cm com 1 ano, para 27,6 cm aos 2, e 32,9 cm aos 3 anos. Essas mudanças permitem que a direção da trajetória seja mais eficiente, introduz o balanceio recíproco dos braços aos 3 anos e é capaz de reprogramar e alterar a rota durante o transcorrer com estabilidade.
- Corre com bom desempenho, sobe e desce escadas com apoio e sem alternância dos membros inferiores. Chuta uma bola e é capaz de pedalar um triciclo, equilibra-se sobre um patinete (Figura 18). Pula de um degrau para o chão, na sequência pula com os dois pés no chão. Joga uma bola e também começa a chutar.

As habilidades seguirão em aprendizagem e aprimoramento, abordando novas competências de motricidade grossa, coordenação e equilíbrio. Estudos realizados por Lefèvre reuniram as habilidades motoras referentes a fala e linguagem, equilíbrio estático (EE) e equilíbrio dinâmico (ED), coordenação apendicular (CA),

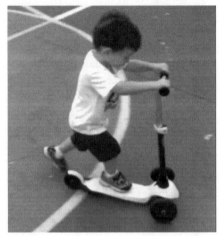

Figura 18 Controle de equilíbrio e coordenação ao andar de patinete.

coordenação tronco-membros (CTM), exame da sensibilidade e da persistência motora de crianças na faixa etária de 3 a 7 anos. Esse material é utilizado ainda hoje como instrumento de pesquisa e avaliação neurológica para a criança, denominado exame neurológico evolutivo.

Na sequência, serão apresentados os principais marcadores referentes à motricidade, abordando apenas EE, ED e CA, direcionando para o entendimento da sequência evolutiva dessas competências no desenvolvimento típico.

AOS 3 ANOS DE IDADE

EE: é capaz de realizar a posição de Romberg com os olhos abertos (OA – 30").

ED: anda em linha por reta por 5 m; anda para trás puxando um carrinho por 5 m; sobe e desce escada sem apoio, porém ainda não alterna os membros inferiores nos degraus; corre contornando obstáculos; apanha um objeto no chão, sem auxílio da outra mão.

CA: constrói uma torre com 9 cubos ou mais; copia um traço vertical de um modelo (10 x 10 cm); joga uma bola por cima, na direção do examinador; realiza a manobra índex-nariz com olhos abertos (OA); chuta uma bola (escolha do pé é livre).

AOS 4 ANOS DE IDADE

EE: realiza a posição de Romberg com os olhos fechados (OF – 30").

ED: anda nas pontas dos pés por 5 m; sobe e desce escadas sem apoio, alternando os pés.

CA: consegue virar páginas de um livro eumetricamente; copia uma cruz do modelo desenhado em cartão; realiza a manobra índex-nariz com OF; faz uma bolinha de papel com a mão dominante; enrola o fio em um carretel, estando parado na posição em pé.

AOS 5 ANOS DE IDADE

EE: em pé, apoio plantar com a ponta de um calcanhar encostado no outro (OA – 10").

ED: anda para a frente colocando o calcanhar de um pé encostado na ponta do outro por 2 m; consegue saltar de uma corda de 30 cm de altura correndo; salta de uma corda de 30 cm de altura estando parado, com os pés juntos; salta girando sobre si mesmo, sem desviar do lugar; desloca-se 5 m pulando nos dois pés; desloca-se 5 m pulando num pé só (escolha do pé é livre); consegue dar um salto para o lado, ficar parado depois do salto.

CA: copia um círculo de modelo desenhado em cartão; copia um quadrado de modelo desenhado em cartão; joga uma bola de tênis, por cima, em um alvo – 2 m; estando sentado, consegue bater com os pés alternadamente, ritmo escolhido; toca com a ponta do polegar em todos os dedos, nas duas mãos e nas duas direções: abre uma mão e fecha a outra alternadamente, com os membros superiores horizontalmente para a frente.

AOS 6 ANOS DE IDADE

EE: em pé, apoio plantar com a ponta de um calcanhar encostado no outro (OF – 10").

ED: anda para trás, com o calcanhar de um dos pés encostado na ponta do outro por 2 m; desloca-se por 5 m pulando sobre um pé só, com o pé não dominante.

CA: descreve um círculo com os dedos indicadores, estando os braços estendidos horizontalmente para os lados; andando, consegue enrolar a linha de um carretel no dedo indicador da mão dominante; bate o dedo indicador direito na mesa e o pé direito no chão, ao mesmo tempo, e alternadamente com os esquerdos.

AOS 7 ANOS DE IDADE

EE: permanece parado, nas pontas dos pés, com os braços caídos ao longo do corpo, pés juntos (OA – 30"); parado, apoio plantar sobre um pé só, braços caídos ao longo do corpo (OA – 30"); de pé, apoio plantar sobre um pé só, braços caídos, a outra perna fletida em ângulo reto, coxas paralelas (OA – 10"); agachado, apoio na ponta dos pés, calcanhares unidos, membros superiores abertos lateralmente (AO – 10"); sentado, equilibrar uma régua horizontalmente no dedo indicador da mão escolhida, 10".

ED: pular o mais alto que puder e bater palmas duas vezes enquanto estiver com os pés fora de contato com o solo.

CA: realiza a prova das "marionetes" com as duas mãos.

Esta sequência apresentada no exame neurológico evolutivo é capaz de direcionar no entendimento sequenciado das habilidades motoras que evoluem nesse período da infância. A criança, após adquirir a marcha com independência, amadurece o desempenho aproximando a marcha semelhante à do adulto, aos 5 anos de idade, quando apresenta equilíbrio suficiente em uma base de apoio mínima e não depende tanto das aferências visuais para se manter equilibrado. Evolui do deslocamento sobre um carrinho de rodinhas, no qual se empurra com os pés no chão, para pedalar e guiar um triciclo, andar em uma bicicleta com rodinhas e finalmente ter equilíbrio, coordenação e orientação temporoespacial que permitem andar de bicicleta sobre duas rodas apenas.

As atividades com bola progridem do ato de receber e entregar, para atos mais complexos como arremessar com direção, em maior ou menor distância, bolas de diferentes tamanhos e pesos, até atividades nas quais o arremesso é realizado junto ao deslocamento corporal em atividades de grupo.

Da mesma forma, ocorrerá a progressão nas atividades de chutar uma bola. Atividades de coordenação bilateral devem ser observadas e incentivadas durante esse período. Para cada uma das atividades citadas, a participação dos diferentes sentidos e o aprimoramento das reações posturais serão marcadores determinantes para as novas conquistas.

CONSIDERAÇÕES FINAIS

O desenvolvimento neuropsicomotor saudável é dependente de diferentes fatores e segue um processo de maturação e aprendizado diário, rico em detalhes e variáveis que se combinam para que a criança possa alcançar independência e capacidade de estabelecer uma boa relação com o ambiente e as pessoas que o rodeiam. Observar esse processo, entendê-lo e aprender com as novas pesquisas tornarão o profissional mais acertivo nas decisões e condutas.

AGRADECIMENTOS

Ao Gabriel, à Beatriz, à Julia, ao Noah, ao Enrico, ao Diogo, ao Pedro e a seus pais, que com tanta gentileza contribuíram para enriquecer este capítulo com as imagens cedidas.

BIBLIOGRAFIA

1. Amorim RHC, Magalhães LC, Paixão ML, Barros CGC. Acompanhamento do recém-nascido de risco. In: Fonseca LF, Pianetti G, Xavier CC. Compêndio de neurologia infantil. Rio de Janeiro: Medsi; 2002.
2. Amorim RHC. Avaliação neurológica do recém-nascido. In: Fonseca LF, Pianetti G, Xavier CC. Compêndio de neurologia infantil. Rio de Janeiro: MEDSI; 2002.
3. Bearzoti P. Considerações sobre o reflexo tônico cervical de Magnus – De Kleijn. Arq Neuro-Psiquiatr. 1997;55(1):70-4.
4. Bessa MFS, Pereira JS. Equilíbrio e coordenação motora em pré-escolares: um estudo comparativo. Rev Bras Ciên Mov (Brasília). 2002;10(4):57-62.
5. Bly MAL. Motor skills aquisition in the first year: an illustrated guide to normal development. San Antonio, Texas: Therapy Skill Builders; 1984.
6. Brazelton TB. Momentos decisivos do desenvolvimento infantil. São Paulo: Martins Fontes; 1994.
7. Campbell S. A vida secreta do bebê. São Paulo: CMS; 2004.
8. Coelho MS. Avaliação neurológica infantil nas ações primárias de saúde. São Paulo: Atheneu; 1999.
9. Coriat LF. Maturação psicomotora no primeiro ano de vida da criança. São Paulo: Centauro; 2001.
10. Dargassies S. Desarrollo neurológico del recien nascido de termino y prematuro. Buenos Aires: Panamericana; 1977.
11. Diament A, Cypel S. Neurologia infantil. 4ª ed. São Paulo: Atheneu; 2005.
12. Dusing SC, Izzo TA, Thacker LR, Galloway JC. Postural complexity differs between infant born full term and preterm during the development of early behaviors. Early Hum Dev. 2014;90(3):149-56.
13. Dusing SC. Postural variability and sensorimotor development in infancy. Developm Med Child Neurol. 2016;58(Suppl. 4):17-21.
14. Flehmig I. Texto e atlas do desenvolvimento normal e seus desvios no lactente: diagnóstico e tratamento precoce do nascimento até o 18° mês. São Paulo: Atheneu; 2000.
15. Funayama CAR. Exame neurológico em crianças. Simpósio: Semiologia Especializada; cap III. Medicina, Ribeirão Preto. 1996;29:32-43.
16. Futagi Y, Toribe Y, Suzuki Y. The grasp reflex and moro reflex in infants: hierarchy of primitive reflex responses. Int J Pediatr. 2012;2012:191562.
17. Garcia JM, Gherpelli JLD, Leone CR. Importância da avaliação dos movimentos generalizados espontâneos no prognóstico neurológico de recém-nascidos pré-termo. J Pediatria. 2004;80(4):296-304.
18. Gherpelli JLD. Propedêutica neurológica do recém-nascido e sua evolução. Rev Med (São Paulo). 2003;82(1-4):22-33.
19. Gonçalves MCP. Prematuridade: desenvolvimento neurológico e motor. Avaliação e tratamento. Rio de Janeiro: Revinter; 2012.
20. Hurley DS. Developing fine and gross motor skills: birth to three. Texas: Pro-Ed; 2000.
21. Klaus MH, Klaus PH. Seu surpreendente recém-nascido. Porto Alegre: Artmed; 2001.

22. Lefèvre AB. Exame neurológico evolutivo. In: Diament A, Cypel S. Neurologia infantil. São Paulo: Atheneu; 1989.
23. Liddle TL, Yorke L. Coordenação motora. São Paulo: M. Books; 2007.
24. Prechtl HFR. General movement assessment as a method of developmental neurology: new paradigms and their consequences. Develop Med Child Neurol. 2001;43:836-42.
25. Ratliffe KT. Fisioterapia clínica e pediátrica: guia para a equipe de fisioterapeutas. São Paulo: Santos; 2000.
26. Shepherd RB. Fisioterapia em pediatria. 3ª ed. São Paulo: Santos; 2002.
27. Thompson N. Análise clínica da marcha. In: Pountney T, editor. Fisioterapia pediátrica. Rio de Janeiro: Elsevier; 2008.
28. Trindade A. Gestos de cuidado, gestos de amor. São Paulo: Summus; 2007.

Seção II

Fisioterapia hospitalar

6
Abordagem da fisioterapia respiratória em unidade de terapia intensiva neonatal

Letícia Cláudia de Oliveira Antunes
Lígia Maria Suppo de Souza Rugolo

INTRODUÇÃO

Os avanços tecnológicos nos cuidados intensivos neonatais, o advento de novos recursos diagnósticos e terapêuticos nas últimas décadas, bem como o uso ampliado e otimizado da ventilação mecânica têm propiciado aumento significativo na sobrevivência de recém-nascidos gravemente doentes, especialmente os prematuros. Nesse contexto, a população atual das unidades de terapia intensiva (UTI) neonatais é representada basicamente por pequenos prematuros, em uso de ventilação mecânica prolongada, internados por longo período e expostos a graus variados de risco para complicações agudas e crônicas em vários órgãos e sistemas, especialmente o sistema respiratório. É inquestionável que a assistência a esses pacientes deve ser multiprofissional e a participação do fisioterapeuta cada vez mais tem sido destacada, exercendo várias funções em conjunto com a equipe.

O fisioterapeuta participa da administração e do controle de gases medicinais, da ventilação mecânica invasiva e não invasiva, bem como do desmame ventilatório e da administração de surfactante, sendo responsável pela avaliação funcional de recém-nascidos, por intervenções preventivas e terapêuticas. Assim, o fisioterapeuta deve ser membro nato da equipe multiprofissional de UTI neonatal e o treinamento e a habilitação nos cuidados respiratórios é fundamental para a efetividade e a segurança das manobras necessárias aos recém-nascidos. No Brasil, segundo determinação da Agência Nacional de Vigilância Sanitária (Anvisa, resolução RDC-7/2010), toda UTI neonatal deve ter no mínimo um fisioterapeuta para cada dez leitos e a assistência fisioterápica deve ser disponível 18 horas por dia.

OBJETIVOS E INDICAÇÕES DA FISIOTERAPIA

No geral, os objetivos da fisioterapia visam a obter a função normal ou, caso não seja possível, melhorar a função em três grandes áreas:

- Cardiopulmonar.
- Musculoesquelética.
- Neurológica.

Em UTI, a atuação dos fisioterapeutas tem como principal foco, mas não único, os cuidados respiratórios de pacientes em ventilação mecânica e os principais objetivos da atuação estão apresentados no Quadro 1.

Em UTI neonatal, a remoção de secreções é a indicação mais frequente de fisioterapia respiratória. O Quadro 2 apresenta as principais indicações de fisioterapia respiratória em recém-nascidos.

Quadro 1 Objetivos da fisioterapia na função pulmonar

- Remover secreções de vias aéreas
- Melhorar a ventilação alveolar e a relação ventilação/perfusão
- Melhorar a mecânica respiratória e a mobilidade da caixa torácica
- Reduzir o trabalho respiratório
- Facilitar o desmame da ventilação mecânica
- Prevenir e tratar complicações obstrutivas de vias aéreas, em especial atelectasias
- Reduzir as lesões associadas à ventilação mecânica

Quadro 2 Indicações de fisioterapia respiratória

- Sinais sugestivos de obstrução de vias aéreas
  - Secreção aumentada, viscosa ou purulenta
  - Estertores e roncos na ausculta pulmonar
  - Infiltrados e/ou atelectasias na radiografia de tórax
  - Apneia/bradicardia não responsiva à oxigenação e à estimulação
- Sinais de comprometimento da ventilação
  - Atelectasias
  - Diminuição do murmúrio vesicular na ausculta pulmonar
  - Desconforto respiratório
- Situações que possam comprometer a patência de vias aéreas, a ventilação ou o trabalho respiratório
  - Intubação traqueal
  - Traqueostomia
  - Cirurgia torácica ou abdominal recente
  - Restrição à movimentação ou à mudança de decúbito no leito

É importante considerar que a fisioterapia respiratória deve ser realizada em pacientes estáveis, sendo contraindicada para recém--nascidos hemodinamicamente instáveis e também nos casos de pneumotórax não drenado. A fisioterapia deve ser evitada em prematuros de extremo baixo peso (< 1.000 g) nos primeiros dias de vida, em razão do risco de hemorragia intracraniana.

TÉCNICAS

Várias técnicas de fisioterapia respiratória são descritas na literatura; entretanto em UTI neonatal, algumas não são utilizadas, pela incapacidade de cooperação do recém-nascido ou pelo risco potencial do procedimento, especialmente o grau de manipulação requerido na técnica fisioterapêutica, que pode ser excessivo ao prematuro e mesmo ao recém-nascido a termo hemodinamicamente instável.

As técnicas fisioterapêuticas utilizadas em UTI neonatal estão descritas a seguir.

Drenagem postural

É um procedimento simples que utiliza a variação na posição corporal e a força de gravidade, baseada na anatomia dos lobos específicos do pulmão, em direção às vias aéreas centrais, local em que as secreções são removidas mais facilmente. Tem como objetivo facilitar a movimentação das secreções brônquicas de cada segmento específico do pulmão.

Na prática clínica, a drenagem postural é raramente utilizada de forma isolada. Como o recém-nascido não participa ativamente na aplicação da manobra, essa técnica é geralmente associada a outras manobras de higiene brônquica, principalmente a vibração manual torácica, visando a potencializar os efeitos.

Estudo avaliou em 60 prematuros (30 intubados e 30 extubados) os efeitos de uma sessão de fisioterapia respiratória nos seguintes parâmetros: frequência cardíaca, frequência respiratória, saturação de oxigênio e boletim de Silverman-Andersen. Neste estudo, a fisioterapia compreendeu o posicionamento do recém-nascido para drenagem postural associado à técnicas convencionais de fisioterapia respiratória, com posterior aspiração de secreções. Os prematuros foram avaliados antes da fisioterapia e após a sua realização. Não houve diferença entre os intubados e os extubados. As frequências cardíaca e respiratória, bem como o boletim de Silverman-Andersen, diminuíram e a saturação de oxigênio aumentou após a sessão, mostrando que essas manobras foram benéficas e contribuíram para o bem-estar dos prematuros.

As posições de drenagem postural devem ser adaptadas à faixa etária e individualizadas conforme a condição clínica do paciente. Para cada área específica do pulmão, há uma posição ideal de drenagem, que é identificada após a avaliação e a localização das secreções pela ausculta pulmonar. Entretanto, em recém-nascidos, não é fácil precisar quais são os segmentos pulmonares acometidos. As posições mais utilizadas em UTI neonatal são os decúbitos laterais.

A posição de Trendelenburg (cabeça em altura mais baixa que a dos pés) é contraindicada no recém-nascido, especialmente no prematuro pelo risco hemorragia intracraniana, nas situações de risco para aumento na pressão intracraniana e nos casos de refluxo gastroesofágico. A posição prona é contraindicada em casos de malformação torácica ou abdominal e no pós-operatório imediato de cirurgia torácica ou abdominal.

A duração da drenagem postural varia de acordo com a doença, com a quantidade de secreção, com as características do muco e com a tolerância do paciente. Quando realizada isoladamente, o tempo para a alternância das posturas varia de 5 a 10 minutos, podendo a duração total da drenagem postural atingir até 30 minutos. Entretanto, quando associada à outra técnica de fisioterapia respiratória, cada posição é mantida por pelo menos 5 minutos, conforme a condição do paciente.

Em UTI neonatal, o posicionamento do paciente pode também ser usado com o objetivo fisiológico de melhorar a relação ventilação/perfusão. Nesse sentido, o posicionamento em prono durante a ventilação mecânica em prematuros favorece a melhora na troca gasosa e o o sucesso do desmame, reduzindo o número de reintubações.

Percussão manual torácica (tapotagem)

A percussão ou tapotagem é uma das mais antigas técnicas de fisioterapia respiratória; consiste em percutir a parede torácica de maneira alternada e rítmica, com as mãos em forma de concha, dedos aduzidos e punhos soltos.

Em recém-nascidos, a percussão pode causar efeitos adversos, tais como: dor, hipoxemia, fratura de costelas e lesão cerebral. Existe também preocupação quanto à efetividade desta técnica em recém-nascidos, pois, em virtude das peculiaridades da caixa torácica, a energia gerada com a aplicação da manobra pode ser insuficiente para a mobilização das secreções. Assim, atualmente, a percussão não é uma técnica de escolha na fisioterapia respiratória em UTI neonatal.

Vibração torácica/vibrocompressão

É uma técnica que utiliza movimentos rítmicos e rápidos produzidos por contração isométrica dos músculos dos membros superiores e das mãos do fisioterapeuta que são transmitidos ao tórax do paciente, promovendo o deslocamento do muco nos brônquios e facilitando a eliminação. Essa técnica pode também ser aplicada por meio de vibrador mecânico, havendo modelos de vibradores apropriados para recém-nascidos e prematuros.

A manobra deve ser realizada preferencialmente durante a expiração, o que é muito difícil no recém-nascido, pela frequência respiratória elevada nessa faixa etária.

Na maioria das vezes, o fisioterapeuta realiza a vibração torácica associada à compressão do tórax (vibrocompressão), o que facilita a remoção das secreções, durante o movimento expiratório. Entretanto, a compressão deve ser sutil, considerando a instabilidade da caixa torácica do prematuro.

Estudos têm investigado se as manobras de vibração manual torácica causam dor nos recém-nascidos e nos lactentes. Por meio da aplicação de escalas específicas para dor antes dos procedimentos e após a sua realização, os resultados sugerem que essa técnica não seja dolorosa.

Em prematuros de muito baixo peso, a vibração torácica associada à mudança de decúbito, na primeira semana de vida, mostrou-se bem tolerada e não causou alterações significativas na frequência cardíaca, na frequência respiratória, na saturação de oxigênio e na pressão arterial. Em outro estudo, Nicolau et al. aplicaram a escala NIPS, escala para avaliação da dor antes dos procedimentos e após a aplicação de vibração torácica em prematuros de muito baixo peso e não houve variação significativa nos escores de dor antes e após as manobras fisioterápicas, porém houve aumento significativo no escore de dor após a aspiração das secreções, sugerindo que a aspiração endotraqueal é invasiva e causa dor aos recém-nascidos.

Entretanto, em revisão sistemática da literatura, os benefícios e riscos da utilização de técnicas convencionais de fisioterapia respiratória durante a ventilação mecânica não foram claramente evidenciados, e também no desmame da ventilação mecânica comprovou-se apenas diminuição de reintubação nas 24 horas após a extubação, sem diferença na ocorrência de atelectasia pós-extubação.

Aumento do fluxo expiratório

O aumento do fluxo expiratório (AFE) é definido como o aumento ativo, ativo-assistido ou passivo do fluxo aéreo expiratório, obtido com as mãos do fisioterapeuta. É uma técnica não convencional de desobstrução brônquica, realizada por meio de pressão bimanual: uma mão envolve e comprime suavemente a parede anterolateral do tórax do paciente, durante a expiração; enquanto a outra mão envolve as costelas inferiores e o abdome. É importante não perder o contato com o tórax, nem deslizar a mão sobre a pele do paciente, gerando pressão similar nas duas mãos, com ponto de encontro vertebral. A técnica deve ser acoplada ao ritmo respiratório do paciente, realizando-se a compressão no início da expiração. A Figura 3 do Capítulo 9, "Abordagem na unidade de terapia intensiva pediátrica", ilustra o volume-corrente durante a aplicação da AFE.

Em recém-nascidos e lactentes, incapazes de cooperar, é realizada a técnica passiva. A técnica ativa pode ser aplicada somente em crianças completamente cooperantes, e a ativo-assistida em crianças com mais de 3 anos.

O objetivo do aumento do fluxo expiratório é mobilizar, carrear e eliminar as secreções traqueobrônquicas.

São descritas algumas variantes na realização do AFE em função do tamanho do tórax do paciente: mão torácica ativa e abdominal passiva (usada em recém-nascidos a termo e lactentes); mãos torácica e abdominal sincronizadas e ativas (manobra mais intensa, usada em crianças) e a técnica de ponte que é utilizada no recém-nascido prematuro.

Na técnica de ponte, a mão torácica é ativa e a outra mão é posicionada nas últimas costelas nas quais se apoiam o polegar e o indicador (formando a ponte), sem realizar o apoio abdominal, permitindo que o aumento da pressão torácica se dissipe via abdominal, o que minimiza alterações no fluxo sanguíneo cerebral.

As indicações do AFE incluem todas as situações de obstruções proximais ou distais de vias aéreas. Se a ausculta sugerir secreções em vias aéreas de grande calibre, ou seja, obstrução proximal, indica-se o AFE rápido; e nos casos de secreções em brônquios de pequeno calibre recomenda-se o AFE lento, promovendo expiração prolongada com baixo fluxo e baixo volume pulmonar para eliminação das secreções distais.

Em estudo clínico randomizado, Antunes et al. compararam os efeitos do AFE com a fisioterapia respiratória convencional em 40 prematuros após extubação e mostraram que ambas as técnicas foram benéficas no curto prazo, porém o AFE foi menos estressante para o recém-nascido, pois causou menos episódios de taquicardia, quando comparado com a fisioterapia respiratória convencional.

Em estudo retrospectivo, o uso rotineiro do AFE em recém-nascidos mostrou-se benéfico, com baixa incidência de atelectasias pós-extubação (2%) e não aumentou a ocorrência de lesões cerebrais, entretanto o delineamento do estudo não permite afirmar sobre a eficácia e segurança da técnica.

O efeito da técnica AFE no fluxo sanguíneo cerebral foi investigado em 40 prematuros com idade gestacional menor ou igual a 34 semanas, estáveis, na segunda semana de vida e em respiração espontânea. Ultrassonografia transfontanelar com Doppler foi realizada antes, durante e após a aplicação das manobras. Os resultados mostraram que a técnica de AFE não alterou o fluxo sanguíneo cerebral nessa casuística de prematuros de baixo risco e estáveis.

O uso do AFE em UTI neonatal é relativamente recente, e os resultados até então obtidos são promissores, entretanto há necessidade de mais estudos randomizados e controlados. A 1ª Recomendação Brasileira de Fisioterapia Respiratória em UTI Pediátrica e Neonatal propõe o uso do AFE para casos de bronquiolite, devendo ser aplicado pelo menos uma vez por dia e de forma lenta (grau de recomendação = C).

Expiração lenta e prolongada

Descrita originalmente por Postiaux, em 1980, é uma técnica passiva de ajuda expiratória que se inicia com compressão torácica lenta ao final de uma expiração espontânea e prossegue até atingir o volume residual. O objetivo é obter volume expiratório maior que o normal, promovendo desinsuflação pulmonar e movimentação de secreções da periferia broncopulmonar.

A expiração lenta e prolongada (ELPr) é empregada na prática clínica em lactentes com obstrução brônquica e hipersecreção. A utilização da ELPr em recém-nascidos é restrita pela dificuldade de execução em pacientes com elevada frequência respiratória. A região hipotênar de uma mão é colocada no tórax, precisamente abaixo da região supraesternal e a região hipotênar da outra mão no abdome ao redor da cicatriz umbilical. O fisioterapeuta identifica visualmente as fases inspiratória e expiratória pela observação do movimento do tórax e ao final da fase expiratória aplica a compressão com ambas as mãos. A mão sobre o tórax é movimentada no sentido craniocaudal, enquanto a mão no abdome move-se na direção caudalcranial. A compressão é mantida durante três movimentos respiratórios. As Figuras 2A e 2B do Capítulo 9, "Abordagem na unidade de terapia intensiva pediátrica", ilustram o posicionamento e a variação do volume-corrente durante a ELPr.

Lanza et al. investigaram os efeitos da ELPr na mecânica respiratória de prematuros e mostraram que o volume-corrente diminuiu durante a aplicação da técnica e a ELPr desencadeou suspiros respiratórios, sugerindo que a alteração do volume pulmonar estimulou o reflexo de Hering-Breuer, sendo provavelmente esse o mecanismo de mobilização das secreções.

Estudo randomizado e controlado com 20 lactentes com bronquiolite por vírus sincicial respiratório mostrou que a ELPr melhora os sintomas respiratórios no curto prazo. Outro ensaio clínico randomizado avaliou, em lactentes com bronquiolite, a efetividade das técnicas de fisioterapia convencionais (drenagem postural, vibração e percussão) *versus* novas técnicas (ELPr e desobstrução rinofaríngea retrógrada) *versus* aspiração de vias aéreas apenas e mostrou que ambas as técnicas fisioterápicas foram efetivas em melhorar os sintomas clínicos 48 horas após a aplicação; com 72 horas, houve benefício com as novas técnicas.

Entretanto, em casos de bronquiolite grave, não há evidência de que as técnicas fisioterapêuticas convencionais (vibração e percussão associadas à drenagem postural) ou novas técnicas (ELPr, expiração forçada) reduzam a gravidade da doença e essas manobras podem acarretar desestabilização do paciente, não sendo recomendadas de forma rotineira nos casos graves.

Hiperinsuflação manual pulmonar (*bag-squeezing*)

Técnica bastante utilizada em adultos intubados, mas menos descrita em crianças e recém-nascidos. Nessa técnica, utiliza-se o balão autoinflável (Ambu®) para produzir hiperinsuflação pulmonar, associada com outras técnicas fisioterapêuticas, especificamente a vibração e a compressão torácica; assim, o aumento do fluxo na expiração favorece a mobilização de secreções. A Figura 1 do Capítulo 9, "Abordagem na unidade de terapia intensiva pediátrica", ilustra a hiperinsuflação manual.

A hiperinsuflação manual justifica-se na presença de "tampões" ou "rolhas" mucosas que propiciam atelectasia e está contraindicada para os casos de instabilidade hemodinâmica, hipertensão intracraniana, hemorragia peri-intraventricular, osteopenia da prematuridade, distúrbios hemorrágicos e refluxo gastroesofágico.

Poucos estudos avaliaram a aplicação da hiperinsuflação manual em recém-nascidos, e os resultados sugerem que essa técnica pode ser útil para a desobstrução de vias aéreas. Entretanto, os estudos tiveram várias limitações metodológicas, como a casuística heterogênea, com idades entre 0 e 16 anos, descrição inadequada da técnica aplicada e variabilidade nos desfechos.

Um estudo com 28 prematuros, com idade gestacional média de 29 semanas e em ventilação mecânica por mais que 14 dias, mostrou que a hiperinsuflação manual associada à vibração torácica (para aumentar o fluxo expiratório) foi benéfica aumentando os volumes inspiratório e expiratório logo após a aspiração traqueal.

Há necessidade de mais estudos sobre a efetividade e a segurança dessa técnica em recém-nascidos, para que o uso possa ser recomendado.

Desobstrução rinofaríngea retrógrada

A desobstrução rinofaríngea retrógrada (DRR) é uma manobra de inspiração forçada, que no recém-nascido é realizada de forma passiva. A manobra aumenta o fluxo inspiratório e mobiliza as secreções que obstruem as vias aéreas superiores, do nariz até a faringe. Pode ser realizada de forma isolada nos casos de obstrução de vias aéreas superiores ou associada às manobras de desobstrução de vias aéreas inferiores.

O paciente é colocado em decúbito dorsal elevado 30° e ao final da expiração o fisioterapeuta oclui com os dedos, indicador e médio, a boca, enquanto os outros dedos elevam a mandíbula inferior. Veja ilustração da técnica nas Figuras 3 e 4 do Capítulo 20, "Fisioterapia respiratória nas doenças pulmonares".

Pode ser realizada com instilação de soro fisiológico nas narinas, sendo então denominada DRR + I. Ao instilar o soro fisiológico pelas narinas, como ação reflexa, o paciente realiza uma inspiração forçada pelo nariz, o que mobiliza a secreção até a faringe, local que facilitará a saída, associada à glossopulsão retrógrada (GPR).

Na prática clínica, essa técnica tem sido usada em recém-nascidos a termo e lactentes.

Glossopulsão retrógrada

A GPR é uma manobra aplicada em recém-nascidos e lactentes, que não conseguem expectorar. A técnica tem como objetivo conduzir a secreção deslocada pela tosse e acumulada no fundo da cavidade bucal até a comissura labial, da qual é expelida ou facilmente retirada.

Consiste em segurar a cabeça da criança apoiando quatro dedos sobre ela, enquanto o polegar apoia a mandíbula e exerce discreta pressão na base da língua, para impedir a deglutição. Detalhes do posicionamento na Figura 8 do Capítulo 20, "Fisioterapia respiratória nas doenças pulmonares". Na fase expiratória, o estreitamento da região orofaríngea aumenta a velocidade do ar expirado e impulsiona a secreção até a comissura dos lábios, de onde é retirado com gaze. Essa técnica tem como vantagem permitir a avaliação da quantidade e das características da secreção, mas a aplicação causa desconforto.

Não há estudos sobre a eficácia da GPR, porém, na prática diária, a experiência dos autores tem sido bastante satisfatória em recém-nascidos a termo, nos quais a aplicação dessa técnica geralmente dispensa a necessidade de aspiração.

Aspiração

A aspiração é recomendada para pacientes intubados, traqueostomizados ou muito secretivos, que não conseguem eliminar o excesso de secreção com a tosse.

Nas infecções respiratórias virais, é frequente a obstrução nasal aumentando a resistência de vias aéreas. Nessa situação, a aspiração nasal (sem aprofundar a sonda) é benéfica, restaurando a umidificação natural e evitando a aspiração de secreções contaminadas.

A aspiração é um procedimento simples, porém invasivo, utilizado na finalização da terapêutica de desobstrução brônquica, no paciente que não consegue tossir. Tem como objetivos: remover secreções traqueobrônquica, orofaríngeas e nasofaríngeas, desobstruir vias aéreas e melhorar a ventilação pulmonar. Vale lembrar que a simples presença do tubo endotraqueal aumenta a secreção de muco e compromete o reflexo da tosse.

Para os paceintes em ventilação mecânica, a sequência da aspiração deve ser: inicialmente o tubo (cânula traqueal ou traqueostomia), seguido pela narina e depois a boca (lugar mais contaminado).

A técnica de aspiração endotraqueal adotada no serviço em que trabalham os autores deste capítulo utiliza sistema fechado de aspiração e compreende os seguintes passos:

- Preparo do material necessário: aspirador a vácuo com manômetro; luva e sonda de aspiração estéril (quando for usar o sistema aberto de aspiração) e descartável; ampola de soro fisiológico.
- Monitorar a frequência cardíaca e a saturação de oxigênio.
- Ajustar a pressão de vácuo até no máximo 100 mmHg.
- Aumentar a FiO_2 em 10% do valor inicial durante o procedimento.
- Introduzir a sonda de aspiração do sistema fechado de acordo com o tamanho da cânula traqueal.
- Aspirar secreções por 10 segundos em cada aspiração.
- Se houver secreção espessa, de difícil remoção, instilar 0,5 mL de soro fisiológico.
- Repetir a aspiração da cânula traqueal conforme a quantidade de secreção, permitindo breve pausa entre as repetições para a estabilização do recém-nascido. Em geral, a aspiração é repetida duas a três vezes; e na última vez não é instilado soro fisiológico.
- Aspirar com sistema aberto narinas e boca, evitando introduzir a sonda até a faringe (risco de traumatismo, reflexo vagal e regurgitação).
- Retornar a FiO_2 ao valor basal.
- Proceder a limpeza do circuito do aspirador.

CUIDADOS ESPECIAIS NA ASPIRAÇÃO DO RECÉM-NASCIDO

- O uso de sistema fechado de aspiração em recém-nascidos tem sido amplamente recomendado, pois não há desconexão do paciente ao ventilador e assim há menor interferência da aspiração com a ventilação e menor risco de complicações associadas ao procedimento. Revisão sistemática da literatura evidenciou benefícios no uso do sistema fechado, com menos efeitos adversos imediatos e menos alterações cardiorrespiratórias, ou seja, com esse sistema os pacientes tiveram menos hipoxemia e bradicardia. Entretanto, o número de pacientes estudado foi pequeno e não foi avaliado o impacto desse procedimento na morbidade neonatal e no prognóstico dos recém-nascidos.
- A aspiração deve ser realizada de forma rápida e delicada, com todo o rigor de assepsia e monitoração para evitar efeitos adversos associados, tais como: trauma de mucosa, hipoxemia, bradicardia, atelectasia, pneumotórax, alteração da pressão arterial, alteração do fluxo sanguíneo cerebral, diminuição da oxigenação cerebral, arritmias, apneia e infecção.
- A frequência da aspiração deve ser individualizada conforme a quantidade de secreções. Não se recomenda a aspiração rotineira, em horários predeterminados, pois não há evidência de benefícios e existe sempre algum risco potencial associado ao procedimento.

- Em algumas situações como instabilidade hemodinâmica, hemorragia peri-intraventricular, hipertensão intracraniana e prematuridade extrema, há maior risco de efeitos adversos da aspiração. Nesses casos, a aspiração deve ser criteriosamente indicada e cautelosamente realizada.
- A pré-oxigenação é uma proposta que pode reduzir a hipoxemia durante e após a aspiração, entretanto esse benefício foi documentado em apenas um estudo randomizado com 16 prematuros.

CONSIDERAÇÃO FINAIS

É inquestionável a necessidade e a importância da atuação do fisioterapeuta em UTI neonatal, e múltiplas técnicas de fisioterapia respiratória são disponíveis, de fácil aplicação e baixo custo, mais ainda há necessidade de avaliar a eficácia e segurança de algumas técnicas. Assim, é fundamental que o fisioterapeuta esteja realmente integrado na equipe assistencial, conheça as peculiaridades dos recém-nascidos e a fisiopatologia das doenças neonatais. As mãos experientes do fisioterapeuta utilizadas com critério nos momentos adequados certamente contribuem para melhorar a evolução dos recém-nascidos gravemente doentes.

BIBLIOGRAFIA

1. Abud KCO. Cardiopatias congênitas. In: Sarmento GJV, editor. Fisioterapia respiratória em pediatria e neonatologia. Barueri: Manole; 2007.
2. Almeida CCB, Ribeiro JD, Almeida-Júnior AA, Zeferino AM. Effect of expiratory flow increase techinique on pulmonary function of infants on mechanical ventilation. Physiother Res Int. 2005;10(4):213-21.
3. Antunes LCO, Rugolo LMS, Crocci AJ. Efeito da posição do prematuro no desmame da ventilação mecânica. J Pediatr (Rio J). 2003;79(3):239-44.
4. Antunes LCO, Silva EG, Bocardo P, Daher DR, Faggiotto RD, Rugolo LMSS. Efeitos da fisioterapia respiratória convencional versus aumento do fluxo expiratório na saturação de O_2, frequência cardíaca e frequência respiratória, em prematuros no período do pós-extubação. Rev Bras Fisioter. 2006;10:97-103.
5. Antunes LCO. Pressões inspiratórias como preditores de sucesso na extubação em prematuros de muito baixo peso. [tese.] Botucatu: Universidade Estadual Paulista; 2007.
6. Assumpção MS, Gonçalves RM, Krygierowicz LC, Orlando ACT, Schivinski CIS. Vibrocompressão manual e aspiração nsotraqueal no pós-operatório de lactentes cardiopatas. Rev Paul Pediatr. 2013; 31(4):507-15.
7. Bassani MA, Caldas JPS, Aranha Netto A, Marba STM. Avaliação do fluxo sanguíneo cerebral de recém-nascidos prematuros durante a fisioterapia respiratória com a técnica do aumento do fluxo expiratório. Rev Paul Pediatr. 2016;34(2):178-83.
8. Coppo MRC, Stopiglia MS. Técnicas fisioterapêuticas convencionais e atuais. In: Sarmento GJV, editor. Fisioterapia respiratória em pediatria e neonatologia. Barueri: Manole; 2007.
9. Costa D. Drenagem postural. In: Costa D, editor. Fisioterapia respiratória básica. São Paulo: Atheneu; 2004.
10. Costa D. Recursos manuais da fisioterapia respiratória. In: Fisioterapia respiratória básica. Barueri: Atheneu; 2004. Cap. 3, p. 45-59.
11. Costa RP. Técnicas e recursos para remoção de secreção brônquica. In: Sarmento GJV, editor. Fisioterapia respiratória no paciente crítico. São Paulo: Manole; 2007.
12. Cystic Fibrosis Foundation. An introduction to postural drainage and percussion. Available in: https://www.cff.org/PDF-Archive/Introduction-to-Postural--Drainage-and-Pecussion/.
13. Demont B, Vinçon C, Bailleux S, Cambas CH, Dehan M, Lacaze-Masmonteil T. Chest physiotherapy using the expiratory flow increase procedure in ventilated newborns: a pilot study. Physiotherapy. 2007;93:12-6.
14. Dimitriou G, Greenough A, Dyke H. Rafferty GF. Maximal airway pressures during crying in healthy preterm and term neonates. Early Hum Dev. 2000;57(2):149-56.
15. Dimitriou G, Greenough A, Endo A, Cherian S, Rafferty G. Prediction of extubation failure in preterm infants. Arch Dis Child Fetal Neonatal Ed. 2002;86(1):F32-5.
16. Feltrim MIZ, Parreira VF. Fisioterapia respiratória. In: Conferência de Consenso em Fisioterapia Respiratória; 2-3 Dez 1994; Lyon, França. São Paulo: HCMUSP, UFMG; 2001.
17. Finer NN, Boyd J. Chest physiotherapy in the neonate: a controlled study. Pediatrics. 1978;61(2):282-5.
18. Flenady V, Gray PH. Chest physiotherapy for preventing morbidity in babies being extubated from

mechanical ventilation. Cochrane Database Syst Rev. 2009(9):CD000283.
19. Godoy VCWP, Zanetti NM, Johnston C. Hiperinsuflação manual para desobstrução das vias aéreas em pediatria: revisão sistemática. Rev Bras Ter Intensiva. 2013;25(3):258-62.
20. Gomes ELFD, Postiaux G, Medeiros DRL, Monteiro KK, Sampaio LM, Costa D, et al. Chest physical therapy is effective in reducing the clinical score in bronchiolitis: randomized controlled Trial. Rev Bras Fisioter. 2012;16(3):241-7.
21. Hawkins E, Jones A. What is the role of the physiotherapist in paediatric intensive care units? A systematic review of the evidence for respiratory and rehabilitation interventions for mechanically ventilated patients. Physiotherapy. 2015;101(4):303-9.
22. Hough JL, Flenady V, Johnston L, Woodgate PG. Chest physiotherapy for reducing respiratory morbidity in infants requiring ventilatory support. Cochrane Database Syst Rev. 2008;(3):CD006445.
23. Johnston C, Zanetti NM, Comaru T, Ribeiro SNS, Andrade LB, Santos SLL. I Recomendação Brasileira de Fisioterapia Respiratória em Unidade de Terapia Intensiva Pediátrica e Neonatal. Rev Bras Ter Intesiva. 2012;24(2):119-29.
24. Kaiser JR, Gauss CH, Williams DK. Tracheal suctioning is associated with prolonged disturbances of cerebral hemodynamics in very low birth weight infants. J Perinatol. 2008;28(1):34-41.
25. Lanza FC, Kim AHK, Silva JL, Vasconcelos A, Tsopanoglou SP. A vibração torácica na fisioterapia respiratória de recém-nascido causa dor? Rev Paul Pediatr. 2010;28:10-4.
26. Lanza FC, Wandalsen G, Bianca ACD, Cruz CL, Posteaux G, Solé D. Prolonged slow expiration technique in infants: effects on tidal volume, peak expiratory flow, and expiratory reserve volume. Respir Care. 2011;56(12):1930-5.
27. Maccari GM, Abreu CF, Miyoshi MH. Fisioterapia respiratória nas doenças respiratórias neonatais. In: Kopelman BI, Santos AMN, Goulart AL, Almeida MFB, Miyoshi MH, Guinsburg R, editors. Diagnóstico e tratamento em neonatologia. São Paulo: Atheneu; 2004.
28. Malinowski C, Wilson B. Terapia respiratória neonatal e pediátrica. In: Scanlan CL, Wilkins RL, Stoller JK, editors. Fundamentos da terapia respiratória de Egan. 7ª ed. São Paulo: Manole; 2000.
29. Maréchal L, Barthod C, Jeulin JC. First characterization of the expiratory flow increase technique: method development and results analysis. Physiol Meas. 2009;30(12):1445-64.

30. Metha Y, Shetye J, Nanavati R, Mehta A. Physiological effects of a single chest physiotherapy session in mechanically ventilated and extubated preterm neonates. J Neonatal Perinatal Med. 2016;9(4):371-6.
31. Ministério da Saúde. Agência Nacional de Vigilância Sanitária. Resolução RDC n. 7, de 24 de fevereiro de 2010. Dispõe sobre os requisitos mínimos para funcionamento de Unidades de Terapia Intensiva e dá outras providências [Internet]. Brasília: anvisa; 2010. Disponível em: http://bvsms.saude.gov.br/bvs/saudelegis/anvisa/2010/res0007_24_02_2010.html [Acesso em: 4 abr. 2018].
32. Morrow BM, Argent AC. A comprehensive review of pediatric endotracheal suctioning: effects, indications, and clinical practice. Pediatr Crit Care Med. 2008;9(5):465-77.
33. Nicolau CM, Falcão MC. Influência da fisioterapia respiratória sobre a função cardiopulmonar em recém-nascidos de muito baixo peso. Rev Paul Pediatr. 2010;28:170-5.
34. Nicolau CM, Lahóz AL. Fisioterapia respiratória em terapia intensiva pediátrica e neonatal: uma revisão baseada em evidências. Pediatria (São Paulo). 2007;29:216-21.
35. Nicolau CM, Pigo JDC, Bueno M, Falcão MC. Avaliação da dor em recém-nascidos prematuros durante a fisioterapia respiratória. Rev Bras Saúde Matern Infant. 2008;8:285-90.
36. Oberwaldner B. Physiotherapy for airway clearance in paediatrics. Eur Respir J. 2000;15(1):196-204.
37. Postiaux G, Louis J, Labasse HC, Gerroldt J, Kotik AC, Lemuhot A, et al. Evaluation of an alternative chest physiotherapy method in infants with respiratory syncytial vírus bronchiolitis. Respir Care. 2011;56(7):989-94.
38. Postiaux G. As principais técnicas fisioterapêuticas de higiene broncopulmonar em pediatria. In: Fisioterapia respiratória em pediatria. 2ª ed. Porto Alegre: Artmed; 2004.
39. Preet SC. Chest physiotherapy for infants. Int J Physiother Res. 2014;2:699-705.
40. Pritchard MA, Flenady V, Woodgate PG. Preoxygenation for tracheal suctioning in intubated, ventilated newborn infants. Cochrane Database Syst Rev. 2010;(9):CD000427.
41. Roqué I, Figuls M, Giné-Garriga M, Granados Rugeles C, Perrotta C, Vilaró J. Chest physiotherapy for acute bronchiolitis in paediatric patients between 0 and 24 month old. Cochrane Database Syst Rev. 2016;2:CD004873.

42. Shannon H, Stocks J, Gregson RK, Hines S, Peters MJ, Main E. Differences in delivery of respiratory treatments by on-call physiotherapists in mechanically ventilated children: a randomised crossover trial. Physiotherapy. 2015;101(4):357-63.
43. Stiller K. Physiotherapy in intensive care, towards an evidence-based practice. Chest. 2000;118(6):1801-13.
44. Stopiglia MS, Coppo MRC. Doenças obstrutivas de vias aéreas superiores. In: Sarmento GJV, editor. Fisioterapia respiratória em pediatria e neonatologia. Barueri: Manole; 2007.
45. Stopiglia MS, Coppo MRC. Principais técnicas de fisioterapia respiratória em pediatria. In: Anais do 2º Congresso Internacional Sabará de Especialidades Pediátricas. Blucher Med Proc. 2014;1:1-16.
46. Tozi EB, Dotta ML. Fisioterapia. In: Matsumoto T, Carvalho WB, Hirschheimer MR, editor. Terapia intensiva pediátrica. 2ª ed. São Paulo: Atheneu; 1997.
47. Traeger N, Panitch HB. Tests of respiratory muscle strength in neonates. Neoreviews. 2004;5:208-14.
48. Viana CC, Nicolau CM, Juliani RCTP, Carvalho WB, Krebs VLJ. Effects of manual hyperinflation in preterm newborns under mechanical ventilation. Rev Bras Ter Intensiva. 2016;28:341-7.
49. Walsh BK, Hood K, Merritt G. Pediatric airway maintenance and clearance in the acute care setting: how to stay out of trouble. Respir Care. 2011;56(9):1424-40.
50. Woodgate PG, Flenady V. Tracheal suctioning without disconnection in intubated ventilated neonates. Cochrane Database Syst Rev. 2010;(9):CD003065.

7
Manipulação mínima e estimulação precoce

Ana Sílvia Scavacini
Joyce Liberali

INTRODUÇÃO

Avanços na medicina perinatal, que envolvem cuidados intensivos neonatais, ressuscitação na sala de parto, uso de surfactante, corticosteroide antenatal, melhora das técnicas de ventilação e sucesso no manejo nutricional, têm contribuído para o aumento da sobrevida de recém-nascidos (RN) prematuros. Estima-se que 11,1% de todos os nascimentos vivos no mundo sejam crianças com menos de 37 semanas. O Brasil, em 2010, estava entre os dez países do mundo responsáveis por 60% dos nascimentos prematuros, ultrapassando a faixa de 250 mil ao ano.

Além de alta mortalidade, com mais de 1 milhão de mortes ao ano, os prematuros apresentam morbidade elevada, têm maior dificuldade em se adaptar ao ambiente extrauterino e necessitam de cuidados durante a internação na unidade de terapia intensiva neonatal (UTIN), especialmente aqueles mais prematuros e com menor peso ao nascimento. Entretanto, desde que foram criadas, no século XIX, as unidades de internação neonatais eram voltadas para os profissionais, assim, não havia cuidados com ruído, iluminação, excesso de estímulo ou respeito ao ciclo sono-vigília dos RN. Quanto mais grave o RN, mais estímulos ele recebia e, por outro lado, essas crianças eram privadas de estímulos sensoriais adequados que facilitassem a maturação dos sistemas sensoriais e o desenvolvimento neuromotor.

Essa prática, realizada por muitos anos, associada às complicações inerentes à prematuridade e o tempo prolongado de hospitalização contribuíram para lesões de sistema nervoso central, cujas sequelas persistem além da idade escolar, tornando evidente que a sobrevivência nem sempre é uma medida adequada de sucesso para essas crianças.

Dessa forma, além de aperfeiçoamento técnico, desenvolvimento tecnológico e modificações ambientais, a mudança cultural dos profissionais que atuam nas unidades neonatais se tornou imprescindível. Assim, passaram a ser adotadas práticas humanizadas, voltadas para reduzir o manuseio e a ocorrência de lesão cerebral em RN de muito baixo peso, cujo sistema nervoso central ainda está em desenvolvimento.

DESENVOLVIMENTO DO SISTEMA NERVOSO CENTRAL

Durante a quarta semana gestacional, entre 22 e 23 dias após a concepção, o complexo desenvolvimento do sistema nervoso central se inicia, no ectoderma embrionário, com a formação do tubo neural. A partir desse momento, pela ação de moléculas de sinalização, os neurônios se proliferam, multiplicam e migram para estabelecer a maior parte dos circuitos neuronais e iniciar a mielinização. Esse processo, do qual o desenvolvimento neuropsicomotor está incluso, estará completo na vida adulta e é dinâmico, uma vez que resulta da genética e das forças extrínsecas, dependentes do meio ambiente.

Pela complexidade do desenvolvimento do sistema nervoso central, malformações podem ocorrer por alterações na morfogênese ou histogênese, em decorrência de fatores genéticos, nutricionais ou ambientais. Atualmente, a atenção está voltada para as malformações relacionadas ao Zika vírus. Detectado no Brasil, em meados de 2015, pode levar a alterações neurológicas e autoimunes, mas também ocasiona microcefalia em fetos de mães infectadas por transmissão transplacentária.

O Zika vírus tem predileção pelas células do sistema nervoso central e interfere na neurogênese, reduzindo o crescimento cerebral com consequente desproporção craniofacial, redução do volume cerebral, ventriculomegalia, malformação cortical e calcificações.

O crescimento anatômico, por sua vez, possibilita o desenvolvimento e a interação de subsistemas cerebrais que permitem percepção e reação do feto aos estímulos externos. Durante a vida intrauterina, enquanto a diferenciação e a modulação de cada um dos cinco subsistemas (autonômico, motor, organizacional, de atenção e interação) está acontecendo, o ambiente aquático e as estruturas uterinas filtram adequadamente esses estímulos, evitando sobrecarga do funcionamento sensorial e desorganização do feto.

Se o nascimento ocorre a termo, os subsistemas já estão desenvolvidos e funcionando de maneira harmoniosa, resultando em boa interação com o ambiente, entretanto, com o nascimento prematuro, a plasticidade neural aumenta a vulnerabilidade a experiências adversas precoces, como a internação em UTIN, menor contato com os pais e estímulos inadequados frequentes, podendo resultar em problemas no desenvolvimento cognitivo, de aprendizagem e neuropsicomotor, bem como comprometimento futuro das capacidades e competências.

Outra preocupação com o desenvolvimento do sistema nervoso de prematuros diz respeito à matriz germinativa, uma área do cérebro em desenvolvimento que dá origem às células neuronais da substância cinzenta. Localizada nos ventrículos laterais, aumenta de tamanho até a 23ª semana, quando começa a regredir, limitando-se entre a cabeça do núcleo caudado e o tálamo após a 26ª a 28ª semanas, desaparecendo após a 34ª semana.

É uma estrutura altamente vascularizada (considerada mais vascular que o córtex cerebral ou a substância branca), metabolicamente ativa e suprida por uma rede densa de capilares frágeis consequente a rápida angiogênese, que, associado a distúrbios do fluxo sanguíneo cerebral frequentes durante os primeiros 3 a 4 dias de vida, tornam o prematuro mais suscetível à hemorragia ou à isquemia.

As particularidades do desenvolvimento do sistema nervoso central de neonatos prematuros, a maior necessidade de cuidados em UTIN e as consequências modificaram a assistência oferecida a essas crianças que se fundamenta, atualmente, tanto em manuseio mínimo quanto em estimulação precoce.

MANIPULAÇÃO MÍNIMA

Os RN que necessitam de internação nas unidades de terapia intensiva são manipulados muitas vezes por dia na tentativa da manutenção da estabilidade clínica e da vida. Quanto mais prematuro for, mais grave será o quadro e consequentemente maior a manipulação, que está frequentemente associada à descompensação respiratória.

Entende-se por manipulação qualquer contato direto com a criança ou com o ambiente imediato e inclui administração de medicações, trocas de fraldas, banhos, procedimentos invasivos e não invasivos, realização de exames, avaliação clínica constante e atendimento multiprofissional (enfermeiros, médicos, fisioterapeutas e fonoaudiólogos). Estima-se que em um período de 24 horas a criança possa sofrer até 132 procedimentos por dia, mas apesar de sua importância, essas intervenções muitas vezes são realizadas conforme programação do setor, sem respeitar as necessidades da criança, o que culmina em sobrecarga e desorganização do sistema nervoso em desenvolvimento, bem como em sangramento da matriz germinativa.

Além do exceso de manipulações e experiências interpessoais inadequadas desempenhadas pela equipe, as oscilações de temperatura provocadas pela abertura constante das portinholas das incubadoras, os ruídos e a iluminação intensa e contínua também podem contribuir de alguma forma para lesão do sistema nervoso central.

Todas as evidências relacionadas às consequências da internação no processo evolutivo dos RN prematuros vêm modificando a forma de tratar essas crianças. Programas específicos de adequação do ambiente hospitalar e das rotinas de manipulação dos prematuros críticos foram criados e implementados, incluindo cuidados humanizados e individualizados que respeitam as particularidades dessas crianças.

Desde 1995, profissionais de diversas instituições (Newborn Intensive Collaborative for Quality/Vermont Oxford Network [NIC/Q]) trabalham com a identificação e a implementação de melhores práticas de atuação neonatais, baseadas em evidências, com o objetivo de, entre outros, reduzir lesão cerebral, o que resultou, em 2003, na publicação dos artigos de Carteaux et al. e McLendon et al.

As duas publicações apresentaram as práticas que, potencialmente, reduzem as lesões cerebrais de prematuros menores que 1.500 g. Entre elas, estão a realização dos cuidados por profissionais experientes, manutenção da normotermia e da estabilidade respiratória, implementação de medidas para reduzir ruído, iluminação, manipulação e dor, manutenção de cabeça em posição neutra, cuidado com manobras de fisioterapia respiratória e com o procedimento de aspiração traqueal.

Equipe: o atendimento desses RN requer equipe mais experiente. A falta de conhecimento aumenta o risco de erros que resultam em lesões ou até a morte.

Temperatura corporal: a temperatura corporal considerada normal (normotermia) atinge valores entre 36,5 °C e 37,5 °C, quando mensurada na axila ou no abdome. Valores fora desse espectro estão relacionados a maiores morbidade e mortalidade de RN prematuros e a termo. Considerando a propensão do RN, especialmente do prematuro, às variações da temperatura corporal por maior dissipação e menor produção de calor resultante de menor ativação da gordura marrom e hipotonia muscular, a manutenção de um ambiente de termoneutralidade, que favoreça a estabilidade térmica em normotermia é fundamental, desde a admissão na UTIN e durante pelo menos uma semana após o nascimento. Atenção deve ser dada para a perda de temperatura corporal em decorrência da abertura das portinholas para procedimentos, que provoca variação da temperatura ambiente.

Estabilidade respiratória: episódios prolongados de hipoxemia (SpO$_2$ < 80%) durante o período de internação nas unidades neonatais se associam a comprometimento neurológico aos 18 meses, com atraso cognitivo ou de linguagem e alteração motora. Elevação e flutuação do gás carbônico são fatores independentes para pior prognóstico em prematuros de extremo baixo peso.

Ruído e iluminação: ruídos podem ser reduzidos com a utilização de revestimentos, equipamentos e mobiliários que absorvam o som, maior distância entre os leitos ou ainda, em algumas situações, quartos individuais. Programas de educação continuada devem desencorajar o tom de fala alto, a colocação de materiais sobre a incubadora, bater portas, uso de celulares ou qualquer outro tipo de som na unidade. O estímulo à diminuição de alarmes da monitoração, da incubadora, das bombas de infusão, do ventilador mecânico e do toque do telefone da unidade também precisa ser abordado. A iluminação, por sua vez, pode ser adequada com o uso de mobílias, pisos e paredes foscos, que não reflitam a luz, uso de coberturas nas incubadoras para minimizar as variações de luz, iluminação individual, redução de luz no período noturno e implementação de projetos nos quais se reduza a iluminação da unidade durante períodos específicos do dia e da noite, além de ser necessário que se evite manipular a criança, exceto em casos de urgência.

Manipulação e dor: além do excesso de manipulação a que esses RN são submetidos, grande parte desses procedimentos é dolorosa. Redução das substâncias branca e cinzenta e menor crescimento cerebral estão associados ao estresse decorrentes de períodos prolongados de dor, que precisa ser adequadamente diagnosticada e controlada com medidas farmacológicas ou não. Contato pele a pele com a mãe durante procedimentos dolorosos mostrou reduzir o estresse dos neonatos. As estratégias na rotina diária, listadas a seguir, também devem ser adotadas:

- Agrupar as manipulações.
- Evitar a duplicação de tarefas.
- Reduzir o número de fitas adesivas coladas na pele do RN.
- Otimizar a monitoração não invasiva.
- Oferecer contensão antes de qualquer procedimento doloroso e oferecer consolo, se necessário, como sucção não nutritiva.

Posição de cabeça na linha média: considerando a sugestão de que a posição da cabeça interfere na hemodinâmica cerebral por obstruir a veia jugular ipsilateral, por isso, indiretamente, está envolvida com a ocorrência de hemorragia cerebral, a orientação é manter o RN de muito baixo peso por 72 horas com a cabeça alinhada ao tronco e o leito elevado a 30°. Embora uma revisão sistemática publicada em 2017, que incluiu apenas dois ensaios clínicos, ter sido inconclusiva quanto aos benefícios e aos efeitos adversos da melhor posição da cabeça, essa prática ainda é utilizada nas unidades neonatais.

Fisioterapia respiratória: as técnicas de fisioterapia respiratória, comumente empregadas para mobilizar secreções, têm indicação controversa para neonatos prematuros. Embora seja um recurso para o tratamento de doenças respiratórias, essas técnicas estão associadas à lesão cerebral, especialmente se realizadas durante as primeiras 72 horas de vida de prematuros de muito baixo peso.

Aspiração traqueal: a aspiração traqueal é o procedimento invasivo mais realizado RN entubados, entretanto, ainda não existe consenso sobre essa prática. Pela forte associação entre o procedimento e a flutuação de fluxo sanguíneo cerebral, deve ser evitada durante as primeiras 72 horas de vida de neonatos de muito baixo peso. É recomendado que seja realizada apenas quando houver necessidade (queda de SpO_2, assincronia do RN no respirador, presença de secreção visível na cânula, deterioração aguda da função respiratória, aumento de trabalho respiratório, bem como alteração de frequência cardíaca, nível de atividade e ausculta pulmonar). Além disso, a aspiração deve ser evitada durante as primeiras 72 horas de vida.

Apesar de todos esses cuidados para tornar o ambiente de terapia intensiva mais favorável ao desenvolvimento do neonato, a internação em UTIN ainda resulta em experiências sensoriais que podem interferir no crescimento e no desenvolvimento sensório-motor dessas crianças. Diante desses resultados, e com o objetivo de contribuir com o crescimento e o desenvolvimento saudáveis, programas de estimulação precoce têm sido adotados. Recentemente, a discussão acerca da necessidade de acompanhamento precoce foi ampliada em virtude das alterações que o Zika vírus vem causando nas crianças afetadas durante a gestação.

ESTIMULAÇÃO PRECOCE

O termo precoce no significado etimológico quer dizer preservar a essência, natureza preventiva adjetivando ações suficientemente antecipadas, tendentes a evitar, atenuar ou compensar a deficiência que a criança possa ter ou as consequências. Estimular, por sua vez, é oferecer situações ou objetos que tenham um significado para a criança, despertando dessa forma o desejo para agir.

De acordo com as diretrizes nacionais de estimulação precoce publicadas no ano de 2016, pode ser definida como um programa de acompanhamento e intervenção clinicoterapêutica multiprofissional com crianças, que visa ao melhor desenvolvimento possível, estimulando o desenvolvimento neuropsicológico e sensório-motor, em todos os domínios que interfiram na maturação da criança, desde linguagem, propriocepção, cognição, socialização e também na estruturação subjetiva, podendo contribuir, inclusive, no vínculo mãe/bebê e na compreensão e no acolhimento familiar dessas crianças, evitando ou amenizando eventuais prejuízos.

Dessa forma, o principal objetivo da estimulação precoce depende do quadro de cada criança. Quando o início do tratamento é precoce, ainda durante a internação hospitalar, o foco para as crianças com alto risco de desenvolver problemas de desenvolvimento é a prevenção e a potencialização das capacidades físicas e intelectuais. Entretanto, se determinada disfunção já está instalada, a compensação de déficits para promover melhor função e independência da criança também é incluída nos objetivos. Em qualquer etapa, o profissional precisa despertar, na criança, a curiosidade e o interesse pela descoberta do mundo, desenvolvendo de forma harmônica, requisitos básicos como a percepção tátil, visual, auditiva e proprioceptiva, que são necessárias para a aquisição de independência e autonomia.

Apesar da diversidade relacionada às técnicas utilizadas para estimular as crianças, período de início, intensidade e frequência de tratamento, a estimulação influencia positivamente no desenvolvimento motor e cognitivo na infância e na idade escolar, uma vez que o período crítico de aprendizagem, no qual ocorre maior neuroplasticidade, acontece nos primeiros anos de vida. Entretanto, para reforçar as áreas neuronais dos bebês, os estímulos ou exercícios precisam ser repetidos de maneira sistemática e sequencial.

No serviço de atendimento dos autores, durante o período de internação, a estimulação sensório-motora dos prematuros é iniciada com 72 horas de vida, utilizando a modalidade de vivências corporais. Para os de muito baixo peso, a estimulação sensório-motora se inicia com 7 dias de vida e as vivências corporais, quando a idade corrigida atingir 34 semanas e o peso mínimo de 1.500 g, sem dependência de suporte ventilatório. Uma vez iniciada, a frequência de tratamento é diária, com duração aproximada de 30 minutos, até a alta hospitalar. Em casos de perdas excessivas de peso ou intercorrências clínicas, a estimulação é suspensa.

Na fase pós-alta, são realizadas de 1 a 3 sessões por semana, de acordo com a necessidade, tendo duração de 45 a 60 minutos, respeitando os limites da criança. E cada vez mais pesquisas demonstram a importância da orientação dos pais/cuidadores no processo de estimulação para que ela possa continuar sendo realizada no domicílio.

Tipos de estímulos

A seguir, são descritos os estímulos mais utilizados e que podem ser aplicados de maneira individual ou agrupada.

Estímulo tátil

O sistema tátil é o primeiro a se desenvolver, o que permite ao RN a diferenciação entre o toque leve e profundo. Por meio da massagem, o estímulo tátil pode ser uma importante ferramenta na redução do estresse e no ganho ponderal dos prematuros. As Figuras 1 a 4 trazem exemplos de massagens que podem ser realizadas no bebê.

Movimentos suaves e firmes aplicados por todo o corpo (cabeça, tronco e membros), no sentido cefalocaudal e proximodistal por até 15 minutos, apresentam efeitos colaterais mínimos, melhoram o vínculo dos pais com a criança, diminuindo o estado de tensão e ansiedade por

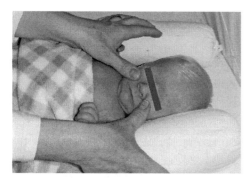

Figura 1   Massagem facial.

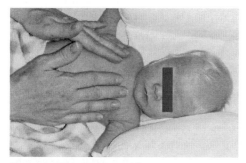

Figura 2   Massagem no tórax.

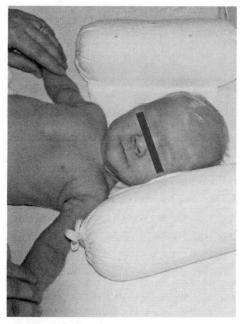

Figura 3   Massagem nos braços.

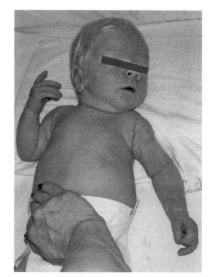

Figura 4   Massagem abdominal.

parte dos pais. No RN, tem ação sobre a atividade vagal, motilidade gástrica, variabilidade de frequência cardíaca, parâmetros imunológicos e metabolismo ósseo, além de permitir que a criança tome consciência das dimensões do próprio corpo e do espaço que ocupa no meio, bem como influencia na construção da imagem corporal, permitindo que a criança conheça os próprios limites. Todos esses efeitos parecem culminar em menor tempo de internação hospitalar, com consequente redução de custos.

Os benefícios da massagem estão sendo cada vez mais demonstrados. Em uma pesquisa, Ferreira e Bergamasco compararam um grupo-controle com grupo-intervenção e realizaram alguns tipos de estímulos tátil-cinestésicos em prematuros, com duração de 5 a 15 minutos cada, variando de acordo com os limiares individuais de estimulação de cada bebê e privilegiando o estado de alerta. A estimulação tátil foi realizada com toques suaves, lentos e contínuos, de sequência não rígida, com direção cefalocaudal no tronco e proximal para distal nos membros, procurando conter o recém-nascido pré-termo em supino ou decúbito lateral. Já a estimulação cinestésica envolveu mobilizações lentas dos membros em flexão e extensão, a exploração manual pelo bebê por diferentes partes do corpo e o posicionamento adequado em decúbito lateral ou ventral, com o auxílio de rolos de tecido colocados estrategicamente em formato de ninho. Os resultados mostraram que no grupo-intervenção houve tendência à redução do tempo de internação hospitalar, aumento do ganho de peso diário e predominância de comportamentos auto-organizados.

Tais resultados estão de acordo com uma metanálise que analisou 611 artigos, na qual 17 concluíram que massagem pode ser uma prática segura e econômica para melhorar o ganho de peso e reduzir a permanência hospitalar de RN prematuros clinicamente estáveis.

Considerando a dificuldade do RN, especialmente o prematuro, em manter a normotermia, pela produção limitada de calor e redução dos mecanismos de retenção, atenção constante deve ser dada para a temperatura corporal do bebê.

Estímulo visual

O sistema visual é responsável por detectar a luz e consequentemente permitir identificar imagens do mundo, como formas, cores, movimento de objetos e do próprio corpo.

A percepção visual é o processo de dar significado para as imagens no sistema nervoso. Esse mecanismo inicia-se na retina, quando a luz atinge a córnea e é projetada na parte de trás do olho, chegando à retina. A luz é transformada em um sinal elétrico e conduzida pelo sistema nervoso.

Conforme a criança vai se desenvolvendo, a sensibilidade e a acuidade visual vão melhorando, tornando-a capaz de diferenciar cores, profundidade e movimentos, o que contribui para o desenvolvimento de marcos motores, como a sustenção de cabeça, tronco e a deambulação.

A informação baseada na detecção do movimento serve para perceber o movimento de objetos, manter o movimento ocular para perseguição contínua de objetos e guiar o movimento corporal no ambiente. Para que isso aconteça, é necessário que o paciente ajuste os movimentos da imagem ao da cabeça e dos olhos.

Todos os bebês ao nascer possuem uma deficiência na precisão do controle e coordenação da musculatura intrínseca ocular, são sensíveis à luz e atraídos por figuras simples com grande contraste em preto e branco. Com a evolução do estímulo, os RN se satisfazem com o aumento da complexidade das figuras. Em uma fase incial da vida, a criança somente visualizará o preto e branco, logo recomenda-se o uso de figuras com essas cores para realizar a estimulação. Em torno dos 3 meses de vida, novas cores começam a ser capturadas e a estimulação visual pode ser ampliada. RN prematuros com pelo menos 30 semanas conseguem fixar uma figura por 1½ a 2½ segundos, quando colocada a uma distância de 20 a 25 cm à frente da face. Com o amadurecimento das conexões nervosas, a percepção e a fixação do objeto evoluem, passando para um tempo de fixação de 3 a 10 segundos, num campo visual de 20 a 30 cm da face. Pode-se, então, iniciar o deslocamento do objeto lentamente no início, variando progressivamente a velocidade, o movimento e a direção.

A face humana pode ser um estímulo bastante atraente para o RN e pode ser realizado pelo terapeuta ou pela mãe, que deve ser orientada a mostrar a face, sem falar durante alguns instantes (10 a 15 segundos) e após esse tempo deve emitir algum som, estabelecendo contato afetivo bastante estimulador e benéfico para ambos.

Exemplos de estimulação visual podem ser vistos nas Figuras 5 a 8.

Estímulo vestibular

A função sensorial do ouvido interno não está relacionada apenas ao ouvir. O ouvido interno é composto pela cóclea, parte do sistema auditivo e o labirinto, que auxilia na manutenção do equilíbrio e é uma parte importante do aparelho vestibular, capaz de fornecer informações sobre as variações temporais, bem como acelerações lineares e rotacionais da cabeça.

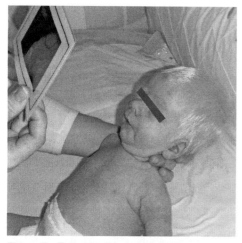

Figura 5 Estimulação visual com figuras em branco e preto.

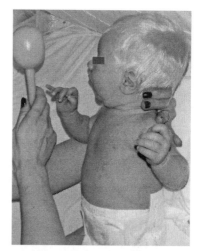

Figura 8 Estimulação auditiva e visual.

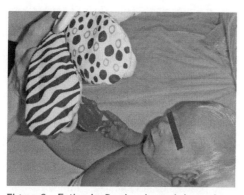

Figura 6 Estimulação visual com brinquedo.

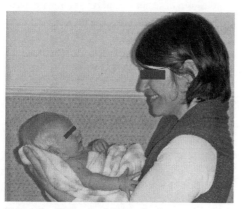

Figura 7 Estimulação visual – face.

O *input* vestibular pode ser promovido por meio do balanço do RN em várias direções e planos. A observação de sinais de retraimento, desorganização (caretas, nistagmo, mudanças de comportamento) ou sinais de aproximação, organização é de fundamental importância durante a terapia. A estimulação vestibular também pode ser realizada por meio do ninar e também no colo do terapeuta, com estímulos de balanço laterolateral ou anteroposterior de forma gentil e suave. Outros recursos também podem ser introduzidos como a rede e a bola, além da cadeira de balanço, na qual os pais poderão permanecer mais tempo com o RN, reforçando dessa forma o vínculo afetivo.

Estímulo auditivo

A audição pode ser estimulada por meio da localização dos sons a fim de exercitar a atenção, a memória e a repetição de sons ludicamente. Além disso, são extremamente importantes a durante a fisioterapia os comandos verbais para motivação, despertar o interesse do paciente para a terapia, e também para estimular os marcos motores. Por exemplo, para estimular o controle cervical, pode-se deixar a criança em decúbito ventral e com uso de chocalhos, instrumentos musicais ou brinquedos que emitem som. Recomenda-se também cantar ou vocalizar para a criança, de modo a chamar sua atenção para que ela dirija a cabeça para o lado que estiver vindo o som e o localize e, assim, pode-se progredir para que ela acompanhe o estímulo sonoro.

Conforme o desenvolvimento da criança vai acontecendo, é possível introduzir novas atividades e trabalhar gradativamente as habilidades auditivas, como atenção, localização, lateralização, discriminação e compreensão auditiva, utilizando recursos como contar histórias, exercícios com música, cantar, denominar partes do corpo e movimentos.

Estímulo da função motora

A motricidade deve ser trabalhada realizando-se movimentos diversos, que favoreçam a modificação de força muscular e tônus. Aos poucos os reflexos primitivos vão sendo suprimidos e substituídos por movimentos voluntários, e a criança vai desenvolvendo a consciência corporal.

Nessa fase, são importantes o contato corporal e o estímulo com brinquedos e brincadeiras que proporcionem apoio afetivo e segurança. Para isso, não se deve forçar a criança, nem cansá-la, pois a quantidade de estímulos oferecidos estará estreitamente relacionada à capacidade, ao interesse e às possibilidades, e o enfoque da fisioterapia deve ser a busca da funcionalidade.

Didaticamente, foram relacionadas, a seguir, dicas de estimulação dos principais marcos motores:

- **Linha média:** este é um estímulo que pode ser realizado inicialmente por meio da exploração das mãos da criança. Conforme ela vai desenvolvendo habilidade para realizar o movimento voluntariamente, podem-se associar brinquedos, por exemplo, como recursos visuais ou auditivos, para que ela realize o movimento e vá percebendo que possui dois lados e novos conceitos vão se formando.
- **Controle cervical:** este é um marco que ocorre em torno dos 3 meses de idade, quando há sinergismo entre a musculatura flexora e extensora do pescoço e do tronco superior. Quando a criança estiver em decúbito ventral, ou mesmo em sedestação apoiada, estímulos podem ser dados para que a criança vença a gravidade e consiga manter a sustentação da cabeça. Ao longo da terapia, podem-se utilizar outros recursos lúdicos para que a criança comece a lateralizar a cabeça e seguir o estímulo. Outra possibilidade é colocar um rolo de tecido ou espuma embaixo das axilas, com os braços à frente, para auxiliar no deslocamento do peso corporal e no movimento de extensão cervical.
- **Controle de tronco:** o domínio da postura sentada exige sinergismo de musculatura de tronco e membros inferiores, além do desenvolvimento do controle cervical e das reações de retificação e proteção. Atividades podem ser realizadas com a criança sentada ajudando-a a manter o equilíbrio inicialmente com a mão no tronco e, conforme ela vai conseguindo se sustentar, a mão do terapeuta pode ir descendo para a pelve. Incentivar a criança a fazer o apoio anterior das mãos e, conforme ela vai sentindo-se mais segura, pode-se oferecer um brinquedo para liberar o apoio de uma das mãos, estimulando a reação de equilíbrio até o momento em que ela consiga se manter sentada sem apoio.
- **Engatinhar:** incialmente, deve-se estimular a posição de 4 apoios, de gato. Para que o bebê consiga se manter nesta postura, é necessário que ele tenha uma boa fixação de cíngulo escapular e pélvico. Conforme a criança vai sentindo-se segura, pode-se estimular o deslocamento dos cíngulos. Brinquedos podem ser colocados à frente da criança para que ela consiga se mover.

Programas específicos de estimulação

Diante da evidência dos efeitos deletérios decorrentes da internação em unidades neonatais, diversos programas de humanização e estimulação precoce foram propostos na tentativa de contribuir com o desenvolvimento dos RN. Entre eles, estão Projeto Octo, Tac-Tic, NIDCAP e Método Canguru:

- Projeto Octo – em 2013, surge na Dinamarca o projeto Octo, no qual, voluntárias confeccionavam polvos de crochê coloridos para serem utilizados em prematuros com o objetivo de acalmar as crianças, no entanto, o Ministério da Saúde não orienta o polvo como instrumento terapêutico, uma vez que não substitui o posicionamento adequado, o contato pele a pele com os pais, além de resgatar discussões sobre infecções hospitalares e brinquedos terapêuticos.
- Tac-Tic (*touching and caressing-tender in caring*) – primeiro método sistemático constituído por uma sequência de toques suaves indicado especialmente para prematuros em cuidados intensivos com o objetivo de reduzir tempo de hospitalização, melhorar sucção e digestão, reduzir o estresse, favorecer o crescimento e acelerar o processo de desmame da ventilação assistida.
- NIDCAP (*newborn individualized developmental care and assessment program*) – tem como base os princípios de cuidados para reduzir o estresse e promover a estabilização fisiológica por meio de um ambiente tranquilo, agrupamento de cuidados e a participação dos pais nos cuidados dos RN.
- Norma de Atenção Humanizada ao Recém-nascido de Baixo Peso – Método Canguru – idealizada na Colômbia, na década de 1970, tem o objetivo, entre outros, de melhorar o vínculo afetivo, a estabilidade térmica e o desenvolvimento do RN, com menor tempo de separação entre mãe e RN, redução do risco de infecção hospitalar, estresse e dor, culminando em mais estímulos sensoriais, melhor quociente de inteligência e habilidades cognitivas.

POSICIONAMENTO

O posicionamento adequado, em qualquer decúbito, é fundamental, pois os limites estabelecidos pelos apoios permitem a organização do neonato e a sensação de segurança semelhante a que ele sentia enquanto estava no útero da mãe. Os decúbitos dorsal, ventral e laterais devem ser alternados com frequência, permitindo que o lactente experimente a distribuição do peso em diferentes regiões do corpo e as primeiras sensações proprioceptivas.

O decúbito dorsal deve ser adotado com coxins para manter o neonato em posição de flexão (Figura 9), favorecendo a adequação tônica, aquisição de força e coordenação muscular, entretanto, longos períodos nessa posição acarretam o encurtamento da musculatura posterior do tórax e a retração das escápulas, o que pode interferir nas funções dos membros superiores e consequentemente interação social. O decúbito dorsal também é a posição de escolha para a criança dormir, segundo a Sociedade Brasileira de Pediatria, este posicionamento diminui em 70% o risco de morte súbita, mas deve ser evitado que a criança permaneça em posição de abandono (Figura 9).

O decúbito ventral, também conseguido com o uso de apoios, auxilia no controle de cabeça, previne a retração de ombro, favorece a mecânica dos músculos respiratórios e a sincronia toracoabdominal por favorecer a incursão diafragmática e a atividade dos intercostais. A manutenção prolongada desse decúbito resulta em excessiva abdução, flexão e rotação externa do quadril com consequente prejuízo futuro para a aquisição da marcha (Figura 10).

O decúbito lateral incentiva a linha média e prepara os membros superiores para explorar os objetos com as duas mãos. Essa posição é também o início da descoberta do rolar (Figura 11).

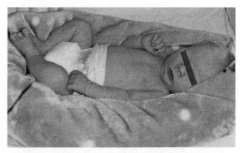

Figura 9   Posicionamento em decúbito dorsal – aninhado no leito.

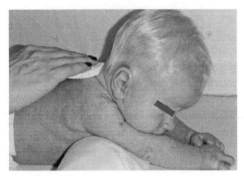

Figura 10 Decúbito ventral – estimulação de controle de cabeça.

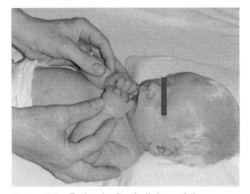

Figura 11 Estimulação da linha média.

CONSIDERAÇÕES FINAIS

Programas de manipulação mínima e estimulação precoce iniciada precocemente propiciam proteção e oferta adequada de estímulos para a criança, o que minimiza a ocorrência de lesões de sistema nervoso central e contribui com o desenvolvimento futuro das crianças.

BIBLIOGRAFIA

1. Allotey J, Zamora J, Cheong-See F, Kalidindi M, Arroyo-Manzano D, Asztalos E, et al. Cognitive, motor, behavioural and academic performances of children born preterm: a meta-analysis and systematic review involving 64061 children. BJOG. 2018;125(1):16-25.
2. Almeida MFB, Abdallah VO, Silveira R de C; Brazilian Network on Neonatal Research. Hypothermia and early neonatal mortality in preterm infants. J Pediatr. 2014;164(2):271-5.
3. Als H. A synactive model of neonatal behavioral organization: framework for the assessment of neurobehavioral development in the premature infant and for support of infants and parents in the NICU. Phys Occup Ther Paediatr. 1986;6(3-4)3-55.
4. Ambalavanan N, Carlo WA, Wrage LA, Das A, Laughon M, Cotten CM, et al.; SUPPORT Study Group of the NICHD Neonatal Research Network. PaCO2 in surfactant, positive pressure, and oxygenation randomised trial (SUPPORT). Arch Dis Child Fetal Neonatal Ed. 2015;100(2):F145-9.
5. Anand KJS, Coskun V, Thrivikraman KV, Nemeroff CB, Plotsky PM. Long-term behavioral effects of repetitive pain in neonatal rat pups. Physiol Behav. 1999;66(4):627-37.
6. Araujo AQC, Silva MTT, Araújo APQC. Zika virus--associated neurological disorders: a review. Brain. 2016;139(Pt 8):2122-30.
7. Atkinson J. The developing visual brain. New York: Oxford University Press; 2000.
8. Beal JA. Evidence for best practices in the neonatal period. MCN AM J Matern Child Nurs. 2005;30(6):3 97-403.
9. Blencowe H, Cousens S, Chou D, Oestergaard M, Say L, Moller AB, et al.; Born Too Soon Preterm Birth Action Group. Born too soon: the global epidemiology of 15 million preterm births. Reprod Health. 2013;10(Suppl 1):S2.
10. Brasil, Ministério da Saúde. Secretaria de Atenção à Saúde. Departamento de Ações Programáticas Estratégicas. Nota técnica n. 08/2017 que trata sobre a utilização do "octupus" nas unidades neonatais. 2017.
11. Brasil, Ministério da Saúde. Secretaria de Atenção à Saúde. Diretrizes de estimulação precoce: crianças de zero a 3 anos com atraso no desenvolvimento neuropsicomotor. Brasília: Ministério da Saúde; 2016.
12. Brasil. Ministério da Saúde. Secretaria de atenção à saúde. Departamento de ações programáticas e estratégicas. Atenção humanizada ao recém-nascido de baixo peso: Método Canguru. 2ª ed. Brasília: Ministério da Saúde; 2011.
13. Carteaux P, Cohen H, Check J, George J, McKinley P, Lewis W, et al. Evaluation and development of potentially better practices for the prevention of brain hemorrhage and ischemic brais injury in very low birth weight infants. Pediatrics. 2003;111(4 Pt 2):e489-96.
14. Darcy AE, Hancock LE, Ware EJ. A descriptive study of noise in the neonatal intensive care unit. Adv Neonatal Care. 2008;8(5 Suppl):S16-26.

15. de Róiste A. TAC-TIC therapy with premature infants: a series of investigative studies. Neuro Endocrinol Lett. 2004;25(Suppl 1):67-77.
16. Dinnen R, Jaspan T. The neonatal brain. In: Allan PL, Baxter GM, Weston MJ, editors. Clinical ultrasound. 3rd ed. Londres churchill Livingstone; 2011.
17. Douret L. Deleterious effects of the prone position in the full-term infant throughout the first year of life. Child Care Health Dev. 1993;19(3):167-84.
18. Ferreira AM, Bergamasco NH. Behavioral analysis of preterm neonates included in a tactile and kinesthetic stimulation program during hospitalization. Rev Bras Fisioter. 2010;14(2):141-8.
19. Figueiro MG, Appleman J, Bullought JD, Rea MS. A discussion of recommended Standards for lighting in the newborn intensive care unit. J Perinatol. 2006;26:S19-26.
20. Fleiss B, Stolp H, Mezget V, et al. Central nervous system development. In: Gleason CA, Juul SE, editors. Avery's diseases of the newborn. 10th ed. Elsevier; 2018.
21. Formiga CKMR, Pedrazzani ES, Tudela E. Intervenção precoce com bebês de risco. Rio de Janeiro: Atheneu; 2010.
22. Garcez PP, Loiola EC, Madeiro da Costa R, Higa LM, Trindade P, Delvecchio R, et al. Zika virus impairs growth in human neurospheres and brain organoids. Science. 2016;352(6287):816-8.
23. Giannantonio C, Papacci P, Ciarniello R, Tesfagabir MG, Purcaro V, Cota F, et al. Chest physiotherapy in preterm infants with lung diseases. Ital J Pediatr. 2010;36:65.
24. Gonçalves RL, Tsuzuki LM, Carvalho MGS. Endotracheal suctioning in intubated newborns: an integrative literature review. Rev Bras Ter Intensiva. 2015;27(3):284-92.
25. Goulart AL, Morais MB, Kopelman BI. Impact of perinatal factors on growth deficits of preterm infants. Assoc Med Bras. 2011;57(3):269-75.
26. Granados MCO. La estimulación precoz o atención temprana. Rev Dig Invetig Educ. 2006;23:1-7. Disponível em: http://www.csi-csif.es [Acesso em: 8 mar. 2010].
27. Guerpelli JLD. Propedêutica neurológica do recém-nascido e sua evolução. Rev Med. 2003;82(1-4):22-33.
28. Hoen B, Schaub B, Funk AL, Ardillon V, Boullard M, Cabié A, et al. Pregnancy Outcomes after ZIKA Infection in French Territories in the Americas. N Engl J Med. 2018;378(11):985-94.
29. Johnson JC, Werber K. Visual stimulation for newborn babies. Denver, Colorado; 1985.
30. Knobel R, Holditch-Davis D. Thermoregulation and heat loss prevention after birth and during neonatal intensive-care unit stabilization of extremely low-birthweight infants. J Obstet Gynecol Neonatal Nurs. 2007;36(3):280-7.
31. Lasky RE, Williams AL. Noise and light exposures for extremely low birth weight newborn during their stay in the neonatal intensive care unit. Pediatrics. 2009;123:540-6.
32. Levy J, Hassan F, Plegue MA, Sokoloff MD, Kushwaha JS, Chervin RD, et al. Impact of hands-on care on infant sleep in the neonatal intensive care unit. Pediatr Pulmonol. 2017;52(1):84-90.
33. McLendon D, Check J, Carteaux P, Michael L, Moehring J, Secrest JW, et al. Implementation of potentially better practices for the prevention of brain hemorrhage and ischemic brain injury in very low birth weight infants. Pediatrics. 2003;111(4 Pt 2):e497-503.
34. McMahon E, Wintermark P, Lahav A. Auditory brain development in premature infants: the importance of early experience. Ann N Y Acad Sci. 2012;1252:17-24.
35. Mochizuki L, Amadio AC. As informações sensoriais para o controle postural. Fisioter Mov. 2006;19:11-8.
36. Mooney-Leber SM, Brummelte S. Neonatal pain and reduced maternal care: Early-life stressors interacting to impact brain and behavioral development. Neuroscience. 2017;342:21-36.
37. Niemi AK. Review of randomized controlled trials of massage in preterm infants. Children (Basel). 2017;4(4).pii: E21.
38. Perlman JM, Wyllie J, Kattwinkel J, Wyckoff MH, Aziz K, Guinsburg R, et al. Part 7: Neonatal Resuscitation: 2015 International Consensus on Cardiopulmonary Resuscitation and Emergency Cardiovascular Care Science With Treatment Recommendations. Circulation. 2015;132(Suppl 1):S204-S241.
39. Poets CF, Roberts RS, Schmidt B, Whyte RK, Asztalos EV, Bader D, et al.; Canadian Oxygen Trial Investigators. Association between intermittent hypoxemia or bradycardia and late death or disability in extremely preterm infants. JAMA. 2015;314(6):595-603.
40. Ranger M, Grunau RE. Early repetitive pain in preterm infants in relation to the developing brain. Pain Manag. 2014;4(1):57-67.
41. Romantsik O, Calevo MG, Bruschettini M. Head midline position for preventing the occurrence or extension of germinal matrix-intraventricular hemorrhage in preterm infants. Cochrane Database Syst Rev. 2017;7:CD012362.

42. Ropars S, Tessier R, Charpak N, Uriza LF. The long-term effects of the Kangaroo Mother Care intervention on cognitive functioning: Results from a longitudinal study. Developm Neuropsychol. 2018;43(1):82-91.
43. Samra HA, McGrath JM, Rollins W. Patient safety in the NICU. A comprehensive review. J Perinat Neonat Nurs. 2011;25(2):123-32.
44. Shahheidari M, Homer C. Impact of the design of neonatal intensive care units on neonates, staff, and families – a systematic literature review. J Perinat Neonat Nurs. 2012;26(3):260-6.
45. Shonkoff JP. Fromneurons to neighbourhoods: old and new challenges for developmental and behavioural pediatrics. J Developm Behav Pediatr. 2003;24(1):70-6.
46. Silva RNM, et al. Métodos de Avaliação do Desenvolvimento. In: Silva OPV, organizador. Novo manual de follow up do RN. Rio de Janeiro: Soperj, 1992-1994. Disponível em: http://www.sbp.com.br [Acesso em: 10 jul. 2011].
47. Sociedade Brasileira de Pediatria. Bebês devem dormir de barriga para cima. Disponível em: http://www.sbp.com.br/imprensa/detalhe/nid/bebes-devem-dormir-de-barriga-para-cima/ [Acessado em: 19 mar. 2018].
48. Souza MWCR, Silva WCR, Araújo SAN. Quantificação das manipulações em recém-nascidos pré-termo em unidade de terapia intensiva: uma proposta de elaboração de protocolo. Conscientiae Saúde. 2008;7(2):269-74.
49. Spittle A, Orton J, Anderson PJ, Boyd R, Doyle LW. Early developmental intervention programmes provided post hospital discharge to prevent motor and cognitive impairment in preterm infants. Cochrane Database Syst Rev. 2015;11:CD005495.
50. Teck JS. Fisioterapia pediátrica. 3ª ed. Porto Alegre: Artmed; 2002.
51. Vaivre-Douret L, Ennouri K, Jrad I, Garrec C, Papiernik E. Effect of positioning on the incidence of abnormalities of muscle tone in low-risk, preterm infants. Eur J Paediatr Neurol. 2004;8(1):21-34.
52. Vermont Oxford network. Available: https://public.vtoxford.org [Acessado em: 28 jan. 2018].
53. Wang L, He JL, Zhang XH. The efficacy of massage on preterm infants: a meta-analysis. Am J Perinatol. 2013;30(9):731-8.
54. White RD, Smith JA, Shepley MM. Recommended standards for newborn ICU design, 8th edition. J Perinatol. 2013;33(Suppl 1):S2-16.
55. Wofson MR, Greenspan JS, Deoras KS, Allen JL, Shaffer TH. Effect of position on the mechanical interaction between the rib cage and abdomen in preterm infants. J Appl Physiol. 1992;72(3):1032-8.
56. Barata LF, Branco A. Os distúrbios fonoarticulatórios na síndrome de Down e a intervenção precoce. Revista CEFAC. 2010;12(1):134-9.

8
Humanização nas unidades de terapia intensiva neonatais

Ana Sílvia Scavacini
Josy Davidson

INTRODUÇÃO

A década de 1970 representou um marco para os cuidados intensivos de recém-nascidos (RN). Iniciou-se uma verdadeira revolução tecnológica e profissional com o desenvolvimento de incubadoras modernas, monitores não invasivos e aparelhos de geração de pressão positiva e, mesmo assim, a prevalência de nascimentos prematuros aumentou. Atualmente, estima-se que mais de 15 milhões de bebês nasçam, a cada ano no mundo, antes do termo. No Brasil, dados do Ministério da Saúde apontam o nascimento de mais de 320 mil RN com menos de 37 semanas de gestação. Essas crianças, por imaturidade dos sistemas, principalmente do respiratório e neurológico, tendem a necessitar de maior ajuda para a transição ao meio extrauterino, bem como cuidados de terapia intensiva neonatal.

Apesar dos benefícios dessa assistência, que possibilita a sobrevivência de RN cada vez mais prematuros, os cuidados intensivos geram efeitos nocivos, como estresse crônico proporcionado pela privação do contato com os pais, ambiente inóspito, excesso de som e iluminação, estímulos dolorosos e manipulação, que podem ter efeitos negativos transitórios ou interferir no crescimento e no desenvolvimento futuro das crianças.

AMBIENTE FÍSICO

A transição para a vida extrauterina é um evento altamente estressante, pois o neonato passa de um ambiente escuro, quente e úmido, com estímulos sensoriais filtrados e adequados ao seu desenvolvimento para um ambiente completamente oposto, especialmente se precisa de internação em unidades de terapia intensiva neonatais (UTIN), cujos cuidados são voltados para salvar a vida do RN.

As UTIN, projetadas especificamente para atender RN graves ou potencialmente graves, têm mostrado ser uma potente fonte de estresse. Associado aos procedimentos dolorosos comumente necessários e à privação do contato com os pais, a perturbação do ciclo sono-vigília e o excesso de estímulos visuais e sonoros sobrecarregam o sistema nervoso central em crescimento e podem comprometer o desenvolvimento neuropsicomotor e a vida futura das crianças, especialmente os recém-nascidos prematuros (RNPT).

Por essa razão, o ambiente físico precisa ser adequado, promovendo menores estímulos de ruído e luz, bem como possibilitando o respeito à atuação baseada nos cuidados centrados na família e na maior permanência dos pais.

Ruído

O som é uma vibração percebida e interpretada pelo sistema auditivo a partir de 23ª a 26ª semanas de gestação, entretanto, somente após o nascimento a termo, os estímulos recebidos são processados adequadamente.

Com o nascimento prematuro e a internação em UTIN, o neonato é exposto a sons produzidos pelo ambiente, como o funcionamento dos equipamentos, sistemas de alarme e ar-condicionado, vozes, telefone, rádio, passos, mobília e portas. Esse excesso de estímulos sonoros é chamado ruído que, associado à imaturidade do desenvolvimento dos subsistemas, provoca sobrecarga ao sistema autonômico, resultando em alterações na frequência cardíaca, frequência respiratória, pressão arterial, oxigenação, dor, estresse e dificuldade na manutenção dos estados de sono, interferindo na maturação cerebral com consequências futuras negativas na comunicação, na aquisição da linguagem e da fala.

Na tentativa de minimizar os riscos ao desenvolvimento do sistema auditivo, têm sido realizadas modificações estruturais que envolvem desde a construção de pisos e paredes da unidade até a escolha de mobília, bem como modificações comportamentais. Dentre estas últimas, estão o tom de fala mais baixo dos profissionais, uso de sapatos adequados, prática de silenciar os alarmes sonoros assim que forem acionados, abrir e fechar as portinholas com cuidado, evitar a colocação de materiais em cima da incubadora, ligar o vácuo de aspiração somente no momento da realização do procedimento e vigilância para qualquer ruído que não seja habitual da unidade.

Iluminação

O desenvolvimento incompleto dos componentes oculares e neurológicos do sistema visual ao nascimento, especialmente nos RNPT, e a exposição ao excesso de iluminação inerente ao funcionamento de uma UTIN dificultam a interação do neonato com o ambiente, provocam desorganização do ritmo circadiano hormonal e modificação no ajuste fino da estrutura e da função do sistema visual que reflete na organização do RN e na capacidade visual até, pelo menos, os 12 meses de idade. Prematuros de muito baixo peso são oito vezes mais suscetíveis a doenças oculares refrativas, miopia e estrabismo quando comparados a RN a termo.

Para minimizar esses estímulos e impactos, além das modificações estruturais da unidade com materiais lustros e não reflexivos, são utilizadas coberturas de tecido escuro nas incubadoras, luzes individuais de procedimentos, bem como horários específicos de redução de ruídos, luz e manipulação com o objetivo de promover a organização e o desenvolvimento do RN.

MANIPULAÇÃO E ESTRESSE

Nesses ambientes estressantes por si só, os neonatos são manipulados frequentemente para monitoração, tratamento e cuidados, entretanto, atenção deve ser dispensada à frequência, à duração, à qualidade e ao momento em que o manuseio for realizado para que não contribuam também com o estresse, que interfere na plasticidade cerebral e no desenvolvimento futuro. O excesso de manipulação também dificulta a manutenção da temperatura corpórea em termoneutralidade, acarretando hipotermia.

Controle térmico

A hipotermia ocorre porque os mecanismos de controle térmico dos prematuros são ineficientes (maior perda e menor capacidade de produção de calor). Essa ineficiência associada à excessiva manipulação piora os quadros de hipotermia, que, por sua vez, aumenta a taxa de metabolismo e depleta estoques de glicose, o que pode levar à convulsão e ao dano cerebral. O aumento do consumo do oxigênio eleva a frequência e o esforço respiratório se associado à acidose metabólica, à hemorragia pulmonar e ao desconforto respiratório.

Os RN que mantêm temperatura corporal apropriada desde a sala de parto têm melhores chances de sobreviver, uma vez que evoluem com melhor estabilidade das funções fisiológicas, gastam menos energia e têm melhora no crescimento e menor chance de óbito.

Diante de todas essas evidências, o ideal é um ambiente térmico neutro que forneça condições térmicas para assegurar o mínimo de gasto metabólico de energia, calorias e consumo de oxigênio, permitindo, assim, uma temperatura corporal estável.

Nas UTIN, são utilizados berços aquecidos e incubadoras de paredes simples ou duplas (para menores de 1.500 g). Prematuros entre 28 e 30 semanas e menos de 1.000 g requerem também umidificação do ambiente. Colchões térmicos também podem ser necessários nos casos de RN com menos de 100 g durante procedimentos prolongados, como passagens de cateteres umbilicais e outros procedimentos ainda mais prolongados, para que mantenham a temperatura corporal mais estável.

Associado ao desenvolvimento tecnológico, a equipe precisa compreender os mecanismos de perda de calor para desenvolver estratégias e protocolos que favoreçam a normotermia do neonato. Dentre essas estratégias, devem ser considerados: aquecer estetoscópio antes de examinar o neonato, lavar as mãos com água aquecida antes do manuseio, proteger as placas de radiografia com tecido aquecidos antes de proceder o exame, evitar a abertura da portinhola, agrupar os cuidados para evitar o manuseio frequente, aquecer oxigênio e gases medicinais utilizados para a ventilação.

Dor

Dentre os manuseios realizados pela equipe, o neonato chega a receber, por dia, até 17 estímulos dolorosos, como punções, aspirações, intubação e sondagens. A introdução ou a remoção de corpo estranho dos tecidos, vias aéreas, trato gástrico ou urinário causam perda da integridade de pele ou mucosa e geram dor que acarreta alteração de frequência cardíaca (frequência menor que 100 ou maior que 160 ou ainda aumento de 5 batimentos ou mais na frequência basal) e respiratória (menor que 40 ou maior que 60 respirações por minutos ou ainda elevação de sete ou mais respirações por minuto), redução da oxigenação (saturação de oxigênio abaixo de 90% ou redução de 2,5% ou mais) e alteração do fluxo sanguíneo cerebral com consequente isquemia tecidual ou hemorragia peri-intraventricular.

Em longo prazo, adolescentes submetidos a estímulos dolorosos no período neonatal apresentam menor tolerância à dor e sensação de maior intensidade, especialmente aqueles com quociente de inteligência menor.

Apesar de todas as alterações autonômicas imediatas, o neonato é incapaz de expressar verbalmente a dor, o que fez a comunidade científica pensar, por muito tempo, que a imaturidade neurológica e mielinização inadequada não permitiam essa sensação. Atualmente, sabe-se que a percepção da dor inicia-se entre a 22ª e 24ª semanas de idade gestacional e, tendo em vista a dificuldade de diagnóstico, bem como as consequências negativas, foram desenvolvidas ferramentas que identificam a dor por meio de expressões faciais, sinais vitais, necessidade de oxigênio e comportamento do neonato.

A criança com dor ou submetida a qualquer procedimento doloroso precisa de um ambiente com menor carga de estímulos estressantes, como excesso de ruído e iluminação para melhora da agitação e analgesia adequada, que inclui medidas farmacológicas ou não. Dentre essas últimas, consideradas medidas simples, destacam-se a sucção não nutritiva, massagem e contato pele a pele.

Vê-se que o nascimento prematuro e todos os fatores geradores de estresse a que são submetidos nas UTIN sobrecarregam o sistema nervoso autônomo em desenvolvimento e causam transtornos que podem repercutir em curto, médio e longo prazos na qualidade de vida desses bebês.

Mediante esse cenário, o conceito de que a internação em unidades neonatais causa problemas ao RN exigiu a elaboração de manuais e guias, bem como mudança de cultura dos profissionais, na tentativa de reduzir a manipulação e humanizar o atendimento, que ainda hoje são manipuladas inúmeras vezes ao dia, independentemente do estado comportamental.

INICIATIVAS PARA REDUÇÃO DA DOR/ESTRESSE NO RECÉM-NASCIDO DE BAIXO PESO/PREMATURO

Após a descoberta dos fatores deletérios do estresse aos RN, algumas iniciativas começaram a surgir já nos anos 1970/1980. Dentre elas, as duas mais conhecidas em cuidados humanizados aos RN são o NIDCAP e o Método Canguru.

Programa de avaliação e cuidado individualizado para desenvolvimento do recém-nascido (Newborn Individualized Developmental Care and Assessment Program [NIDCAP])

Idealizado e introduzido pela professora Heidelise Als, no final da década de 1970, tem como base os princípios de cuidados para reduzir o estresse e promover a estabilização fisiológica com meio ambiente tranquilo (menor luz e som ambiente), coordenação (promoção da flexão, da autorregulação, posicionamento adequado), agrupamento de cuidados e a participação dos pais no cuidado ao RN (cuidados centrados na família, contato pele a pele, suporte individualizado para a alimentação, conforto para a família).

Para que o programa seja desenvolvido nas unidades, há a necessidade de treinamento dos cuidadores e certificação da unidade para que possam utilizar, sensibilizar e compreender a ferramenta avaliação de comportamento infantil prematuro. Essa ferramenta tem como princípio a observação de 91 comportamentos neonatais a cada 2 minutos por 1 hora antes, durante e após uma intervenção de cuidar. Após a avaliação, as recomendações para cuidar são fornecidas aos enfermeiros de cabeceira e à família do bebê.

O primeiro estudo publicado da NIDCAP, em 1986, sugeriu que as condições respiratórias e funcionais dos RN com muito baixo peso ao nascer em risco de displasia broncopulmonar teriam riscos potencializados pelos estímulos sensoriais inadequados. O estudo chamou a atenção dos cuidadores de RN para os riscos do excesso de estímulos nocivos a esses bebês, apesar do pequeno número de crianças incluídas no estudo.

Desde então, vários pequenos ensaios controlados randomizados sem cegamento avaliaram a eficácia da NIDCAP, demonstrando a melhora das condições de saúde e no neurodesenvolvimento em curto prazo, entretanto, todos com pequena amostra e baixa qualidade dos estudos. Baseado na compreensão das necessidades fisiológicas dos prematuros e dos danos que o ambiente e os cuidados possam causar, muito tem se estudado a respeito do assunto na tentativa de elevar o nível de evidência dos benefícios da implementação do NIDCAP.

Recentemente, uma revisão sistemática incluindo 17 ensaios clínicos com diferentes desfechos primários e secundários demonstrou melhora nas habilidades motoras e psicológicas aos 18 meses de idade corrigida e menor tempo de internação de crianças submetidas ao NIDCAP durante o período de internação neonatal. Entretanto, os dados em curto prazo como enterocolite, displasia broncopulmonar, óbito neonatal não apresentaram diferenças entre os grupos.

Algumas dificuldades podem ser atribuídas aos resultados. A realização desses estudos, na maioria, não teve cegamento, ou seja, cuidadores, pais e os bebês sabiam e/ou percebiam quais e como os procedimentos estavam sendo realizados, o que pode trazer um viés aos resultados dos estudos. Na tentativa de minimizar esse problema, os pesquisadores eram cegos aos grupos. Outros estudos optaram por randomizar os grupos em diferentes hospitais, o que também representa um viés, uma vez que as equipes são diferentes e poderiam ter resultados diferentes *per si*. Por causa dessa dificuldade, os estudos foram classificados com baixa qualidade e alto risco de viés, dificultando a avaliação em conjunto em uma revisão sistemática.

Apesar disso, vale a pena ressaltar que as mudanças ocorridas na equipe e no sistema – ou seja, uma mudança de mentalidade, de atitude dos envolvidos nos cuidados ao RNPT ultrapassam os fatores físicos e tangíveis. O impacto na vida e no vínculo entre bebê e a família, a equipe e o ambiente fazem com que essa iniciativa tenha alto valor. Além disso, as mudanças de atitude das equipes diante de RN trazem muitos benefícios independentemente da capacidade financeira do hospital, sendo uma ótima alternativa para melhora dos cuidados neonatais com baixo custo de implementação.

Por isso, apesar de pouco resultados convincentes cientificamente, muitos países têm adotado essa prática, ou iniciativas semelhantes, com o objetivo de melhorar os cuidados aos RNPT.

Método Canguru

O Método Canguru foi idealizado na Colômbia, no final da década de 1970, com o objetivo de melhorar o vínculo afetivo, a estabilidade térmica e o desenvolvimento do RN, o que possibilitava a alta hospitalar precoce (com a garantia do atendimento ambulatorial) reduzindo assim os custos da assistência perinatal. Em continuidade ao tratamento oferecido no hospital, no domicílio, os RN ainda eram mantidos em contato pele a pele com a mãe, posicionados verticalmente entre o seio materno, vestindo apenas uma fralda.

Atualmente, os objetivos foram ampliados e incluem também menor tempo de separação entre mãe e RN, redução do risco de infecção hospitalar, redução do estresse e dor do RN, melhora das taxas de aleitamento materno, maior competência e confiança dos pais, menor número de internações e otimização dos leitos das unidades neonatais.

Diante de todos esses benefícios, em meio a adeptos e opositores, esse modelo de assistência tem sido adotado em todo o continente. Entretanto, as formas de execução prática diferem ao redor do mundo e incluem apenas o contato pele a pele; contato pele a pele associado à amamentação; contato pele a pele, amamentação e alta precoce; contato pele a pele, amamentação, alta precoce e acompanhamento ambulatorial, mas, independentemente da forma, pode ser utilizado em RN de baixo peso como alternativa aos cuidados convencionais, especialmente em países com menores recursos.

No Brasil, tornou-se uma política pública nacional (Norma de Atenção Humanizada ao Recém-nascido de Baixo Peso – Método Canguru, Portaria GM/MS n. 1.683, de 12 de julho de 2007) cada vez mais fortalecida e incorporada às ações do Pacto de Redução da Mortalidade Materna e Neonatal. A atuação se estende em etapas, e a primeira se inicia antes do nascimento, com identificação das gestantes de risco, orientações e suporte psicológico. A segunda etapa, após o nascimento, estimula a entrada dos pais, o contato pele a pele e a lactação e, a terceira etapa, após a alta hospitalar, garante o acompanhamento ambulatorial multiprofissional para essas crianças.

Uma revisão sistemática do Método Canguru, publicada em 2016, mostrou que o contato pele a pele é uma ação universal e esse consenso se justifica uma vez que a execução da posição canguru possibilita manutenção da temperatura corporal do neonato, facilita a amamentação e promove estímulo sensorial. Para os pais, melhora o vínculo, a autoestima e a produção de leite.

É indicado desde a sala de parto ou os primeiros dias de vida, para RNPT e a termos que estejam internados em unidades neonatais, sob qualquer tipo de suporte ventilatório, pode ser realizado por qualquer um dos pais, de forma gradual e crescente e em tempos variados de permanência, desde que prazeroso e possível. Cuidados devem ser tomados com a posição da cabeça para manutenção da patência de vias aéreas, estabilidade de tubo traqueal, acessos e outros suportes utilizados para a manutenção da vida. Se o RN estiver sob qualquer suporte ventilatório, é prudente que a monitoração cardiovascular também esteja adequada. Se o RN for de muito baixo peso, é indicado aguardar 72 horas de vida antes de iniciar o contato pele a pele e, em caso de instabilidade clínica, a posição canguru está contraindicada.

Quando iniciado precocemente, antes dos primeiros 10 dias de vida, e é mantido por maiores períodos, reduziu a mortalidade de RN de baixo peso. A Organização Mundial da Saúde estima em 40% a redução das taxas de mortalidade após a adoção do Método Canguru.

O contato pele a pele também pode ser considerado um analgésico seguro em crianças prematuras, sem efeitos colaterais. Crianças com menos de 37 semanas e submetidas a procedimentos dolorosos (punções de calcanhar, venopunção, injeção intramuscular) em posição canguru apresentaram menor frequência cardíaca, menor tempo de choro e faces de dor, quando comparadas àquelas submetidas aos procedimentos dentro das incubadoras, entretanto, os benefícios são limitados e indicados para procedimentos que gerem dores leves ou moderadas.

Quando avaliadas com 19 anos, as crianças nascidas com baixo peso e submetidas ao Método Canguru apresentavam melhor quociente de inteligência e habilidades cognitivas, sugerindo que o método possa ser benéfico para as crianças neurologicamente vulneráveis por promover maiores estímulos sensoriais.

Apesar das diversas práticas adotadas ao redor do mundo, bem como dos desafios e barreiras encontradas para a adoção do Método Canguru, treinamentos, suporte social e campanhas podem atuar como facilitadores nesse processo, cujo desfechos em curto, médio e longo prazos são favoráveis.

CONSIDERAÇÕES FINAIS

Apesar de algumas dificuldades técnicas para a avaliação dos estudos que tenham como princípio o cuidado humanizado aos RNPT, tem-se cada vez mais adotado essa prática nas unidades neonatais.

O Método Canguru, altamente divulgado no mundo, é recomendado pela Organização Mundial da Saúde como forma de melhorar os desfechos clínicos advindos do nascimento prematuro, mas, independentemente do método utilizado, as maiores consciência e preocupação das equipes em minimizar os danos e o estresse ao RN e o envolvimento dos pais nos cuidados desde o nascimento trazem benefícios não somente físicos como emocionais, culturais e financeiros.

BIBLIOGRAFIA

1. Allotey J, Zamora J, Cheong-See F, Kalidindi M, Arroyo-Manzano D, Asztalos E, et al. Cognitive, motor, behavioural and academic performances of children born preterm: a meta-analysis and systematic review involving 64 061 children. BJOG. 2018;125(1):16-25.
2. Almeida MFB, Guinsburg R. Reanimação neonatal em sala de parto: Documento Científico do Programa de Reanimação Neonatal da Sociedade Brasileira de Pediatria. Disponível em: www.sbp.com.br [Acessado em: 18 out. 2014].
3. Als H, Lawhon G, Brown E, Gibes R, Duffy FH, McAnulty G, et al. Individualized behavioral and environmental care for the very low birth weight preterm infant at high risk for bronchopulmonary dysplasia: neonatal intensive care unit and developmental outcome. Pediatrics. 1986;78(6):1123-32.
4. Als H. Newborn individualized developmental care and assessment program (NIDCAP): New frontier for neonatal and perinatal medicine. J Neonatal-Perinatal Med. 2009;2(3):135-47.
5. Als H. Toward a synactive theory of development: promise for the assessment and support of infant individuality. Infant Mental Health J. 1982;3(4):229-43.
6. Altimier L. Thermorregulation: What's new? What's not? Newborn Infant Nurs Rev. 2012;12(1):51-63.
7. Balbino AC, Cardoso MVLML, Lélis ALPA, Fontoura FC, Melo GM. Termorregulação do recém-nascido: cuidados na admissão em unidade de emergência pediátrica. Rev Rene. 2013;14(2):320-30.
8. Baley J, Committee on fetus and newborn. Skin-to-skin care for term and preterm infants in the neonatal ICU. Pediatrics. 2015;136(3):596-9.

9. Bissinger RL, Annibale DJ. Thermoregulation in very low-birth-weight infants during the golden hour: results and implications. Adv Neonatal Care. 2010;10(5):230-8.
10. Blencowe H, Cousens S, Chou D, Oestergaard M, Say L, Moller AB, et al.; Born Too Soon Preterm Birth Action Group. Born too soon: the global epidemiology of 15 million preterm births. Reprod Health. 2013;10(Suppl 1):S2.
11. Brasil. Ministério da Saúde. Departamento de Informática do SUS. Estatísticas Vitais - DATASUS. Disponível em: http://datasus.saude.gov.br/informacoes-de-saude/tabnet/estatisticas-vitais [Acessado em: 20 jan. 2018].
12. Brasil. Ministério da Saúde. Portaria n. 1.683, de 12 de julho de 2007. Aprova, na forma do Anexo, a Normas de Orientação para a Implantação do Método Canguru. Diário Oficial da União, Brasília, DF, 13 de julho de 2007. Seção 2, p. 84.
13. Brasil. Ministério da Saúde. Portaria n. 930, de 10 de maio de 2012. Define as diretrizes e objetivos para a organização da atenção integral e humanizada ao recém-nascido grave ou potencialmente grave e os critérios de classificação e habilitação de leitos de Unidade Neonatal no âmbito do Sistema Único de Saúde (SUS). Diário Oficial da União, Brasília, DF, 11 de maio de 2012. Seção 1, p. 138.
14. Brasil. Ministério da Saúde. Secretaria de atenção à saúde. Departamento de ações programáticas e estratégicas. Atenção humanizada ao recém-nascido de baixo peso: Método Canguru. 2ª ed. Editora do Ministério da Saúde, 2011.
15. Brémond-Gignac D, Copin H, Lapillonne A, Milazzo S. Visual development in infants: physiological and pathological mechanisms. Curr Op Ophthalmology. 2011;22(Suppl):S1-8.
16. Carter BS, Brunkhorst J. Neonatal pain management. Semin Perinatol. 2017;41(2):111-6.
17. Chan G, Bergelson I, Smith ER, Skotnes T, Wall S. Barriers and enablers of kangaroo mother care implementation from a health systems perspective: a systematic review. Health Policy Plan. 2017;32(10):1466-75.
18. Chan GJ, Valsangkar B, Kajeepeta S, Boundy EO, Wall S. What is kangaroo mother care? Systematic review of the literature. J Glob Health. 2016;6(1):1-9.
19. Conde-Agudelo A, Díaz-Rossello JL. Kangaroo mother care to reduce morbidity and mortality in low birth weight infants. Cochrane Database Syst Rev. 2016;8:CD002771.
20. Cruz MD, Fernandes AM, Oliveira CR. Epidemiology of painful procedures performed in neonates: A systematic review of observational studies. Eur J Pain. 2016;20(4):489-98.
21. Darcy AE, Hancock LE, Ware EJ. A descriptive study of noise in the neonatal intensive care unit. Adv Neonatal Care. 2008;8(5 Suppl):S16-26.
22. Décima P, Stephan-Blanchard E, Pelletier A, Ghyselen L, Delanaud S, Degrugilliers L, et al. Assessment of radiant temperature in a closed incubator. Eur J Appl Physiol. 2012;112(8):2957-68.
23. Dykes F, Thomson G, Gardner C, Moran V, Flacking R. Perceptions of European medical staff on the facilitators and barriers to physical closeness between parents and infants in neonatal units. Acta Pædiatrica. 2016;105(9):1039-46.
24. Gao H, Xu G, Gao H, Dong R, Fu H, Wang D, et al. Effect of repeated Kangaroo Mother Care on repeated procedural pain in preterm infants: A randomized controlled trial. Int J Nurs Stud. 2015;52(7):1157-65.
25. Haumont D, Amiel-Tison C, Casper C, Conneman N, Ferrari F, Huppi P, et al. NIDCAP and developmental care: a european perspective. Pediatrics. 2013;132(2):e551-2.
26. Johnston C, Campbell-Yeo M, Disher T, Benoit B, Fernandes A, Streiner D, et al. Skin-to-skin care for procedural pain in neonates. Cochrane Database Syst Rev. 2017;2:CD008435.
27. Kennedy KA, Fielder AR, Hardy RJ, Tung B, Gordon DC, Reynolds JD. Reduced lighting does not improve medical outcomes in very low birth weight infants. J Pediatr. 2001;139(4):527-31.
28. Laroia Nirupama, Phelps Dale, Roy Jason. Double wall versus single wall incubator for reducing heat loss in very low birth weight infants in incubators. Cochrane Database Syst Rev. 2003;2:CD004215.
29. Levy J, Hassan F, Plegue MA, Sokoloff MD, Kushwaha JS, Chervin RD, et al. Impact of hands-on care on infant sleep in the neonatal intensive care unit. Pediatr Pulmonol. 2017;52(1):84-90.
30. Lorenz L, Dawson JA, Jones H, Jacobs SE, Cheong JL, Donath SM, et al. Skin-to-skin care in preterm infants receiving respiratory support does not lead to physiological instability. Arch Dis Child Fetal Neonatal. 2017;102(4):F339-44.
31. Lunze K, Bloom DE, Jamison DT, Hamer DH. The global burden of neonatal hypothermia: systematic review of a major challenge for newborn survival. BMC Med. 2013;11(24):1-11.
32. McCall EM, Alderdice FA, Halliday HL, Jenkins JG, Vohra S. Interventions to prevent hypothermia at birth in preterm and/or low birth weight babies. Cochrane Database Syst Rev. 2005;10:CD004210.

33. McMahon E, Wintermark P, Lahav A. Auditory brain development in premature infants: the importance of early experience. Ann NY Acad Sci. 2012;1252:17-24.
34. Ohlsson A, Jacobs SE. NIDCAP: A systematic review and meta-analyses of randomized controlled trials. Pediatrics. 2013;131(3):e881-93.
35. Organização Mundial da Saúde [OMS]. Como melhorar os desfechos clínicos nos partos prematuros. Disponível em: apps.who.int/iris/bitstream/10665/204270/14/WHO-RHR-15.22-por.pdf [Acessado em: 1º fev. 2018].
36. Organização Mundial da Saúde. Nacimientos prematuros. Available in: www.who.int/mediacentre/factsheets/fs363/es/ [Acessado em: 28 jan. 2018].
37. Peng NH, Bachman J, Jenkins R, Chen CH, Chang YC, Chang TS, et al. Relationships between environmental stressors and stress biobehavioral responses of preterm infants in NICU. J Perinat Neonat Nurs. 2017;23(4):363-71.
38. Raiskila S, Axelin A, Toome L, Caballero S, Tandberg B, Monterosso R, et al. Parents' presence and parent–infant closeness in 11 neonatal intensive care units in six European countries vary between and within the countries. Acta Pædiatrica. 2017;106(6):878-88.
39. Ropars S, Tessier R, Charpak N, Uriza LF. The long-term effects of the Kangaroo Mother Care intervention on cognitive functioning: Results from a longitudinal study. Dev Neuropsychol. 2018;43(1):82-91.
40. van Ganzewinkel CJ, Been JV, Dieleman JP, Katgert T, Boelen-van der Loo T, van der Pal SM, et al. Pain coping strategies: Neonatal intensive care unit survivors in adolescence. Early Hum Dev. 2016;103:27-32.
41. van Ganzewinkel CJLM, Been JV, Verbeek I, van der Loo TB, van der Pal SM, Kramer BW, et al. Pain threshold, tolerance and intensity in adolescents born very preterm or with low birth weight. Early Hum Dev. 2017;110:31-8.
42. White RD, Smith JA, Shepley MM. Recommended standards for newborn ICU design, 8th edition. J Perinatol. 2013;33(Suppl 1):S2-16.

9
Abordagem na unidade de terapia intensiva pediátrica

Fernanda de Cordoba Lanza

INTRODUÇÃO

As doenças relacionadas ao sistema respiratório do lactente e da criança são as principais causas de insuficiência respiratória e, consequentemente, de internação hospitalar. A principal justificativa para esses acontecimentos é o desenvolvimento incompleto do pulmão e do sistema imunológico nesse grupo de pacientes.

Na vigência de infecção, há processo inflamatório e aumento na produção de secreção pulmonar. O aumento da viscoelasticidade da secreção, bem como a menor força dos músculos abdominais no lactente, prejudica a efetividade da tosse em eliminar o acúmulo de muco. Nessas condições, técnicas de fisioterapia respiratória podem auxiliar na eliminação da secreção, reduzir o desconforto respiratório e melhorar a oxigenação.

Além do tratamento direcionado ao sistema respiratório, avaliação e intervenção nos demais sistemas devem ser consideradas pelo fisioterapeuta, mesmo que a causa de internação tenha sido a doença pulmonar. A avaliação do desenvolvimento neuropsicomotor (DNPM) torna-se crucial nas internações prolongadas em pacientes pediátricos. A intervenção precoce do sistema neuromuscular precisa ser realizada nos pacientes sob risco de longos períodos de internação e imobilização, para que seja evitada a polineuromiopatia (PNM) do doente crítico.

Neste capítulo, serão abordadas as evidências científicas a respeito do tratamento fisioterápico do paciente pediátrico em terapia intensiva de maneira global.

SISTEMA RESPIRATÓRIO

Ao iniciar o tratamento de paciente pediátrico em terapia intensiva, além do estado crítico, deve ser levadas em consideração as características do sistema respiratório.

O movimento mucociliar e a tosse são mecanismos importantes para manter as vias aéreas pérvias. Entretanto, em razão da instabilidade das vias aéreas nos pacientes pediátrico, a força exercida durante a tosse e o aumento da pressão pleural favorecem o colapso das vias aéreas. Outro fator que contribui para o fechamento das vias aéreas é o aumento da complacência da caixa torácica decorrente das costelas cartilaginosas. Portanto, além da tosse, as compressões torácicas decorrentes das técnicas de remoção de secreção também podem colapsar as vias aéreas, por isso elas devem ser realizadas com cautela quanto mais jovem for o lactente.

O reduzido diâmetro das vias aéreas dos pacientes pediátricos aumenta a resistência para a entrada do ar e favorece as atelectasias com mínimo acúmulo de secreção, tornando a respiração mais difícil de ser realizada. Associado a isso, a respiração predominantemente nasal também dificulta a incursão respiratória pelo aumento da resistência das vias aéreas superiores.

A ventilação colateral (poros de Khon e canais de Lambert) é a comunicação entre os alvéolos e entre os bronquíolos e favorece a aeração pulmonar de maneira homogênea. Os lactentes, crianças até 2 anos de idade, não têm ventilação colateral completamente desenvolvida, portanto, um bronquíolo que esteja obstruído causará colapso do alvéolo adjacente, gerando atelectasia. A escassez de ventilação colateral favorece a perpetuação do colapso alveolar. Assim, melhorar a ventilação pulmonar pode se tornar tarefa difícil de ser alcançada nessa população.

A capacidade residual funcional (CRF) é definida pelo equilíbrio das forças de recolhimento elástico do sistema respiratório (caixa torácica e parênquima pulmonar). Em pacientes pediátricos, a complacência da caixa torácica é maior e a complacência pulmonar menor, quando comparada ao paciente adulto. Assim, a CRF equilibra-se em volume pulmonar mais baixo, favorecendo o colapso das vias aéreas periféricas. Em lactentes com doença respiratória, a queda de saturação de oxigênio é mais pronunciada por causa da menor CRF. A frequência respiratória que varia entre 40 e 60 incursões por minuto em neonatos é uma estratégia fisiológica para compensar a desvantagem na redução na CRF. Aumentando o número de respirações por minuto reduz-se o tempo expiratório e limita-se a saída completa do volume pulmonar, aumentando a CRF.

De maneira geral, a tosse menos eficiente, o aumento na resistência das vias aéreas, a ausência de ventilação colateral e a menor CRF são alguns fatores que fazem com que o lactente tenha maior dificuldade para respirar, sendo agravada na vigência de doença pulmonar.

CONSIDERAÇÕES GERAIS

O termo técnica de remoção de secreção tem sido preferido à fisioterapia respiratória de acordo com a resolução n. 400 de 2011 do COFFITO (https://www.coffito.gov.br/nsite/?p=1620). Isso em virtude do principal objetivo desse tratamento durante as infecções pulmonares, que é eliminar secreção e melhorar o transporte mucociliar, reduzindo prejuízos da ventilação e da troca gasosa. A fisioterapia respiratória aborda outros objetivos além dos definidos para as técnicas de remoção de secreção, como a reabilitação cardiopulmonar e o treinamento muscular respiratório. Portanto, parece ser mais apropriado utilizar o termo técnicas de remoção de secreção quando estiver relacionado à terapia que objetiva eliminar secreção das vias aéreas, ou seja, como parte da fisioterapia respiratória.

As pesquisas relacionadas às técnicas de remoção de secreção esbarram em fatores que limitam a avaliação. Os desfechos utilizados nos artigos científicos para identificar e eficácia da remoção de secreção, na maior parte, são inespecíficos, como saturação periférica de oxigênio (SpO_2), frequência respiratória, frequência cardíaca e desconforto respiratório. Esses sinais sofrem alterações por diferentes razões (agitação, dor, medicação), não apenas relacionadas às técnicas de fisioterapia, podendo ser fator de viés nos estudos. A avaliação da reologia do muco é o padrão-ouro e o desfecho mais apropriado para se chegar a conclusões sobre a efetividade de técnicas de remoção de secreção, entretanto há dificuldades técnicas de realização à beira do leito.

Outro fator limitante para observação da eficácia de técnicas de remoção de secreção é a obtenção do grupo-controle. Realizar a terapia em um grupo de pacientes e deixar outro sem o tratamento fisioterápico não contempla as normas éticas da pesquisa científica. Portanto, a estratégia que tem sido utilizada na maior parte dos artigos científicos é tratar cada grupo de pacientes com técnicas distintas, o que limita a observação da efetividade individual de cada uma.

Mesmo na presença de inúmeras limitações é possível encontrar estudos, com boa qualidade metodológica, que descrevem os benefícios das técnicas de remoção de secreção na população infantil. Entretanto, há estudos contraditórios, que não apresentam melhora do paciente. Antes de aplicar esses resultados à prática clínica, ou seja, realizar ou não cada técnica descrita, o método dessas pesquisas precisa ser analisado de maneira crítica, para identificar possível viés ou fator que possa confundir os resultados, levando à interpretação errônea. O Capítulo 22, "Melhora da prática clínica com evidências de qualidade – prática clínica baseada em evidência", aborda mais informações sobre como identificar a qualidade metodológica dos estudos científicos.

CONCEITOS GERAIS SOBRE AS TÉCNICAS DE REMOÇÃO DE SECREÇÃO

As técnicas de remoção de secreção em pacientes críticos são aplicadas, na maioria das vezes, de maneira passiva. Existe grande diversidade de técnicas, e os artigos científicos auxiliam na tomada de decisão para que a escolha do tratamento seja baseada na melhor evidência científica disponível.

Atualmente, distinguem-se dois grupos de técnicas de remoção de secreção, as convencionais e as novas técnicas. As técnicas denominadas convencionais incluem tapotagem, vibração e drenagem postural, e as novas técnicas são mais recentes e baseiam-se em outro princípio de ação, como expiração lenta e prolongada (ELPr), aumento de fluxo expiratório (AFE), *huffing*, entre outras.

As técnicas convencionais de remoção de secreção utilizam o princípio do tixotropismo para mobilizar e eliminar a secreção. As ondas mecânicas produzidas por essas técnicas facilitam a homogeneização das camadas sol e gel da secreção, o que favorece o *clearance* mucociliar. Dá-se o nome de tixotropismo ao princípio físico de homogeneizar a secreção. Para ocorrer esse princípio, é necessário que ondas mecânicas de alta frequência sejam aplicadas no tórax do paciente. Esse tem sido o grande fator limitante para observar os benefícios das técnicas convencionais (tapotagem), considerando que manualmente não é possível alcançar frequência acima de 4 Hz, e para ocorrer o tixotropismo é necessário que a oscilação esteja acima de 8 Hz.

Quase nada se avançou nos últimos 15 anos em relação a novos estudos sobre técnicas convencionais na unidade de terapia intensiva (UTI) pediátrica. O fato de não ser possível promover o tixotropismo por técnicas manuais tem limitado a observação dessas evidências em crianças e adolescentes. Portanto, a tapotagem e a vibração não serão abordadas neste capítulo. Esse tema é melhor abordado no Capítulo 6, "Abordagem da fisioterapia respiratória em unidade de terapia intensiva neonatal".

As novas técnicas de remoção de secreção utilizam o princípio de variação de fluxo e/ou volume para favorecer o transporte e a eliminação da secreção. O aumento na pressão pleural – conseguido por compressão torácica e abdominal – eleva a pressão intrapulmonar, que faz movimentar ar dentro do sistema respiratório e, assim, carrear a secreção. Caso as compressões toracoabdominais sejam aplicadas de maneira lenta, há predominância de variação de volume e fluxo lento e eliminação de secreção das vias aéreas médias e periféricas. Na aplicação de compressões forçadas e rápidas, a predominância será de variação de fluxo rápido e eliminação de secreção das vias aéreas superiores. Para maiores detalhes, veja o Quadro 2 do Capítulo 20, "Fisioterapia respiratória nas doenças pulmonares".

Antes de realizar a fisioterapia no paciente internado em terapia intensiva, deve-se observar a sua estabilidade clínica. Grandes variações na pressão arterial e na frequência cardíaca, na perfusão periférica, na febre e nos sinais de bacteriemia (taquicardia, febre e leucocitose) são indicativas de instabilidade hemodinâmica. Nessa situação, é preciso avaliar a real necessidade de realizar a fisioterapia respiratória e o custo-benefício.

Diante da instabilidade hemodinâmica, a técnica de remoção de secreção apenas será aplicada se houver secreção no sistema respiratório, identificada pela ausculta pulmonar ou por variações de fluxo no gráfico do ventilador mecânico, e que esteja comprometendo a oxigenação e/ou a ventilação alveolar, bem como provocando desconforto respiratório. Nessa situação, a técnica de escolha não pode ter movimentos de compressão abruptos do tórax ou do abdome, para não aumentar a pressão intratorácica, alterar o retorno venoso e agravar a instabilidade hemodinâmica. A aspiração traqueal pode ser realizada, desde que de maneira rápida e com oferta suplementar de oxigênio.

Drenagem postural

A drenagem postural (DP) consiste no posicionamento do tórax do paciente favorecendo a ação da gravidade. O posicionamento do pulmão deve ser feito de maneira que as vias aéreas fiquem mais verticalizadas para que a secreção seja drenada para as vias aéreas de grande calibre e assim eliminada. Para tanto, é necessário amplo conhecimento da anatomia pulmonar.

O tempo de aplicação da DP dependerá da viscoelasticidade da secreção: quanto mais viscosa, maior será o tempo necessário para mobilizá-la. O posicionamento de Trendelenburg, cabeça posicionada abaixo do nível dos pés, é contraindicado para recém-nascidos, crianças com instabilidade hemodinâmica, aumento da pressão intracraniana, cirurgias recentes oftálmicas, esofágicas ou neurológicas. Essa postura favorece o aumento da pressão intracraniana e o refluxo gastroesofágico, elevando o risco de broncoaspiração.

Essa técnica é vastamente utilizada nas UTI, pois não compromete a estabilidade hemodinâmica, tampouco causa oscilações mecânicas no tórax. Assim, a secreção pode ser deslocada do sistema respiratório com mínimo risco ao paciente crítico. O posicionamento adotado para fazer a DP também pode favorecer a relação ventilação/perfusão. Em geral, a drenagem postural é associada a outra técnica de remoção de secreção.

Hiperinsuflação manual

A hiperinsuflação manual (HM), também chamada *bag squeezing*, poderá ser aplicada a pacientes em ventilação mecânica com entubação orotraqueal ou traqueostomia (Figura 1).

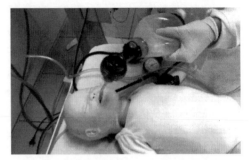

Figura 1 Simulação do posicionamento do paciente em decúbito dorsal, com cânula orotraqueal conectada ao Ambu® para realização da técnica de hiperinsuflação manual.

Consiste na utilização de uma bolsa de hiperinsuflação pulmonar (Ambu®) conectado a uma fonte de oxigênio para manutenção da oferta de oxigênio, pois o paciente será desconectado da ventilação mecânica.

Com o paciente em decúbito dorsal, a técnica consiste em realizar a insuflação pulmonar pela compressão do Ambu® de forma lenta, com volume insuflado maior que o volume-corrente que o paciente estava recebendo do ventilador mecânico. Essa insuflação será seguida de pausa inspiratória e da descompressão abrupta do Ambu®. É nessa fase que ocorrerá a expiração rápida com fluxo de ar turbulento, movimento que favorecerá o deslocamento da secreção. A fase inspiratória dessa técnica deve ser lenta para evitar que a secreção se desloque para as vias aéreas inferiores.

Diversos autores constataram o benefício da HM em pacientes pediátricos. A eliminação da secreção pode ser conseguida com pequena manipulação, sendo bastante utilizada em pacientes com instabilidade hemodinâmica. Entretanto, caso a pressão expiratória positiva final (PEEP) utilizada no ventilador mecânico esteja alta, condição para manter alvéolos abertos em doenças pulmonares graves, como na síndrome do desconforto respiratório agudo (SDRA), não é aconselhado que seja feita a HM, pois a desconexão do paciente do ventilador mecânico provocará a perda da PEEP e o colabamento das vias aéreas, com consequente queda de saturação.

Expiração lenta e prolongada

A ELPr é classificada como nova técnica de fisioterapia respiratória que tem como princípio a movimentação de fluxo/volume de ar para mobilizar secreção das vias aéreas médias. É técnica passiva de ajuda expiratória, realizada por meio de pressão manual toracoabdominal lenta que se inicia ao final da expiração espontânea e prossegue até o volume residual (VR).

Para aplicação da ELPr, o paciente será posicionado em decúbito dorsal, e o fisioterapeuta posicionará uma das mãos no tórax e a outra no abdome do paciente (Figura 2A). A ELPr é realizada na fase expiratória, e o início da compressão toracoabdominal dá-se ao final da fase expiratória restringindo de duas a três inspirações subsequentes para favorecer o prolongamento da fase expiratória de forma passiva (Figura 2B). A compressão deve ser lenta e contínua.

Há descrição de melhora nas variáveis clínicas após aplicação de ELPr em lactentes com bronquiolite. Recentemente, foram comprovados os benefícios da ELPr, como a quantificação do volume mobilizado e a determinação da porcentagem de volume de reserva expiratório que pode ser movimentado pela técnica. Também há comprovação de que a ELPr induz mais o reflexo de Hering Breuer, favorecendo os suspiros.

A técnica deve ser realizada com cautela, especialmente no caso de atresia de esôfago operada, malformações cardíacas, afecções neurológicas centrais e aumento da pressão intracraniana.

Aumento do fluxo expiratório

O aumento do fluxo expiratório (AFE) é nova técnica de fisioterapia respiratória que promove eliminação de secreção das vias aéreas superiores. O posicionamento é o mesmo da ELPr, entretanto a compressão é bastante diferente. A compressão toracoabdominal inicia-se no começo na fase expiratória e encerra-se ao final da mesma fase (Figura 3). A compressão é feita de maneira rápida com ambas as mãos e aumenta o fluxo expiratório, o que possibilita a eliminação de secreção das vias aéreas superiores, seguindo o princípio da tosse.

Por tratar-se de compressão rápida, o AFE deve ser feito com cautela nos lactentes pela instabilidade das vias aéreas descrita anteriormente. Em razão dessa limitação, a técnica passou por adaptação como a AFE lenta.

O AFE tem sido utilizado com frequência em pacientes em terapia intensiva com resultados satisfatórios no que diz respeito à eliminação de secreção, mas cabe ressaltar que essas compressões podem trazer prejuízo à função pulmonar e agravar a instabilidade hemodinâmica em razão da compressão torácica rápida e abrupta.

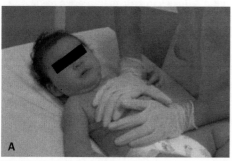

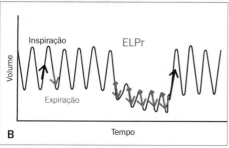

Figura 2 (A) posicionamento do paciente e do fisioterapeuta (mãos sobre o tórax e o abdome) para aplicação da técnica de expiração lenta e prolongada (expiração lenta e prolongada [ELPr]). (B) Gráfico de volume-corrente durante a aplicação da ELPr. Setas apontando para cima indicam a fase inspiratória. Setas apontando para baixo indicam a fase expiratória. A compressão da ELPr é feita de maneira lenta, inicia-se ao final da fase expiratória e restringe-se a cerca de quatro inspirações para que a expiração seja prolongada.

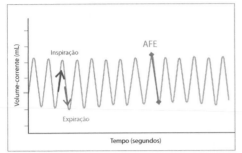

Figura 3 Representação da respiração em volume-corrente durante a aplicação da técnica de aumento do fluxo expiratório (AFE). Seta apontando para cima indica a fase inspiratória. Seta apontando para baixo indica a fase expiratória. A compressão no AFE inicia-se na fase expiratória e termina ao final da mesma fase. A compressão é feita de maneira rápida e repetida até que haja melhora na ausculta pulmonar.

Há controvérsia entre diferentes autores que justificam não ser possível realizar a AFE lenta, pois não se pode aumentar o fluxo de maneira lenta. Entretanto, o autor que descreveu a técnica afirma ser possível.

Técnica de expiração forçada

A técnica de expiração forçada (TEF) foi descrita em 1968 por fisioterapeutas da Nova Zelândia que tratavam de pacientes asmáticos. Foi descrita como *huffs*, ou seja, expirações forçadas, em médio volume pulmonar com a glote aberta, sendo repetida por três ou quatro vezes. É uma técnica ativa, ou seja, precisa da colaboração e da compreensão do paciente para que seja realizada a inspiração tranquila e expiração com glote aberta. Para que o paciente pediátrico entenda como permanecer com a glote aberta durante a TEF, uma simples analogia pode ser feita: expirar o ar como se estivesse "embaçando" o espelho.

Essa técnica tem sido utilizada para eliminar secreção pulmonar de paciente com doença pulmonar crônica, como a fibrose cística, desde que tenha idade suficiente para compreender a realização da técnica.

Autores comprovam a eliminação de secreção ao aplicar a TEF com o benefício do não fechamento precoce das vias aéreas, que geralmente ocorre na tosse. Esse fato justifica-se, pois, ao solicitar que a glote permaneça aberta durante a técnica, desloca-se o ponto de igual pressão para vias aéreas superiores, favorecendo o deslocamento e a eliminação da secreção.

A utilização da drenagem postural associada à TEF também tem mostrado benefícios para pacientes com fibrose cística. Portanto, os decúbitos laterais também podem ser usados com a TEF. Embora pareça ter maior esforço despendido pelo paciente, o gasto energético para realizar a TEF não se diferencia da tosse, como descrito por Lapin et al. Também não foram observados efeitos adversos para a realização.

Ciclo ativo da respiração

O ciclo ativo da respiração, ou ACBT, abreviação do nome em inglês (*active cycle of breathing techniques*), é a combinação de diferentes padrões respiratórios associado à TEF, portanto trata-se de técnica ativa. Há necessidade de colaboração do paciente, e durante a técnica ele deve permanecer sentado com os ombros relaxados e a respiração em volume-corrente. Na sequência, será solicitado que execute três ou quatro inspirações profundas seguidas de expirações tranquilas com adequado controle diafragmático. Posteriormente, segue-se a duas ou três TEF.

Durante as inspirações profundas, ocorrerá maior ventilação pulmonar e, assim, a mobilização da secreção, a aplicação da TEF favorecerá a eliminação. Toda a sequência pode ser repetida três ou quatro vezes. O fisioterapeuta pode auxiliar a fase expiratória do paciente no momento da TEF com compressões torácicas, o que aumenta mais o fluxo expiratório.

O ciclo ativo da respiração tem se mostrado eficaz na eliminação de secreção de pacientes pediátricos com doenças supurativas do pulmão, como a fibrose cística. Variações no número de inspirações e TEF podem ser feitas para melhor execução dessa técnica, dependendo da compreensão do paciente.

Drenagem autógena

A drenagem autógena (DA) é técnica que pode ser aplicada de maneira ativa ou passiva para movimentar secreção das vias aéreas periféricas. Há necessidade de variação do volume e do fluxo pulmonar, que se inicia no baixo e termina no alto volume. Na técnica executada de forma ativa, solicita-se ao paciente que respire em volume corrente de maneira tranquila, seguida de inspirações maiores e expirações até o volume de reserva expiratória. Por fim, o paciente será solicitado a inspirar até a capacidade pulmonar total e expirar completamente (Figura 4).

A variação do volume e do fluxo, do menor para o maior, favorece a mobilização da secreção das vias aéreas periféricas, sendo levadas até as vias aéreas proximais para serem eliminadas pela tosse. A DA tem apresentado bons resultados em crianças com mais de 8 anos de idade, em virtude da maior complexidade na execução da técnica.

Diversos autores comprovam o benefício da DA em eliminar secreção seguida da melhora na ventilação alveolar sem apresentar efeitos colaterais. A melhora na SpO_2 também foi constatada com a aplicação dessa técnica.

Em pacientes que não conseguem realizar a DA pela dificuldade de compreensão, a compressão torácica pode auxiliar na aplicação da DA passiva. Mais detalhes pode ser lido no Capítulo 20, "Fisioterapia respiratória nas doenças pulmonares". Atenção deve ser dada a lactentes pela instabilidade de caixa torácica.

Aspiração traqueal

A aspiração traqueal é necessária na maior parte dos pacientes internados na UTI pediátrica, pois eles estão em uso da ventilação pulmonar mecânica ou têm tosse ineficaz.

A aspiração deve ser procedimento estéril se for realizado via tubo orotaqueal, traqueostomia ou nasotraqueal. Caso seja feita apenas aspiração nasal, poderão ser utilizadas apenas luvas de procedimento, não precisando ser estéreis.

Durante a realização da aspiração traqueal, alguns efeitos adversos podem ocorrer como estímulo vagal e bradicardia, pela passagem da sonda de aspiração próximo ao nervo vago na região cervical. A queda de SpO_2 também pode ocorrer pela desconexão do paciente da ventilação mecânica ou para aqueles que estão em respiração espontânea pela apneia durante a passagem da sonda. As lesões de mucosa também podem ser observadas durante esse procedimento, entretanto, a experiência do profissional reduz esse efeito adverso.

A aspiração traqueal não deve ser prescrita com horário pré-estipulado, mas sim deve ser realiza quando for observado acúmulo de se-

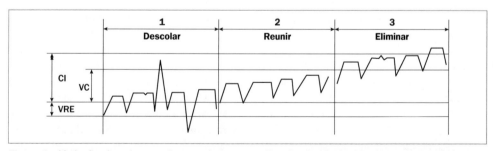

Figura 4   Variação do volume pulmonar durante a aplicação da técnica de drenagem autógena (DA). Técnica realizada de maneira ativa pelo paciente. Para realização da DA, o paciente deve respirar em diferentes volumes pulmonares, iniciando com baixos volumes (VRE) até altos volumes pulmonares na CI.
CI: capacidade inspiratória; VC: volume-corrente; VRE: volume de reserva expiratória.

creção pulmonar que o paciente não consiga fazer a eliminação. Essa técnica complementa a técnica de remoção de seccreção e não deve ser utilizada isoladamente, haja vista que apenas elimina secreção das vias aéreas superiores e da traqueia, ou seja, há necessidade de transportá-la até essa região usando técnicas descritas antes de realizar a aspiração. Há relato de que a aspiração traqueal isoladamente não contribui com a redução do desconforto respiratório e elimina menos a secreção pulmonar.

MOBILIZAÇÃO DO PACIENTE CRÍTICO

A mobilização do paciente em terapia intensiva também faz parte do atendimento da fisioterapia, e a aplicação dependerá da estabilidade clínica do paciente. Será necessário observar as condições hemodinâmicas do paciente antes de realizá-la, caso contrário a mobilização não será executada.

As crianças estão geralmente sedadas na UTI, em ventilação mecânica, restritas ao leito, com períodos prolongados de imobilismo, que se associam à instabilidade hemodinâmica. O imobilismo gera complicações em curto e longo prazos das crianças criticamente enfermas. Altera o ciclo sono/vigília, aumenta o risco de *delirium* pela sedação excessiva, maior chance de úlceras de decúbito, atraso no DNPM, alteração de comportamento e sequelas motoras que persistem após a alta hospitalar.

O termo PNM do doente crítico foi inicialmente introduzido por Bolton et al. quando definiram um quadro predominantemente motor, natureza axonal, simétrica e aguda, em pacientes internados em UTI. Esses pacientes apresentavam dificuldade na retirada da ventilação mecânica, além de tetraparesia e reflexos profundos abolidos. O principal fator associado para ocorrência da PNM é a síndrome de resposta inflamatória sistêmica (SIRS), na maioria das vezes desencadeada pela sepse.

A PNM é atualmente chamada doença do paciente crítico, e embora seja oneroso fazer o diagnóstico específico, pois há necessidade de eletroneurofisiologia, o diagnóstico clínico é facilmente realizado. Alguns pacientes podem apresentar maior comprometimento motor (fraqueza muscular), enquanto outros têm predomínio de lesão nervosa, com redução de reflexos tendinosos. Fatores de risco como sedação prolongada, uso de bloqueador neuromuscular, hiperglicemia e sepses são observados nesses pacientes.

O imobilismo prolongado é caracterizado pela perda de massa muscular, sendo parcialmente atribuída à sepse, conhecida por ser um estado de hipercatabolismo do músculo, à falência de múltiplos órgãos, ao uso de drogas (agentes bloqueadores neuromusculares) e à imobilização do paciente durante o período de internação dos criticamente enfermos. A fraqueza muscular pode durar meses e também ter um percentual de pacientes que não se recuperará totalmente.

Diagnóstico da ploneuromiopatia

Todo paciente internado na terapia intensiva deve passar diariamente pela avaliação de risco de imobilismo. Sedação, bloqueadores neuromuscular, sepse são indicativos de que o paciente necessitará de abordagem motora para prevenção da doença do paciente crítico. O principal objetivo é identificar os fatores de risco e prevenir a doença, para evitar as consequências tardias, como perdas motoras.

O padrão-ouro para determinação da PNM é a biópsia muscular, entretanto, é pouco disponível nas UTI. A eletroneumiografia, ou de maneira mais simples, a eletromiografia, também tem grande utilidade na identificação da predominância de comprometimento, muscular ou nervoso, mas sua disponibilidade também é restrita. Então, a avaliação clínica do paciente será a melhor estratégia para diagnosticar a doença.

Essa avaliação pode ser feita por escalas de DNPM, não havendo obrigatoriedade de usar uma específica. O objetivo é constatar se há atrasos neuromotores, que, associados aos fatores de risco, fazem o diagnóstico clínico de PNM. De mais fácil realização e maior aplicabilidade, a escala que gradua a força muscular, o Medical Research Council (MRC), é muito útil nas UTI. Trata-se da gradação da força que varia entre 0 (nenhum esboço de contração muscular) e 5 (máxima força muscular contra resistência. Na Tabela 1, está descrito o MRC.

São seis grupos musculares avaliados pela MRC na UTI, sendo três nos membros superiores (MMSS [extensão de punho, flexão de cotovelo, abdução de ombro]), e três nos inferiores (MMII [dorsiflexão de tornozelo, extensão de joelho, flexão quadril]). Considerando os dois hemicorpos haverá, total de 12 grupos musculares avaliados, com pontuação máxima de 60 no MRC, valor considerado normal. É descrito para população adulta que MRC abaixo de 48 pontos é compatível com diagnóstico de PNM, sendo esse valor também adotado para população infantil. Infelizmente, essa avaliação é de difícil realização em algumas faixas etárias, sendo as escalas de DNPM preferidas nessas condições.

Após ter sido diagnosticada a doença do paciente crítico, alguns passos guiarão o atendimento fisioterapêutico. Recentemente, foi publicado um conjunto de ações (*bundle* ABCDEF) para intervenção do paciente pediátrico na UTI, porposto por um grupo de pesquisadores norte-americanos. O objetivo dessas ações é coordenar esforços para minimizar a perda de motricidade e funcionalidade do paciente. Na Figura 5, estão apresentadas as etapas desse processo.

O item E, exercício precoce, é dividido em três níveis, de acordo com a gravidade do paciente. No nível 1, os pacientes recebem mobilização passiva e mudanças de decúbito, pois apresentam instabilidade hemodinâmica e uso de altas doses de sedação. No nível 2, há possibilidade de exercícios ativos, com colaboração do paciente, e movimentos progressivos, se acompanhados de estabilidade clínica. Por fim, o nível 3 é a associação das atividades feitas nos dois níveis anteriores, acrescido de deambulação e estímulo do DNPM. Na Figura 6, estão descritos, de maneira resumida, os critérios de inclusão de cada nível e a atividade a ser realizada, de acordo com o protocolo PIC UP!

Tabela 1   Descrição dos níveis da escala Medical Research Council (MRC)

0	Sem contração visível
1	Contração visível, sem movimento do segmento
2	Movimento ativo, sem ação da gravidade
3	Movimento contra a gravidade
4	Movimento contra resistência
5	Força normal

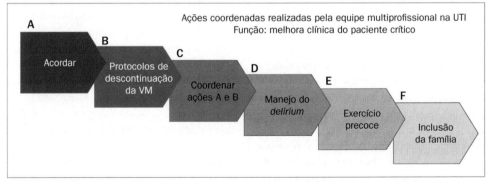

Figura 5   Conjunto de ações para atendimento do paciente crítico.
UTI: unidade de terapia intensiva; VM: ventilação mecânica.
Fonte: Wieczorek et al., 2016.

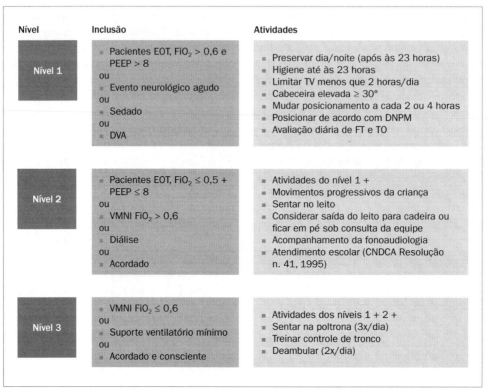

Figura 6 Níveis de atendimento para o protocolo de mobilização descritos no estudo PIC UP!.
EOT: entubação orotraqueal; DVA: drogas vasoativas; DNPM: desenvolvimento neuropsicomotor; FT: fisioterapia; TO: terapia ocupacional; PEEP: pressão expiratória positiva final; VMNI: ventilação mecânica não invasiva.
Fonte: Wieczorek et al., 2016.

Critérios de interrupção

Alguns critérios devem ser seguidos para garantir a segurança do paciente nessas condições de mobilização. Durante todo o atendimento de fisioterapia, o paciente deve estar monitorado com avaliação contínua da frequência cardíaca (FC), SpO$_2$ e frequência respiratória (f), sendo a pressão arterial (PA) avaliada periodicamente. Na vigência de uma das seguintes situações, o atendimento deve ser interrompido: assincronia ventilatória (VMI ou VMNI); aumento maior que 20% na FC, PA ou f; arritmias cardíacas; queda da SpO$_2$ maior que 10% do valor inicial; aumento na fração exalada de CO$_2$ (EtCO$_2$) maior que 20%; piora ou aparecimento do desconforto respiratório e rebaixamento no nível de consciência. Nessas condições, o paciente retornará ao repouso e será avaliado no próximo turno. Havendo estabilidade clínica, reinicia-se o atendimento da fisioterapia.

Embora se acredite que seja perigosa a mobilização precoce no paciente crítico, estudos descrevem que se trata de um atendimento seguro, com menos de 10% de eventos adversos, sendo os mais mencionados: dessaturação (< 85%), alteração hemodinâmica (PAM > 100 ou < 60 mmHg), remoção de cateter intravascular e cânula orotraqueal. Todos os eventos adversos descritos, foram revertidos sem que houvesse piora no estado do paciente submetido a mobilização na UTI.

Algumas barreiras precisam ser ultrapassadas para que o fisioterapeuta faça um atendimento diferenciado na UTI e evite as complicações do imobilismo. As mais citadas são: recusa da criança ou dos pais por se tratar de terapia "diferente" do habitual, condição de instabilidade clínica, inviabilidade de equipe para realizar mobilização ou paciente em outros procedimentos.

Síndrome pós-terapia intensiva

É descrito que as alterações decorrentes do imobilismo ou da PNM não se limitam ao tempo de internação. Alguns estudos sugerem que o paciente pediátrico pode precisar de 6 a 12 meses para retornar às atividades diárias realizadas antes do evento da internação. Atraso no DNPM e da capacidade funcional são as perdas mais mensuradas nesses pacientes.

Além de restringir as perdas na fase aguda, o atendimento precoce da fisioterapia tem os objetivos de evitar alterações crônica e favorecer o retorno às atividades diárias o mais rapidamente possível.

A privação das vivências comuns ao DNPM em razão das hospitalizações prolongadas acarretará comprometimento impactante, afetando a independência do paciente. Sendo assim, o reconhecimento precoce e um plano de tratamento específico podem levar à prevenção das incapacidades e das deformidades.

Assim, o fisioterapeuta que atende paciente internado em terapia intensiva precisa atentar-se não apenas ao sistema respiratório, como também ao musculoesquelético. A mobilização precoce do paciente pediátrico está autorizada na presença da estabilidade clínica.

VENTILAÇÃO MECÂNICA INVASIVA E NÃO INVASIVA

Outro aspecto importante no atendimento da fisioterapia nas UTI diz respeito ao uso e à adequação de ventilação mecânica invasiva (VMI) e não invasiva (VMNI). Pacientes que se internam em insuficiência respiratória se beneficiam da instalação da VMNI para reduzir o desconforto respiratório, minimizar as alterações de troca gasosa e prevenir o uso da VMI. Adicionalmente, aos pacientes que se encontram em VMI os ajustes ventilatórios são essenciais para evolução do caso.

Por se tratar de capítulo extenso, a abordagem da VMI e VMNI pelo fisioterapeuta em UTI pediátrica é feita no Capítulo 10, "Ventilação mecânica invasiva" e no Capítulo 11, "Ventilação mecânica não invasiva".

CONSIDERAÇÕES FINAIS

As doenças respiratórias são as principais causas de internação na UTI pediátrica. As técnicas de remoção de secreção são utilizadas para melhorar a ventilação e a oxigenação, reduzindo as comorbidades respiratórias. Entretanto, os pacientes que permanecerem muito tempo internados na UTI, sedados, acamados e imóveis desenvolvem alterações neuromusculares consideráveis. A avaliação diária da condição neuromotora desses pacientes é imprescindível na UTI para evitar alterações em curto prazo, comprometimento do DNPM e da funcionalidade em longo prazo. Sendo assim, a mobilização precoce, feita de maneira segura, é de extrema importância. Prevenir a perda de motricidade é o objetivo indicado, mas a reabilitação daqueles que apresentam acometimento também é fator importante na UTI.

BIBLIOGRAFIA

1. Almeida CCB, Ribeiro JD, Zeferino AMB. Effect of expiratory flow increase technique on pulmonary function of infants on mechanical ventilation. Physiother Res Int. 2005;10(4):213-21.
2. Banwell BL, Mildner RJ, Hassall AC, Becker LE, Vajsar J, Shemie SD. Muscle weakness in critically ill children. Neurology. 2003;61(12):1779-82.
3. Behrendt CE, Decker MD, Burch DJ, Watson PH. International variation in the management of infants hospitalized with respiratory syncytial virus. International RSV Study Group. Eur J Pediatr. 1998;157(3):215-20.
4. Bernard-Narbonne F, Daoud P, Castaing H, Rousset A. Effectiveness of chest physiotherapy in ventilated

children with acute bronchiolitis. Arch Pediatr. 2003;10(12):1043-7.
5. Berney S, Denehy L. A comparison of the effects of manual and ventilator hyperinflation on static lung compliance and sputum production in intubated and ventilated intensive care patients. Physiother Res Int. 2002;7(2):100-8.
6. Bolton C. Critical ill polyneuropathy: electrophysiological studies and differentiation from Guillain-Barré syndrome. J Neurol Neuros Psych. 1986;49(5):563-73.
7. Britton S, Bejstedt M, Vedin L. Chest physiotherapy in primary pneumonia. Br Med J (Clin Res Ed). 1985;290(6483):1703-4.
8. Chonng K, Al-Harbi S, Siu K, Wong K, Cheng J, Baird B, et al.; Canadian Critical Care Trials Group. Functional recovery following critical illness in children: the "wee-cover" pilot study. Pediatr Crit Care Med. 2015;16(4):310-8.
9. Consenso de Lyon 1994-2000. Fisioterapia Respiratória, 2001.
10. Denehy L. The use of manual hyperinflation in airway clearance. Eur Respir J. 1999;14(4):958-65.
11. Emery JR, Peabody JL. Head position affects intracranial pressure in newborn infants. J Pediatr. 1983;103(6):950-3.
12. Gerovasili V, Stefanidis K, Vitzilaios K, Karatzanos E, Politis P, Koroneos A, et al. Electrical muscle stimulation preserves the muscle mass of critically ill patients: a randomized study. Crit Care. 2009;13(5):R161.
13. Giles DR, Wagener J, Accurso F, Butler-Simon N. Short-term effects of postural drainage with clapping vs autogenic drainage on oxygen saturation and sputum recovery in patients with cystic fibrosis. Chest. 1995;108(4):952-4.
14. Gillies D, Wells D. Positioning for acute respiratory distress in hospitalised infants and children. Cochrane Database Syst Rev. 2012;7:CD003645.
15. Hermans G, De Jonghe B, Bruyninckx F, Van den Berghe G. Critical illness polyneuropathy and myopathy: clinical review. Rev Crit Care. 2008;12(6):238.
16. Hill SL, Webber B. Mucus transport and physiotherapy – a new series. Eur Respir J. 1999;13(5):949-50.
17. Hough JL, Flenady V, Johnston L, Woodgate PG. Chest physiotherapy for reducing respiratory morbidity in infants requiring ventilatory support. Cochrane Database Syst Rev. 2008;3:CD006445.
18. James B, Fink MSC, Faarc RRT. Forced expiratory technique, directed cough, and autogenic drainage. Respir Carev. 2007;52(9):1210-21.
19. Jones A, Hutchinson R, Oh T. Effects of bagging and percussion on total static compliance of the respiratory system. Physiotherapy. 1992;78:661-6.
20. Lanza FC, Gazzotti MR, Luque A, Cadrobbi C, Faria R, Solé D. Fisioterapia respiratória em lactentes com bronquiolite: realizar ou não? Mundo Saúde. 2008;32:183-8.
21. Lanza FC, Gazzotti MR, Luque A, Souza L, Nascimento R, Solé D. Técnicas de fisioterapia respiratória não provocam efeitos adversos na função pulmonar de crianças asmáticas hospitalizadas: ensaio clínico randomizado. Rev Bras Alergia Imunopatol. 2010;33:63-8.
22. Lanza FC, Wandalsen G, Dela Bianca AC, Cruz CL, Postiaux G, Solé D. Prolonged slow expiration technique in infants: effects on tidal volume, peak expiratory flow, and expiratory reserve volume. Respir Care. 2011;56(12):1930-5.
23. Lapin CD. Airway physiology, autogenic drainage, and active cycle of breathing. Respir Care. 2002;47(7):778-85.
24. Mackenzie CF, Shin B, Mcaslan TC. Chest physiotherapy: the effect on arterial oxygenation. Anesth Analg. 1978;57(1):28-30.
25. Maxwell L, Ellis E. Secretion clearance by manual hyperinflation: possible mechanisms. Physiother Theory Pract. 1998;14:189-97.
26. Morrow BM, Argent AC. A comprehensive review of pediatric endotracheal suctioning: effects, indications, and clinical practice. Pediatr Crit Care Med. 2008;9(5):465-77.
27. Nydahl P, Sricharoenchai T, Chandra S, Kundt FS, Huang M, Fischill M, et al. Safety of patient mobilization and rehabilitation in the intensive care unit. Systematic Review with Meta-Analysis. Ann Am Thorac Soc. 2017;14(5):766-77.
28. Oberwaldner B. Physiotherapy for airway clearance in paediatrics. Eur Resp J. 2000;15(1):196-204.
29. Pandharipande P, Banerjee A, McGrane S, Ely EW. Liberation and animation for ventilated ICU patients: the ABCDE bundle for the back-end of critical care. Crit Care. 2010;14(3):157.
30. Perrotta C, Ortiz Z, Roque M. Chest physiotherapy for acute bronchiolitis in paediatric patients between 0 and 24 months old. Cochrane Database Syst Rev. 2007;(1):CD004873.
31. Pontifex E, Williams MT, Lunn R, Parsons D. The effect of huffing and directed coughing on energy expenditure in young asymptomatic subjects. Aust J Physiother. 2002;48(3):209-13.

32. Postiaux G, Ladha K, Lens E. Proposition d'une kinésithérapie respiratoire confortée par l'équation de Rohrer. Ann Kinésithér. 1995;8:342-54.
33. Postiaux G, Louis J, Labasse HC, Gerroldt J, Kotik AC, Lemuhot A, et al. Evaluation of an alternative chest physiotherapy method in infants with respiratory syncytial virus bronchiolitis. Respir Care. 2011;56(7):989-94.
34. Postiaux G. Des techniques expiratoires lentes pour l'épuration dês voies aériennes distales. Ann Kinésithér. 1997;4:166-77.
35. Reines HD, Sade RM, Bradford BF, Marshall J. Chest physiotherapy fails to prevent postoperative atelectasis in children after cardiac surgery. Ann Surg. 1982;195(4):451-5.
36. Savci S, Ince DI, Arikan H. A comparison of autogenic drainage and the active cycle of breathing techniques in patients with chronic obstructive pulmonary diseases. J Cardiopulm Rehabil. 2000;20(1):37-43.
37. Stapleton T. Chest physiotherapy in primary pneumonia. Br Med J (Clin Res Ed). 1985;291(6488):143.
38. Stiller K. Physiotherapy in intensive care. Towards an evidence-based practice. Chest. 2000;118(6):1801-13.
39. Todd J, Bertoch D, Dolan S. Use of a large national database for comparative evaluation of the effect of a bronchiolitis/viral pneumonia clinical care guideline on patient outcome and resource utilization. Arch Pediatr Adolesc Med. 2002;156(11):1086-90.
40. Van Der Schanz PA, Main E. Chest physiotherapy compared to no chest physiotherapy for cystic fibrosis. Cochrane Database Syst Rev. 2015;3:CD001401.
41. Wieczorek B, Ascenzi J, Kim Y, Lenker h, potter c, shata nj, et al. pic up!: impact of a quality improvement intervention to promote early mobilization in critically ill children. Pediatr Crit Care Med. 2016;17(12):e559-66.
42. Wieczorek B, Burke C, Al-Harbi A, Kudchadkar SR. Early mobilization in the pediatric intensive care unit: a systematic review. J Pediatr Intensive Care. 2015;2015:129-70.
43. Willson DF, Horn SD, Hendley JO, Smout R, Gassaway J. Effect of practice variation on resource utilization in infants hospitalized for viral lower respiratory illness. Pediatrics. 2001;108(4):851-5.
44. Woodgate PG, Flenady V. Tracheal suctioning without disconnection in intubated ventilated neonates. Cochrane Database Syst Rev. 2001;6:CD003065.

10
Ventilação mecânica invasiva

Simone Nascimento Santos Ribeiro
Marcos Giovanni Santos Carvalho
Lívia Barboza De Andrade

INTRODUÇÃO

O ambiente das unidades de terapia intensiva neonatal e pediátrica (UTIN e UTIP) é multidisciplinar e deve dispor de recursos para monitoração, ventilação mecânica (VM) e suporte da função de órgãos vitais. Na maioria das vezes, a criança apresenta um quadro de instabilidade aguda, mas potencialmente reversível. As intervenções realizadas por profissionais habilitados e capacitados para essa área precisam ser objetivas e eficazes, e as condutas inapropriadas podem trazer consequências prejudiciais e potencialmente letais.

Existem inúmeras condições que levam à internação em UTIP, mas, a despeito das admissões de forma programada, como nos casos pós-cirúrgicos, em geral, a indicação para admissão em UTI se trata de uma situação de emergência e, na maioria das vezes, a assistência ventilatória se torna um dos principais desafios. Cerca de 30% de crianças admitidas em UTIP necessitam de VM invasiva. Sendo assim, a instituição da terapêutica ventilatória adequada é essencial no tratamento de pacientes que apresentam insuficiência respiratória de qualquer origem, devendo-se considerar para isso alterações dos conteúdos dos gases arteriais, desordens metabólicas, disfunções da mecânica ventilatória e rebaixamento do nível de consciência.

Já nas UTIN com o aumento do uso de esteroides pré-natais e melhora nas abordagens de estabilização em sala de parto, os pré-termo limítrofes (35 a 36 semanas de idade gestacional [IG]) e os pré-termo moderados (31 a 34 semanas de IG) podem ser ventilados de forma não invasiva. Em contraste, uma proporção substancial de pré-termo extremo (< 30 semanas de IG) precisam de VM. Quase 90% dos recém-nascidos de extremo baixo peso atendidos nos centros da Rede de Pesquisa Neonatal, em 2005, foram tratados com VM durante o primeiro dia de vida e 95% dos sobreviventes foram ventilados invasivamente em algum momento da internação hospitalar.

Os objetivos principais da VM são diminuir o trabalho respiratório e reverter hipoxemia grave ou acidose respiratória aguda e progressiva. As indicações de VM incluem não somente as doenças em que ocorre um agravo pulmonar primário, como na síndrome do desconforto respiratório agudo, pneumonia e obstrução de vias aéreas superiores e inferiores, mas também doenças como neuromusculares, distúrbios do sistema nervoso central, complicações cirúrgicas e trauma. A necessidade de VM também pode ser secundária à falência de outros sistemas, como cardiovascular, renal e hepático.

Ao mesmo tempo em que se sabe dos vários benefícios da VM, existem também grandes riscos associados, como trauma de vias aéreas, síndrome de extravasamento de ar, infecções, fraqueza muscular, lesão associada à VM, dentre outras. A entubação orotraqueal prejudica os mecanismos naturais de defesa das vias aéreas, causando inflamação, prejuízo da função ciliar e colonização por bactérias patogênicas. Todos esses fatores aumentam o risco de desenvolvimento de infecção nosocomial, principalmente pneumonia associada à VM e às sinusopatias. A pneumonia associada à VM é a segunda causa mais comum de infecção nosocomial em UTIP (mais de 20% das infecções nosocomiais). Ela está associada ao maior tempo de internação e ao aumento de mortalidade. Além das complicações infecciosas, podem ocorrer lesão pulmonar induzida pela ventilação e também complicações na via aérea superior no ponto de contato entre a cânula endotraqueal e a mucosa. Essa interação pode resultar em ulceração, edema e hemorragia da mucosa com potencial para desenvolvimento de estenose subglótica. Ainda, a entubação e a aspiração da via aérea causam grande desconforto e, consequentemente, aumento da necessidade de sedação e analgesia. Portanto, é imperativo que o suporte ventilatório seja descontinuado o mais precocemente possível.

Recentemente, uma conferência de consenso (PEMVECC) foi publicada com o objetivo de estabelecer uma diretriz para VM em crianças criticamente doentes. Foram relatadas 152 recomendações sobre diversos tópicos, como recomendações gerais, monitoração, alvos de oxigenação e ventilação, medidas de suporte, descontinuação da VM e como conduzir doenças restritivas, obstrutivas e mistas, sendo uma leitura fortemente sugerida. Ao longo do texto, serão citadas algumas recomendações desse consenso.

PRINCÍPIOS FISIOLÓGICOS DA VENTILAÇÃO MECÂNICA PEDIÁTRICA E NEONATAL

Para fornecer cuidados individualizados que otimizem os efeitos pulmonares e de desenvolvimento neurológico, é fundamental ter um bom conhecimento da fisiologia do sistema respiratório da criança.

Durante a respiração espontânea, a inspiração é obtida pela contração ativa dos músculos respiratórios. Uma pressão negativa é produzida no espaço interpleural, uma porção da qual é transmitida pela pleura parietal e visceral por meio do espaço intersticial pulmonar para as vias aéreas inferiores e os alvéolos. Um gradiente de pressão entre a pressão atmosférica externa e as pressões das vias aéreas e alveolares resulta em gás fluindo pelo gradiente de pressão para os pulmões (Figura 1). A pressão intrapelural é mais negativa que a pressão alveolar, que é mais negativa que a pressão na boca e a pressão atmosférica, o que resulta na entrada do ar para os pulmões.

Quando uma criança recebe ventilação com pressão negativa, a pressão diminui ao redor do tórax e do abdome para suprir o gradiente de pressão negativa usado para mover o gás para os pulmões, imitando a função fisiológica normal. Entretanto, essa modalidade já não é mais usada. Durante a ventilação com pressão positiva, a via aérea superior da criança (Figura 2) é conectada a um dispositivo que gera um gradiente de pressão positiva no qual o gás pode

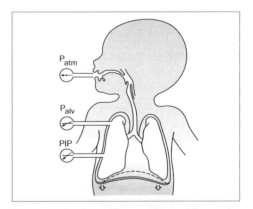

Figura 1 Gradiente de pressão negativo produzido por inspiração pela descida do diafragma em uma criança respirando espontaneamente. As pressões são medidas no espaço interpleural (PIP), nos alvéolos (Palv) e na abertura da boca ou atmosfera (Patm). PIP < Palv < Patm.
Fonte: modificada de Keszler e Abudakar, 2017.

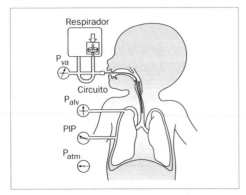

Figura 2 Gradiente de pressão positiva produzido por um respirador mecânico. As pressões são medidas na via aérea (P_{va}) e conforme mostrado na Figura 1 > Palv > PIP > Patm.
Fonte: modificada de Keszler e Abudakar, 2017.

fluir durante a inspiração. A pressão no circuito do ventilador e nas vias aéreas superiores é maior que a pressão alveolar, que é maior que a pressão interpleural, que, por sua vez, é maior que a pressão atmosférica, assim, o ar é empurrado para dentro dos pulmões. A pressão intratorácica negativa durante a respiração com pressão espontânea ou negativa facilita o retorno venoso ao coração. A ventilação com pressão positiva altera essa fisiologia e, inevitavelmente, leva a um certo grau de impedância do retorno venoso, afetando negativamente o débito cardíaco.

Os respiradores fornecem insuflações e se propõem a estabelecer um equilíbrio quando há respirações espontâneas do paciente e quando há necessidade de controlar todo o ciclo respiratório. Dessa forma, um modo ventilatório é definido como um padrão predeterminado de interação entre um paciente e um ventilador. Um ventilador auxilia a respiração usando controle de pressão ou controle de volume, baseado na equação de movimento do sistema respiratório com as variáveis de pressão, volume e fluxo.

Um ciclo de ventilação é definido como um ciclo de fluxo positivo (inflação) e fluxo negativo (expiração) expresso em termos da curva fluxo-tempo e pode ser apresentado em quatro fases:

1. Fase inspiratória (insuflação dos pulmões).
2. Ciclagem (mudança da fase inspiratória para a fase expiratória).
3. Fase expiratória (fase de desinsuflação pulmonar-passiva).
4. Fase de disparo (mudança da fase expiratória para a fase inspiratória).

A escolha do modo ventilatório correto possibilita aumentar a sincronia paciente-ventilador, reduzir a síndrome de escape de ar e diminuir os dias de uso da ventilação, lembrando que essa decisão deve ser analisada momento a momento, pois as necessidades da criança devem ser discutidas com objetivos e metas diários. O modo define a forma como os ciclos ventilatórios são iniciados, mantidos e finalizados; a variável de controle da fase inspiratória deve ser sempre baseada no raciocínio da equação de movimento dos gases.

Quando em modo controlado, o paciente não tem participação ativa, pois o aparelho controla todo o ciclo, determinando o início da inspiração, por um critério de tempo, estipulado por ajuste da frequência respiratória, para que a criança receba passivamente o conteúdo de gás necessário, não permitindo que ela desencadeie respirações adicionais. A ventilação minuto é realizada unicamente pelo aparelho. Nessa modalidade, geralmente é necessário sedação e/ou paralisia muscular para obtenção de melhores adaptação e sincronia paciente-ventilador.

O uso prolongado do modo controlado pode induzir à fraqueza da musculatura respiratória e periférica e a associação com a sedação induz ao deslocamento cranial do diafragma, contribuindo para o desenvolvimento do colapso pulmonar nas regiões dependentes.

Os modos assistido/controlado são modalidades de ventilação nas quais as respirações mandatórias são fornecidas com frequência, pressão (ou volume), fluxo e tempo inspiratório preestabelecidos, porém, entre as respirações iniciadas pelo aparelho, a criança pode desencadear uma resposta do ventilador e receber uma respiração mandatória, ou seja, controlar a própria frequência respiratória. Esses modos estão indicados em situações em que a criança seja capaz de iniciar o ciclo com esforço inspiratório normal, porém possui incapacidade de manter a ventilação adequada e sustentada. Permite ao paciente controlar a própria frequência respiratória. Para que esse tipo de ventilação possa ser realizado, o sistema de disparo (*trigger*) deve ser bastante sensível e a válvula de demanda requer tempo de resposta rápida.

Ao compreender a fisiopatologia dos princípios da VM na população pediátrica, passa-se para a escolha do modo ventilatório. Os respiradores são baseados em microprocessadores sofisticados com recursos avançados que permitem a ventilação sincronizada e efetiva. No entanto, é essencial reconhecer que apenas a melhor tecnologia não melhorará os resultados. A menos que sejam usados com cuidado e com estratégias de ventilação ideais apropriadas para a condição específica a ser tratada.

A seguir, serão descritas as modalidades ventilatórias mais comumente utilizados em neonatologia e pediatria.

MODALIDADES VENTILATÓRIAS EM NEONATOLOGIA

Ventilação mandatória intermitente

A ventilação mandatória intermitente (IMV) foi a modalidade mais usada de VM durante as últimas décadas como suporte para recém-nascidos e lactentes. Ciclada ao tempo e limitada à pressão, fornece ao paciente frequência respiratória mandatória programada pelo operador, sem a possibilidade de disparo pelo paciente, de modo que, em casos de *drive* respiratório presente, o recém-nascido ou o lactente seja obrigado a respirar espontaneamente por meio do fluxo contínuo, característico dessa modalidade, entre os ciclos mandatórios. Consequentemente, a IMV é uma modalidade associada à ocorrência frequente de assincronia, uma vez que o paciente pode receber um ciclo mandatório sobreposto à inspiração fisiológica ou mesmo durante a expiração (Figura 3); fato que levava à necessidade de altos níveis de sedação para evitar os efeitos

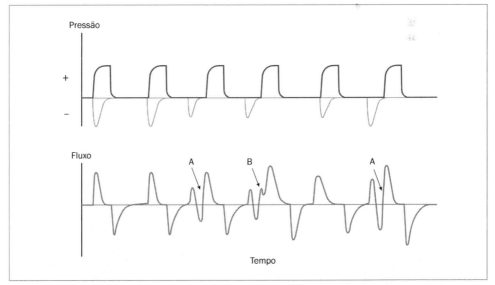

Figura 3 Gráficos de pressão e fluxo com esforços respiratórios não sincronizados com os ciclos mandatórios da ventilação mandatória intermitente (IMV). As setas A mostram inspiração espontânea sobreposta com inspiração mandatória, e a seta B indica a inspiração mandatória durante a expiração espontânea do paciente.
Fonte: adaptada de Keszler e Mammel, 2017.

indesejáveis da assincronia, o que resultava em maior tempo sob suporte ventilatório invasivo.

Esse tipo de assincronia em neonatologia tem sido associado a geração de altos níveis de pressão nas vias aéreas, pneumotórax, déficits de oxigenação e risco aumentado de hemorragia intraventricular por flutuações na pressão intracraniana.

Sincronizando a modalidade ciclada ao tempo, limitada à pressão e fluxo contínuo

Antigamente, a sensibilidade dos ventiladores era ajustada pela variável pressão, inadequada para a população neonatal, principalmente para os recém-nascidos prematuros em virtude da dificuldade de atingir os níveis negativos de pressão para disparar a máquina. Atualmente, os ventiladores permitem o ajuste da sensibilidade ao fluxo, em níveis tão sensíveis quanto 0,2 mL/minuto, com sensor de fluxo localizado em região proximal ao tubo endotraqueal. Além disso, uma nova tecnologia de disparo está disponível, a NAVA (do inglês *neurally adjusted ventilatory assist*). Trata-se de um modo ventilatório que captura a atividade elétrica do diafragma e a utiliza como critério para disparar e ciclar o ventilador, oferecendo suporte inspiratório proporcional à atividade elétrica do diafragma, que é detectada por meio de um cateter esofagogástrico que contém sensores posicionados no terço distal do esôfago. Assim, quando o paciente inicia uma respiração espontânea, a máquina detecta rapidamente o esforço e promove um ciclo assistido com os parâmetros previamente estabelecidos, evitando, portanto, a assincronia mostrada na Figura 3.

A máquina, então, passa a realizar ventilação assistido-controlada, porém com fluxo contínuo, fazendo ciclos ora assistidos (disparados pelo paciente), ora controlados (caso o paciente não tenha *drive* respiratório). Desse modo, se todos os ciclos forem disparados pelo paciente, nenhuma frequência mandatória será disparada a tempo, ou seja, pela máquina.

Atenção: em virtude dos níveis mais sensíveis de disparo a fluxo, o condensado no circuito e o escape promovido por tubos endotraqueais finos sem *cuff* podem gerar autodisparo pela máquina, ocasionado hiperventilação por excessivos ciclos assistidos. Essa situação é evitada quando há a possibilidade do uso do disparo por captura de atividade elétrica do diafragma.

Ventilação assistido-controlada

Na ventilação assistido-controlada, todo ciclo espontâneo disparado pelo paciente será assistido pela abertura de janelas de tempo e a máquina proverá ciclo controlado, caso não seja detectado esforço após o tempo programado da

Tabela 1 Diferentes tipos de sensibilidade ou disparo com suas respectivas vantagens e desvantagens

Tipo de disparo	Vantagens	Desvantagens
Pressão	Simples Não acrescenta espaço morto e peso no circuito Não invasivo	Pouco sensível, difícil de ser atingido por recém-nascidos prematuros Atraso no disparo, que pode gerar aumento de trabalho respiratório
Fluxo	Muito sensível Resposta rápida Não invasivo	Acrescenta espaço morto (aproximadamente 0,8 mL) e peso no circuito Autodisparo ocasionado por escape ou condensado no circuito
Atividade elétrica do diafragma	Muito sensível Não acrescenta espaço morto Resposta rápida Não é afetado por escape ou condensado no circuito	Custo elevado Cateter invasivo

janela, conforme Figura 4. Esse modo ciclado ao volume não é usado em neonatologia, uma vez que a pressão nas vias aéreas é variável e consequente à mecânica ventilatória do paciente, podendo causar lesão pulmonar por excesso de pressão de pico e platô.

Além do modo assistido-controlado limitado à pressão e ciclado ao tempo com fluxo contínuo conforme já descrito, há o mesmo modo, porém com fluxo livre e desacelerado, denominado ventilação com pressão controlada (PCV). Este modo gera taxas de fluxo mais altas, que podem ser aceleradas ou desaceleradas (*rampa, rise time ou slope*), quando comparadas às taxas de fluxo contínuo, fato que maximiza a pressão média das vias aéreas e consequentemente a troca gasosa, devendo ser usado com cautela em recém-nascidos prematuros.

O modo assistido-controlado, seja com fluxo contínuo ou livre, fornece volumes-correntes mais uniformes, menor trabalho respiratório e maior interação do neonato ou do lactente com a máquina, resultando, então, em mais sincronia, menor flutuação da pressão sanguínea, menor necessidade de pressões e descontinuação da VM mais rápida, quando comparado à ventilação mandatória intermitente sincronizada (SIMV), conforme Figura 5.

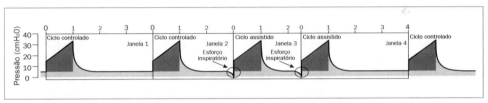

Figura 4 Gráfico de pressão durante a modalidade assistido-controlada. Nesta modalidade, o ventilador iniciará um ciclo assistido na ocorrência do esforço do paciente, reiniciando a contagem da janela de tempo (janelas variáveis); ao final da janela, na ausência de esforço, é iniciado um ciclo controlado.
Fonte: adaptada de Leme e Luque, 2007.

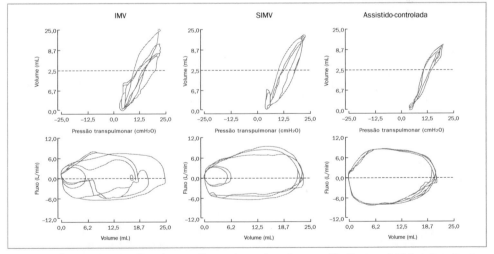

Figura 5 Curvas de pressão-volume e fluxo-volume durante a ventilação mandatória intermitente (IMV), a ventilação mandatória intermitente sincronizada (SIMV) e a ventilação assistido-controlada no mesmo paciente. Nota-se a grande variação nas curvas com a IMV, curvas mais consistentes, porém com grande diferença entre os ciclos espontâneos e mandatórios da SIMV e curvas consistentes e sincrônicas da ventilação assistido-controlada.
Fonte: adaptada de Keszler e Mammel, 2017.

Ventilação mandatória intermitente sincronizada

Na SIMV, os ciclos controlados podem ser ciclados ao volume ou limitados à pressão, sendo esta última a escolha no caso da opção pelo modo SIMV em neonatos e lactentes. Os ciclos espontâneos devem ser associados à ventilação com pressão de suporte (PSV), evitando assim baixos valores de volume-corrente e o aumento de trabalho respiratório em virtude dos excessivos ciclos espontâneos. Caracteriza-se por permitir dentro da mesma janela de tempo, que é determinada pela frequência respiratória do modo controlado, ciclos controlados, assistidos e espontâneos. Ciclo controlado somente ocorre se não tiver havido disparo assistido na janela de tempo imediatamente anterior. Do contrário, o *software* do ventilador aguarda o próximo disparo do paciente em ciclo assistido. No restante da janela de tempo, podem ocorrer ciclos espontâneos, apoiados pela PSV, conforme Figura 6. Nessa modalidade, também pode-se optar pela SIMV com fluxo contínuo ou com fluxo livre.

Ventilação com pressão de suporte

A PSV é uma modalidade ventilatória assistida disparada pelo paciente e caracteriza-se por pressão limitada durante toda a fase inspiratória, sendo ciclado quando o fluxo inspiratório cai, geralmente, a 15% do pico de fluxo inspiratório em recém-nascidos e lactentes. Nessa modalidade, programam-se os valores de pressão de suporte (PS) acima da pressão positiva expiratória final (PEEP), da PEEP, da fração inspirada de oxigênio (FiO_2), da sensibilidade e da ventilação de respaldo ou *back up* de apneia.

Sendo assim, essa modalidade permite melhor sincronia, uma vez que a ciclagem a fluxo evita o tempo inspiratório prolongado. Além disso, a porcentagem de critério de ciclagem em alguns ventiladores mais modernos pode ser regulada de 5 a 80%, permitindo ajustes (redução ou aumento) do tempo inspiratório, de acordo com a necessidade do paciente, conforme Figura 7.

Atenção: ao fazer a transição da ventilação assistido-controlada para a pressão de suporte, pode haver redução do tempo inspiratório e, consequentemente, a pressão média de vias aéreas diminuirá, podendo ocasionar atelectasias. Nesse caso, deverá ser realizado um ajuste adequado da PEEP, mantendo, assim, a pressão média de vias aéreas.

A Tabela 2 mostra os parâmetros que podem ser ajustados pelo operador nas diferentes modalidades ventilatórias convencionais para recém-nascidos e lactentes.

Atenção: deve-se programar ventilação de respaldo ou *back up* de apneia na modalidade PSV. No entanto, a frequência respiratória de respaldo deve ser baixa para que as janelas de tempo sejam maiores, permitindo que o pacien-

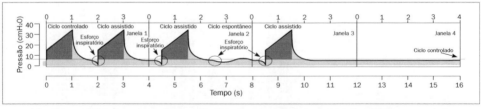

Figura 6 Na modalidade ventilação mandatória intermitente sincronizada (SIMV), o ventilador mantém as janelas fixas e permite apenas um ciclo assistido por janela, atendendo os demais esforços inspiratórios com ciclos espontâneos. Um ciclo controlado ocorre somente após uma janela sem nenhum esforço inspiratório do paciente ou após uma janela em que somente ocorreu um ciclo controlado. No caso de SIMV + ventilação com pressão de suporte (PSV), a pressão de suporte entra todas as vezes em que há ciclos espontâneos, após o ciclo assistido, dentro de uma mesma janela de tempo.
Fonte: adaptada de Leme e Luque, 2007.

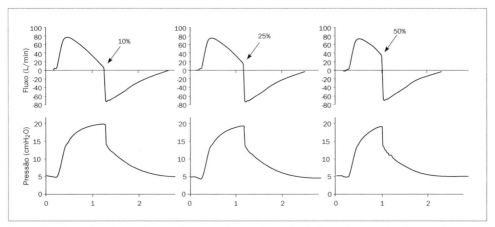

Figura 7 Exemplos de regulagem da porcentagem de corte de fluxo da pressão de suporte e as implicações no tempo inspiratório.
Fonte: adaptada de Hess, 2005.

Tabela 2 Parâmetros ajustados pelo operador nas diferentes modalidades ventilatórias

Parâmetros ventilatórios (PV)	Modalidades ventilatórias				
	A/C (P) com fluxo contínuo	A/C (P) com fluxo livre (PCV)	SIMV (com fluxo contínuo) + PSV	SIMV (com fluxo livre) + PSV	PSV
Pressão inspiratória	Sim	Sim	Sim	Sim	Não
Pressão positiva expiratória final (PEEP)	Sim	Sim	Sim	Sim	Sim
Pressão de suporte	Não	Não	Sim	Sim	Sim (acima da PEEP)
Volume-corrente	Resultante dos PV, da complacência e resistência do sistema respiratório e do esforço inspiratório do paciente. Deve ser monitorado e estar em 4 a 6 mL/kg em neonatologia e 4 a 8 mL/kg em pediatria				
Frequência respiratória mandatória	Sim	Sim	Sim	Sim	Não
Tempo inspiratório	Sim	Sim	Sim	Sim	Não
Fluxo	Sim, contínuo	Não, livre	Sim, contínuo	Não, livre	Não, livre
Fração inspirada de oxigênio	Sim	Sim	Sim	Sim	Sim
Sensibilidade ou disparo	Sim	Sim	Sim	Sim	Sim

te tenha chance de disparar o ciclo, evitando que seja ventilado com frequência de respaldo.

Ventilação com volume-alvo

Na prática clínica de várias UTIN, verifica-se muita cautela no emprego da pressão alta quando se ventilam mecanicamente recém-nascidos e lactentes. No entanto, há pouca preocupação com o volume-corrente, muitas vezes não monitorado. Evidências têm mostrado que o uso de alta pressão sem que seja gerado volume-corrente excessivo não é a causa principal da lesão pulmonar.

Nesse sentido, a monitoração do volume-corrente torna-se essencial, não somente por uma questão de proteção pulmonar, mas porque o mau gerenciamento de volume promove hipercapnia ou hipocapnia, ambas associadas à lesão cerebral em recém-nascidos. Vários benefícios têm sido descritos na literatura quando se comparam modalidades limitadas a pressão com ventilação com volume-alvo, como redução da mortalidade, da displasia broncopulmonar, de pneumotórax, hipocapnia, hemorragia intracraniana, leucomalácia e diminuição significativa no tempo de uso de VM.

A ventilação com volume-alvo se baseia em autoajustes da pressão inspiratória, designada para entregar um volume-corrente preestabelecido pelo operador. A modalidade mais usada em neonatologia tem sido o volume garantido (VG), que pode ser combinado com as modalidades assistido-controlada (VG/AC) e ventilação mandatória intermitente sincronizada associada à pressão de suporte (SIM/VG + PSV).

Nesse tipo de ventilação, ciclada a tempo ou fluxo, controlada a pressão, o microprocessador compara o volume-corrente exalado do(s) ciclo(s) anterior(es) e ajusta a pressão inspiratória para cima ou para baixo (limitado a 3 cmH$_2$O para evitar oscilações repentinas muito excessivas) dentro do limite estabelecido pelo operador, para manter o nível de volume-corrente almejado conforme Figura 8.

Principais variáveis de ajustes em modalidades neonatais

Atualmente, o termo ventilação protetora tem tido destaque nas unidades neonatais. Trata-se de um conceito de ventilação que visa a reduzir as lesões induzidas pela VM invasiva (barotrauma, volutrauma, atectrauma e biotrauma), além de fatores como toxicidade promovida por altas concentrações de oxigênio e disfunção na produção de surfactante. Nesse sentido, estratégias de proteção pulmonar e cerebral têm sido conduzidas, a fim de reduzir a morbidade e a mortalidade neonatais. A Tabela 3 apresenta sugestões de variáveis de ajustes em situações distintas.

MODALIDADES VENTILATÓRIAS EM PEDIATRIA

Ventilação com pressão controlada

A PCV é um modo ventilatório amplamente utilizado no âmbito da terapia intensiva; porém, em crianças, a utilização é mais recente e vem sendo relatada como modo ventilatório padrão. Oferece um tempo inspiratório fixo (ciclagem a tempo) e taxa de fluxo variável que é proporcional ao esforço do paciente. O padrão de fluxo resultante é constante no início e desacelerante no final da inspiração.

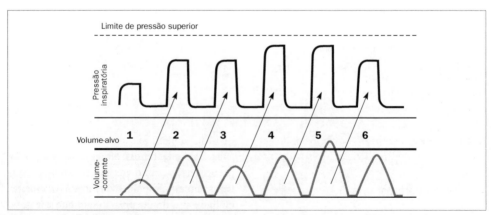

Figura 8 Modo de operação do volume garantido. A pressão inspiratória é autoajustada, aumentando ou diminuindo de acordo com o valor de volume-corrente exalado do(s) ciclo(s) anterior(es).

Tabela 3   Sugestões de variáveis de ajustes em situações distintas

Parâmetros	RN com SDRN ou pneumonia	RN com SAM	RN com hérnia diafragmática
PIP (cmH$_2$O)	25	25	20
Ti (s)	0,35 a 0,4	0,5 a 0,65	0,3 a 0,35
fR (cpm)	30 a 40	30	50
PEEP (cmH$_2$O)	5 a 7	5 a 7	4 a 6
VC (monitorado em modalidades à pressão)	4 a 6 mL/kg	5 a 6mL/kg	4 a 5 mL/kg
Sensibilidade	Em nível ajustado que permita o disparo em caso de *drive* respiratório		
FiO$_2$	O necessário para manter níveis adequados de oxigenação		

FiO$_2$: fração inspirada de oxigênio; fR: frequência respiratória; PIP: pressão inspiratória positiva; RN: recém-nascido; SAM: síndrome da aspiração de mecônio; SDRN: síndrome do desconforto respiratório neonatal; Ti: tempo inspiratório; VC: volume-corrente.
Fonte: adaptada de Keszler, 2017.

Na ventilação por pressão controlada, permite-se a programação da pressão inspiratória (PIP) e PEEP. O aumento de pressão nas vias aéreas ocorre rapidamente após o início da inspiração para alcançar a PIP escolhida que é mantida durante todo tempo inspiratório, o que pode ser muito interessante especialmente em doenças obstrutivas.

Como as incursões do ventilador mecânico são sempre limitadas à pressão, não se pode garantir consistentemente a entrega do volume-corrente, especialmente se houver mudanças na complacência e resistência do sistema respiratório, o que pode exigir decisões clínicas e ajustes ventilatórios finos pelo operador. Sugere-se que a PCV reduza o risco de lesão pulmonar induzida pelo ventilador (VILI) por permitir o controle mais preciso dos níveis máximos de pressão nas vias aéreas e a distribuição mais homogênea dos gases alveolares.

São características da PCV: não há oscilações sobre a pressão, volume-corrente variado, redução do risco de barotrauma e as mudanças da complacência ou resistência do paciente podem levar a alterações do volume gerado.

Ventilação com pressão regulada – volume controlado

Ainda mais recentemente, os modos de duplo controle ciclo a ciclo vêm ganhando espaço na UTIP por terem a vantagem de permitir uma ventilação mais uniforme durante todo o tempo inspiratório. O ventilador opera em pressão de suporte ou pressão controlada, e o limite de pressão aumenta ou diminui na tentativa de manter o volume-corrente preestabelecido pelo operador. É um modo de ventilação ciclado a tempo e limitado à pressão que utiliza o volume-corrente como *feedback* para ajustar continuamente o limite de pressão. Tomando como exemplo a ventilação com pressão regulada – volume controlado (PRVC), o primeiro ciclo respiratório é no modo volume controlado, permitindo ao ventilador calcular a mecânica respiratória. Nos próximos ciclos, a ventilação é distribuída com limite de pressão (pressão de platô calculada na primeira ventilação) e ciclada a tempo. A cada ciclo, o ventilador ajusta o limite de pressão (3 cmH$_2$O para cima ou para baixo) conforme o volume-corrente distribuído no ciclo prévio até alcançar o volume-corrente indicado pelo operador.

Apresenta como vantagens a possibilidade de manutenção do volume-minuto e do volume-corrente, além de reduzir automaticamente o limite de pressão conforme a mecânica do sistema respiratório melhore ou o esforço do paciente aumente; e como desvantagens deve-se ter cuidado na programação do volume-corrente, pois ele será um dos responsáveis pelo pico de pressão alcançado pelo ventilador. Em modos assistidos, conforme aumenta a demanda do paciente, a pressão pode reduzir, reduzindo também o suporte ao paciente. Além disso, a redução da pressão também pode diminuir a pressão média de vias aéreas, reduzindo a oxigenação.

Ventilação com pressão de suporte

É um modo ventilatório que oferece suporte parcial a respiração espontânea por meio de uma pressão positiva inspiratória predeterminada e constante. A PSV é iniciada e finalizada pelo paciente, ou seja, um modo obrigatoriamente espontâneo, em que o ventilador necessita reconhecer o início de uma inspiração espontânea (sensibilidade a pressão ou a fluxo). A passagem para a fase expiratória (ciclagem) é desencadeada por decréscimo do fluxo inspiratório ao valor crítico, normalmente 25 a 30% do pico do fluxo inspiratório, fato que coincide com o início do relaxamento dos músculos inspiratórios.

Nos ventiladores mais modernos, esse ajuste percentual pode ser programado pelo operador de acordo com a necessidade de abortar mais precoce ou mais tardiamente a fase expiratória (sensibilidade expiratória).

Tem sido indicado principalmente para o processo de descontinuação da VM da criança ou como forma de iniciar a ventilação espontânea para as crianças que apresentam início de esforço inspiratório, porém com musculatura respiratória ainda incapaz de manter um trabalho respiratório sustentado para a necessidade ou a demanda. Essa modalidade supera a resistência imposta pelo tubo endotraqueal durante a respiração espontânea, permitindo melhor sincronia entre a criança e o ventilador. É necessário cautela com o uso associado à SIMV para que valores altos de ciclos mandatórios suprimam a capacidade de respiração espontânea da criança e provoquem aumento do tempo de descontinuação da VM.

Em algumas crianças mais jovens, a realização desse modo de ventilação pode ser prejudicada pela utilização de cânulas com diâmetro muito pequeno, cuja resistência inspiratória elevada pode fazer com que o pico de pressão seja atingido rapidamente, gerando volume-corrente baixo. Por isso, ajustes no decréscimo do pico de fluxo inspiratório e no tempo de subida da rampa (*rise time*) são fundamentais para garantir o volume-corrente adequado.

Principais variáveis de ajuste

Volume-corrente e estratégia de proteção pulmonar

Não existem estudos em pediatria até o momento para confirmar se o uso de baixos volumes-correntes e ventilação com limites de pressão são ótimos e adequados, embora *experts* sugiram que essa abordagem seja interessante pela baixa elasticidade pulmonar em comparação ao uso de VC altos como utilizados no passado. É recomendado até o momento manter volume-corrente no alvo fisiológico e evitar valores acima de 8 mL/kg de peso ideal.

Pressão expiratória final positiva e recrutamento pulmonar

A PEEP deve ser usada para diminuir a probabilidade de atelectasia em crianças entubadas, especialmente naquelas incapazes de suspirar ou respirar espontaneamente ou assumir movimentos respiratórios assistidos. Em pulmões sem importantes alterações, recomendam-se valores em torno de 5 cmH_2O. Valores de PEEP mais altos podem ser necessários mesmo sem doença pulmonar desde que o aumento tenha o objetivo de restaurar o volume pulmonar ao final da expiração e melhorar a complacência pulmonar.

Não há dados que suportem o uso de PEEP para atenuar o aprisionamento de gás, por manutenção da abertura das vias aéreas, nem estudos que sugiram a quantidade permitida de PEEP para facilitar a respiração espontânea.

O objetivo de abrir o pulmão e mantê-lo aberto deve ser utilizado especialmente em doenças restritivas, como a síndrome do desconforto respiratório agudo (SDRA), de modo que, programando a PEEP de forma calculada, pode-se então ventilar na porção mais íngreme da curva pressão × volume, em que teoricamente existe melhor complacência, porém, não existe até o momento recomendação da forma como a PEEP pode ser calculada e os dados para manobras de recrutamento alveolar são insuficientes para qualquer recomendação.

No documento do PEMVECC, foi recomendado manter um delta de pressão (diferença entre a pressão no final da inspiração e a da expiração) < 10 cmH_2O em pacientes ventilados mecanicamente por outras causas, que não de origem pulmonar.

Tempos do ciclo respiratório

Os tempos inspiratórios são geralmente próximos àqueles da respiração espontânea apropriada para a idade, por exemplo, aproximadamente em média de 0,4 segundo para os recém-nascidos, 0,6 segundo para crianças pequenas, 0,8 segundo para crianças mais velhas e 1 segundo para adolescentes e jovens adultos. É recomendado definir o tempo inspiratório e a frequência respiratória de acordo com a mecânica do sistema respiratório e a fisiopatologia da doença, pois ambos estão intimamente correlacionados e não podem ser julgados independentemente.

Uma opção também interessante para escolha mais objetiva do tempo inspiratório ou da relação I:E é analisar a constante de tempo (produto da resistência pela complacência) do sistema respiratório. À beira do leito, sugere-se, por fim, evitar a interrupção do fluxo inspiratório final ou expiratório, este último para evitar o aprisionamento aéreo.

Frequência respiratória mandatória

A frequência respiratória mandatória está inversamente relacionada à idade e ao tamanho do paciente e deve ser suficiente para gerar um volume minuto (VC × fR) que resulte em normocapnia, conforme medido por gasometria arterial, monitoramento transcutâneo ou pela capnografia ($PetCO_2$).

Disparo ou *trigger*

É recomendado tentar sincronia de disparo em qualquer forma de ventilação com pressão positiva, apesar de não estar claro quais desfechos sejam causados pelas assincronias, sabe-se que o disparo a fluxo é mais sensível às respostas dos neonatos. Porém, a melhor sincronia paciente-ventilador se traduz no melhor conforto ao paciente.

Ventilação mecânica nas doenças de resistência das vias aéreas

Doenças de resistência anormal das vias aéreas são caracterizadas por dificuldade ou limitação ao fluxo aéreo, que geralmente é mais importante durante a fase expiratória do ciclo respiratório. Assim, esses pacientes apresentam tempos expiratórios prolongados, sibilância expiratória e hiperinsuflação pulmonar dinâmica. A elevada resistência das vias aéreas é causada por broncoespasmo, edema da mucosa, acúmulo de muco, detritos intraluminais, compressão extrínseca ou, mais frequentemente, uma combinação desses fatores.

Os objetivos mais importantes da VM nas doenças obstrutivas são: tratar a hipoxemia (se presente), aliviar a fadiga da musculatura respiratória e manter um nível de ventilação alveolar compatível com um pH aceitável, além de evitar hiperinsuflação pulmonar iatrogênica e níveis de pressão intratorácica que poderiam influenciar negativamente a hemodinâmica da criança.

Com o melhor conhecimento das doenças, houve alterações no manejo da ventilação de pacientes com asma e bronquiolite, especialmente após a introdução do conceito de hipoventilação controlada de Darioli e Perret. Essa estratégia consiste em volumes-correntes em torno de 8 mL/kg e picos de pressão inspiratória abaixo de 40 cmH_2O. O volume-corrente deve ser mais reduzido caso o limite de pico de pressão desejado não possa ser respeitado, e níveis mais altos de $PaCO_2$ devem ser tolerados. Tentativas de normalização da $PaCO_2$ às custas de altos volumes-minuto estão associadas a pneumotórax, pneumomediastino e risco de morte.

Não existe nenhuma de evidência definitiva de que um modo em particular seja superior ao outro, porém os modos controlados a pressão (PCV, pressão regulada com volume controlado [PRVC]) são hoje mais recomendados por terem a vantagem de permitir a ventilação mais uniforme durante todo o tempo inspiratório.

A principal desvantagem dos modos de pressão controlada é a grande variação de volumes-correntes que podem ocorrer com as mudanças na resistência das vias aéreas e com o estado da hiperinsuflação pulmonar. Em pacientes com broncoespasmo, as variações na resistência das vias aéreas levam a constantes de tempo variáveis com tempo insuficiente para a entrada e saída de ar. Dessa forma, tão importante quanto a estratégia ventilatória é a monitoração da mecânica respiratória e do grau de hiperinsuflação nas doenças obstrutivas. Medidas como a mensuração do volume-corrente exalado, pressão de pico e platô, análise da curva fluxo *versus* tempo e PEEP intrínseca são as mais citadas para o acompanhamento do curso e da evolução da doença.

O uso da PEEP em pacientes obstrutivos tem sido motivo de controvérsias ao longo do tempo, diferentes correntes apontam opiniões opostas. Quando aplicada externamente, a PEEP pode beneficiar pacientes com limitação do fluxo expiratório causado pela compressão dinâmica de pequenas vias aéreas ao deslocar distalmente o ponto de igual pressão, mantendo a patência das vias aéreas colapsadas permitindo a descompressão dos alvéolos mais distais. A aplicação de níveis de PEEP mais baixos que a auto-PEEP (PEEP gerada pela obstrução das vias aéreas) também pode aliviar a dispneia ao facilitar o disparo e o sincronismo do ventilador em pacientes capazes de movimentos respiratórios espontâneos. Em contrapartida, existem estudos sobre asma que relatam o uso de PEEP em pacientes com obstrução grave ao fluxo de ar e quimicamente paralisados, uma associação com hiperinsuflação pulmonar, elevadas pressões intratorácicas e comprometimento circulatório.

A prática clínica, especialmente dos serviços de saúde no sul do país com grande vivência em doenças obstrutivas, possui a preferência pelo uso da VM controlada em modos pressóricos (PCV ou PRVC) empregando volumes-correntes em torno de 8 mL/kg, a fim de gerar picos de pressão inspiratória < 35 cmH$_2$O e pressões de platô < 30 cmH$_2$O. A frequência respiratória deverá ser mantida entre 6 e 12 movimentos respiratórios por minuto, e o tempo de inspiração é estipulado entre 1 e 1,5 segundo, permitindo tempos de expiração entre 4 e 9 segundos e longa relação I:E (1:3 ou 1:4).

A PEEP deve ser baixa (5 cmH$_2$O) para pacientes sob bloqueio neuromuscular. Com a melhora clínica, o bloqueio neuromuscular é interrompido e a sensibilidade do disparo do ventilador é otimizada para sincronia com movimentos respiratórios espontâneos da criança.

Por fim, é fundamental esclarecer que a ventilação não invasiva tem sido escolhida como primeira opção para casos selecionados e tem evitado a necessidade de entubação na maioria das vezes. Todavia, deve ser usada somente em locais em que a VM invasiva pode ser disponibilizada quando necessária.

Ventilação mecânica nas doenças restritivas

O protótipo da doença restritiva que cursa com redução da complacência pulmonar e insuficiência respiratória aguda é a SDRA. A literatura já demonstrou a aplicabilidade da definição de Berlin na população pediátrica, e ela pode ser utilizada para contribuir na identificação dos pacientes mais graves para os quais é capaz de traçar um perfil prognóstico e estabelecer as intervenções de modo precoce e agressivo, a fim de evitar um desfecho desfavorável.

O documento do Pediatric Acute Lung Injury Consensus Conference (PALICC), que teve como objetivo definir SDRA em pediatria (pSDRA), específica diversos fatores importantes e faz recomendações sobre o manejo ventilatório. É fortemente sugerido nesses pacientes adotar o índice de oxigenação (IO = PMVA × FiO_2/PaO_2, em que PMVA corresponde à pressão média de vias aéreas em preferência a antiga relação PaO_2/FiO_2 recomendado no Consenso de Berlin para adultos, para quantificar o grau de hipoxemia e classificar a gravidade da SDRA em pacientes pediátricos em VM invasiva. Dessa forma, inclui-se de maneira objetiva o impacto da pressão positiva na oxigenação. No que se refere ao suporte ventilatório, apesar de mais de quatro décadas ventilando esse grupo de pacientes, ainda existem muitos aspectos discordantes e recomendações fracas.

Sobre o volume-corrente a ser ajustado, sugerem-se sempre que possível os menores valores de volume-corrente, dependendo de cada situação: pacientes com complacência muito baixa receberiam volume-corrente entre 3 e 6 mL/kg e, nos casos menos graves, 5 a 8 mL/kg, ressalta-se ainda que esses valores devem ser utilizados no início da pSDRA. Esses volumes pré-ajustados devem ser suficientes para aceitar valores pouco mais elevados como limite da pressão de platô (29 a 32 cmH_2O), especialmente nos casos de pacientes com baixa complacência torácica. Nesse sentido, outras medidas de avaliação da mecânica respiratória, como a diferença entre a pressão de platô e a PEEP total, chamada pressão de distensão do sistema respiratório (*driving pressure* [DrivP]) são bem descritas em doenças restritivas em adultos, porém, pouco avaliadas e descritas em crianças.

Num estudo observacional, multicêntrico com crianças admitidas em UTIP que desenvolveram SDRA, observou-se que a pressão inspiratória positiva (PIP) (28 ± 6 cmH_2O) e a diferença da pico-PEEP (18 ± 4 cmH_2O) no primeiro dia de internação foram fatores de risco para morte. A taxa de mortalidade desse estudo foi 43,5%, em que a cada aumento de 1 cmH_2O na PIP no primeiro dia esteve associado com aumento de 13% na mortalidade. Porém, não foram avaliados os valores do DrivP nesse estudo.

O uso da PEEP é uma estratégia ventilatória tradicional no tratamento da SDRA e vem se modificando ao longo do tempo, de modo que, no PALICC, houve concordância de 88% para utilizar valores da PEEP entre 10 e 15 cmH_2O para tratar pSDRA grave. E pressões maiores que 15 cmH_2O para casos mais graves desde que preservados os níveis seguros de pressão de platô. Essa liberalidade no uso da PEEP reflete uma nova tendência de maior aceitação na prática clínica para com esses valores em crianças.

Para monitoração da oxigenação nesse grupo, recomenda-se aderir às diretrizes do PALICC para pARDS (ou seja, SpO_2 92 a 97% quando PEEP < 10 cmH_2O e 88 a 92% quando PEEP ≥ 10) (concordância forte). Para programação da frequência respiratória, existe forte concordância relatada no PEMVECC para uso de valores mais altos para compensar o baixo volume-corrente e manter a ventilação-minuto.

O uso de manobras de recrutamento é recomendado para melhorar a oxigenação em casos graves que não respondem à elevação gradual da PEEP, porém não é definido qual a melhor forma de as realizar, apenas sugere-se que a insuflação sustentada (CPAP) não deve ser recomendada pela pouca evidência em pediatria. Nos casos graves que apresentam hipoxemia refratária, devem ser adotadas medidas que aumentem a área de troca pulmonar como o recrutamento por meio da elevação gradual da PEEP e ventilação em posição prona, que no consenso PALICC teve concordância de 92% para pSDRA grave, não devendo ser adotada de forma rotineira.

Se forem consideradas as vantagens da posição prona observada em estudos com adultos, demonstrando impacto na mortalidade, nos tempos de ventilação e oxigenação, aliado aos poucos efeitos adversos, especialmente na população pediátrica, acredita-se que maiores estudos possam demonstrar, em breve, que a posição prona deva ser adotada também em casos menos graves de pSDRA.

Por fim, os documentos mais novos sugerem fortemente que sejam evitadas as medidas ventilatórias exageradas, como aumentos importantes na PIP, na PMVA, PEEP ou na FiO_2, visando a obter a saturação dentro dos níveis da normalidade e que a manutenção da saturação arterial ao redor de 88% é segura e adequada para a manutenção do metabolismo aeróbio para que seja evitado altos valores de pressóricos na ventilação mecânica.

CONSIDERAÇÕES FINAIS

Com os avanços obtidos no fornecimento de ventilação invasiva para a população neonatal e pediátrica, houve importante redução das taxas de mortalidade. No entanto, nos últimos anos, a ênfase mudou da sobrevivência para a sobrevivência sem déficit neurológico significativo, sem lesão pulmonar definitiva, doença pulmonar crônica ou retinopatia da prematuridade.

Apesar da grande variedade de tecnologias disponíveis atualmente, ainda existem limitações e incertezas significativas sobre quais seriam o melhor modo de ventilação, a melhor taxa, os melhores ajustes e a abordagem mais apropriada para instituição, desmame e a extubação.

O profissional precisa estar atento ao desempenho clínico apresentado pelo paciente e acompanhar as mudanças anatomofisiológicas do desenvolvimento pulmonar ao longo da infância.

BIBLIOGRAFIA

1. Barbas CS, Isola AM, Farias AM, Cavalcanti AB, Gama AM, Duarte AC, et al. Recomendações brasileiras de ventilação mecânica 2013. Parte I. Rev Bras Ter Intensiva. 2014;26(2):89-121.
2. Beck J, Reilly M, Grasselli G, Mirabella L, Slutsky AS, Dunn MS, et al. Patient-ventilator interaction during neurally adjusted ventilatory assist in low birth weight infants. Pediatr Res. 2009;65(6):663-8.
3. Bigham MT, Amato R, Bondurrant P, Fridriksson J, Krawczeski CD, Raake J, et al. Ventilator-associated pneumonia in the pediatric intensive care unit: Characterizing the problem and implementing a sustainable solution. J Pediatr. 2009;154(4):582-7.
4. Branson RD. Modes of ventilation operation. In: macIntyre NR, Branson RD, editors. Mechanical ventilation. 2. ed. Philadelphia: Saunders Elsevier; 2009.
5. Brown MK, DiBlasi RM. Mechanical ventilation of the premature neonate. Resp Care. 2011;56(9):1298-313.
6. Carvalho AR, Spieth PM, Güldner A, Cuevas M, Carvalho NC, Beda A, et al. Distribution of regional lung aeration and perfusion during conventional and noisy pressure support ventilation in experimental lung injury. J Appl Physiol. 2011;110(4):1083-92.
7. Chan V, Greenough A. Comparison of weaning by patient triggered ventilation or synchronous intermittent mandatory ventilation in preterm infants. Acta Paediatr. 1994;83(3):335-7.
8. Chang HK. Mechanisms of gas transport during ventilation by high- frequency oscillation. J Appl Physiol Respir Exerc Physiol. 1984;55(3):553-63.
9. Chatburn RL, El-Khatib M, Mireles-Cabodevila E. A taxonomy for mechanical ventilation: 10 fundamental maxims. Respir Care. 2014;59(11):1747-63.
10. Dreyfuss D, Saumon G. Ventilator-induced lung injury: Lessons from experimental studies. Am J Respir Crit Care Med. 1998;157(1):294-323.
11. Fabres J, Carlo WA, Phillips V, Howard G, Ambalavanan N. Both extremes of arterial carbon dioxide pressure and the magnitude of fluctuations in arterial carbon dioxide pressure are associated with severe intraventricular hemorrhage in preterm infants. Pediatrics. 2007;119(2):299-305.
12. Farias JA, Frutos F, Esteban A, Flores JC, Retta A, Baltodano A, et al. What is the daily practice of mechanical ventilation in pediatric intensive care units? A multicenter study. Intensive Care Med. 2004;30(5):918-25.
13. Ferlini R, Pinheiro FO, Andreolio C, Carvalho PRA, Piva JP. Characteristics and progression of children with acute viral bronchiolitis subjected to mechanical ventilation. Rev Bras Ter Intensiva. 2016;28(1):55-61.
14. Garland JS. Strategies to prevent ventilator-associated pneumonia in neonates. Clin Perinatol. 2010;37:629e43.
15. Goligher EC, Ferguson ND, Brochard LJ. Clinical challenges in mechanical ventilation. Lancet. 2016;387(10030):1856-66.
16. Gomes Cordeiro AM, Fernandes JC, Troster EJ. Possible risk factors associated with moderate or severe airway injuries in children who underwent endotracheal intubation. Pediatr Crit Care Med. 2004;5(4):364-8.
17. Gonzaga AD, Duque Figueira BB, Sousa JM, de Carvalho WB. Duration of mechanical ventilation and development of bronchopulmonary dysplasia. Rev Assoc Med Bras. 2007;53(1):64-7.
18. Greenough A, Greenall F. Observation of spontaneous respiratory interaction with artificial ventilation. Arch Dis Child. 1988;63(2):168-71.

19. Hess DR. Ventilator waveforms and the physiology of pressure support ventilation. Respir Care. 2005;50(2):166-86.
20. Hummler H, Gerhardt T, Gonzalez A. Influence of different methods of synchronized mechanical ventilation on ventilation, gas exchange, patient effort, and blood pressure fluctuations in premature neonates. Pediatr Pulmonol. 1996;22(5):305-13.
21. Kaiser JR, Gauss CH, Pont MM, Williams DK. Hypercapnia during the first 3 days of life is associated with severe intraventricular hemorrhage in very low birth weight infants. J Perinatol. 2006;26(5):279-85.
22. Kaiser JR. Both extremes of arterial carbon dioxide pressure and the magnitude of fluctuations in arterial carbon dioxide pressure are associated with severe intraventricular hemorrhage in preterm infants. Pediatrics. 2007;119(5):1039-40.
23. Kassis EB, Loring SH, Talmor D. Mortality and pulmonary mechanics in relation to respiratory system and transpulmonary driving pressure in ARDS. Intensiv Care Med. 2016;2:1206-13.
24. Keszler M, Abudakar MD. Physiologic principles. In: Goldsmith JP, et al., editors. Assisted ventilation of the neonate. 6. ed. Philadelphia: Elsevier; 2017.
25. Keszler M, Mammel MC. Basic modes of synchronized ventilation. In: Goldsmith JP, et al. Assisted ventilation of the neonate. 6. ed. Philadelphia: Elsevier; 2017.
26. Keszler M, Morley CJ. Tidal volume-targeted ventilation. In: Goldsmith JP, et al. Assisted ventilation of the neonate. 6. ed. Philadelphia: Elsevier; 2017.
27. Keszler M. Mechanical ventilation strategies. Semin Fet Neonat Med. 2017;22(4):267-74.
28. Kneyber MCJ, de Luca D, Calderini E, Jarreau P-H, Javouhey E, Lopez-Herce J, et al. Recommendations for mechanical ventilations of critically ill children form the paediatric mechanical ventilation consensus conference (PEMVECC). Intensive Care Med. 2017;11(12):1764-80.
29. Langley JM, Bradley JS. Defining pneumonia in critically ill infants and children. Pediatr Crit Care Med. 2005;6(3 Suppl):S9-S13.
30. Leme F, Luque A. Modos ventilatórios básicos. In: Sarmento GJB, editor. Fisioterapia respiratória no paciente crítico. 2. ed. Barueri: Manole; 2007.
31. Mrozek JD, Bendel-Stenzel EM, Meyers PA. Randomized controlled trial of volume-targeted synchronized ventilation and conventional intermittent mandatory ventilation following initial exogenous surfactant therapy. Pediatr Pulmonol. 2000;29(1):11-8.
32. Newth CJL, Khemani RG, Jouvet PA, Sward KA. Mechanical ventilation and decision support in pediatric intensive care. Pediatr Clin N Am. 2017;64(5):1057-70.
33. Oddo M, Feihl F, Schaller M, Perret C. Management of mechanical ventilation in acute severe asthma: practical aspects. Intensive Care Med. 2006;32(4):501-10.
34. Ortiz G, Frutos-Vivar F, Ferguson ND, Esteban A, Raymondos K. Outcomes of patients ventilated with synchronized intermittent mandatory ventilation with pressure support: a comparative propensity score study. Chest. 2010;137(6):1265-77.
35. Panico FF, Troster EJ, Oliveira CS, Faria A, Lucena M, João PRD, et al. Risk factors for mortality and outcomes in pediatric acute lung injury/acute respiratory distress syndrome. Pediatr Crit Care Med. 2015;16(7):194-200.
36. Patel JC, Mollitt DL, Pieper P, Tepas JJ 3rd. Nosocomial pneumonia in the pediatric trauma patient: A single center's experience. Crit Care Med. 2000;28(10):3530-3.
37. Peng W, Zhu H, Shi H, Liu E. Volume-targeted ventilation is more suitable than pressure-limited ventilation for preterm infants: a systematic review and meta-analysis. Arch Dis Child Fetal Neonatal Ed. 2014;99(2):F158-65.
38. Pham T, Brochard L, Slutsky AS. Mechanical ventilation: State of the Art. Mayo Clin Proc. 2017;92(9):1382-400.
39. Ramanathan R. Synchronized intermittent mandatory ventilation and pressure support: to sync or not to sync? Pressure support or no pressure support? J Perinatol. 2005;25(2):23-5.
40. Rimensberger PC, Cheifetz IM; Pediatric Acute Lung Injury Consensus Conference G. Ventilatory support in children with pediatric acute respiratory distress syndrome: proceedings from the Pediatric Acute Lung Injury Consensus Conference. Pediatr Crit Care Med. 2015;16(5 Suppl 1):51-60.
41. Rotta AT, Steinhorn DM. Conventional mechanical ventilation in pediatrics. J Pediatr (Rio J). 2007;83(2):100-8.
42. Rotta AT. Asthma. In: Fuhrman BP, Zimmerman J, editors. Pediatric critical care. Philadelphia: Mosby; 2006.
43. Rowin ME, Patel VV, Christenson JC. Pediatric intensive care unit nosocomial infections: Epidemiology, sources and solutions. Crit Care Clin. 2003;19(3):473-87.
44. Tasker RC, Gordon I, Kiff K. Time course of severe respiratory syncytial virus infection in me-

chanically ventilated infants. Acta Paediatr. 2000;89(8):938-41.
45. Tobin MJ. Advances in mechanical ventilation. N Engl J Med. 2001;344(26):1986-96.
46. Tobin MJ. Principles and practice of mechanical ventilation. New York: McGraw Hill Medical; 2013.
47. Walsh MC, Morris BH, Wrage LA, Vohr BR, Poole WK, Tyson JE, et al.; National Institutes of Child Health and Human Development Neonatal Research Network. Extremely low birthweight neonates with protracted ventilation: mortality and 18-month neurodevelopmental outcomes. J Pediatr. 2005;146(6):798-804.
48. Wheeler K, Klingenberg C, McCallion N, Morley CJ, Davis PG. Volume-targeted versus pressure-limited ventilation in the neonate. Cochrane Database Syst Rev. 2010;11:CD003666.

11
Ventilação mecânica não invasiva

Ana Cristina Zanon Yagui Okada

INTRODUÇÃO

O uso da ventilação mecânica não invasiva (VMNI) iniciou-se após a década de 1960. Antes disso, nas décadas de 1930 a 1950, houve grande avanço da ventilação mecânica invasiva (VMI) em virtude do grande surto de poliomielite. Nessa época, utilizavam-se pulmões de aço e pressões negativas; quando houve o abandono do uso de pressões negativas e se iniciou o uso de pressões positivas, houve o desenvolvimento de interfaces que permitissem ventilar de forma não invasiva.

A VMNI pode ser definida como o uso de ventilação com pressão positiva, por meio de um dispositivo que conecte o ventilador ao paciente (traqueia), com interfaces não invasivas, que podem ser desde prongas nasais, máscaras faciais ou nasais, entre outros.

A VMNI apresenta diversos nomes, como ventilação por pressão positiva intermitente (NIPPV), ventilação não invasiva (VNI), ventilação por pressão positiva (VPP) ou ainda ventilação por pressão positiva não invasiva (VPPNI).

Em neonatologia, há ainda uma variedade enorme de terminologias apresentadas na literatura, muitas vezes relacionados à modalidade ventilatória que está sendo empregada, como pressão positiva contínua na via aérea (*continuous positive airway pressure* [CPAP]); nasal CPAP (NCPAP); ventilação com pressão positiva intermitente nasal (NIPPV); ventilação com pressão positiva intermitente sincronizada nasal (SNIPPV) ou pressão positiva contínua na via aérea com fluxo variável (VF-CPAP).

O uso da VMNI tem aumentado durante os anos em decorrência dos avanços nas interfaces, que permitem melhor tolerância do paciente, novas modalidades ventilatórias com diversas possibilidades de ventilação, além de diminuir os riscos inerentes ao uso da prótese invasiva utilizada na VMI e as complicações relacionadas. Além disso, técnicas como a administração do surfactante de maneira minimamente invasiva (MIST) em neonatologia permitem que o medicamento seja administrado sem a necessidade da entubação, diminuindo assim as chances de falha da VMNI e também evitando a necessidade de entubação. Além disso, o uso associado de outros gases terapêuticos, como o óxido nítrico e o Heliox, também é estratégia que otimiza o uso da VMNI e diminui as taxas de falha.

A fraqueza muscular associada à VMI é uma das complicações que dificultam a extubação e os recém-nascidos (RN) de ficarem livres da VMI, pois alguns estudos demonstram que a partir de 2 a 4 horas já se inicia um processo de lesão miofibrilar diafragmática, que pode agravar-se dependendo do tempo de uso e da modalidade utilizada, entre outros fatores, associado a sedativos e bloqueadores neuromusculares. Além dessa complicação relacionada à VMI, outros fatores já estão bem descritos, como o risco de pneumonias associadas à VMI, os riscos do próprio procedimento de entubação e o tubo endotraqueal na traqueia, que pode causar lesões na hipofaringe, laringe, traqueia e levar a traqueomalácia, fístulas, necroses, alterações no transporte mucociliar, lesão das cordas vocais, aspiração, entre outros.

Diversas vantagens estão correlacionadas ao uso da VMNI: além de evitar as complicações do uso da VMI, possibilita o uso intermitente, que o paciente se comunique de forma oral, diminui a necessidade de sedativos, preserva a tosse, permite a sucção, a deglutição e a alimentação por via oral, dependendo da interface utilizada, além de permitir interação psicomotora e maior independência.

EFEITOS FISIOLÓGICOS

A VMNI tem como efeito principal a manutenção, o aumento ou a restauração da capacidade residual funcional (CRF), isso se dá por meio da pressão positiva ao final da expiração (PEEP), que é um dos parâmetros mais importantes a ser controlado.

Pelo uso da PEEP, vários efeitos fisiológicos podem ser observados, como a melhora do volume-corrente, consequentemente da ventilação alveolar, diminuindo o *shunt* pulmonar, levando à melhora da oxigenação, à diminuição do trabalho muscular respiratório e à melhora da relação entre ventilação e perfusão. Além disso, outros efeitos ainda são bem descritos, como a estabilização da caixa torácica (prevenção do colapso pulmonar e melhor sincronização toracoabdominal) e a manutenção das vias aéreas abertas, principalmente em neonatologia pela acentuada complacência torácica e pela maior tendência ao colapso pulmonar.

MODALIDADES DA VENTILAÇÃO MECÂNICA NÃO INVASIVA

Atualmente, várias modalidades podem ser utilizadas na VMNI, desde a inicialmente proposta, com um fluxo constante e um único nível de pressão durante todo o ciclo respiratório (CPAP), dada pela PEEP, assim como modalidades que utilizam dois níveis de pressão (pressão positiva inspiratória na via aérea [IPAP]: pressão positiva expiratória na via aérea [EPAP], a mesma que a PEEP), esta chamada BIPAP ou BILEVEL.

As modalidades que utilizam dois níveis de pressão podem ser assistidas (ciclos respiratórios disparados pelo paciente) ou controladas (com frequência respiratória determinada, iniciada pelo aparelho). Ou ainda modalidades que associam os ciclos assistidos com os controlados. Para tanto, pode-se optar pelos aparelhos ventilatórios que comumente são utilizados para VMI ou aparelhos desenvolvidos para ventilar apenas de forma não invasiva.

Os aparelhos próprios de VMNI têm a vantagem de tolerar um escape de ar na interface do paciente/ventilador maior que os aparelhos de VMI convencionais, o que possibilita ventilar de maneira mais sincrônica, já que o aparelho não dispara sem que haja o comando do paciente, pelo excesso de fuga de ar através da interface. Além disso, na maioria deles há um fluxo adicional compensatório decorrente do escape de ar que permite a manutenção da pressão desejada na via aérea durante todo o ciclo respiratório. Há também na maioria deles um fluxo de base (*bias flow*), que facilita o disparo do paciente, já que a maioria destes aparelhos possui a sensibilidade de disparo a fluxo, diminuindo o trabalho respiratório e aumentando o conforto do paciente.

Os aparelhos específicos de VMNI também podem oferecer a vantagem de utilizar apenas o oxigênio como fonte de gás e, por meio de um sistema de Venturi, dispensam o uso do ar comprimido e são capazes de gerar o ar comprimido por gerador que utiliza o próprio ar ambiente como fonte. Isso facilita também a realização de transporte e o uso domiciliar dos pacientes que usam esses aparelhos como opção de VMNI.

Uma característica que diferencia os aparelhos de VMNI dos ventiladores convencionais também é seu circuito com ramo único, que sai do aparelho e se adapta por meio da interface no paciente, por isso é necessário que se utilize uma válvula exalatória para escape e para que não haja reinalação de CO_2. Algumas máscaras já possuem pequenos furos e também podem fazer essa função. No caso dos ventiladores convencionais, utilizam-se traqueias duplas, com ramos inspiratório e expiratório, sem a válvula exalatória e com máscaras sem escape. Isso é de fundamental importância para o uso correto da VMNI dependendo do aparelho que foi eleito e para o sucesso da ventilação não invasiva.

As modalidades com dois níveis de pressão, além de serem de forma controlada ou espontânea, podem ser sincronizadas ou não conforme a demanda do paciente. Alguns aparelhos de VMNI não possibilitam alterar a sensibilidade ou o *trigger* do disparo, pois são fixos. Porém, alguns apresentam esse parâmetro e permitem alterá-lo graças a sensores colocados próximos à interface do paciente ou do aparelho. Há também aparelhos que possuem sensores colocados no abdome da criança e que permitem o disparo assim que ela contrai o músculo; no entanto, alguns estudos mostram que esta forma de deflagrar o aparelho com o paciente ainda não é tão sensível e ainda pode haver grande assincronia paciente/ventilador, agravada pelo fato de a criança (principalmente o neonato) apresentar frequências respiratórias tão elevadas.

Outras modalidades de VMNI foram desenvolvidas, como o PAV (ventilação proporcional assistida), que a cada ciclo procura manter um volume adequado conforme demanda do paciente nos ciclos anteriores. A modalidade NAVA (ventilação assistida por ajuste neural), que por uma sonda gástrica, com sensores posicionados na parte distal do diafragma, permite a sincronização dos ciclos assistidos pelo disparo neural, o que abrevia o tempo de disparo e permite sincronização efetiva entre o paciente/ventilador. Essa modalidade NAVA-NIV pode ser utilizada em pediatria e neonatologia, demonstrando benefícios na sincronização quando comparada com as modalidades pressão suporte associada à PEEP.

Na modalidade NAVA, todos os ciclos são espontâneos, e o parâmetro que ajuda na inspiração é chamado nível NAVA, que é produto do esforço do paciente com uma constante de tempo e, somado ao valor de PEEP, gera a Pinsp final. O aparelho é deflagrado em microvoltagem (mc), pela despolarização do nervo frênico para iniciar o ciclo ventilatório, e isso é feito ciclo a ciclo conforme o esforço do paciente e a atividade elétrica do diafragma (Aedi).

O cateter nasal de alto fluxo é uma terapia de oxigênio devidamente umidificado e aquecido com fluxo acima de 6 L/minuto em pediatria e que em neonatologia é considerada uma modalidade de ventilação não invasiva, com fluxo acima de 1 L/minuto. Ele tem como característica a utilização de um cateter que não deve ultrapassar 50% do diâmetro nasal, para que o fluxo possa ocupar todo espaço morto anatômico, "lavando" o gás carbônico da expiração, gerando um PEEP e promovendo a oxigenação, capazes de diminuir o trabalho respiratório e a hipoxemia do paciente.

O cateter nasal de alto fluxo consiste em um cateter nasal de tamanho adequado, um sistema de umidificação e aquecimento adequados para as vias aéreas e um sistema gerador de gases (em neonatologia é desejável a utilização de um *blender* de oxigênio para uso preciso e o mais baixo possível e necessário de oxigênio no intuito de evitar o desenvolvimento de doença pulmonar crônica, como a displasia broncopulmonar).

Essa terapia é comumente utilizada na faixa etária pediátrica para o tratamento da insuficiência respiratória leve a moderada, como tratamento primário, como nos casos da bronquiolite viral aguda. O cateter permite boa aceitação na faixa etária pediátrica, melhor que as interfaces de máscara ou prongas, e tem sido descrito como menor ocorrência de lesões nasais.

No entanto, a PEEP gerada é variável de criança para criança e depende da anatomia nasal, do fluxo e da respiração de cada criança. Não se pode medir a PEEP gerada em cada paciente, mas, conforme aumenta o fluxo, normalmente aumenta também a PEEP gerada. Porém, isso não é uma regra para todos os pacientes dada a diferença anatômica de cada um. Os parâmetros colocados pelo operador são o fluxo, a fração inspirada de oxigênio (FiO_2) e a temperatura requisitada para o fluxo.

Em pediatria, o uso inicial do fluxo é calculado conforme segue:

- ≤ 10 kg: 2 L por quilograma por minuto.
- > 10 kg: 2 L por quilograma por minuto para os primeiros 10 kg + 0,5 L/kg/minuto cada quilograma acima (máx. 50 L/minuto).

Em neonatologia, o fluxo máximo é 8 L/minuto. E pode-se iniciar a terapia com 7 L/minuto e abaixar o fluxo conforme o paciente apresenta melhora clínica. O desmame do alto fluxo é feito com base na FIO_2; após atingir a FIO_2 mínima necessária, inicia-se a diminuição do fluxo até que atinja o fluxo mínimo de 1 L/minuto e o paciente seja capaz de utilizar oxigênio em nebulização na incubadora, no cateter de baixo fluxo ou que fique em ar ambiente.

Em neonatologia, o uso é comum no desmame do NCPAP, alguns estudos recentes têm demonstrado que como estratégia primária ainda não é tão benéfico como o NCPAP ou outras modalidades em que a PEEP gerada é conhecida, e pode aumentar o tempo de internação hospitalar, o uso do oxigênio e as morbidades neonatais.

Não há consenso da melhor modalidade de VMNI, porém alguns estudos demonstram modos preferenciais para se ventilar algumas doenças. Em relação às indicações da VMNI citadas, sabe-se que a modalidade mais utilizada para o edema agudo de pulmão é o CPAP, que mostrou nível de evidência A.

Na insuficiência respiratória crônica agudizada, a maioria dos estudos mostra que dois níveis de pressão são melhores para aumentar a ventilação alveolar, como nível A de evidência, por exemplo, na asma e na bronquiolite. Estudos demonstram que a VMNI nesses casos pode reduzir a necessidade da entubação, o tempo de internação hospitalar e até mesmo a mortalidade.

Em neonatologia, a modalidade mais utilizada é ainda o NCPAP, que utiliza apenas um nível de pressão (PEEP) associado a um fluxo que pode ser contínuo ou variável.

Fluxo variável

- Sistema *infant flow driver:* o ramo expiratório é aberto para a atmosfera, a PEEP é dada por interfaces especiais que apresentam resistência expiratória constante e fluxo variável da *prong* que permite que o RN inspire livremente e expire com a PEEP resultante do fluxo por redirecionar o fluxo de gás no sentido inverso da criança (Figura 1).
- Sistema por válvula de demanda: ventilador possui um sistema de *bias flow* e válvula de demanda que libera o fluxo quando disparado pelo RN; por exemplo, aparelho Servo-i.

Fluxo contínuo

- CPAP convencional: determina-se o nível de fluxo, a PEEP é determinada conforme a válvula exalatória na saída do ventilador; por exemplo, Inter neo, Inter 3, Inter 5 e Servo.
- *Bubble* CPAP: determinam-se o fluxo inspiratório e a PEEP, que é gerada por um sistema de "bolhas", em que o ramo expiratório é imerso num recipiente de água que, de-

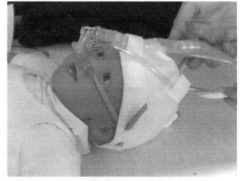

Figura 1 Tipo de interface nasal: sistema *infant flow*.

pendendo da profundidade, apura o nível de pressão. É importante ressaltar que o aumento de fluxo pode alterar a PEEP gerada mesmo sem alterar o ramo expiratório imerso no selo d'agua.

Outra modalidade que vem sendo cada vez mais utilizada em neonatologia é a ventilação com pressão positiva intermitente nasal (NIPPV), que também apresenta dois níveis de pressão, uma expiratória (PEEP), como o NCPAP, e outra de maneira inspiratória intermitente (Pinsp), com aumento de pressão progressivamente conforme o tempo inspiratório e a frequência pré-ajustados ou disparo do RN. Esse sistema apresenta fluxo contínuo e é limitado pela pressão e ciclado por tempo, como a maioria dos ventiladores neonatais.

Além dos efeitos fisiológicos citados, a NIPPV está relacionada com aumento da dilatação faríngea, melhora do estímulo ou *drive* respiratório, indução do reflexo paradoxal da cabeça e aumento da pressão média da via aérea permitindo maior recrutamento alveolar. Em razão desses efeitos, a NIPPV é bastante utilizada em RN que apresentem apneias da prematuridade e no período pós-extubação precoce.

A NIPPV em neonatologia pode ser também sincronizada ou assincronizada, pois não existem estudos que comprovem a superioridade de uma das técnicas, porém há estudos que mostram que as modalidades sincronizadas estão mais relacionadas ao maior recrutamento pulmonar, diminuição do trabalho respiratório, diminuição da necessidade de entubação e do tempo de uso de oxigênio. Quando o NIPPV é sincronizado, é chamado SNIPPV, e a sincronização pode ser feita das seguintes formas:

A. Cinta com cápsula pneumática: adaptada no abdome do RN, faz a leitura e o disparo do aparelho pelo movimento abdominal.
B. Sensor de fluxo proximal ou distal: alocado na interface nasal (proximal) ou alocado dentro do ventilador (distal) permite o disparo pelo fluxo.
C. Sonda esofágica NAVA: a sonda contém sensores alocados na parte distal do esôfago que permitem a leitura do impulso elétrico do diafragma e fazem o disparo no ventilador.

PARÂMETROS VENTILATÓRIOS A SEREM AJUSTADOS

Após ter sido elegida a modalidade ventilatória da VMNI (conforme critérios e indicações citadas) e a adaptação de cada paciente, adaptam-se os parâmetros a seguir, normalmente iniciando com:

- EPAP (PEEP): de 5 a 6 cmH$_2$O.
- IPAP: 18 a 22 cmH$_2$O (o suficiente para gerar o volume de ± 8 a 12 mL/kg, em pediatria), e ≤ 18 cmH$_2$O, em neonatologia.
- Frequência respiratória: normalmente baixa para *backup* ou próxima à frequência respiratória normal própria para a idade em crianças que não tenham estímulo respiratório ou estejam incapacitadas a disparar o aparelho.
- Fluxo: inicia-se com 6 a 8 L/minuto (principalmente em neonatologia, em pediatria valores maiores).
- Tempo inspiratório: de 3 a 5 constantes de tempo conforme a idade e a doença de base (normalmente 0,3 a 0,5 segundo, em RN, e 0,8 a 1,2 segundo, em pediatria).
- FiO$_2$: necessária para manter saturação arterial de oxigênio ≥ 92%, em pediatria, e entre 88 e 94%, em neonatologia.
- *Rise time* (tempo de subida): normalmente inicia-se com 0,5 segundo, dependendo da idade da criança, pode-se aumentar ou diminuir.
- Alarmes: a maioria dos aparelhos possui alarme de porcentagem de fuga de ar, frequência respiratória, apneia e volume-corrente/minuto.

INDICAÇÕES

Baseando-se nos efeitos fisiológicos, as indicações mais descritas na literatura são:

A. Insuficiência respiratória aguda hipoxêmica: caracterizada primariamente pela hipoxemia, com diminuição da PaO_2 arterial e normal na baixa $PaCO_2$. O mecanismo principal da causa é um distúrbio da relação ventilação/perfusão nas unidades pulmonares. Nesses casos, a oferta de oxigênio é o tratamento inicial, porém, em razão do *shunt* pulmonar, somente oxigenoterapia não é suficiente, por isso é necessária a VMNI, que restaura a CRF e melhora a oxigenação, permitindo diminuir a FiO_2 ofertada. Exemplos: pneumonias, insuficiência ventilatória pós-extubação, asma aguda grave/bronquiolites, edema agudo de pulmão, insuficiência ventilatória no paciente oncológico, nível A de evidência; taquipneia transitória do RN, síndrome da aspiração do mecônio, síndrome do desconforto respiratório agudo, nível A de evidência.
B. Insuficiência respiratória primariamente hipercápnica (crônica agudizada): caracterizada pela hipoventilação alveolar. Apresenta elevada $PaCO_2$ arterial com ou sem hipoxemia, a causa é a deficiência no mecanismo ventilatório. Aqui, o tratamento inicial não é a oxigenoterapia, uma vez que esses pacientes normalmente adaptam-se com hipercarbia crônica e são relativamente dependentes de quimiorreceptores periféricos sensíveis ao oxigênio que mantêm o estímulo ventilatório. Tratamento somente com altas FiO_2 podem "inibir" o centro ventilatório e levar à exacerbação da hipoventilação. O tratamento com VMNI nesses pacientes visa a aumentar a ventilação alveolar e diminuir o trabalho muscular respiratório, evitando a fadiga. Exemplos: doença neuromuscular, atrofia espinal, doença de Duchenne, obstrução alta das vias aéreas, nível A de evidência; fibrose cística, nível B de evidência; síndrome da apneia obstrutiva do sono; obesidade, caixa torácica mal formada, pacientes obstrutivos crônicos.
C. Outras situações: desmame precoce da VMI, uso preventivo, nível B de evidência.

Em neonatologia, além das indicações citadas, as maiores evidências do uso da VMNI são em apneia da prematuridade, pós-extubação precoce, e em SDR, como estratégia primária.

Um estudo realizado em 2009, por Pantalitschka et al., mostrou que o uso de CPAP com fluxo variável foi mais efetivo em tratar apneia da prematuridade em relação ao uso de NIPPV, porém conclui-se que CPAP e NIPPV em fluxo variável são mais efetivos para apneia em relação ao ventilador convencional e CPAP em fluxo contínuo. O uso do NCPAP é indicado quando a apneia do RN for de origem obstrutiva ou mista (central e obstrutiva).

Em relação à VMNI em SDR e o uso precoce em sala de parto, sabe-se que a VMNI diminui a necessidade e o tempo de VMI e a necessidade de surfactante invasivo. Os estudos recentes demonstram que a entubação e o surfactante precoces não são superiores à VMNI precoces em diminuir a morbidade e a mortalidade dos RN prematuros extremos (peso ≤ 1.500 g). Por isso, sempre que o paciente nasce com condições de respirar espontaneamente, deve-se tentar a VMNI e a entubação somente se necessário.

Em relação às modalidades NIPPV *versus* NCPAP, alguns estudos têm mostrado a superioridade do NIPPV em relação ao NCPAP tradicional na prevenção da falha de extubação. Outros estudos encontraram resultados favoráveis ao uso do NIPPV para diminuir a necessidade de entubação, porém ainda faltam estudos que comprovem maior eficácia como estratégia inicial na insuficiência respiratória do prematuro.

TIPOS DE INTERFACES

As interfaces utilizadas para a VMNI podem ser:

- Máscara nasal.
- Máscara facial.
- Máscara total-face.
- Capacete Helmet.
- Prongas nasais simples ou duplas.
- Cânulas nasais simples ou duplas.

As interfaces variam em relação a conforto, custo, vantagens e desvantagens para cada faixa etária (Tabela 1). Importante ressaltar que o sucesso da VMNI está diretamente relacionado à interface correta. Em relação à neonatologia, as prongas nasais são as mais comumente utilizadas.

CONTRAINDICAÇÕES (ABSOLUTAS E RELATIVAS)

- Traumas ou deformidades faciais que impossibilitem o uso das interfaces.
- Obstrução total de vias aéreas superiores.
- Ausência de reflexo de proteção de via aérea.
- Hipersecretividade.
- Instabilidade hemodinâmica.
- Arritmias com alteração hemodinâmica.
- Hemorragia digestiva alta/vômitos/distensão abdominal.
- Traumatismo craniencefálico com pneumoencéfalo ou rinoliquorragia.
- Pneumonia com pneumatoceles.
- Paralisia de cordas vocais.
- Não cooperação do paciente, intolerância à interface, agitação com o uso ou rebaixamento do nível de consciência.
- Infecções de cavidades paranasais.
- Cirurgia recente do esôfago ou hemorragia digestiva alta.
- Falência respiratória.
- Pneumotórax, pneumomediastino e pneumoperitônio importantes e/ou não drenados.

COMPLICAÇÕES/DESVANTAGENS

- Tempo gasto pela equipe para adaptar e monitorar a VMNI.
- Correção lenta da hipoxemia.
- Distensão gástrica.
- Hipoxemia transitória.
- Lesão de pele, formação de escaras e até necroses facial e nasal.
- Ressecamento da mucosa nasal e ocular e até lesões oftálmicas.
- Plagiocefalia/hemorragia cerebelar.

FALHA DA VENTILAÇÃO MECÂNICA NÃO INVASIVA

A falha da VMNI está relacionada ao agravamento da insuficiência respiratória ou a não melhora após 1 a 2 horas de uso. Alguns autores consideram que $FiO_2 \geq 60\%$ com PEEP ≥ 8 cmH_2O é considerada falha, necessitando de VMI. Esse critério não é um consenso, po-

Tabela 1 Tipos de interfaces, vantagens e desvantagens

Interface	Vantagens	Desvantagens
Pronga nasal	Menor resistência, cavidade oral livre	Distensão abdominal, mais lesão nasal por ressecamento e pressão
Cânula nasofaríngea	Fácil de colocar, mais barata	Maior resistência, escape de ar, fácil de obstruir, distensão abdominal, pode sair pela boca
Máscara facial	Fácil de colocar, menos lesão nasal	Mais cara, acesso difícil à cavidade oral, maior espaço morto, risco de broncoaspiração, irritação ocular
Máscara nasal	Fácil de colocar, menos lesão nasal, cavidade oral livre	Úlcera de pressão, irritação ocular, ressecamento da mucosa nasal
Máscara total-face	Maior conforto do paciente	Mais cara, acesso difícil às cavidades oral e nasal, maior espaço morto, risco de broncoaspiração
Helmet	Fácil de colocar, menos lesões por pressão	Diminui o fluxo sanguíneo cerebral, dificulta a reanimação, mais barulho, difícil acesso às cavidades oral e nasal

dendo variar entre os estudos, além de alguns autores considerarem outros critérios, como intolerância à interface, alteração do estado hemodinâmico e associação de piora do padrão respiratório (uso de musculatura respiratória acessória, tiragens intercostais, subdiafragmáticas, de fúrcula, batimento de asa de nariz, respiração paradoxal ou presença de balancin), piora ou não melhora da gasometria arterial, com pH < 7,15 a 7,25 e PCO_2 > 60 a 70 mmHg.

Em neonatologia, vários estudos foram realizados e também não há um consenso quanto aos critérios de falha. Porém a maioria dos estudos considera parâmetro de falha a necessidade de FiO_2 > 40 a 60%, com uso de PEEP ≥ 6 a 8 cmH_2O. Alguns estudos utilizam também a gasometria arterial e consideram falha quando pH < 7,20 a 7,25 e PCO_2 > 60 mmHg; porém ainda há estudos que considerem o número de apneias (≥ 2 a 3/hora com queda de $SatO_2$ + FC ≤ 100 bpm), a não responsividade ao tratamento com cafeína/aminofilina e a necessidade de intervenção por parte da equipe.

CUIDADOS

- Manter sincronia paciente-ventilador, buscando a melhor modalidade para cada caso, otimizar parâmetros para atingir o objetivo proposto.
- Monitorar sinais vitais, padrão respiratório, expansibilidade torácica, nível de consciência, principalmente nas primeiras horas e solicitar/analisar exames para monitorar falha da VMNI (radiografia de tórax e gasometria arterial), para que não haja atraso se houver necessidade de VMI.
- Evitar escapes de ar excessivos.
- Observar se há distensão abdominal/passar sonda gástrica e se necessário mantê-la aberta.
- Evitar acúmulo de secreções.
- Prevenir lesões de pele nas áreas de maior contato.
- Prevenir ressecamento da mucosa nasal e irritação ocular.

CASO CLÍNICO

RN prematuro de 31 semanas, sexo masculino, peso de nascimento 1.300 g, Apgar 8/9, parto cesárea por bolsa rota há 10 horas e trabalho de parto prematuro. Apresentou respiração espontânea ao nascer e chorou, mantendo frequência cardíaca de 121 bpm, SpO_2: 85% no 5º minuto de vida e tiragens intercostais, AP = MV + com ESC difusos.

O que fazer?

Resposta: adaptar NCPAP em sala de parto.

RN transferido para UTI neonatal e adaptado na VMNI, qual é a modalidade, quais interface e parâmetros iniciar?

Resposta: NCPAP com prongas nasais duplas curtas, PEEP 5 a 7 cmH_2O e FiO_2 para manter SpO_2-alvo (88 a 94%).

Quais são os cuidados iniciais ao instalar a VMNI?

Resposta:

- Monitorar sinais vitais, padrão respiratório, expansibilidade torácica, nível de consciência, principalmente nas primeiras horas e estar atento quando houver falha da VMNI.
- Evitar escapes de ar excessivos.
- Observar se há distensão abdominal/passar sonda gástrica e se necessário mantê-la aberta.
- Evitar acúmulo de secreções.
- Prevenir lesões de pele nas áreas de maior contato.
- Prevenir ressecamento da mucosa nasal e irritação ocular.

Evolução (3 horas)

- Aumento do desconforto respiratório. FR = 75.
- SpO_2 = 88% com FiO_2: 35%.

O que fazer nesta hora?

Resposta: sugerir técnicas de surfactante não invasivo e manter em NCPAP com PEEP 5 a 7 cmH$_2$O e FiO$_2$ para manter SpO$_2$-alvo (88 a 94%).

RN apresentou melhora da SpO$_2$, e foi possível diminuir FiO$_2$, no entanto com 12 horas de vida evoluiu com piora dos sinais de desconforto respiratório e necessidade de FiO$_2$ 40% e PEEP 7 cmH$_2$O.

O que fazer agora?

Resposta: identificar falha da VMNI e indicar entubação e VMI.

BIBLIOGRAFIA

1. Akingbola AO, Hopkins RL. Pediatric noninvasive positive pressure ventilation. Pediatr Crit Care Med. 2001;2(1):164-9.
2. Bhandari V, Finer NN, Ehrenkranz RA, Saha S, Das A, Walsh MC, et al.; Eunice Kennedy Shriver National Institute of Child Health and Human Development Neonatal Research Network. Synchronized nasal intermittent positive-pressure ventilation and neonatal outcomes. Pediatrics. 2009;124(2):517-26.
3. Bouaram BA, Fernandes CJ. Heated, humidified high-flow nasal cannula therapy: yet another way to deliver continuous positive airway pressure? Pediatrics. 2008;122(1):218-9.
4. Carvalho WB, Johnston C, Barbosa AP, Horigoshi NK, Zanetti NM, Melo APL, et al. Consenso ventilação pulmonar mecânica em pediatria/neonatal. Disponível em: http://www.sbp.com.br/pdfs/CONSENSO-VENTILACAO-PULMONAR-MECANICA-EM-PEDIATRIA-VNIPP.pdf.
5. Cheifetz I. Invasive and noninvasive pediatric mechanical ventilation. Respir Care. 2003;48(4):442-53.
6. Courtney SE, Barrington KJ. Continuous positive airway pressure and noninvasive ventilation. Clin Perinatol. 2007;34(1):73-92.
7. Courtney SE, Pyon KH, Saslow JG, Arnold GK, Pandit PB, Habib RH. Lung recruitment and breathing pattern during variable versus continuous flow nasal continuous positive airway pressure in premature infants: an evaluation of three devices. Pediatrics. 2001;107(2):304-8.
8. De Paoli AG, Morley C, Davis PG. Nasal CPAP for neonates: What do we know in 2003? Arch Dis Child Fetal Neonatal Ed. 2003;88(3):F168-72.
9. Holanda MA, Reis RC, Winkeler GF, Fortaleza SC, Lima JW, Pereira ED. Influence of total face, facial and nasal masks on short-term adverse effects during noninvasive ventilation. J Bras Pneumol. 2009;35(2):164-73.
10. Jeffrey JW. High-flow oxygen administration by nasal cannula for adult and perinatal patients. Respir Care. 2013;58(1):98-120.
11. Kirpalani H, Millar D, Lemyre B, Yoder BA, Chiu A, Roberts RS; NIPPV Study Group. A trial comparing noninvasive ventilation strategies in preterm infants. N Engl J Med. 2013;369(7):611-20.
12. Kneyber MCJ, Luca D, Calderini E, Jarreau PH, Javouhey E, Lopez-Herce J, et al.; section Respiratory Failure of the European Society for Paediatric and Neonatal Intensive Care. Recommendations for mechanical ventilation of critically ill children from the Paediatric Mechanical Ventilation Consensus Conference (PEMVECC). Intens Care Med. 2017;43(12):1764-80.
13. Kugelman A, Feferkorn I, Riskin A, Chistyakov I, Kaufman B, Bader D. Nasal intermittent mandatory ventilation versus nasal continuous positive airway pressure for respiratory distress syndrome: a randomized, controlled, prospective study. J Pediatr. 2007;150(5):521-6.
14. Lemyre B, Davis PG, De Paoli AG. Nasal intermittent positive pressure ventilation (NIPPV) versus nasal continuous positive airway pressure (NCPAP) for apnea of prematurity. Cochrane Database Syst Rev. 2002;(1):CD002272.
15. Lemyre B, Laughon M, Bose C, Davis PG. Early nasal intermittent positive pressure ventilation (NIPPV) versus early nasal continuous positive airway pressure (NCPAP) for preterm infants. Cochrane Database Syst Rev. 2016;12:CD005384.
16. Liptsen E, Aghai ZH, Pyon KH, Saslow JG, Nakhla T, Long J, et al. Work of breathing during nasal continuous positive airway pressure in preterm infants: a comparison of bubble vs variable-flow devices. J Perinatology 2005;25(7):453-8.
17. Loh LE, Chan YH, Chan I. Noninvasive ventilation in children: a review. J Pediatr. 2007;83(2 Suppl):S91-9.
18. Mazzella M, Bellini C, Calevo MG, Campone F, Massocco D, Mezzano P, et al. A randomised control study comparing the Infant Flow Driver with nasal continuous positive airway pressure in preterm infants. Arch Dis Child Fetal Neonatal Ed. 2001;85(2):F86-90.

19. Mehta S, Hill NS. Noninvasive ventilation. Am J Respir Crit Care Med. 2001;163(2):540-77.
20. Migliori C, Motta M, Angeli A, Chirico G. Nasal bi-level vs. continuous positive airway pressure in preterm infants pediatric. Pulmonology. 2005;40:426-30.
21. Milési C, Boubal M, Jacquot A, Baleine J, Durand S, Odena MP, et al. High flow nasal cannula recommendations for daily practice in pediatrics. Ann Intens Care. 2014;4:29.
22. Morley CJ, Davis PG, Doyle LW, Brion LP, Hascoet JM, Carlin JB; COIN Trial Investigators. Nasal CPAP or intubation at birth for very preterm infants. N Engl J Med. 2008;358(14):700-8.
23. Nava S, Navalesi P, Gregoretti C. Interfaces and humidification for noninvasive mechanical ventilation Respir Care. 2009;54(1):71-82.
24. Norregaard O. Noninvasive ventilation in children. Eur Respir J. 2002;20(5):1332-42.
25. Pandit PB, Courtney SE, Pyon KH, Saslow JG, Habib RH. Work of breathing during constant- and variable-flow nasal continuous positive airway pressure in preterm neonates. Pediatrics. 2001;108(3):682-5.
26. Pantalitschka T, Sievers J, Urschitz MS, Herberts T, Reher C, Poets CF. Randomised crossover trial of four nasal respiratory support systems for apnoea of prematurity in very low birthweight infants. Arch Dis Child Fetal Neonatal Ed. 2009;94(4):F245-8.
27. Sandri F, Plavka R, Ancora G, Simeoni U, Stranak Z, Martinelli S, et al.; CURPAP Study Group. Prophylactic or early selective surfactant combined with nCPAP in very preterm infants. Pediatrics. 2010;125(6):e1402-9.
28. Schettino GP, Reis MA, Galas F, Park M, Franca S, Okamoto V. Mechanical ventilation noninvasive with positive pressure. J Bras Pneumol. 2007;33(Supl 2):S92-105.
29. Silva DC, Foronda FA, Troster EJ. Ventilação não invasiva em pediatria. J Pediatr. 2003;79(2):S161-8.
30. Stein H, Beck J, Dunn M. Non-invasive ventilation with neurally adjusted ventilatory assist in newborns. Semin Fetal Neonatal Med. 2016;21(3):154-61.
31. Stein H, Firestone K. Application of neurally adjusted ventilatory assist in neonates. Semin Fetal Neonatal Med. 2014;19(1):60-9.
32. SUPPORT Study Group of the Eunice Kennedy Shriver NICHD Neonatal Research Network, Finer NN, Carlo WA, Walsh MC, Rich W, Gantz MG, Laptook AR, et al. Early CPAP versus surfactant in extremely preterm infants. N Engl J Med. 2010;362(21):1970-9.
33. Taha DK, Kornhauser M, Greenspan JS, Dysart KC, Aghai ZH. High flow nasal cannula use is associated with increased morbidity and length of hospitalization in extremely low birth weight infants. J Pediatr. 2016;173:50-5.
34. Teague WG. Noninvasive ventilation in the pediatric intensive care unit for children with respiratory failure. Pediatr Pulmonol. 2003;35(6):418-26.
35. Zaramella P, Freato F, Grazzina N, Saraceni E, Vianello A, Chiandetti L. Does Helmet CPAP reduce cerebral blood flow and volume by comparison with infant flow driver CPAP in preterm neonates? Intensine Care Med. 2006;32(10):1613-9.

12

Descontinuação da ventilação mecânica

Carolina Lopes Guimarães
Patrícia Gombai Barcellos Caldeira
Thais Joyce Koja

INTRODUÇÃO

A porcentagem de pacientes hospitalizados em unidade de terapia intensiva pediátrica (UTIP) que necessitam de ventilação pulmonar mecânica (VPM) varia entre 30 e 64%. A VPM inicia-se com a entubação e a utilização de aparelhos para controlar e/ou assistir os ciclos respiratórios para adequar as trocas gasosas. Quando a fase aguda é ultrapassada, menores pressões são necessárias, iniciando a descontinuação (desmame) da VPM.

Segundo o III Consenso Brasileiro de Ventilação Mecânica, o termo desmame refere-se ao processo de transição da ventilação artificial para a espontânea nos pacientes que permanecem em ventilação mecânica invasiva por tempo superior a 24 horas. É considerado o momento em que o paciente é capaz de realizar as trocas gasosas em ventilação espontânea, entretanto a forma de avaliar esse momento exato ainda permanece indefinida. Ao final do desmame, realiza-se a extubação, que é a retirada da via aérea artificial (prótese traqueal).

O processo de descontinuação do suporte ventilatório ocupa ao redor de 40% do tempo total de ventilação mecânica. Por um lado, estudos recentes têm demonstrado que protocolos de identificação sistemática de pacientes em condições de interrupção da ventilação mecânica poderiam reduzir significativamente a sua duração. Por outro lado, a busca por índices fisiológicos capazes de predizer, acurada e reprodutivelmente, o sucesso do desmame ventilatório ainda não chegou a resultados satisfatórios.

Os índices de falha de extubação variam entre 8 e 20% e, dos pacientes em VPM, 50% não ultrapassam 48 horas de ventilação. Metade dos pacientes extubados acidentalmente permanece fora da ventilação, o que indica um atraso na descontinuação da VPM, em contrapartida, a falha de extubação (planejada ou não) aumenta em cinco vezes o risco de morte em pediatria. O adiantamento ou o atraso da extubação culmina em prejuízos ao paciente e no alto custo aos sistemas de saúde, por isso a descontinuação da VPM é um tema estudado em inúmeros centros de pesquisa e diversas formas de encontrar o momento ideal da extubação têm sido buscadas pelos profissionais que atuam na UTI.

Para reduzir os custos e as complicações nosocomiais, o suporte ventilatório deverá ser retirado quando não houver mais necessidade, o mais brevemente possível, reduzindo o risco de lesão pulmonar induzida pelo ventilador (VILI), pneumonia nosocomial, trauma da via aérea pelo tubo endotraqueal e sedação excessiva. Por outro lado, a descontinuação prematura da VPM e a extubação podem causar fadiga do músculo respiratório, troca gasosa inadequada, perda da proteção da via aérea e aumentar a taxa de mortalidade.

Como definição, seguem alguns termos utilizados para descrever momentos antes, durante e após a descontinuação da VPM e, entre parênteses, o termo em língua inglesa:

- Descontinuação da VPM ou desmame (*weaning*): transição da ventilação assistida para a espontânea, durante a qual o paciente inicia e mantém a fase inspiratória de forma espontânea auxiliado por pressão positiva, controlando o volume pulmonar e a frequência respiratória conforme sua demanda ventilatória. Essa fase também está associada à redução dos parâmetros ventilatórios, entretanto este não deve ser o único critério a ser considerado no desmame da VPM.
- Extubação (*extubation*): remoção da prótese ventilatória (tubo ou cânula intratraqueal). O sucesso da extubação é definido como a manutenção da ventilação espontânea após 48 horas da extubação. Falha de extubação precoce ocorre nas primeiras 6 horas, intermediária entre 6 e 24 horas e tardia acima de 24 até 48 horas.
- Teste de respiração espontânea (TRE [*spontaneous trial breathing* {STB}]): é o momento subjetivo no qual se avalia a melhora da causa que levou à necessidade de VPM na qual o paciente consegue manter as trocas gasosas adequadas em ventilação espontânea.
- Teste de prontidão para extubação (TPE [*extubation readiness test* {ERT}]): é um teste determinado para avaliar a prontidão à extubação. Pode ser realizado com pressão de suporte para minimizar a resistência da prótese intratraqueal, em CPAP ou tubo T, com tempo mínimo de 30 minutos e máximo de 2 horas.
- Dias fora da ventilação (*ventilator free days*): são considerados os dias após a extubação; 48 horas são consideradas para sucesso da descontinuação da VPM, 28 dias são convencionados como longo prazo para período sem necessidade de VPM.

FATORES QUE INFLUENCIAM A DESCONTINUAÇÃO

Diversos fatores influenciam a descontinuação da VPM, porém ainda não foi possível determinar que algum deles tenha importância isoladamente, mas a combinação entre eles pode aumentar o insucesso da extubação.

- Equilíbrio hídrico: quando a quantidade de água corporal aumenta, implica distribuição e extravasamento para os espaços extravasculares, principalmente na presença concomitante de distúrbios de eletrólitos e proteínas. O aumento da água extravascular no sistema respiratório é indicado com piora da complacência pulmonar, edema de caixa torácica, vias aéreas e diafragma. Alguns pacientes em VPM podem desenvolver insuficiência renal como doença de base, como consequência da VPM ou de outros tratamentos durante a internação hospitalar, o que também dificulta o balanço hídrico. Um controle hídrico rigoroso dos pacientes é necessário para que não atrapalhe a mecânica ventilatória durante a retirada da VPM.
- Pressão positiva expiratória final (PEEP): o uso precoce melhora a oxigenação, principalmente nos casos de síndrome do desconforto respiratório agudo (SDRA), podendo também ter impacto no tempo de VPM.
- Sedação: o excesso de sedação pode interferir no estímulo respiratório, e baixas doses podem deixar a criança agitada, levando até ao trauma das vias aéreas. A utilização de escalas de sedação para avaliar contínua e diariamente o nível de drogas necessárias, evitando super e subdoses, minimiza os efeitos sobre a respiração espontânea.
- Hipertensão pulmonar: quando não existe como avaliar a pressão arterial pulmonar (Pap), pode-se prolongar a ventilação como forma de tentar controlar a oxigenação e a Pap, entretanto deve-se lembrar que, quanto maior o tempo, maior também o risco de infecções e complicações relacionadas à VPM.

- Disfunção muscular: a lesão muscular decorrente de processo inflamatório sistêmico e o uso de corticoides e bloqueadores neuromusculares levando à neuromiopatia do doente crítico e ao desuso da musculatura ventilatória, principalmente do diafragma, têm impacto na descontinuação da VPM. Diversos índices preditivos de extubação têm sido desenvolvidos para avaliar a força e a resistência da musculatura respiratória.
- Corticoides: o uso prévio à extubação (6 a 24 horas antes) tem demonstrado diminuir a incidência de obstrução de vias aéreas superiores após a descontinuação da VPM. Esse efeito em recém-nascidos ainda permanece controverso.

CRITÉRIOS PARA INÍCIO DE DESMAME DA VENTILAÇÃO MECÂNICA

Adaptados dos critérios preconizados para adultos, em pediatria, são considerados os seguintes para iniciar o desmame da VPM:

- Tosse e deglutição eficazes.
- Resolução ou controle da causa que indicou a necessidade de VPM.
- Estabilidade cardiovascular, sem uso de drogas vasoativas (ou doses mínimas).
- Balanço hídrico zerado ou negativo nas últimas 24 horas.
- Correção dos distúrbios metabólicos.
- $SpO_2 \geq 95\%$ (em recém-nascidos $SpO_2 \geq 88\%$) com fração de oxigênio inspirado (FiO_2) entre 0,40 e 0,50 ou $PaO_2 \geq 60$ mmHg com $FiO_2 \leq 0,40$ e PEEP ≤ 5 cmH$_2$O.
- PEEP entre 5 e 8 cmH$_2$O.
- Força muscular de pressão inspiratória máxima ($PI_{máx}$) negativa ≤ -30 cmH$_2$O.
- pH $\geq 7,25$.
- Nível de consciência adequado sem sedação (ou em dose mínima), que permita a proteção da via aérea.
- Hemoglobina ≥ 10 g/dL (recém-nascidos ≥ 12 g/dL).
- Temperatura corporal $\leq 38,5$ °C.
- Sem necessidade de aumento do suporte ventilatório nas últimas 24 horas.
- Sem previsão de procedimento cirúrgico com necessidade de entubação nas próximas 12 a 24 horas.

ESTRATÉGIAS DE DESMAME

Em pediatria e neonatologia, o desmame é realizado com a redução gradual dos parâmetros da VPM. São aplicados modos como ventilação mandatória intermitente (IMV) ou IMV sincronizado (SIMV), com redução da frequência respiratória. O modo pressão de suporte (PS) também pode estar combinado, promovendo respirações espontâneas intercaladas, sendo cada vez mais presentes no ciclo respiratório com a redução da frequência respiratória assistida. Modos como volume suporte (VS) e pressão de suporte com volume garantido (VAPS) são menos utilizados em pediatria, pois estão restritos à tecnologia incorporada nos aparelhos de VPM, mas apresentam a vantagem da garantia da manutenção do volume-corrente (VC).

A decisão sobre quais parâmetros diminuir primeiramente leva em consideração o mecanismo da insuficiência respiratória e a associação de cada parâmetro com as complicações. O primeiro passo é reduzir a pressão inspiratória (Pinsp) e o VC. A monitoração do VC facilita o desmame da Pinsp. Em crianças com comprometimento da função hemodinâmica, prioriza-se a diminuição da PEEP e a pressão média das vias aéreas (MAP). A FiO_2 é reduzida de acordo com a PaO_2 ou, mais frequentemente, pelas medidas de saturação de oxigênio pela oximetria de pulso (SpO_2).

Não há consenso sobre qual modo de ventilação seja superior na fase inicial e no desmame da VPM em lactentes. O SIMV e Assistido/Controlado são rotineiramente utilizados em recém-nascidos, pela facilidade e pela segurança.

Em relação à ventilação oscilatória de alta frequência (VAFO), embora muitos profissionais se sintam mais seguros em alterar a ventilação para os modos convencionais, a extubação pode ser realizada diretamente da VAFO. A extubação pode ser considerada, quando a MAP é de cerca de 8 cmH$_2$O, com FiO$_2$ menor do que 0,30.

A extubação deve ocorrer após atingir a ventilação assistida e/ou espontânea em níveis mínimos com manutenção de parâmetros clínicos aceitáveis e com troca gasosa adequada e resultado positivo no TRE.

Existem estudos que preconizam a manutenção de níveis pressóricos moderados para não haver sobrecarga da musculatura ventilatória e que o TRE seja realizado diariamente, conseguindo a extubação quando o TRE for positivo. Essa estratégia é mais comum nas UTI adulto do que em pediatria.

Alguns pacientes que evoluem com perda de força muscular expressiva e/ou com tempo prolongado de VPM necessitam intercalar períodos de ventilações assistidas e espontâneas com ventilação espontânea isoladamente, promovendo o treinamento muscular lento e progressivo até sustentar a respiração espontânea com níveis pressóricos baixos satisfatoriamente.

Um estudo controlado, randomizado e multicêntrico publicado por Randolph et al. não mostrou diferenças estatísticas na utilização de protocolos ou no modo de respiração espontânea (PS *versus* VS) aplicados ao desmame de pacientes pediátricos.

ÍNDICES PREDITIVOS DE EXTUBAÇÃO

A decisão de realizar a extubação é difícil, por isso muitas crianças permanecem entubadas por períodos mais longos do que o necessário. Por isso, variáveis clínicas e laboratoriais são fontes de pesquisa, isoladas ou integradas, procurando prever o sucesso ou o insucesso da extubação. Os índices não apresentam 100% de sensibilidade e especificidade, entretanto podem reduzir parcialmente as chances de insucesso e direcionar intervenções para aumentar a chance do sucesso da extubação. Na Tabela 1, estão descritos os índices, os autores e os pontos de corte encontrados para pacientes pediátricos.

TESTE DE ESCAPE (*LEAK TEST*)

Obstrução de via aérea superior (OVAS) tem sido relatada em 37% dos casos de falha de extubação. O aumento da frequência de utilização de próteses traqueais com balonete (*cuff*) insuflado em pediatria foi um dos motivos aventados de OVAS pós-extubação justificados, entretanto o estudo de Newth et al. não encontrou diferença entre próteses com tamanho adequado com e sem balonete na incidência de OVAS.

Tabela 1 Descrição dos índices preditores de sucesso de extubação

Autor	População	Índice e fórmula	Ponto de corte para sucesso de extubação
Khan et al.	208 crianças	IRS = (FR/VC)/peso (kg)	≤ 6,5 fr/min/mL/kg
Khan et al.	208 crianças	CROP = (C$_{din}$ × PI$_{máx}$ × [(PaO$_2$/PAO$_2$)/FR])	≥ 0,15 mL/kg/cmH$_2$O/cpm
Noizet et al.	54 crianças	IPT = ([PI$_{máx}$ × FR]/ [Ti + Te])/PI$_{máx}$	≤ 0,08 cmH$_2$O/kg/s
Johnston et al.	90 crianças com bronquiolite aguda	IPT = ([PI$_{máx}$ × FR]/ [Ti + Te])/PI$_{máx}$	≤ 0,5 cmH$_2$O/kg/s
Noizet et al.	54 crianças	ITT$_1$ = [0,5 × (P$_{0,1}$ × 10) × Ti/PI$_{máx}$] × × Ti/(Ti + Te)	≤ 0,02 cmH$_2$O/mL/min
Noizet et al	54 crianças	ITT$_2$ = [(MAP/PI$_{máx}$) × Ti] × (Ti + Te)	≤ 0,05 cmH$_2$O/mL/min
Johnston et al.	59 crianças no pós-operatório de cirurgia cardíaca	RCF = 15 × (3 × MAP)/PI$_{máx}$ + 0,03) × × IRS − 5	≤ 4

C$_{din}$: complacência dinâmica; cpm: ciclos por minuto; CROP: *compliance, rate, oxygenation, pressure*; FR: frequência respiratória; IPT: índice pressão-tempo; IRS: índice de respiração rápida e superficial; ITT: índice tensão-tempo; MAP: pressão média das vias aéreas; P$_{0,1}$: pressão inspiratória no primeiro segundo; PaO$_2$: pressão arterial de oxigênio; PAO$_2$: pressão alveolar de oxigênio; PI$_{máx}$: pressão inspiratória máxima; RCF: relação carga-força; Te: tempo expiratório; Ti: tempo inspiratório; VC: volume-corrente.

O teste de escape aplicado para avaliar a quantidade de ar que é perdido ao redor da prótese traqueal é realizado com níveis pressóricos baixos (abaixo de 25 a 20 cmH$_2$O), com objetivo de prever a OVAS pós-extubação. Finholt et al. demonstraram que o teste de escape deve ser realizado, idealmente, com a cabeça em posição neutra e após o bloqueio neuromuscular, condição dificilmente aplicável de modo rotineiro em UTIP antes da extubação. Outro estudo mostrou que o teste de escape é aplicado na prática clínica, sendo que os profissionais, na vigência de um resultado negativo, prescrevem corticoide para reduzir o edema, apesar de esta ser uma alternativa controversa. Com base nos estudos sobre teste de escape, conclui-se que escape aéreo audível sem estetoscópio com P$_{insp}$ ≤ 25 cmH$_2$O é um sinal favorável à extubação com baixo risco de OVAS.

FORÇA MUSCULAR INSPIRATÓRIA NEGATIVA

Amplamente descrita como PI$_{máx}$, em VPM, conceitualmente, não é possível mensurá-la, uma vez que é necessário iniciar o esforço respiratório máximo a partir do volume residual, condições não aplicáveis na prática clínica, sendo o termo força muscular inspiratória negativa mais adequado para descrever a mensuração de esforço inspiratório realizado pelo paciente em VPM. Em adultos, o valor de -30 cmH$_2$O tem sido descrito como valor de corte mínimo de força muscular inspiratória negativa (FMIN) para sucesso de extubação em adultos. Em pediatria essa medida é utilizada para compor índices preditivos de extubação, avaliando outras variáveis associadas (ver tópico "Índices preditivos de extubação"). A FMIN foi descrita como fator isolado na falha de extubação no estudo de Johnston et al. com 40 crianças com diagnóstico de bronquiolite aguda, sendo -50 cmH$_2$O descrito como valor de corte mínimo de FMIN para sucesso de extubação.

Com base nos estudos é possível considerar entre -30 cmH$_2$O e -50 cmH$_2$O os valores aceitáveis de FMIN para de extubação e valores ≤-15 cmH$_2$O, independentemente do método de avaliação, podem ser considerados déficit de força muscular inspiratória.

PRESSÃO DE SUPORTE *VERSUS* TAMANHO PRÓTESE INTRATRAQUEAL

Em pediatria e neonatologia, durante muito tempo se acreditou que o tamanho da prótese traqueal acarretaria sobrecarga de trabalho respiratório, levando à fadiga muscular e consequentemente à falha de extubação, porém estudos recentes têm demonstrado que tal fato é controverso quando analisado dos pontos de vista clínico e fisiológico.

Os principais determinantes da resistência da prótese traqueal são o diâmetro interno e o comprimento, entretanto o que deve ser considerado fisiologicamente é a resistência em relação ao fluxo aéreo produzido dentro do tubo.

Uma criança de 3 kg normalmente utilizaria uma prótese traqueal de 3 mm de diâmetro, enquanto um adulto de 60 kg poderia tolerar uma prótese de até 9 mm de diâmetro, ou seja, o aumento de 20 vezes o peso corporal, mas apenas o aumento de 3 vezes no tamanho da prótese traqueal.

A média de pico de fluxo é de aproximadamente 0,5 L/kg/minuto, quando relacionado a um adulto de 60 kg, fornecendo assim fluxos de até 30 L/minuto com resistência de 10 cmH$_2$O/L/minuto, mesmo com uma prótese de 6,5 mm. Em comparação a um bebê de 3 kg com uma prótese traqueal de 3 mm, com fluxo inspiratório cerca de 1,5 L/minuto e a resistência de 15 a 20 cmH$_2$O/L/segundo, isso seria quase o dobro, mas clínica e fisiologicamente esse valor se torna irrelevante quando se considera que a resistência inspiratória da criança já é elevada, aproximadamente 80 a 90 cmH$_2$O/L/segundo.

A noção de que próteses traqueais menores ofereceriam maior resistência em decorrência da conversão de fluxo laminar para turbulento foi descrita em diversos estudos que relatam que o fluxo em próteses menores (2,5 a 3,5 mm) é laminar e não turbulento, já que são utilizados fluxos baixos de acordo com o peso da criança.

Estudos experimentais mostram que a limitação ao fluxo aéreo e o aumento de resistência, mesmo em próteses de baixo calibre, ocorrem somente quando o fluxo gerado é cerca de 400 mL/segundo na maior parte da capacidade vital. Isso é o equivalente a 24 L/minuto ou 8 L/kg/minuto, valores bem acima da média e dos utilizados na prática clínica para crianças e neonatos.

Com base nessas informações, as técnicas de desmame nas populações pediátrica e neonatal que utilizam próteses traqueais de pequeno diâmetro optam pelas mesmas estratégias utilizadas para pacientes que utilizam próteses maiores.

TESTE DE RESPIRAÇÃO ESPONTÂNEA

Assim como na população adulta, o teste de respiração espontânea se faz necessário e se mostra eficaz na condução do desmame ventilatório, sendo indicado o uso de tubo T, CPAP ou pressão de suporte (PSV), como superiores a IMV ou SIMV.

Em pediatria, a escolha do método do TRE dependerá em grande parte da experiência da equipe que está acompanhando o paciente, pois não existem diferenças significativas relatadas quanto ao uso de tubo T, PSV ou CPAP de 5 cmH$_2$O, em que tal valor foi mais que suficiente para compensar o aumento de trabalho respiratório com próteses endotraqueais de baixo diâmetro, equivalendo à respiração espontânea sem prótese, oferecendo mínima resistência nas populações pediátrica e neonatal.

O modo ventilatório PSV é o mais utilizado, em torno de 94% dos casos, pelos profissionais como TRE. Há relutância em realizar o CPAP no tubo endotraqueal ou a ventilação em tubo T, com base na hipótese de que exige mais da musculatura respiratória. No estudo de Khemani et al., utilizou-se o TRE com CPAP a 5 cmH$_2$O por 2 horas, sendo eficaz para predizer o sucesso na extubação. A duração do TRE também é controversa, porém a maioria dos estudos estabeleceu a duração de 120 minutos.

Dessa forma, fica evidente que, se a criança não for capaz de sustentar um TRE por algumas horas, o desmame deve ser interrompido, pois a chance de falha na extubação é bem provável.

Ventilação assistida ajustada neuralmente

Na ventilação assistida ajustada neuralmente (NAVA), o ventilador é acionado por mudanças elétricas na atividade do diafragma (Edi). O pico de Edi é a quantidade de atividade elétrica enviada do sistema nervoso central para gerar a contração diafragmática (esforço neural inspiratório), que determina o VC em cada respiração quando a contratilidade diafragmática estiver preservada. A Edi mínima reflete a atividade tônica do diafragma em repouso. Portanto, além de desencadear o início da respiração, o paciente controla o VC, o platô inspiratório e o final do ciclo respiratório, com tempos de resposta mais rápidos e melhor nível de sincronização do que os sistemas de fluxo tradicionais ou pressão, que proporcionam maior bem-estar.

Uma preocupação frequente entre os médicos durante a assistência com essa modalidade ventilatória é o possível deslocamento da sonda com a consequente perda do sinal de Edi. Portanto, a verificação do posicionamento do cateter deve ser frequente. A perda do sinal, assim como a apneia ou a respiração periódica no recém-nascido, poderia limitar a eficácia dessa modalidade. No entanto, embora esses eventos possam ser observados, eles foram superados com as opções de resgate disponíveis: NAVA (PS) e NAVA (backup).

A modalidade NAVA teoricamente reduz a assincronia, recupera os músculos respiratórios e garante a ventilação adequada. Alguns estudos verificaram menor pico de pressão, tendência à maior frequência respiratória e à melhor sincronia paciente-ventilador. Foi observado também menor tempo de VPM nos recém-nascidos que utilizaram NAVA comparado com PSV, o que pode ser decorrente da melhor sincronia paciente-ventilador e da consequente redução no trabalho respiratório.

Os achados fisiológicos e ventilatórios sugerem que o NAVA é seguro e não inferior ao PSV na fase de desmame da SDRA pediátrica grave.

DESMAME COM PROTOCOLO OU SEM PROTOCOLO PREESTABELECIDO

Com relação ao desmame da VPM, não existe nenhum método-padrão de desmame. O desmame da VPM normalmente é realizado de acordo com a preferência dos profissionais da UTI, sem um consenso entre a equipe médica, baseando-se na experiência clínica.

Segundo uma revisão da Cochrane de 2016, não há evidência na redução da duração da VM nos recém-nascidos quando aplicado o desmame com ou sem protocolo e, portanto, não há implicação clínica.

Outra revisão da Crochane, também de 2016, identificou fatores (barreiras e facilitadores) que possam influenciar no uso de protocolos. Primeiramente, fatores relacionados à compreensão dos profissionais de saúde e à inconsistência prática no protocolo de desmame. Segundo, o compromisso dos profissionais da UTI; como esse protocolo de desmame foi apoiado ou impedido de ser abordado e o quanto isso determinou se e quão bem um protocolo foi utilizado. Restrições de recursos também foram uma barreira, com impacto nos níveis de recursos humanos. Terceiro, a desigualdade nas informações entre enfermeiros e médicos, e outra barreira foi a experiência clínica, competência e a confiança que o protocolo gerou. Alguns médicos estavam aplicando o protocolo em circunstâncias específicas, com preferência na própria prática clínica.

DESMAME AUTOMATIZADO

O desmame da VPM tradicionalmente ocorre por ajustes realizados pelo profissional de saúde, ao nível de assistência fornecida pelo ventilador. Por meio de monitoramento contínuo e intervenções em tempo real, o desmame automatizado fornece melhor adaptação da ventilação às necessidades dos pacientes quando comparado com o desmame tradicional. O desmame automatizado reduz potencialmente os atrasos evitáveis, pois é menos dependente do reconhecimento clínico das mudanças na condição clínica do paciente.

Em alguns casos, o desmame automatizado reduziu o tempo para a primeira extubação, a duração da VPM, dias de internação em UTI, a traqueostomia e os casos de ventilação prolongada. O efeito de um protocolo automatizado na duração da VPM pode ser decorrente de vários fatores, incluindo: melhor adesão a um protocolo projetado para reduzir o suporte ventilatório na condição respiratória do paciente; o comando coerente que inibe as variações na interpretação entre a equipe, resultando em aplicação mais eficiente do protocolo; redução dos intervalos entre a avaliação da condição do paciente e a prescrição e entre a prescrição e a execução; treinamento precoce dos músculos respiratórios; treinamento muscular respiratório mais eficiente, já que o suporte ventilatório pode ser aumentado, caso haja dispneia para evitar a fadiga.

O atraso no desenvolvimento de equipamentos que realizem o desmame automatizado explica a falta de estudos e a aplicação clínica.

Os pacientes que falharem no desmame da VPM têm necessidade de retornar o suporte ventilatório que lhes proporcione conforto e troca gasosas adequadas por um período mínimo de 24 horas, para somente depois retomar ao desmame da VPM e identificar as causas da falha.

PERSPECTIVAS FUTURAS

Apesar de novos conhecimentos e avanços tecnológicos para evitar o aparecimento de lesão pulmonar induzida pela ventilação mecânica e uso de pressão positiva, a meta sempre será minimizar o tempo de ventilação mecânica.

Dessa forma, novos protocolos e ferramentas para prever a disponibilidade de extubação se tornam fundamentais:

- Preditores de extubação (possibilidade de prever falhas, sucesso e insucesso e taxas de mortalidade).

- Testes de respiração espontânea (novas comparações entre tubo T, CPAP e PSV).
- Incidência de OVAS pós-extubação (perspectivas para uso de tecnologia de indutância respiratória não invasiva para quantificar a limitação ao fluxo aéreo).
- Terapias inovadoras para reduzir o edema da região subglótica pós-extubação, como nebulização contínua de alfa-agonistas, uso de heliox e CPAP na redução de PEEP intrínseca.

CONSIDERAÇÕES FINAIS

A ventilação mecânica é na maior parte das vezes uma maneira de preservar a vida, porém está associada a alguns riscos, que podem ser reduzidos se a ventilação for planejada do início ao fim.

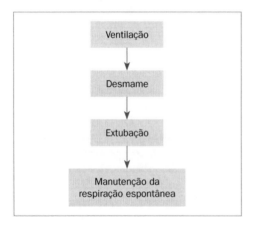

Uma proporção significativa de pacientes que está sendo avaliada para o desmame está realmente pronta para a extubação, sugerindo que o desmame muitas vezes não é considerado suficientemente cedo no curso de ventilação.

Ainda vale ressaltar que, mesmo que existam protocolos, nem todo paciente necessita de um desmame gradual.

As indicações para a extubação em pediatria e neonatologia ainda não estão completamente definidas apesar do teste de respiração espontânea ser uma condição prévia.

Vários índices foram desenvolvidos na tentativa de predizer o sucesso do desmame e da extubação, mas a literatura disponível sugere que eles não oferecem melhora sobre o julgamento clínico.

Infelizmente, ainda não existem índices preditivos infalíveis para o desmame adequado e a extubação bem-sucedida, o que permite e encoraja o desenvolvimento de estudos futuros, principalmente para a população pediátrica, com o forte objetivo de encurtar o tempo de ventilação, mas, principalmente, reduzir potencialmente o índice de lesão pulmonar associada à ventilação mecânica.

BIBLIOGRAFIA

1. Alexander E, Carnevale FA, Razack S. Evaluation of a sedation protocol for intubated critically ill children. Intensive Crit Care Nurs. 2002;18(5):292-301.
2. Bancalari E, Claure N. Strategies to accelerate weaning from respiratory support. Early Hum Dev. 2013;89(Suppl 1):S4-6.
3. Barbas CS, Ísola AM, Farias AM, Cavalcanti AB, Gama AM, Duarte AC, et al. Recomendações brasileiras de ventilação mecânica 2013. Parte 2. Rev Bras Ter Intensiva. 2014;26(3):215-39.
4. Blackwood B, Tume L. The implausibility of 'usual care' in an open system: sedation and weaning practices in Paediatric Intensive Care Units (PICUs) in the United Kingdom (UK). Trials. 2015;16:325.
5. Brochard L, Rauss A, Benito S, Conti G, Mancebo J, Rekik N, et al. Comparison of three methods of gradual withdrawal from vetilatory support during weaning from mechanical ventilation. Am J Respir Crit Care Med. 1994;150(4):896-903.
6. Browner RG, Lanken PN, MacIntyre N, Matthay MA, Morris A, Ancukiewicz M, et al.; National Heart, Lung, and Blood Institute ARDS Clinical Trials Network. Higher versus lower positive end-expiratory pressures in patients with the acute respiratory distress syndrome. N Engl J Med. 2004;351(4):327-36.
7. Carvalho CRR, Toufen Junior C, Franca SA. III Consenso Brasileiro de Ventilação Mecânica. J Bras Pneumol. 2007;33(Supl 2):S54-S70.
8. Curley MA, Harris SK, Fraser KA, Johnson RA, Arnold JH. State Behavior Scale: a sedation assessment instrument for infants and young children supported on mechanical ventilation. Pediatr Crit Care Med. 2006;7(2):107-14.
9. Davis S, Worley S, Mee RB, Harrison AM. Factors associated with early extubation after cardiac surgery

young children. Pediatr Crit Care Med. 2004;5(1):63-8.
10. Erdemir A, Kahramaner Z, Turkoglu E, Cosar H, Sutcuoglu S, Ozer EA. Effects of synchronized intermittent mandatory ventilation versus pressure support plus volume guarantee ventilation in the weaning phase of preterm infants. Pediatr Crit Care Med. 2014;15(3):236-41.
11. Farias JA, Retta A, Alía I, Olazarri F, Esteban A, Golubicki A, et al. A comparison of two methods to perform a breathing trial before extubation in pediatric intensive care patients. Intesive Care Med. 2001;27(10):1649-54.
12. Finholt DA, Henry DB, Raphaely RC. Factors affecting leak around tracheal tubes in children. Can Anaesth Soc J. 1985;32(4):326-9.
13. Foland JA, Fortenberry JD, Warshaw BL, Pettignano R, Merritt RK, Heard ML, et al. Fluid overload before continuous hemofiltration and survival in critically ill children: a retrospective analysis. Crit Care Med. 2004;32(8):1771-6.
14. Foland, JA; Super, DM; Dahdah NS; Mhanna MJ. The use of the air leak test and corticosteroid in intubated children: a survey of pediatric critical care fellowship directors. Respir Care. 2002;47(6):662-6.
15. García-Muñoz Rodrigo F, Rivero Rodríguez S, Florido Rodríguez A, Martín Cruz FG, Díaz Pulido R. La ventilación ajustada neuralmente es eficaz en el desteste y la extubación del recién nacido prematuro. An Pediatr (Barc). 2015;82(1):e126-30.
16. Goldstein SL, Somers MJ, Baum MA, Symons JM, Brophy PD, Blowey D, et al. Pediatric patients with multi-organ dysfunction syndrome receiving continuous renal replacement therapy. Kidney Int. 2005;67(2):653-8.
17. Harrison AM, Cox AC, Davis S, Piedmonte M, Drummond-Webb JJ, Mee RB. Failed extubation after cardiac surgery in young children: prevalence, pathogenesis, and risk factors. Pediatr Crit Care Med. 2002;3(2):148-52.
18. Hsu JC, Chen YF, Chung WS, Tan TH, Chen T, Chiang JY. Clinical verification of a clinical decision support system for ventilator weaning. Biomed Eng Online. 2013;12(Suppl 1):S4.
19. Johnston C, de Carvalho WB, Piva J, Garcia PC, Fonseca MC. Risk factors for extubation failure in infants with several acute bronchiolitis. Respir Care. 2010;55(3):328-33.
20. Johnston C, Piva JP, Carvalho WB, Garcia PC, Fonseca MC, Hommerding PX. Preditores de falha de extubação em crianças no pós-operatório de cirurgia cardíaca submetidas a ventilação pulmonar mecânica. Rev Bras Ter Intensiva. 2008;20(1):57-62.
21. Jordan J, Rose L, Dainty KN, Noyes J, Blackwood B. Factors that impact on the use of mechanical ventilation weaning protocols in critically ill adults and children: a qualitative evidence-synthesis. Cochrane Database Syst Rev. 2016;10:CD011812.
22. Jouvet PA, Payen V, Gauvin F, Emeriaud G, Lacroix J. Weaning children from mechanical ventilation with a computer-driven protocol: a pilot trial. Intensive Care Med. 2013;39(5):919-25.
23. Khan N, Brown A, Venkataraman S. Predictors of extubation success and failure in mechanically ventilated infants and children. Crit Care Med. 1996;24(9):1568-79.
24. Khemani RG, Randolph A, Markovitz B. Corticosteroids for the prevention and treatment of post-extubation stridor in neonates, children and adults. Cochrane Database Syst Rev. 2009;(3):CD001000.
25. Kurachek SC, Newth CJ, Quasney MW, Rice T, Sachdeva RC, Patel NR, et al. Extubation failure in pediatric intensive care: a multiple-center study of risk factors and outcomes. Crit Care Med. 2003;31(11):2657-64.
26. Leclerc F, Noizet O, Botte A, Binoche A, Chaari W, Sadik A, et al. Weaning from invasive mechanical ventilation in pediatric patients (excluding premature neonates). Arch Pediatr. 2010;17(4):399-406.
27. Newth CJ, Rachman B, Patel N, Hammer J. The use of cuffed versus uncuffed endotracheal tubes in pediatric intensive care. J Pediatr. 2004;144(3):333-7.
28. Newth CJ, Venkataraman S, Willson DF, Meert KL, Harrison R, Dean JM, et al.; Eunice Shriver Kennedy National Institute of Child Health and Human Development Collaborative Pediatric Critical Care Research Network. Weaning and extubation readiness in pediatric patients. Pediatr Crit Care Med. 2009;10(1):1-11.
29. Noizet O, Leclerc F, Sadik A, Grandbastien B, Riou Y, Dorkenoo A, et al. Does taking endurance into account improve the prediction of weaning outcome in mechanically ventilated children? Crit Care. 2005;9(6):R798-807.
30. Piastra M, De Luca D, Costa R, Pizza A, De Sanctis R, Marzano L, et al. Neurally adjusted ventilatory assist vs pressure support ventilation in infants recovering from severe acute respiratory distress syndrome: Nested study. J Crit Care. 2014;29(2):312.e1-5.
31. Randolph AG, Wypij D, Venkataraman ST, Hanson JH, Gedeit RG, Meert KL, et al.; Pediatric Acute Lung

Injury and Sepsis Investigators (PALISI) Network. Effect of mechanical ventilator weaning protocols on respiratory outcomes in infants and children: a randomized, controlled trial. JAMA. 2002;288(20):2561-8.
32. Rose L, Schultz MJ, Cardwell CR, Jouvet P, McAuley DF, Blackwood B. Automated versus non-automated weaning for reducing the duration of mechanical ventilation for critically ill adults and children: a Cochrane systematic review and meta-analysis. Crit Care. 2015;19:48.
33. Sant'Anna GM, Keszler M. Weaning infants from mechanical ventilation. Clin Perinatol. 2012;39(3):543-62.
34. Truwit JD, Marini JJ. Validation of a technique to assess maximal inspiratory pressure in poorly cooperative patients. Chest. 1992;102(4):1216-9.
35. Tume LN, Kneyber MC, Blackwood B, Rose L. Mechanical ventilation, weaning practices, and decision making in European PICUs. Pediatr Crit Care Med. 2017;18(4):e182-e188.
36. Valenzuela J, Araneda P, Cruces P. Weaning from mechanical ventilation in Paediatrics. State of the art. Arch Bronconeumol. 2014;50(3):105-12.
37. Wielenga JM, van den Hoogen A, van Zanten HA, Helder O, Bol B, Blackwood B. Protocolized versus non-protocolized weaning for reducing the duration of invasive mechanical ventilation in newborn infants. Cochrane Database Syst Rev. 2016;3:CD011106.
38. Willians S, Horrocks IA, Ouvrier RA, Gillis J, Ryan MM. Critical illness polineuropathy and myopathy in pediatric intensive care: a review. Pediatr Crit Care Med. 2007;8(1):18-22.

Seção III

Fisioterapia ambulatorial

13
Doenças do sistema neurológico – síndromes

Maria Clara Mattos Paixão
Elaine Sagiani

"Amar alguém significa ver essa pessoa como Deus a concebeu."

Dostoievsky

INTRODUÇÃO

A ocorrência de alterações genéticas interferindo nas aquisições do desenvolvimento sensório-motor faz com que a atuação do fisioterapeuta nestas disfunções se torne cada vez mais frequente. Nas últimas décadas, os avanços na área da biologia molecular permitiram o desenvolvimento de técnicas mais avançadas de investigação do material genético, desta forma fundamentando os achados clínicos, o que abre caminho para medidas terapêuticas inovadoras. Entretanto, estudos que relatam a atuação da fisioterapia nas diferentes síndromes descritas têm pouca, ou quase nenhuma, referência, exceção feita à síndrome de Down e, mais recentemente, à síndrome de Rett. Tal fato talvez se ancore no vasto número de síndromes descritas e, em contrapartida, na escassa ocorrência específica de cada síndrome observada na prática clínica fisioterapêutica ambulatorial, dificultando sobremaneira para estudos direcionados.

Com o objetivo de oferecer recursos para a atuação do fisioterapeuta na atenção à criança com distúrbios genéticos, este capítulo propõe abordar as principais características neurofuncionais observadas em diferentes síndromes, favorecendo ao profissional o raciocínio clínico, medidas de avaliação e seleção dos melhores recursos terapêuticos para o paciente.

O FISIOTERAPEUTA E A CLASSIFICAÇÃO DOS DISTÚRBIOS GENÉTICOS

Os avanços na citogenética têm permitido o conhecimento de uma base para quase todas as doenças. A medicina genética conta com recursos diagnósticos que partem dos achados clínicos obtidos na consulta, aos exames complementares que serão solicitados de acordo com a especificidade, contando com as técnicas convencionais de bandagem cromossômica, cariótipo com bandas de alta resolução (BAR), hibridação fluorescente *in situ* (FISH), reação em cadeia da polimerase (PCR) e, mais recentemente, em *microarrays*, de modo a abranger a totalidade do genoma.

Algumas cromossomopatias têm o reconhecimento diagnóstico com base no fenótipo e em achados clínicos neonatais, confirmado por exames complementares, como no caso da síndrome de Down, favorecendo sobremaneira o encaminhamento precoce para a intervenção terapêutica. Outras, mesmo diagnosticadas ainda na infância, não são consideradas relevantes para a intervenção da fisioterapia, uma vez que essas crianças conseguem, por si mesmas, suprir os principais estágios motores. Porém é aconselhável mantê-las sob observação do fisioterapeuta, pois algumas poderão evoluir tardiamente com alterações musculoesqueléticas, atribuídas aos próprios determinantes genéticos ou por posturas adaptativas compensatórias às pequenas disfunções não consideradas a seu tempo. Outras terão evolução benigna considerando o aspecto neuromotor.

As doenças genéticas, uma vez diagnosticadas, permitem a visibilidade de um quadro clínico geral, desta forma norteando os objetivos terapêuticos. Pela proximidade do fisioterapeuta com os pais da criança, além da responsabilidade pelo acompanhamento neurofuncional e orientação à família quanto ao prognóstico motor, ele deverá possuir informações sobre os tipos de alterações e anomalias cromossômicas da criança e as consequências, para procedimentos terapêuticos adequados.

Distúrbios genéticos envolvem alterações que podem acometer desde uma região específica em único gene até a ocorrência de material genético excessivo envolvendo cromossomos. Dessa forma podem ser classificados primariamente em: monogênicos, cromossômicos, poligênicos ou multifatoriais. Podem ter a ocorrência vinculada aos princípios mendelianos de hereditariedade classificados em dominantes, recessivos ou ligada ao X. Quando as ocorrências envolvem cromossomos ou pares cromossômicos do 1 ao 22, são denominadas autossômicas e, quando ligadas aos cromossomos sexuais, alossômicas. Quando as alterações não estão presentes em todas as células do indivíduo acometido havendo, portanto, células acometidas e outras normais, denomina-se mosaicismo.

Os distúrbios monogênicos são aqueles decorrentes de genes mutantes individuais, com origem hereditária, classificados em: autossômicos dominantes, autossômicos recessivos e ligados ao cromossomo X. Mais recentemente, o reconhecimento de distúrbios monogênicos de herança não mendeliana é descrito como de herança não clássica, na qual se incluem: mosaicismo somático, mosaicismo germinativo, herança mitocondrial, dissomia uniparental e impressão genômica ou *imprinting*.

As alterações cromossômicas dizem respeito às ocorrências que envolvem o cromossomo e apresentam desordens classificadas como numéricas ou estruturais. As aberrações numéricas referem-se ao aumento ou à diminuição de cromossomos de um ou mais pares, com ocorrências de monossomias, trissomias, tetrassomias, tendo como uma das causas mais comuns as não disjunções meióticas. As aberrações estruturais resultam de quebra cromossômica seguida de reconstituição em uma combinação anormal, sendo menos comuns do que as alterações numéricas e podem ocorrer espontaneamente ou ser induzidas por agentes como radiação ionizante, algumas infecções virais e diversas substâncias químicas. Os rearranjos estruturais estão classificados em deleções, nos quais parte do cromossomo se perdeu ou foi eliminada, incluindo-se as anomalias do tipo *imprinting* genômico; translocações, quando o segmento cromossômico de um cromossomo está presente em outro; duplicações, quando há material cromossômico adicional (em parte ou no todo, duplicado); inversões, que são alterações da ordem dos genes do cromossomo e que, em geral, não causam anormalidades para os portadores.

Os distúrbios poligênicos ou multifatoriais envolvem alterações provenientes de uma combinação de fatores ambientais e mutações em genes.

Muitas dessas alterações genéticas não são compatíveis com a vida, o que culmina em abortos espontâneos, muitas vezes sem que a mãe tenha conhecimento do processo gestacional ou, quando ciente da gestação, do fator que conduziu ao aborto.

As seis mais frequentes cromossomopatias da espécie humana são as síndromes de Down, Edwards, Patau, Turner, cri-du-chat e de Klinefelter. A Tabela 1 apresenta algumas síndromes e as relaciona ao tipo de anomalia cromossômica.

Tabela 1   Divisão de síndromes por tipo de anomalia genética

Autossômicas	Anomalias numéricas	Trissomias	Síndrome de Down (21)
			Síndrome de Edwards (18)
			Síndrome de Patau (13)
	Anomalias estruturais	Deleções	Síndrome de cri-du-chat (5)
			Síndrome de Williams (7)
		Imprinting	Síndrome de Prader-Willi (15)
			Síndrome de Angelman (15)
		Duplicações	Síndrome de Pallister-Killian (12)
	Genes específicos	Translocações	Síndrome de Möebius (*13q12*)
			Síndrome de Apert (gene *10q26*)
		Duplicações	Síndrome de Cornélia de Lange (5) (3)
Alossômicas (ligadas ao X)	Anomalias numéricas	Monossomias	Síndrome de Turner X0
		Trissomias	Síndrome de Klinenfelter XX
	Genes específicos		Síndrome de Rett (*MECP2*)
			Síndrome do X frágil (*Xq27* sítio frágil)

INTERVENÇÃO TERAPÊUTICA

Fisioterapeuta e acolhimento inicial

Família

"Antes de pensar o mundo, o bebê o sente".
André Trindade, 2008.

No momento inicial do diagnóstico, alguns pais provavelmente estarão defensivos, o que significa dizer que poderão ter dificuldade para assimilar um relato detalhado das dificuldades do filho. Mas se o fisioterapeuta inicia a abordagem pelas competências da criança apresentando aos pais as habilidades, e o ponto de partida para as intervenções, esta abordagem poderá torná-los mais receptivos e aliados ao processo terapêutico, capazes de estabelecer novas estratégias de ação e construir uma imagem real da criança. Essa é a base teórica do atendimento humanizado (Figura 1), acolhendo a família como o ponto principal da ação. Tanto o fisioterapeuta quanto os pais devem ter o conhecimento do tempo de que cada criança necessita para estabelecer contatos, formar vínculos, expressar sensações, sem pressa ou imposições.

Criança

Quando o processo terapêutico é humanizado, a criança estabelece uma relação de confiança, intimidade, empatia e vínculo com as pessoas em torno dela, contrapondo a vivência

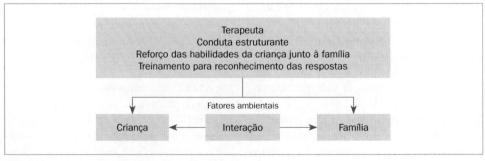

Figura 1   Interação criança–terapeuta–família.

estressante que as disfunções corporais conferem. Para um desenvolvimento saudável, é necessário, entre outros fatores, um ambiente que favoreça a exploração e o movimento. Os movimentos favorecem a percepção de diferentes sensações para a criança. Os sentidos, por sua vez, contribuem para a formação da imagem corporal e também para a evolução social, afetiva, cognitiva e comportamental. Uma criança bem organizada depende da intersecção dos aspectos mencionados. O fisioterapeuta deve oferecer à criança novas sensações de postura e movimento, numa progressão suave, respeitando os seus limites. Algumas posições demonstram sensação de bem-estar, outras demonstram desconforto e mal-estar. A postura em coordenação, descrita na abordagem de coordenação motora, por Bèziers e Hunsinger, é representada pelo enrolamento no qual o corpo está reagrupado. No tronco, o enrolamento aproxima cabeça e bacia como resultado do trabalho dos músculos flexores da cabeça, do pescoço, do abdome e do períneo, e os braços e as pernas estarão fletidos sobre o tórax. O endireitamento será oferecido pelos músculos extensores das costas, que apoiados nos músculos do enrolamento (flexores) atuam como se fossem uma espécie de mola. Assim, o enrolamento-endireitamento garantirá o equilíbrio anteroposterior do corpo, oferecendo a sensação de bem-estar pelo equilíbrio obtido e a possibilidade de alcançar novas etapas do desenvolvimento (Figura 2).

Crianças com disfunções neurológicas decorrentes de acidentes genéticos apresentam posturas corporais de desconforto, desde o período intrauterino, atribuídas a alterações tônicas, malformações, disfunções sensoriais. Nesses casos, os músculos flexores perdem a coordenação necessária, rompendo o equilíbrio com os extensores e conduzindo a criança para trás em extensão. Essa postura se acentua com o choro, gerando desconforto e dificuldades para ser acomodada no colo. O desconforto, geralmente expresso por choro, traz insegurança entre a criança e o cuidador, que passa a se sentir incapaz de oferecer o conforto necessário. Crianças com dificuldades de interação podem apresentar essa postura de desconforto.

O desenvolvimento humano depende da interação entre a herança genética recebida e o acolhimento que o ambiente, a família e a educação proporcionarão à criança. Para se estruturar como sujeito e criar identidade própria, a criança precisa estabelecer relações afetivas estáveis. Atualmente, sabe-se que crianças que recebem contato físico dos pais e cuidadores

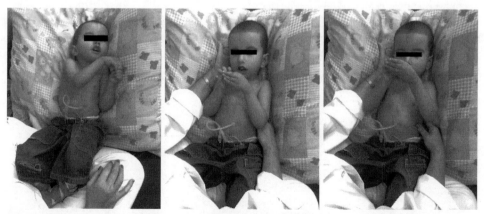

Figura 2 Enrolamento-endireitamento, favorecendo linha média e mãos à boca, trabalhada em plano inclinado pela presença de doença do refluxo gastroesofágico (DRGE). Criança com síndrome de Möebius, hidrocefalia derivada e baixa visão.
Imagens realizadas na Clínica de Fisioterapia da Universidade Santa Cecília (Santos/SP).

têm mais e melhores possibilidades no desenvolvimento. Muitos traços de personalidade derivam não apenas de uma única característica genética, mas da interação complexa de múltiplos fatores, o que justifica as diferenças observadas na forma como as crianças compreendem o mundo e interagem com ele.

Fisioterapeuta

A aquisição de habilidades motoras ocorre em uma sequência previsível e ordenada, de acordo com as linhas maturacionistas, especialmente durante o primeiro ano de vida, quando o bebê aumenta o repertório de movimentos a partir de um tônus predominantemente flexor e conquista a postura contra a gravidade em ortostatismo, o que demanda a aquisição de extensão fisiológica suficiente sem perder a mobilidade para as estratégias necessárias ao controle postural (vide Capítulo 1, "Avaliação neurológica", e Capítulo 4, "Aprendizado motor").

Atualmente, a teoria dos sistemas dinâmicos fundamenta as aquisições pertinentes ao controle motor, vinculando a interação de diferentes fatores que envolvem o indivíduo, o ambiente e a tarefa.

O fisioterapeuta deverá estar preparado para a identificação do indivíduo, do ambiente que o cerca e da tarefa que será preparada e oferecida. O conhecimento dos marcos motores observados na criança, especialmente no período de 0 a 3 anos, deve ser acrescido do conhecimento interdisciplinar e da correlação entre a evolução da motricidade e o desenvolvimento social, cognitivo e emocional, uma vez que a ação não se restringe apenas à criança e ao diagnóstico, mas ao indivíduo com características de personalidade e à família na qual está inserida.

De acordo com os novos paradigmas determinados pela Organização Mundial da Saúde, funcionalidade é um termo que engloba todas as funções do corpo, atividades e participação do indivíduo. De maneira similar, incapacidade é um termo que inclui deficiências, limitação da atividade ou restrição na participação. A Classificação Internacional de Funcionalidade, Incapacidade e Saúde – Versão para Crianças e Jovens (CIF-CJ) objetiva proporcionar uma linguagem unificada e padronizada, relacionando também os fatores ambientais que interagem com todos os demais aspectos, o que permite o registro da funcionalidade ou da incapacidade de um indivíduo nos diversos domínios que o cercam. Partindo do pressuposto de que a avaliação fisioterapêutica deve ser holística, tanto quanto a abordagem de tratamento, a CIF-CJ torna-se um importante instrumento, pois considera também os aspectos socioculturais e ambientais que possam interferir no desenvolvimento da criança (Figura 3).

Avaliação neurofuncional e detecção de potencialidades

Cada criança tem o próprio perfil de processamento em termos da forma como assimila e compreende informações, comunica-se e pensa.

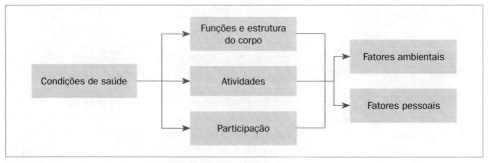

Figura 3 Classificação Internacional de Funcionalidade.
Fonte: adaptado OMS, 2011.

Assim, durante a avaliação, consideram-se o histórico da criança obtido na anamnese, exame físico – tônus, reflexos primários, marcos motores, reflexos osteotendíneos, amplitude de movimento (ADM), alterações posturais e deformidades –, avaliação pneumofuncional, processamento sensorial, interação com o meio e comportamento.

Identificação de habilidades e funções

O processo de avaliação não está restrito a manuseios e questionamentos. Ele depende em grande parte da habilidade de observação do fisioterapeuta, ao buscar informações desde os momentos iniciais do contato com a criança e a família (Figura 4).

- Durante os procedimentos de avaliação, devem ser observados os níveis cognitivo e comportamental.
- Identificação de posturas preferenciais que podem ser preditivas de futuras deformidades.
- Reações de equilíbrio e endireitamento: identificar o controle e a organização da postura e o movimento em relação às demandas do ambiente, sugerindo possibilidades de comprometimento do processamento sensorial.
- Testes padronizados são ferramentas importantes na avaliação, porém não se deve deixar de investigar como a criança se relaciona com o próprio corpo e como realiza o movimento.
- A avaliação é, portanto, o elemento necessário para que o terapeuta possa detectar os problemas principais apresentados pela criança, estabelecendo metas em curto, médio e longo prazos e selecionando o melhor recurso terapêutico a ser empregado.

O conhecimento sobre os componentes motores, sensoriais, cognitivos e comportamentais que possam apresentar alterações em crianças com ocorrência de síndromes genéticas permite ao fisioterapeuta direcionar a avaliação e o planejamento terapêutico, tendo como objetivos ampliar a eficácia e prevenir desordens secundárias, incluindo a evolução de deformidades musculoesqueléticas.

Considerando anomalias cromossômicas com maior ocorrência e possíveis distúrbios, a seguir estão dispostas as principais alterações comumente encontradas relacionadas a interferências no desenvolvimento neuromotor, favorecendo o raciocínio clínico para medidas de avaliação e intervenção apropriadas. Estão divididas em déficits nos quais há possibilidades de intervenção direta do fisioterapeuta e déficits nos quais, embora não haja condição de atuação direta, a presença interferirá de maneira significativa no quadro evolutivo da criança (Tabela 2).

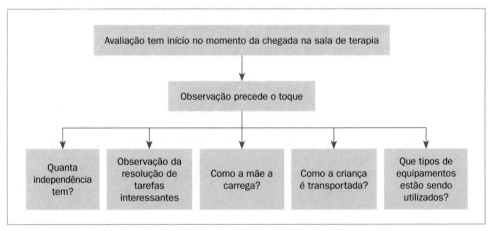

Figura 4 Observações iniciais de habilidades e funções.

Tabela 2 Alterações que solicitam intervenção direta do fisioterapeuta

Distúrbios		Anomalia cromossômica
Tônus	Hipotonia	Síndrome de Down
		Síndrome de Pallister-Killian
		Síndrome do X frágil
		Síndrome de Angelman
		Síndrome de Prader-Willi
		Síndrome de cri-du-chat
		Síndrome de Rett (estágio I)
	Espasticidade	Síndrome de Rett
		Síndrome de Edwards
	Ataxia	Síndrome de Angelman
Alterações ósseas	Escoliose	Síndrome de Rett
		Síndrome de Prader-Willi
		Síndrome de cri-du-chat
		Síndrome de William (evolução tardia)
	Quadril	Síndrome de Down
		Síndrome de cri-du-chat
		Síndrome Pallister-Killian
	Pés	Síndrome de Down (pés planos)
		Síndrome de Prader-Willi (pés planos)
Déficits do processamento sensorial*		Síndrome de Down
		Síndrome do X frágil
		Síndrome de Prader-Willi
Distúrbios respiratórios		Síndrome de cri-du-chat
		Síndrome de Down (mecanismos de *clearance* e apneia do sono)
		Síndrome de Rett (ritmo respiratório-biot e Cheyne-Stokes, hiperventilação, apneia, respiração superficial)
		Síndrome de Cornélia de Lange (infecções respiratórias, hérnia diafragmática)

* Déficits de processamento sensorial: pouca referência a distúrbios deste tipo está documentada na literatura pertinente às desordens genéticas; cabe, portanto, a investigação protocolar das possíveis alterações comumente encontradas na prática clínica.

FISIOTERAPEUTA E RECURSOS TERAPÊUTICOS

Criança hipotônica

Um considerável número de síndromes genéticas apresenta hipotonia durante o período intrauterino, com relato de diminuição da motricidade fetal, e hipotonia neonatal, que pode apresentar a forma intensa, moderada ou leve. Martin et al. (2005), em estudo realizado visando a identificar os recursos mais utilizados para avaliação da hipotonia, concluíram que a observação é a ferramenta mais empregada, seguida da amplitude de movimento passiva. Entre os profissionais que participaram do estudo, 85% afirmaram que as características da hipotonia melhoravam após a intervenção, entretanto, apesar da concordância entre os profissionais com relação às características e à melhora da hipotonia, estes achados são subjetivos, e não existe nenhum teste padronizado e que quanti-

Tabela 3 Alterações de intervenção indireta do fisioterapeuta

Distúrbios	Anomalia cromossômica
Alterações ósseas	Síndrome de Apert
	Síndrome de Down
	Síndrome de Cornélia de Lange
Distúrbios convulsivos	Síndrome de Rett
	Síndrome de Angelman
	Síndrome de Pallister-Killian
	Síndrome de Patau
	Síndrome de Down
	Síndrome de Cornélia Lange
Malformações do sistema nervoso central	Síndrome de Apert
	Síndrome de Down
	Síndrome de William
	Síndrome de Angelman
	Síndrome de Cornélia de Lange
	Síndrome de Patau
Distúrbios metabólicos	Síndrome de Down
	Síndrome de Prader-Willi
	Síndrome de Pallister de Killian
	Síndrome de William
Refluxo gastroesofágico Disfagia	Síndrome de Cornélia de Lange
	Síndrome de Down
	Síndrome de Pallester-Killian
	Síndrome de cri-du-chat
	Síndrome de Moëbius

fique esta condição. Com relação às características da hipotonia muscular, houve concordância com relação a:

- Resistência anormalmente baixa ao movimento passivo.
- Aumento da amplitude do movimento articular.
- Diminuição da consistência muscular na palpação.
- Movimentação espontânea reduzida.

A hipotonia observada nessas crianças é classificada como secundária à alteração genética, sendo de origem cerebral, e pode estar associada também a alterações do tecido conjuntivo. Atribui-se as causas da hipotonia cerebral à diminuição dos estímulos excitatórios descendentes para ativar os neurônios alfa e gama, podendo haver associação de disfunção cerebelar ou vestibular. O trato vestibuloespinhal é importante para a regulação do tônus muscular, em especial no controle da postura e do equilíbrio. Estímulos do aparelho vestibular fornecem informações sobre as forças gravitacionais e exercem influência excitatória sobre os neurônios motores extensores, particularmente aqueles que inervam os músculos posturais. O reconhecimento da posição do corpo no espaço é necessário para a realização do movimento, e a alteração dessa informação torna o movimento coordenado difícil de ser executado. Crianças com baixo tônus muscular necessitam de extraordinária energia para atos simples, como elevar o braço em direção a um objeto, mover as pernas ou simplesmente girar a cabeça em direção a um estímulo sonoro. Dessa forma, tendem a manter posturas estáticas, maior amplitude de movimentos articulares, estendendo as articulações completamente, sustentadas pelos ligamentos, o que pode alongar essas estruturas ao extremo.

Principais sinais de alerta da hipotonia muscular:

- Histórico de atraso no aparecimento dos movimentos intrauterinos.
- Movimentos espontâneos reduzidos.
- Membros superiores estendidos ao longo do corpo ou fletidos no cotovelo com as mãos ao lado da cabeça.
- Atraso na aquisição dos marcos motores.
- Dificuldade nas posturas antigravitacionais.
- Posturas adaptativas e fixações que podem conduzir a contraturas musculares.
- Amplitude articular aumentada.
- Deformidades torácicas decorrentes da ação da gravidade sobre musculatura pouco eficiente, o que pode conduzir a problemas respiratórios recorrentes.

A ansiedade dos pais com relação às aquisições dos marcos motores faz com que muitas vezes a criança seja conduzida a novas posturas, sem o devido preparo de tônus, alinhamento e reações posturais. Dessa forma, a orientação dada aos pais para introduzir o posicionamento em decúbito ventral (DV) com o objetivo de acelerar o controle cervical, sem que a musculatura flexora tenha sido preparada, poderá conduzir a posturas adaptativas inadequadas. Portanto, essa postura deve ser evitada. O aporte de estímulos táteis, proprioceptivos e vestibulares deverá ser realizado respeitando os princípios de alinhamento biomecânico, para que a criança possa construir informações com relação ao próprio corpo e potencial de respostas com equilíbrio entre músculos agonistas, antagonistas e sinergistas. Isso favorece a possibilidade da criança de responder às solicitações ambientais com menor custo energético, o que traz motivação para a continuidade da tarefa oferecida. No desenvolvimento sensório-motor típico, os músculos flexores são acionados durante a sucção em um bebê bem coordenado, na resposta à tração, nas trajetórias iniciais de alcance em varredura realizada com os membros superiores na articulação do ombro, nas atividades exercidas com os membros inferiores em pontapés simétricos ou alternados e também nos rolamentos (flexão dos membros inferiores sobre o abdome e rotação lateral).

Condutas que poderão auxiliar na organização de uma criança hipotônica ao nascimento, lembrando que as condutas motoras serão elementos de favorecimento também aos aspectos cognitivo, social e emocional.

- Oferecer alinhamento às articulações, respeitando a biomecânica fisiológica encontrada no desenvolvimento infantil.
- O alinhamento deve ser mantido nas diferentes situações da rotina, estando a criança no berço, no carrinho, no colo, no chão etc.
- Quando no colo do cuidador, o alinhamento deve ser mantido, orientado pelo fisioterapeuta.
- Estímulos exteroceptivos acionam os receptores cutâneos e, dessa forma, os estímulos aferentes contribuem com a plasticidade neural. Eles poderão ser realizados com toques manuais pelo fisioterapeuta ou pelos pais, devidamente orientados. Os estímulos devem ser realizados com a polpa dos dedos em pequenos deslizamentos, tamborilamentos, pressões delicadas e vibrações, considerando que essas crianças apresentam processamento sensorial deficitário. Diferentes texturas, respeitando-se a direção dos estímulos com a direção do alinhamento corporal, com esponjas macias, luvas de banho para criança, pincéis, escovas de cerdas macias, por causa das texturas variáveis, cores, formas, permitindo a abordagem lúdica que deve ser associada a sons e ritmos.

Sopros suaves também apresentam estímulos que desencadeiam respostas de atenção e agrado na criança.
- A cocontração favorece a ativação de músculos agonistas, antagonistas e sinergistas, contribuindo para o controle da postural antigravitacional, o que permitirá então a mobilidade. É importante lembrar que a amplitude articular excessiva não é sinônimo de mobilidade corporal, ao contrário, a criança nesta condição buscará estabilidade pela fixação das articulações, o que a tornará menos móvel.
- Ao buscar estabilidade, essas crianças desenvolvem fixações na região cervical em extensão, a cintura escapular se eleva, as escápulas entram em adução, o úmero, neste caso, estará em rotação externa, e os músculos peitorais tendem ao encurtamento, os braços seguem largados ao longo do corpo distendendo mais cápsula e ligamentos, reduzindo a coaptação articular.
- A falta de estabilidade da região cervical e da cintura escapular prejudicará a estabilização da caixa torácica, a ação dos músculos abdominais e o equilíbrio dos músculos que envolvem a pelve e a estabilizam. A criança adotará assim a postura em rã, com abdução, rotação externa e flexão coxofemoral, nas diferentes posturas. Essa atitude, se mantida, poderá conduzir a encurtamentos musculares, restringindo mais a mobilidade da criança.
- Os reflexos primários estarão hipoativos, bem como a ativação tônica distal-proximal reduzida. A articulação do tornozelo mostra-se instável e tende à dorsiflexão seguida de pé em valgo. A observação minuciosa por parte do fisioterapeuta poderá, uma vez confirmadas estas alterações, promover condutas preventivas.
- No lactente, o posicionamento em decúbito lateral favorece maior simetria, permite melhor equilíbrio entre os músculos extensores e flexores, o encontro das mãos na linha média e dentro do campo visual da criança, reduz a ação da gravidade sobre a frouxidão capsular e ligamentar. Com membros inferiores mantidos em flexão de quadril, joelhos e pés a 90°, um pequeno apoio (rolo) na face plantar dos pés pode fornecer estímulos continuados aos receptores plantares, incrementando a ativação tônica de distal para proximal. Se houver necessidade, um rolo colocado anteriormente ou uma pequena almofada torna-se um elemento de estabilização, evitando que a criança passe para a posição em decúbito ventral.
- Atenção ao colocar a criança hipotônica sentada, que deve ser colocada em apoio sobre as tuberosidades isquiática, fornecendo adequada base de apoio melhorando o alinhamento de tronco e cabeça. Os pés tendem à pronação e à dorsiflexão excessivas solicitando alinhamento.
- As rotações entre as cinturas escapular e pélvica servirão de base para as mudanças posturais. Atos simples como o rolar, o equilíbrio na posição sentada e as reações de proteção dependem em parte desse controle.
- Na ocorrência de membros superiores mais curtos, a alavanca de suporte em membros superiores se altera, dificultando reações de proteção e transferências posturais. Portanto, adaptações com relação à diferença de comprimento dos membros superiores poderão ser úteis.
- No treino de ortostatismo, atenção especial ao alinhamento do quadril e à articulação dos tornozelos, considerando que a ativação tônica de distal para proximal estará prejudicada. Ocorrência de rotação interna do fêmur e flexão do quadril pode conduzir a alterações como hiperlordose lombar, hipercifose dorsal e retração cervical. Os joelhos podem se aproximar, em valgo, e os pés se afastam e desabam, achatando o arco longitudinal.
- Oferta de estímulos nos receptores plantares, estabilização da articulação dos tornozelos e trabalho de força muscular para os membros inferiores trarão boas possibilidades para o melhor alinhamento de joelhos

e quadril, o que repercutirá no alinhamento do tronco. Dessa forma, sentindo-se mais estável, a criança encontra novas perspectivas para explorar o ambiente e estabelecer relações interpessoais mais consistentes.
- O preparo da marcha deverá ser iniciado com deslocamento lateral com apoio (p. ex., caminhar com apoio no mobiliário). Treino de deslocamento anterior, reforçando os músculos posturais e conferindo maior estabilidade às articulações, por meio de marcha contra resistida, como bola terapêutica estabilizada pelo terapeuta, carrinho de empurrar com peso, etc. Atualmente, o emprego do treino de marcha em esteira ergométrica, com ou sem o suporte parcial de peso, vem apresentando bons resultados pela repetição de movimentos, contribuindo para melhora da força muscular, cadência do passo, postura e equilíbrio, reduzindo o tempo para a aquisição da marcha independente. Estudo realizado por Ulrich et al. (2008) demonstrou os efeitos da intensidade no treinamento da marcha na esteira, em crianças com síndrome de Down, e apresentou maior efetividade em comparação com a fisioterapia tradicional, pois houve aumento da frequência dos passos e aquisição da marcha independente ocorrendo mais cedo que no grupo de fisioterapia tradicional.
- O fortalecimento da musculatura intrínseca plantar, bem como gastrosóleo, pode ser realizado com atividades como para alcançar um objeto num plano mais alto, subir e descer um degrau, plano inclinado, superfícies irregulares, progredindo para superfícies menos estáveis.
- Após alcançar a marcha independente, os estágios subsequentes devem ser treinados observando as atividades motoras encontradas na maturação normal, como se segue: correr, contornar obstáculos, mudar a trajetória, subir e descer rampa, subir e descer escadas, pedalar um triciclo, saltar com os dois pés, saltar com um pé, jogar e agarrar bola, etc. São sugeridas as atividades mencionadas no exame neurológico evolutivo padronizado por Lefèvre (Diament e Cypel, 2005), nos itens referentes a equilíbrio estático, equilíbrio dinâmico e coordenação apendicular.
- As tarefas devem ser preparadas pelo fisioterapeuta, considerando objetivos, fatores de motivação, função e entendimento da criança para realização da tarefa.
- Algumas crianças apresentam comportamento dispersivo, com grande dificuldade de atenção e permanência na tarefa, cabendo ao fisioterapeuta a seleção da melhor abordagem para o paciente. Para algumas crianças, o comando verbal deverá ser pausado, claro, com poucas e precisas informações (crianças hiperativas). Outras necessitam de um comando mais enérgico, com ritmo mais consistente (crianças hiporresponsivas). Algumas necessitarão de expressões faciais e gestuais para o entendimento da ação a ser realizada.
- O quadro de hipotonia benigna é encontrado em algumas síndromes, o que significa que a interferência na aquisição dos marcos motores não será tão prejudicial, porém, mesmo nestes casos, devem-se considerar os sistemas sensoriais, em especial o proprioceptivo e o vestibular.

Criança atáxica

A ataxia pode ser definida pela presença de movimentos voluntários anormais, abruptos, desajeitados e imprecisos, embora com força muscular preservada, e que não estejam associados à hipertonia, porém, nas crianças sindrômicas, podem ser encontradas variações da ataxia envolvendo aumento ou diminuição do tônus, que podem ser atribuídas a lesões do cerebelo, do sistema vestibular ou somatossensorial.

A compreensão da rede neural do sistema de controle motor humano e a neurofisiologia dos transtornos do movimento orientam os princípios que fundamentarão condutas terapêuticas. Não é o objetivo deste capítulo aprofundar essa discussão, porém alertar os profissionais para a necessidade da visão e da investigação mais acurada, considerando os sistemas sensoriais (visão, audição, tato, propriocepção e vestibular), mecanismos antecipatórios e motores para a realização de uma tarefa.

Na ataxia cerebelar, há interferência na coordenação de movimentos voluntários dos membros, com ocorrência de disdiadococinesia, dismetria e tremor de ação. É visível no indivíduo quando deitado ou em pé e pode interferir no controle da postura sentada. Conduz à incapacidade de permanecer em pé com os pés juntos, independentemente de estar com os olhos abertos ou fechados. Encontra-se aí a postura de muitas crianças que, para permanecer paradas, necessitam manter-se com as pernas afastadas para não oscilar e cair. Vertigem e nistagmo podem se associar à ataxia cerebelar. Dependendo da região cerebelar acometida, a ataxia estará expressa nas mãos, no tronco, nos membros e na marcha. As informações com origens vestibulocerebelar e espinocerebelar controlam a ação motora do sistema descendente medial, regulando o equilíbrio e os ajustes tônicos provocados pela mudança de posição da cabeça no espaço. O cerebelo também é o principal centro de processamento sensorial, de forma que a ataxia é acompanhada por desordens do processamento sensorial, incluindo redução do *feedback* proprioceptivo durante os movimentos, déficits de registro e modulação que frequentemente impõem limitações motoras superiores às desordens associadas com a ataxia.

A presença de movimento incoordenado dependente da gravidade é observada na ataxia vestibular. Com a pessoa deitada, os movimentos são normais, mas são atáxicos durante a marcha. Há vertigem, que interfere na orientação espacial no córtex vestibular, náusea e vômito, que poderão surgir pelas conexões com a formação reticular.

A ataxia somatossensorial provém de lesões ao longo das vias proprioceptivas periféricas ou centrais, apresentando comprometimento da sensibilidade vibratória e de posição, diminuição ou abolição do reflexo aquileu, sem ocorrência de nistagmo ou vertigem. Nessa forma de ataxia, a pessoa será capaz de permanecer em pé firmemente com os olhos abertos, mas o equilíbrio se altera quando os olhos estiverem fechados.

Quando a criança apresenta ataxia, pura ou combinada à hipotonia ou à hipertonia, o controle dos movimentos voluntários sofrerá interferências, de maior ou menor porte. A integração sensório-motora é um processo que permite, mediante operações neuronais complexas, a execução de determinada conduta voluntária em respostas específicas ao ambiente que a cerca, sendo utilizada como um recurso terapêutico para melhorar as estratégias de reabilitação neurofuncional. Deve-se considerar a contribuição da integração sensório-motora, ou seja, a habilidade de usar uma informação sensitiva corretamente para ajudar as redes neuronais responsáveis na execução de um ato motor. Os mecanismos de retroalimentação antecipada são fundamentais para o ajuste e a correção de padrões novos de movimentos voluntários. A identificação da modalidade de ataxia conduzirá à seleção adequada da abordagem terapêutica:

- Na ataxia cerebelar, haverá a necessidade de trabalhos que determinem boa base de suporte nas diferentes posturas, maior aporte de informação sensorial e graduação da velocidade, ritmo e coordenação dos movimentos. Estará bem indicado treino de suporte de peso em diferentes situações, proporcionando maior informação proprioceptiva e gradualmente exigindo o ajuste da postura e o deslocamento em diferentes graus do movimento (*placing*). Maiores informações poderão ser construídas com a introdução de materiais com diferentes texturas na base de suporte e, progressivamente, delimitação da base com *feedback* visual e somatossensorial. Nesses casos, ideias como o uso de pequenos tapetes antiderrapantes confeccionados com materiais diversos, bases em EVA. que possam receber o suporte bipodal, bases menores em pequenos círculos ou no formato de pés para iniciar o treinamento de redução da base direcionando para a posição de Tandem. Circuitos que orientem o sequenciamento de tarefas e o deslocamento corporal com trajetórias preestabelecidas, com ou sem o aporte somatossensorial. Combinação de dupla tarefa dentro das possibilidades de estabilidade e ajuste do movimento e da cognição criam um ambiente mais lúdico e exigem melhor controle de funções mentais superiores. Atividades que incluam arremesso ao cesto, com aumento progressivo do tamanho da bola e distância do alvo, exigem estratégias de reajuste postural laterolateral e anteroposterior associados à tarefa. Estratégias terapêuticas associadas à função constituem o caminho mais rápido de acesso ao cérebro e à memória motora.

- Na ataxia vestibular, devem ser consideradas possíveis sensações de desconforto decorrentes de vertigem e náusea, assim como o desequilíbrio quando em postura antigravitária, pois o sistema vestibuloespinal atua primariamente para estabilizar o tronco no espaço e facilitar a dinâmica intersegmentar. Dessa forma, ofertar à criança uma referência de toque suave realizado pelo terapeuta (ou do terapeuta com a criança) ou uma superfície estável proporciona melhor estabilidade corporal, permitindo o treino de posturas com melhor desempenho e menor déficit de equilíbrio, progredindo para situações de mobilidade.
- Quando a ocorrência da ataxia é atribuída a falhas no processamento somatossensorial, faz-se necessário o treino de equilíbrio estático e dinâmico com e sem a referência visual, o que pode ser uma tarefa de difícil compreensão de acordo com componentes cognitivos e de persistência motora. Informações oferecidas aos receptores plantares por texturas diferenciadas e que podem ser encontradas em capachos emborrachados, de sisal, tecidos, etc., contribuem de forma consistente para o ajuste postural. Nessa condição, a combinação de atividade de alcance ou de agarrar uma bola aumenta a solicitação com relação às tarefas e aos reajustes da postura, solicitando também respostas do sistema vestibular. O jogo de bola deve ser realizado de forma progressiva, iniciando com o alcance na linha média e realizado com as duas mãos. Aos poucos, o fisioterapeuta poderá alterar a trajetória, a velocidade de deslocamento, bem como o tamanho, o peso e a aderência da bola, favorecendo ou criando graus maiores de dificuldade para a tarefa. A redução da informação visual poderá ser alcançada com brincadeiras que utilizem óculos infantil de sol com distratores que mantenham disponível apenas a visão foveal ou com redução da visibilidade se as lentes forem cobertas total ou parcialmente com tinta, cola ou outro material. Fitas ou faixas para cobrir os olhos também são recursos lúdicos oferecidos como na brincadeira de cabra-cega.

Cabe, dessa forma, a análise das dificuldades apresentadas pela criança para que o profissional consiga buscar soluções associando componentes lúdicos e motivacionais para a realização da tarefa.

Criança espástica

A espasticidade é um distúrbio frequente nas lesões congênitas ou adquiridas do sistema nervoso central. Definida como o aumento do tônus velocidade-dependente, associado ao aumento do reflexo miotático, como parte da síndrome do neurônio motor superior, apresenta sinais clínicos positivos (hiper-reflexia, clônus, reflexos cutâneos anormais, sinal de Babinski e sinergismos em massa) e negativos (paresia, perda do fracionamento dos movimentos, fraqueza e atrofia muscular, lentificação de movimentos, inadequação do recrutamento e geração de força). Afeta o sistema musculoesquelético, promovendo mudanças na qualidade intrínseca dos músculos, alterando a elasticidade muscular, limitando a função motora normal, o que dificulta o posicionamento adequado e confortável do indivíduo, prejudica as tarefas da vida diária, a locomoção, as transferências e os cuidados de higiene. Quando não tratada, pode conduzir a deformidades musculoesqueléticas incapacitantes, como contraturas, rigidez, luxações e dor, afetando sobremaneira a qualidade de vida da criança e do cuidador. Quanto mais cedo for identificada a espasticidade e mais precocemente iniciadas medidas terapêuticas, melhores possibilidades para evitar ou reduzir as graves complicações dessa clínica.

Algumas doenças genéticas apresentam inicialmente hipotonia muscular, porém acompanhadas de sinais sugestivos de lesão do trato corticoespinal, o que acarretará, ao longo da evolução, em uma transição da hipotonia inicial para sinais típicos de espasticidade. Distúrbios sindrômicos caracterizados pelo aumento de tônus podem sofrer influência de reflexos patológicos, o que interferirá na aquisição das reações posturais, prejudicando a evolução sensório-motora. A ocorrência da hipertonia parece ter distribuição mais localizada e com tendência ao predomínio nas extremidades, portanto, a pesquisa caso a caso se faz necessária, tanto no atendimento inicial como ao longo do desenvolvimento, pelas possíveis mudanças tônicas de acordo com o distúrbio genético. Para quantificar a resistência do músculo ao movimento passivo, um instrumento utilizado na prática clínica é a escala de Ashworth modificada, que é de fácil aplicação e apresenta boa confiabilidade e reprodutibilidade interobservador.

Em âmbito geral, haverá retração escapular, tendência à extensão cervical, ombros elevados, acompanhados de flexão ou extensão excessiva de cotovelo, flexão de punho, dedos e polegares em adução, podendo estar empalmados ou não. Esse padrão postural provém de experiências motoras intrauterinas agravadas pela deformidade típica do distúrbio presente, como observado, por exemplo, na síndrome de Edwards. A mobilidade de quadril quase sempre está diminuída, e poderá ser verificado padrão de extensão de membros inferiores.

Para que se possa traçar um programa terapêutico voltado à adequação tônica, é fundamental verificar como a hipertonia interfere na qualidade do movimento, no grau de limitação funcional que impõe, no quanto estará influenciando as estratégias de postura e como os padrões tônicos se modificam em razão das mudanças posturais e intenções de movimento da criança. Independentemente da conduta terapêutica de escolha, obter alinhamento biomecânico será sempre o objetivo final.

Certamente quando a criança apresenta tônus de base aumentado, desvios posturais adaptativos ocorrerão, portanto, a abordagem inicial envolve a postura da criança nos diversos momentos. O predomínio em extensão observado no bebê hipertônico solicita ajustes no sentido de mobilizar as articulações proximais, trazendo-as para a linha média, o que poderá ser mantido com a colocação de um pequeno apoio sob os ombros. A tendência à extensão deve ser controlada na criança posicionada no colo. Os pais devem então ser orientados sobre como mantê-la posicionada, com o apoio da região cervical oferecida na base do osso occipital e não na nuca, a pelve conduzida em retroversão e a articulação coxofemoral em flexão e abdução. Nesse momento, se for possível, deve-se oferecer informação (apoio) nas tuberosidades isquiáticas, preparando a pelve para o sentar futuramente. Durante a amamentação, as mãos do bebê devem ser apoiadas nas mamas, o que fornece estímulo sensorial e induz à adequação tônica. O tronco precisa estar apoiado e levemente fletido e se possível fornecer apoio plantar. Caso a hipertonia extensora esteja exacerbada, o fisioterapeuta pode orientar a mãe a preparar a criança para esse momento pelo manuseio leve do tronco com alongamento dos músculos paravertebrais, por meio do manuseio que segue desde a região cervical até o sacro, levando o bebê à postura de enrolamento. No momento da amamentação, é importante que se consiga o conforto da criança, definindo-se estratégias em conjunto com a fonoaudiologia, pois se trata de um reforço positivo para o aprendizado, já que a criança é amamentada diversas vezes ao longo do dia.

As crianças hipertônicas precisam ser manuseadas com cautela, e o contato manual deve ser firme, seguro e progressivo, considerando que muitas delas também apresentam distúrbios do processamento sensorial e podem ser aversivas ao toque. O manuseio inadequado e as posturas desconfortáveis podem gerar insegurança e piorar ainda mais o padrão tônico. Movimentos lentos, de grande amplitude e iniciados em articulações proximais surtem melhor efeito, assim como as rotações de tronco com dissociação de cinturas, por isso é preciso orientar os pais sobre como realizá-las nas tarefas cotidianas. As manobras miofasciais, quando necessárias para liberar a região cervical e escapular, são de grande ajuda, porém devem ser realizadas com precisão para evitar respostas de hiperatividade dos receptores nucais. O alinhamento cervical e a liberação da retração escapular conferem possibilidade de manuseio para favorecer amplitude à articulação glenoumeral, aumentando os graus de liberdade e favorecendo o encaixe do ombro para o manuseio dos membros superiores na linha média. Os cuidadores devem ser incentivados a introduzir esses manuseios na rotina de cuidados da criança, como durante o banho, as trocas de roupa, etc.

Para evitar o desconforto gravitacional, almofadas grandes podem ser utilizadas, já que uma superfície rígida oferece maior desconforto. A almofada promoverá sensação de aninhamento, mesmo na criança maior. Caso a criança se encontre resistente ao manuseio, as almofadas podem ser úteis para induzir a criança às trocas posturais, sem que haja, inicialmente, necessidade do toque do terapeuta, sobretudo para a criança que apresenta hipersensibilidade tátil. Nesses casos, haverá necessidade de condutas que promovam redução da sensibilidade, com a utilização de objetos de diversas texturas aplicados de forma pressórica, contínua e sem deslizamentos. Considerar texturas menos agressivas como luva atoalhada, esponjas macias, pelúcias, sendo recomendável a princípio evitar texturas como escovas de cerdas mais firmes e esponja de fibra natural. O contato com o profissional de terapia ocupacional será favorável para que novas estratégias para adequação sensorial possam ser estabelecidas. O ganho da extensão contra gravitária também deve ser oferecido de forma gradativa já que a maior parte dessas crianças chora muito quando colocada em DV, podendo se atribuir esse desconforto em parte ao aumento de tônus flexor, quando nesta postura decorrente de reflexo tônico labiríntico. Sugere-se que a criança seja lentamente manuseada pela mãe durante as atividades de vida diária, inclusive no banho, quando a própria mãe irá introduzindo aos poucos a posição com recursos lúdicos e evitando estresses que podem causar maior aversão à postura.

Na criança maior, os esforços terapêuticos estarão voltados para a sedestação e a locomoção independente. Em ambos, os objetivos terapêuticos pressupõem aquisição prévia do controle de tronco ou a estabilização com recursos complementares. A atenção ao preparo da liberdade de movimento na articulação coxofemoral deve ser constante. Deve-se considerar que essa articulação apresenta grande risco de deformidade pelo desequilíbrio das forças musculares que agem sobre ela. O controle de tronco contra gravitacional solicita uma base de apoio estável, o que fica comprometido se o quadril evolui para subluxação ou luxação. O equilíbrio pélvico também precisa ser mantido para um bom e eficiente controle de tronco. Quando ocorre maior dificuldade para aquisição do controle de tronco, este pode ser estimulado por equipamentos que promovam a adequação da postura sentada. A locomoção em carrinho adaptado e as demais atividades de vida diária, como alimentação, banho, brincadeiras, devem ser providenciadas precocemente. Para isso há uma gama de equipamentos de tecnologia assistiva disponível, incluindo tecnologia de baixo custo como mobiliário de papelão e PVC. A postura inadequada de forma repetida oferece reforço para perpetuação dos mecanismos de espasticidade e favorece os processos adaptativos indesejados.

Inicialmente, a posição ortostática deve ser incentivada pelo manuseio simples e, em geral, com técnicas de facilitação do movimento por meio de pontos-chave de controle, dessa forma a maior parte dos casos pode ser contemplada. Quando a dificuldade para o ortostatismo e a marcha encontram-se persistentes e a causa deriva de mecanismos posturais adaptativos típicos da espasticidade, pode-se lançar mão das condutas disponíveis para o tratamento da espasticidade. Encaminhamento para tratamento ortopédico conservador, bloqueio neuroquímico ou cirúrgico, ortetização e uso de equipamento para manutenção da postura ortostática. Cada caso deve ser analisado individualmente, e a abordagem interdisciplinar é a forma mais adequada de tratamento, haja vista que os déficits encontrados nas crianças diagnosticadas com distúrbios genéticos abrangem inúmeros mecanismos e atingem diversos sistemas. A evolução motora está interligada às aquisições cognitivas e comportamentais e pela abordagem global todo o potencial da criança será aproveitado.

DEFORMIDADES MUSCULOESQUELÉTICAS

Algumas síndromes são caracterizadas por deformidades musculoesqueléticas que ocorrem durante o desenvolvimento intrauterino, e o acompanhamento por parte do fisioterapeuta deverá ter início precoce; em outras, as deformidades se instalam ao longo do desenvolvimento e do crescimento como resposta secundária a falhas decorrentes de alterações tônicas, desordens de processamento sensorial ou por marcadores genéticos interferindo nos tecidos de suporte ou de revestimento. Nesses casos, a atuação do fisioterapeuta deverá ter condutas preventivas, monitorando a criança durante os diferentes estágios do desenvolvimento, com a investigação de:

- Amplitude de movimento articular, ativo e passivo, mensurado pela goniometria. Grande parte das doenças genéticas apresenta ocorrência de redução do arco de movimento ou hipermobilidade articular, havendo necessidade de atenção nas duas condições.
- Comprimento muscular por meio de testes específicos como: Thomas para avaliar iliopsoas, abdutores e adutores de quadril, ângulo poplíteo para isquiotibiais; Silverskiöld para diferenciar tensão muscular entre gastrocnêmio e sóleo; Ely-Duncan para o reto femoral.
- Perimetria do membro, tomando-se um ponto de referência óssea e medindo abaixo dele para conferir a perimetria e eventual assimetria entre os membros. Deve-se considerar o mesmo ponto de referência óssea com distância expressa em centímetros para ambos os membros avaliados.
- Medida de comprimento de membros inferiores, tradicionalmente medidos da espinha ilíaca anterossuperior (EIAS) até o maléolo medial (medida real). Nos casos de discrepância congênita, a medida pode ser realizada da EIAS até a base do calcanhar.
- Ângulo coxa-pé para determinar a presença de torção tibial, se necessário.
- Força muscular, quando possível de ser aplicada, tendo como referência a graduação do

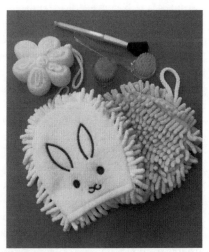

Figura 5 Material para estimulação tátil (esponjas, escovas, luvas).
Imagens realizadas na Clínica de Fisioterapia da Universidade Santa Cecília (Santos/SP).

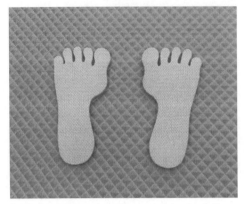

Figura 6 Bases de etileno acetato de vinila (EVA) que permitem direcionamento da base de apoio para treino de equilíbrio estático.
Imagens realizadas na Clínica de Fisioterapia da Universidade Santa Cecília (Santos/SP).

teste muscular manual, com valores para a força muscular entre zero (ausência de contração) e cinco (força normal preservada).
- Atualmente, a biofotogametria é utilizada como instrumento que referenda e mensura a postura e possíveis alterações, tanto no sentido de desvios progressivos como em resultados favoráveis ao alinhamento em resposta às intervenções realizadas.
- Identificação e documentação de ocorrências de malformações que envolvam: lassidão extrema dos tecidos (pele frouxa como na síndrome de Ehlers-Danlos, frouxidão ligamentar e capsular), amioplasia (substituição do músculo por tecido fibroso e adiposo), aplasia muscular (ausência de parte ou todo em um ou mais músculos), artrogripose (contraturas articulares congênitas) (Figura 7), displasias ósseas (malformação de estruturas óssea). Ocorrência de malformações congênitas dos membros como: aquiria (mão), apodia (pé), amelia (membro), afalangia (falanges) (Figura 8), focomelia dos membros superiores (braço, antebraço, mão), focomelia dos membros inferiores (ausência do fêmur), adactilia (ausência de um dedo e o respectivo metacarpiano ou metatarsiano), ectromelia (ausência dos raios centrais do pé ou da mão), sindactilia. Na ocorrência de uma das malformações citadas, o fisioterapeuta deverá analisar eventuais repercussões adaptativas na postura e no desempenho funcional da criança, visando a minimizar futuras intercorrências que poderão ser mais incapacitantes que a própria alteração inicial.
- A abordagem em conjunto com o ortopedista e o controle por exames como ultrassonografia, radiografia, escanometria, ressonância magnética ou tomografia conferem maior precisão aos achados clínicos e controle evolutivo nas deformidades esqueléticas.

Algumas síndromes, entretanto, mesmo quando acompanhadas desde cedo, com recursos e medidas de intervenção adequadas, evoluirão com deformidades como consequência da informação genética característica da síndrome correspondente. Dentre as principais ocorrências, destacam-se:

- Deformidades da coluna vertebral: cifose, escoliose, lordose com ocorrência isolada ou de forma combinada. É recomendado que se faça a avaliação postural e o controle por documentação fotográfica e radiológica. A inspeção e a determinação do desvio nortearão o plano terapêutico, determinando músculos ou grupos musculares que deverão ser alongados e aqueles que eventualmente possam requisitar fortalecimento. Pode ser necessário o uso de coletes promovendo manutenção do alinhamento obtido, adaptações em cadeiras, orientação de posicionamento, especialmente na criança que não alcançou mudanças posturais voluntárias, que não evoluiu para o controle da posição da cabeça, do pescoço e do tórax contra a gravidade, sendo submetida aos desequilíbrios nas forças musculares e superfícies de apoio agindo sobre as costelas e o tórax.
- Deformidades do quadril: ocorrência de displasia, ou seja, anormalidades no tamanho, na morfologia, na orientação anatômica ou na organização da cabeça femoral na cavi-

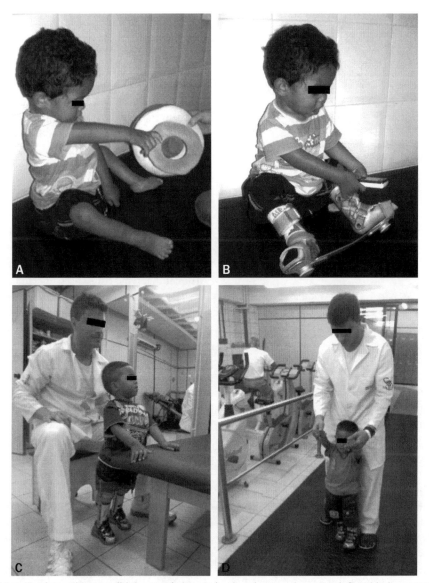

Figura 7 Artrogripose múltipla congênita, após cirurgia corretiva para deformidades congênitas dos pés, em uso de aparelho de Dennis-Brown. (A-C) Iniciando treino de ortostatismo com órtese quadril-joelho-tornozelo-pé; (D) iniciando treino de marcha.
Imagens realizadas na Clínica de Fisioterapia da Universidade Santa Cecília (Santos/SP).

dade acetabular e na cavidade acetabular rasa que pode acarretar subluxação ou luxação da cabeça femoral, decorrente de alterações morfológicas produzida nos primeiros meses de vida intrauterina (luxação teratológica) ou de aquisição posterior ao nascimento, atribuídas ao desequilíbrio de força dos músculos que atuam sobre a articulação do quadril. A limitação na abdução do quadril ou a assimetria são sinais consistentes para investigação de displasia, bem como assimetria de pregas cutâneas ou a ocorrência do

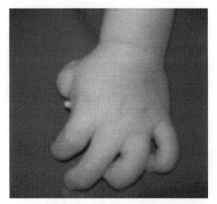

Figura 8 Afalangia do polegar na síndrome de Goltz-Gorlan.
Imagens realizadas na Clínica de Fisioterapia da Universidade Santa Cecília (Santos/SP).

sinal de Galleazzi. Achados radiográficos são considerados válidos a partir dos 3 meses de idade e incluem ruptura da linha de Shenton, índice de migração de Reimers e índice acetabular. Tem-se como referência para o índice de Reimers: normalidade quando até 10%, há risco quando o índice está entre 11 e 30%, subluxação entre 31 e 90% e luxação acima de 91%. O índice acetabular é considerado normal até 30°. Se for necessária a avaliação do quadril antes dos 3 meses de idade, ela deverá ser realizada por ultrassonografia, tomando-se como referência a medida de Graf, que indica o deslocamento da cabeça femoral do acetábulo com graduação de 1 (normal) até 4 (grave).

- Deformidades do joelho: envolvem desvios no plano sagital (flexão ou hiperextensão), frontal (valgismo ou varismo) ou no plano transversal (rotações). No recém-nascido (RN), os joelhos apresentam contratura fisiológica em flexão de cerca de 20° a 30°, regredindo progressivamente na medida em que os músculos isquiotibiais se alongam. No plano frontal, a avaliação do ângulo tibiofemoral indicará postura em varo (*genu varum*), em valgo quando os joelhos estão para dentro (*genu valgum*) ou neutro. O joelho valgo pode ser avaliado segundo Morley pela medida da distância bimaleolar, classificada em quatro graus: 0,1 a 2,5 cm – grau I; 2,5 a 5 cm – grau II; 5 a 7,5 cm – grau III; maior que 7,5 cm – grau IV. Clinicamente, os joelhos valgos devem ser mensurados, sendo o ângulo entre a diáfise do fêmur e da tíbia em torno de 6° nos meninos e 8° nas meninas, com as pernas estendidas. Ocorrem variações pela separação dos quadris e localização correta dos pontos de referência.

- A tíbia no RN apresenta discreta torção lateral, em torno de 5°, progredindo até os 18° aos 14 anos. Assim, um achado de torção medial da tíbia não é frequente durante o desenvolvimento típico, devendo ser investigado quanto à possível compensação para o desalinhamento em rotação do fêmur, do quadril ou do pé. Outras alterações que podem ser encontradas são restrições artrogripóticas ou luxação patelofemoral.

- Deformidades dos pés: equino (redução da ADM em dorsiflexão), calcâneo (aumento da ADM em dorsiflexão), valgo (queda do arco longitudinal medial), varo (encurtamento do arco longitudinal medial), aduto (adução dos metatarsianos em direção à linha mediana). A ocorrência de deformidades nos pés de crianças com doenças genéticas apresenta considerável incidência, atribuídas a diferentes fatores. Deve-se considerar, entretanto, que se a sequência normal das atividades na posição de pé sofre algum atraso ou ocorre de forma atípica, o estresse sobre os ossos sofrerá mudanças e poderá conduzir a alterações no desenvolvimento ósseo, conduzindo a deformidades. A avaliação e as condutas preventivas por cinesioterapia combinada ou não com o uso de órteses podem em algumas clínicas ser medidas suficientes, em outras, entretanto, a conduta ortopédica pode ser necessária para correção cirúrgica ou o engessamento em série, precedendo a atuação da fisioterapia.

- O tratamento das deformidades deverá ser programado de forma individual, atendendo as necessidades e as possibilidades específicas de cada criança. Algumas deformidades poderão necessitar de intervenção cirúrgica, e a fisioterapia atuará nos períodos pré e pós-operatório. Outras podem requerer o emprego de talas de posicionamento, órteses visando a manter o alinhamento do segmento e adaptações para posicionamento adequado. A cinesioterapia estará presente em todos os momentos, com o objetivo de realinhamento segmentar pela manutenção da elasticidade dos tecidos de revestimento, liberação miofascial, alongamentos musculares, mobilização articular e fortalecimento muscular sempre que possível e considerando os aspectos pertinentes ao crescimento e ao desenvolvimento da criança. O esquema corporal será desenvolvido com base nas possibilidades de identificação, propriocepção e funcionalidade, cabendo ao fisioterapeuta a análise das disfunções e das repercussões em curto, médio e longo prazos.

ALTA

Esta deve ser considerada pelo fisioterapeuta conforme a evolução maturacional e funcional da criança. Algumas apresentarão comprometimentos que necessitarão acompanhamento sistemático por toda a vida. Outras disfunções genéticas de cunho progressivo necessitarão de acompanhamento evolutivo periódico até finalizar a fase de crescimento, visando a identificar possíveis posturas compensatórias que possam levar ao desenvolvimento de deformidades futuras. Encaminhar a criança para atividades esportivas, para além do ganho motor, é fundamental, tanto como instrumento lúdico quanto de estímulo ao convívio social, habilidades muitas vezes comprometidas nessa população.

CONCLUSÃO

Múltiplas ocorrências envolvendo o desenvolvimento sensório-motor e estruturas musculoesqueléticas são encontradas em diferentes doenças genéticas. A variação é dependente do tipo de acometimento genético, fatores ambientais e assistência oferecida à criança. Portanto, o profissional deve avaliar cada caso, considerando a etiologia da doença, a patogenia, a individualidade, para com base na comparação entre os dados coletados estabelecer proposta de intervenção que contemple as necessidades da criança nos diferentes momentos, considerando os processos de maturação e crescimento e que algumas doenças genéticas apresentam evolução em estágios com características próprias.

BIBLIOGRAFIA

1. Barnhart RC, Connolly B. Aging and Down syndrome: implications for physical therapy. Phys Ther. 2007;87(10):1399-406.
2. Beckgung E, Steffenburg S, Kyllerman M. Alterações motoras, sinais neurológicos e nível de desenvolvimento em indivíduos com síndrome de Angelman. Dev Med Child Neurol. 2004;46(4)239-43.
3. Bèziers MM, Hunsinger Y. O bebê e a coordenação motora. 3. ed. São Paulo: Summus; 1994.
4. Blanche EI, Botticelli TM, Allway, MK. Combining neuro-developmental treatment and sensory integration principles – an approach to pediatric therapy. Texas: Pro-Ed; 1995.
5. Brazelton TB, Greespan SI. As necessidades essenciais das crianças: o que toda criança precisa para crescer, aprender e se desenvolver. Porto Alegre: Artmed; 2002.
6. Carneiro GVS, Farias JG, Santos FAP, Lamberti PL. Síndrome de Apert: revisão de literatura e relato de um caso clínico. Rev Bras Otorrinolaringol. 2008;74(4):640.
7. Carvalho DF, Cercato C, Almeida MQ, Mancini MC, Halpern A. Abordagem terapêutica da obesidade na síndrome de Prader-Willi. Arq Bras Endocrinol Metab. 2007;51(6):913-9.
8. Cornish KM, Pigram J. Desenvolvimento e características comportamentais de cri du chat síndrome. Arch Dis Child. 1996;75(5):448-50.
9. Diament A, Cypel S. Neurologia infantil. 4. ed. São Paulo: Atheneu; 2005.
10. Eckman LL. Neurociência: fundamentos para a reabilitação. 3. ed. Rio de Janeiro: Elsevier; 2008.
11. Garreta-Figueira R, Chaler-Vilaseca J, Torrequebrada-Giménez A. Guía de práctica clínica del tratamiento de la espasticidad con toxina botulínica. Rev Neurol. 2010;50:685-99.

12. Guarniero R. Displasia do desenvolvimento do quadril: atualização. Rev Bras Ortop. 2010;45(2):116-21.
13. Guidelines: Physical Therapy Documentation of Patient/Client Management bod G03-05-16-41 [Amended BOD 02-02-16-20; BOD 11-01-06-10; BOD 03-01-16-51; BOD 03-00-22-54; BOD 03-99-14-41; BOD 11-98-19-69; BOD 03-97-27-69; BOD 03-95-23-61; BOD 11-94-33-107; BOD 06-93-09-13; Initial BOD 03-93-21-55] [GuidelineAPTA (American Physical Therapy Association).
14. Iunes DH, Bevillaqua-Grossi D, Oliveira AS, Castro FA, Salgado HS. Análise comparativa entre avaliação postural visual e por fotogrametria computadorizada. Rev Bras Fisioter. 2009;13(4):308-15.
15. Jacobs JV, Fujiwara K, Tomita H, Furune N, Kunita K, Horak FB. Changes in the activity of the cerebral cortex relate to postural response modification when warned of a perturbation. Clin Neurophysiol. 2008;119(6):1431-42.
16. Lent R. Cem bilhões de neurônios: conceitos fundamentais. São Paulo: Atheneu; 2005.
17. Lianza S. Consenso Nacional sobre Espasticidade. Diretrizes para Diagnósticos e Tratamentos. São Paulo: SBMFR; 2001.
18. Machado S, Cunha M, Velasques B, Minc D, Teixeira S, Domingues CA, et al. Integración sensitivomotora: conceptos básicos, anomalias. Rev Neurol. 2010;51(7):427-36.
19. Martin K, Inman J, Kirschner A, Deming K, Gumbel R, Voelker L. Characteristics of hypotonia in children: a consensus opinion of pediatric occupational and physical therapists. Pediatric Phys Ther. 2005;17(4):275-82.
20. Martin K, Kaltenmark T, Lewallen A, Smith C, Yoshida A. Clinical characteristics of hypotonia: a survey of pediatric physical and occupational therapists. Philadelphia: Lippincott Williams & Wilkins; 2007.
21. Martins MP. Regiões subteloméricas dos cromossomas: os finais (quase) perfeitos. [Doutorado]. Faculdade de Medicina, Universidade do Porto; 2010.
22. Monteiro CBM. Habilidades funcionais e necessidades de assistência na síndrome de Rett. [Doutorado]. São Paulo: Faculdade de Medicina da Universidade de São Paulo; 2007.
23. Muñoz-Cabello B, Rufo-Campos M, Madruga-Garrido M, Blanco-Martínez B, Ruiz-Del Portal L, Candau Fernández-Mensaque R. Crisis epilépticas en el síndrome de Angelman. Rev Neurol. 2008;47(3):113-8.
24. Mustacchi Z, Peres S. Genética baseada em evidências: síndromes e heranças. 20. ed. São Paulo: CID Editora; 2000.
25. Neves WS, Prandini JC, Pereira FA, Fett-Contte AC. Aspectos clínicos das cromossomopatias mais frequentes na espécie humana. HB Cient. 2001;8(2):91-102.
26. Nussbaum RL, McLnne RR, Willard HF. Thompson & Thompson genética médica. 7. ed. Rio de Janeiro: Elsevier; 2008.
27. Organização Mundial da Saúde. Centro Colaborador da OMS para a Família de Classificações Internacionais em Português. Classificação Internacional de Funcionalidade, Incapacidade e Saúde: versão para Crianças e Jovens [CIF-CJ]. São Paulo: USP; 2011.
28. Pavan K, Marangoni BEM, Shimizu WAL, Mattos SE, Ferrari PP, Martins SRG, et al. Validation of the Santa Casa evaluation of spasticity scale. Arq Neuro-Psiquiatr. 2010;68(1):56-61.
29. Perez ABA, Alonso LG. Genética médica. In: Fernandes AC, Ramos AC, Casalis MEP, Herbert SK, coordenadores. Medicina e reabilitação: princípios e prática. São Paulo: Artes Médicas; 2007.
30. Pountney T. Fisioterapia pediátrica. Rio de Janeiro: Elsevier; 2008.
31. Roley SS, Blanche EI, Schaaf RC. Understanding the nature of sensory integration with diverse populations. Texas: Pro-Ed; 2001.
32. Sanger WG, Dave B, Stuberg W. Overview of genetics and role of the pediatric physical therapist in the diagnostic process. Pediatric Phys Ther. 2001;13(4):164-8.
33. Trindade A. Gestos de cuidado, gestos de amor. São Paulo: Summus, 2007.167p.
34. Ulrich AD, Lloyd CM, Tiernan WC, Looper EJ, Ângulo-Barroso MR. Effects of intensity of treadmill training on developmental outcomes and stepping in infants with down syndrome: a randomized trial. Phys Therapy. 2008;88(1):114-22.
35. Westcott SL, Goulet C. Sistema neuromuscular: estruturas, funções, diagnóstico e avaliação. In: Effgen SK, editor. Fisioterapia pediátrica: atendendo as necessidades das crianças. Rio de Janeiro: Guanabara Koogan, 2007.
36. Yashiro K, Riday TT, Condon KH, Roberts AC, Bernardo DR, Prakash R, et al. UBE3A é necessário para a maturação experiência-dependente do neocórtex. Nat Neurosci. 2009;12(6):777-83.

14
Encefalopatia crônica não progressiva

Paulo Roberto Garcia Lucareli
Karen Baraldi
Fernanda Colella

INTRODUÇÃO

Popularmente conhecida como paralisia cerebral (PC), a encefalopatia crônica não progressiva é definida como: "um grupo de distúrbios do movimento e da postura que causa limitação nas atividades e é atribuído a distúrbios não progressivos que ocorreram no desenvolvimento do cérebro infantil". A lesão nem sempre é de origem cerebral, podendo também acometer outras estruturas encefálicas, como o cerebelo. Contudo, apesar de não ser adequada, essa expressão ainda é a mais empregada, tanto na prática clínica quanto nos estudos científicos. Em termos conceituais, PC é uma lesão persistente no encéfalo imaturo resultante de lesão difusa ou localizada, que ocorre até os 2 primeiros anos de idade. Tem caráter irreversível e não progressivo, porém mudanças clínicas podem suceder.

Dependendo da etiologia, da extensão, da intensidade e da localização da lesão, a criança também pode ter outros problemas, que incluem distúrbios de sensação, percepção, deficiência mental, convulsões, distúrbios de linguagem, transtornos de aprendizagem e problemas de visão e audição, porém estes distúrbios nem sempre estão presentes.

É comum a presença de diversos tipos de crises convulsivas, assim como problemas musculoesqueléticos secundários, contraturas musculares e tendíneas, rigidez articular, deslocamento de quadril e deformidade na coluna. Essas alterações estão relacionadas ao crescimento físico e à espasticidade muscular e provocam mudanças qualitativas no movimento, na postura e no tônus muscular que podem modificar-se à medida que a criança avança de idade, em razão de fatores biológicos, diretamente relacionados com processos de maturação e adaptação do sistema nervoso central (SNC) e fatores ambientais e circunstanciais.

Determinar a incidência e a prevalência da PC não é fácil, uma vez que existe uma diversidade de conceitos, assim como dificuldades em estabelecer critérios de diagnósticos uniformes. Porém, nos países desenvolvidos, a prevalência encontrada varia de 1,5 a 5,9/1.000 nascidos vivos; estima-se que a incidência de PC nos países em desenvolvimento seja de 7 por 1.000 nascidos vivos, e há evidências de que a incidência aumenta em crianças prematuras e com baixo peso ao nascimento. No Brasil, não existem estudos conclusivos a respeito da incidência, porém estima-se que haja cerca de 30 mil a 40 mil novos casos por ano, e é a causa mais comum de deficiência física grave na infância.

FISIOPATOLOGIA E ETIOLOGIA

O desenvolvimento do cérebro tem início logo após a concepção e continua até após o nascimento. Quando ocorre qualquer fator agressivo antes, durante ou depois do nascimento no tecido cerebral, as áreas atingidas terão o funcionamento prejudicado e, dependendo da agressão, as alterações ocorridas são permanentes, caracterizando uma lesão não progressiva.

A etiologia da lesão cerebral pode em muitos casos ser desconhecida, porém sabe-se que ela ocorre nos períodos pré, peri e pós-natal. Evidências sugerem que 70 a 80% sejam de origem pré-natal e que a prematuridade é a causa de 25% das crianças com PC. Independentemente do período, as causas podem ser congênitas, genéticas, inflamatórias, infecciosas, anóxicas, traumáticas e metabólicas. De acordo com cada período, as causas podem ser:

- Pré-natal: fase designada ao período gestacional. Algumas doenças da gestante podem comprometer a formação das estruturas neurológicas do feto dentro do útero, são elas: rubéola, citomegalovírus, toxoplasmose, herpes, sífilis congênita, algumas medicações específicas, abuso de álcool e drogas ilícitas e traumatismos abdominais graves, doenças da tireoide, alterações genéticas, desprendimento prematuro da placenta, entre outros.
- Perinatal: qualquer situação que provoque sofrimento fetal durante a passagem no canal do parto ou altere a sua dinâmica. As situações mais comuns são: leucomalácia periventricular, partos distócicos, prematuridade e baixo peso, hipóxia e asfixia neonatal, hemorragia intracraniana, infecções contraídas no canal do parto, fórceps, icterícia grave, entre outros.
- Pós-natal: casos em que se diagnostica a lesão no encéfalo da segunda semana de vida até os 2 anos de idade. Nesse período, as causas da PC podem ser: meningite, encefalite viral, hidrocefalia, traumatismos cranioencefálicos (quedas, acidentes automobilísticos e caseiros, atropelamentos e espancamentos), oclusão de veias e artérias encefálicas, quase afogamentos, lesões cirúrgicas, tumores entre outros.

DIAGNÓSTICO – MANIFESTAÇÕES CLÍNICAS

O diagnóstico de uma criança com PC é essencialmente clínico e baseia-se na anamnese, avaliação física e neurológica, embora exames complementares de imagem possam ajudar a esclarecer a etiopatogenia envolvida: tomografia axial computadorizada de crânio, ressonância magnética, cintilografia por perfusão cerebral e tomografia por emissão de pósitrons, que representa grande avanço no estudo da neuroimagem.

Não existem critérios para definir o diagnóstico da PC, porém o atraso no desenvolvimento motor como dificuldade na sucção, alteração da postura, atraso para firmar a cabeça, sorrir, rolar, entre outros marcos do desenvolvimento no período adequado, a persistência de reflexos primitivos e alterações no tônus e na postura são sinais precoces que chamam a atenção para a necessidade de avaliações mais detalhadas e acompanhamento neurológico. Essas alterações diferem de acordo com idade gestacional ao nascimento, idade cronológica, distribuição da lesão e doença de base.

A alteração motora é sempre presente e se caracteriza pela falta de controle dos movimentos. Como alterações secundárias, a falta de ortostatismo e descarga de peso dos membros inferiores no solo pode gerar subluxação ou luxação de quadril, que favorece o aparecimento de contraturas, escoliose, dor e fratura, principalmente se houver também redução na mineralização óssea, como se verifica nos quadros de osteopenia ou osteoporose.

O prognóstico de marcha depende de acometimento motor, da capacidade intelectual, da função dos membros superiores (caso seja necessária a utilização de aditamentos auxiliares, como o uso de muletas e andadores) e do equilíbrio postural, uma vez que a marcha é um contínuo desequilíbrio gerado pela relação que existe entre o centro de massa e o centro de pressão. A idade de aquisição da postura sentada também é parâmetro que pode exercer influência: quanto mais cedo o equilíbrio de tronco for alcançado, maior a chance da criança conseguir deambular e melhor será a autonomia na marcha.

As alterações respiratórias dos pacientes com PC são conhecidas, mas nem sempre valorizadas. O encurtamento e a fraqueza dos músculos inspiratórios mantêm o tórax elevado, reduzindo assim a expansibilidade torácica e gerando retenção de gás carbônico. Já os músculos abdominais costumam ser muito fracos e não são capazes de gerar pressões expiratórias máximas, podendo resultar em tosse ineficaz. A fraqueza dos extensores da coluna interfere na habilidade em retificar o tronco superior, limitando a habilidade de elevar e expandir o tórax e maximizar a capacidade pulmonar. Essas disfunções biomecânicas acarretam na redução dos volumes pulmonares e da complacência pulmonar.

Outros fatores que contribuem para o aumento da disfunção respiratória são carências nutricionais, convulsões, uso acentuado de anticonvulsivantes, alterações na motricidade orofaríngea, disfagia e refluxo gastroesofágico. Tais fatores podem estar associados com doenças crônicas, como asma, bronquite, apneia do sono e fibrose pulmonar idiopática. A elevação do risco de aspiração do conteúdo gástrico para as vias respiratórias durante a alimentação pode provocar pneumonia aspirativa ou favorecer pneumonias de repetição.

CLASSIFICAÇÃO

A criança com PC pode ser classificada com relação ao tipo de tônus muscular (ou disfunção motora), à topografia por comprometimento corpóreo e à gravidade, pela escala *Gross Motor Function Classification System* (GMFCS).

Entendendo o que é tônus muscular

Todas as crianças com PC têm uma lesão na área do cérebro que controla o tônus muscular, consequentemente, podem ter um tônus muscular aumentado, reduzido ou misto (tônus flutuante). Mas, antes de saber o que é tônus muscular, é preciso entender como o movimento é gerado.

Os movimentos começam como se fossem um pensamento mesmo que inconsciente na área remota do córtex cerebral. Esse pensamento é emitido do córtex motor, via motoneurônios superiores (MTNS), que são piramidais para iniciar a contração muscular adequada, a fim de alcançar a meta desejada. As fibras do trato piramidal descem, passando pela coroa radiada e pela cápsula interna, chegando na região anterior do tronco encefálico – pirâmides bulbares – no corno anterior da medula, local onde a maioria das fibras decussam para o lado oposto. As fibras que decussaram descem via trato corticoespinhal lateral, e as que não descem pelo trato corticoespinhal anterior (Figura 1). As vias extrapiramidais não passam pelas pirâmides bulbares, mas incluem os núcleos corticais descendentes no corno anterior da medula – núcleos vestibular e reticular. Desses dois núcleos surgem os tratos vestíbulo-espinhal e reticuloespinhal que descem pela medula espinhal para influenciar a atividade do motoneurônio inferior (MTNI). Nesse momento, os gânglios da base são ativados para "buscar na memória" movimentos semelhantes ao desejado, e o cerebelo é informado do plano motor e o monitora ao longo do trajeto. O resultado final, que é o movimento e realizado pelo trato corticoespinhal (se o movimento for na musculatura axial: fibras anteriores; se for na musculatura apendicular: fibras laterais), e é pelos MTNI que ocorre a sequência apropriada das contrações.

Danos no trato corticoespinhal produzirão a perda de controle motor fino nos músculos distais dos membros sem espasticidade, no entanto, é raro que seja lesionado isoladamente, sendo assim, é o envolvimento de outros tratos (como o trato corticobuloespinhal) que gera o aumento do tônus muscular.

Lesões do sistema piramidal resultam em fraqueza muscular e espasticidade, e lesões extrapiramidais resultam em bradicinesia, tremor, coreia e distonia.

Mas o que é tônus muscular? Tônus muscular é o grau de contração permanente do músculo. Uma vez que as fibras musculares estão em repouso, o tônus muscular é mantido por

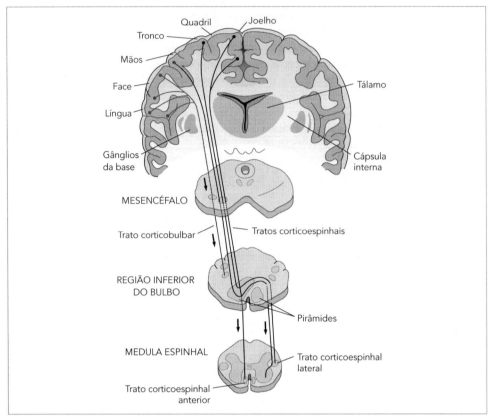

Figura 1   Vias motoras.

impulsos provenientes da medula espinhal. O tônus muscular pode ser alterado, podendo gerar hipertonia (aumento do tônus), hipotonia (diminuição do tônus) ou ausência completa do tônus (atonia), e a causa principal dessas alterações seria pelo desequilíbrio dos motoneurônios, que interferem em funções como: controle motor, equilíbrio e força muscular, além de gerar deformidades e dor.

Classificação quanto à disfunção motora

As crianças com PC, em razão das lesões cerebrais, não podem controlar os movimentos normalmente, e a maneira como é afetada depende da localização da lesão no sistema nervoso e do tipo resultante do tônus muscular.

Quando utilizado o sistema de classificação segundo a localização da lesão encefálica, pode-se dividir a PC em:

- Espástica: a espasticidade é predominante em crianças com nascimento pré-termo, é um dos principais problemas em pacientes com lesão de motoneurônio superior e está relacionada à hiperatividade da via corticoespinal. A característica clínica da espasticidade é a elevação do tônus muscular evidenciada, ou seja, os músculos têm, ao mesmo tempo, a força diminuída e o tônus aumentado, apresentando assim músculos enrijecidos, sendo difícil de realizar o movimento, tanto pelo paciente como por outra pessoa. Os músculos com maior tensão crescem menos, por isso a criança pode desenvolver encurtamentos musculares, assim como deformidades causadas pela influência da tensão muscular nos ossos.

- Discinética: é resultado de lesões nas vias extrapiramidais – núcleos da base – e caracteriza-se por contrações musculares involuntárias, sustentadas ou intermitentes, causando torção e movimentos repetitivos e posturas anormais. Pode ser subdivido em:
  - Distônica: movimentos lentos e bizarros de grandes partes do corpo, levando a posturas distorcidas dos membros e do tronco.
  - Atesose: movimentos involuntários lentos de contorção e retorção nas extremidades. O paciente apresenta "caretas" e movimentação do pescoço.
  - Coreia: são movimentos anormais nas regiões proximais de caráter explosivo, abruptos e de grande amplitude, que ocorrem em intervalos irregulares.
- Ataxia: caracteriza-se por um distúrbio da coordenação dos movimentos em razão de dissinergia, diminuição da tônus muscular e equilíbrio deficiente, em razão de lesões no cerebelo; uma marcha com aumento da base de sustentação e tremor intencional.
- Mista: na maior parte dos casos, os sintomas não aparecem isolados, pelas lesões múltiplas, podendo a criança apresentar mais do que um quadro clínico.
- Hipotônica: grave depressão da função motora e fraqueza muscular, além de frouxidão e aumento da mobilidade articular, músculos mal definidos, menor força e resistência. Na maioria das vezes, o diagnóstico é transitório, pois a maioria das crianças evolui para os tipos discinéticos ou atáxicos de PC.

Classificação topográfica

A classificação topográfica se refere à distribuição corporal da lesão, que pode ser (Figura 2):

- Monoparesia: apenas um membro é comprometido – muito raro.
- Hemiparesia: é o comprometimento de um lado do corpo, direito ou esquerdo, dependendo do lado (hemisfério) do cérebro que foi lesado.
- Hemiparesia dupla: comprometimento de um lado do corpo, mais o membro superior contralateral.
- Diparesia: o comprometimento é mais acentuado nos membros inferiores que nos superiores, ou seja, a função das mãos é mais preservada.
- Triparesia: comprometimento dos dois membros inferiores mais um membro superior.
- Quadriparesia: comprometimento global, em que tanto os membros superiores como os inferiores estão alterados com a mesma gravidade. Geralmente, aqui existe atraso do desenvolvimento motor importante e, de forma geral, o potencial de independência, nestas crianças, é bastante limitado.

A terminologia paresia refere-se ao movimento limitado ou fraco, apresentando padrão abaixo do normal, no que tange a força muscular, precisão do movimento, amplitude do movimento e resistência muscular localizada, ou

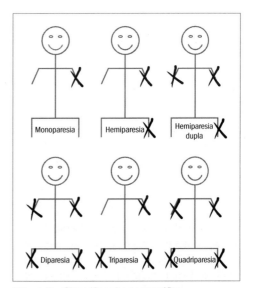

Figura 2 Classificação topográfica.

seja, é um comprometimento parcial. A terminologia plegia é utilizada para descrever a perda da força muscular causada por doença do sistema motor desde o nível do córtex cerebral até a fibra muscular, ou seja, é um comprometimento total, tendo a ausência absoluta do movimento.

Classificação pela intensidade – gravidade

A *Gross Motor Function Classification System* (GMFCS) é um sistema de classificação que avalia a função motora grossa, ou seja, as diversas atividades motoras que incluem o sentar, as transferências, as mobilidades, os deslocamentos e a atividade específica da marcha, além do correr e pular. Propõe determinar qual nível representa melhor as habilidades presentes e quais as limitações em relação à função motora, embora o enfoque seja na competência. Enfatiza o desempenho habitual da criança em domicílio, na escola e na comunidade. Classifica o desempenho simples e não envolve julgamentos sobre prognósticos. Portanto, o propósito é classificar o funcionamento motor total do indivíduo e não julgar a qualidade do movimento ou o potencial de evolução.

A GMFCS é composta por cinco níveis de independência: no nível I, a criança apresenta o maior nível de independência e, no nível V, o maior comprometimento motor. A classificação é apresentada por faixas etárias: 0 a 2 anos, 2 a 4 anos, 4 a 6 anos, 6 a 12 anos e 12 a 18 anos. Em cada idade, existem particularidades do que se espera do desempenho motor em cada um dos níveis. A descrição das competências e das limitações funcionais, para determinada faixa etária, é abrangente e não pretende descrever todos os aspectos da função do paciente.

A seguir, encontra-se a descrição resumida de cada um dos níveis.

- Nível I: deambula sem restrições, porém apresenta limitações para atividade motoras mais complexas, como correr e pular.
- Nível II: deambula sem auxílio, mas com limitações na marcha comunitária.
- Nível III: deambula com apoio, com limitações na marcha comunitária.
- Nível IV: a mobilidade é limitada, necessita de cadeira de rodas na comunidade.
- Nível V: mobilidade gravemente limitada, mesmo com uso de tecnologia assistida.

A GMFCS enfatiza os conceitos inerentes à Classificação Internacional de Funcionalidades (CIF), que foi aprovada pela Organização Mundial da Saúde, em 2003, e foi criada com a finalidade de uniformizar e padronizar a conceituação e a terminologia dos processos de funcionalidade e incapacidade, bem como para ser usada como parâmetro para organização de evidências clínicas e científicas.

Na visão da CIF, o processo de reabilitação deve visar à funcionalidade do paciente. Isso envolve a transferência do aprendizado nas sessões de terapia para a rotina diária, acarretando maiores independência e autonomia, necessárias à inclusão na sociedade. Sua utilização pode contribuir para o diagnóstico funcional, valorizando os aspectos relacionados com as capacidades e o desempenho das crianças perante as atividades cotidianas. Favorece a elaboração de um plano terapêutico adaptado, com estratégias eficazes que englobam a criança, a família, a comunidade e as instituições de saúde e ensino. Com enfoque biopsicossocial, favorece a inclusão escolar e social.

AVALIAÇÃO

O diagnóstico precoce, se possível nos primeiros meses de vida do bebê, seguido de um conjunto de técnicas de intervenção terapêutica, é ideal para que a criança desenvolva ao máximo as funcionalidades. Isso se deve ao melhor aproveitamento das fases de maturação do sistema nervoso, que se relacionam às etapas do desenvolvimento motor, estimulando, assim, a neuroplasticidade.

Porém, para que haja um tratamento adequado e eficaz, é necessário que previamente uma avaliação tenha sido realizada, para que se conheça a evolução do paciente ou em qual marco do desenvolvimento ele se encontra. A compreensão aprofundada das sequências de desenvolvimento neuropsicomotor normal é essencial ao profissional envolvido na propedêutica da criança com encefalopatia. A avaliação deve ser realizada continuamente para que se conheça a evolução do paciente. Assim, análise crítica das condutas terapêuticas empregadas pode redirecionar as intervenções clínicas.

A seguir são citados os principais itens de avaliação fisioterapêutica:

- Anamnese.
- Observação e análise da motricidade espontânea da criança.
- Posturas e predomínio de padrões de movimentos.
- Tônus muscular em repouso e em movimento.
- Trocas posturais.
- Reações associadas e movimentos involuntários.
- Interferência da atividade reflexa patológica.
- Reflexos e reações posturais.
- Testes musculares e osteomusculares para verificar alinhamento biomecânico, retrações e deformidades.
- Marcha e atividades motoras grossas, como correr, saltar, subir e descer escadas e rampas.
- Atividades de vida diária.
- Avaliação respiratória.
- Uso de órteses e adaptações.
- Cognição e comportamento.
- Aspectos sociais e educacionais.
- Demais sistemas envolvidos, como visão, linguagem e audição.

MARCHA NA PARALISIA CEREBRAL

Para a melhor compreensão do potencial de marcha da criança e com a finalidade de uma análise comparada dos resultados a serem obtidos com o tratamento, é fundamental que em avaliação prévia ao tratamento seja realizada uma avaliação funcional da mobilidade do paciente, pela escala de mobilidade funcional (EMF), ou *functional mobility scale* (FMS), conforme descrição de Graham et al.

A EMF ou FMS foi desenvolvida por Hugh Williamson, no Laboratório de Marcha do Royal Children's Hospital em Melbourne, Austrália, para a classificação funcional da mobilidade de crianças, considerando a variedade de dispositivos de assistência para locomoção que a criança possa usar.

A escala pode ser usada para a classificação das crianças quanto à mobilidade funcional, para a documentação de alterações que surgem ao longo do tempo na mesma criança e também para registrar eventuais mudanças após intervenções cirúrgicas ortopédicas ou neurológicas, como a rizotomia dorsal seletiva.

A EMF classifica a capacidade de caminhar em três distâncias específicas, 5, 50 e 500 m. Estes valores representam a mobilidade da criança em casa, na escola e na comunidade. Deve ser considerado, portanto, quais os diferentes dispositivos de assistência utilizados pela mesma criança nos diferentes ambientes.

A avaliação deve ser feita pelo médico, por meio de perguntas dirigidas à criança ou aos pais ou cuidadores e não pela observação direta. A capacidade da criança andar deve ser avaliada para cada uma das três distâncias, de acordo com a necessidade de uso de dispositivos de auxílio, como muletas, andadores ou cadeira de rodas. As órteses de uso regular devem ser incluídas na classificação.

A EMF é uma medida de desempenho. Por isso é importante avaliar o que a criança realmente faz no momento presente, não o que possa fazer ou que eventualmente seria capaz de fazer.

Para obter respostas que reflitam a realidade, a maneira pela qual as questões são formuladas para a criança ou pais é importante. As perguntas normalmente usadas para obter as respostas adequadas são:

- Como seu filho(a) se desloca para distâncias curtas em casa? (5 m.)
- Como seu filho(a) se desloca dentro da sala e entre as aulas na escola? (50 m.)

- Como seu filho(a) se desloca para longas distâncias, como em um shopping center? (500 m.)

As distâncias citadas servem como referência. O ambiente em que a locomoção acontece é mais relevante.

Escores

1. Usa cadeira de rodas, mas pode ficar em pé para as transferências; pode dar alguns passos apoiado por outra pessoa ou ainda utilizar um andador apenas em transferências.
2. Usa um andador: sem a ajuda de outra pessoa.
3. Usa muletas, axilares ou canadenses: sem a ajuda de outra pessoa.
4. Usa bengalas ou bastões (um ou dois): sem a ajuda de outra pessoa.
5. Independente em superfícies niveladas e lisas: não utiliza aparelhos de locomoção ou precisa de ajuda de outra pessoa, mas requer um corrimão para subir escadas. Quando necessita do apoio de móveis, paredes, muros, fachadas de lojas, o escore 4 deve ser considerado a descrição apropriada.
6. Independente em todas as superfícies: não utiliza nenhuma ajuda para caminhar e não precisa de ajuda de outros para andar em todas as superfícies, incluindo terrenos irregulares, degraus, rampas e em ambiente aglomerados.

N = não se aplica: por exemplo, a criança não completa a distância.
C = Engatinhar: a criança engatinha para a mobilidade em casa (5 m).

Como classificar

A diferença entre os escores 1 e 4 é autoexplicativa, no entanto, a diferença entre os escores 5 e 6 é menos clara.

Para a distância de 5 metros: as crianças que necessitam de um corrimão para subir escadas seriam classificadas como 5, e as crianças que não necessitam de corrimão ou ajuda devem ser classificadas como 6.

Para 50 metros: as crianças que podem andar em todas as superfícies, incluindo superfícies irregulares e degraus, particularmente na escola são classificadas como 6, e as crianças que precisam de ajuda nessas superfícies, mas podem andar em superfícies lisas e niveladas, são classificadas como 5.

Para 500 metros: as crianças que podem andar em todas as superfícies, incluindo terrenos acidentados, rampas, degraus e em ambientes lotados com outras pessoas na comunidade sem ajuda, são classificados como 6, e as crianças que conseguem andar longas distâncias apenas em superfícies planas e têm dificuldade para caminhar em multidões são classificadas como 5.

Análise de marcha na paralisia cerebral

O principal papel da análise de marcha na PC é contribuir para a identificação das alterações primárias, que são e serão permanentes, as secundárias, que são passíveis de correções, e as terciárias ou adaptativas, que são corrigidas espontaneamente a partir do instante em que não são mais necessárias.

Por meio da análise de marcha, deverá ser possível determinar o que pode ser corrigido e o que deve ser preservado.

As alterações primárias e que, portanto, não podem ser corrigidas incluem a perda do controle motor seletivo, o comprometimento do equilíbrio e as alterações de tônus muscular.

As contraturas musculares e as alterações que surgem durante o crescimento e o desenvolvimento esquelético, que gerarão os assim chamados problemas de braços de alavanca são alterações secundárias e é para a correção desses problemas que o ortopedista e os profissionais de reabilitação devem dirigir a atenção.

Alterações terciárias são mecanismos adaptativos desenvolvidos pela criança para compensar outros problemas ou deformidades. É, portanto, fundamental a compreensão desses fenômenos para evitar eventuais cirurgias ou intervenções desnecessárias e que fatalmente provocam perdas funcionais significativas.

Com o objetivo de compreender melhor a marcha de portadores de PC, pode-se levar em consideração quatro quesitos fundamentais no momento da avaliação:

1. Estabilidade no apoio – necessária para que o membro contralateral avance adequadamente.
2. Passagem livre do pé no balanço – em determinadas situações, seja por contraturas ou falta de força adequada, o pé em balanço pode arrastar no solo. Isso implica limitação no tamanho do passo e perda de estabilidade.
3. Pré-posicionamento adequado do pé no balanço inicial – no balanço inicial é necessário que o contato seja realizado com o calcanhar, de forma a alongar o passo e reduzir a oscilação do centro de massa (quarto determinante da marcha). Quando isso não ocorre, o vetor da força de reação ao solo fica anterior ao centro do tornozelo e posterior ao centro do joelho, implicando maior solicitação muscular para os extensores da perna.
4. Comprimento do passo adequado – quando o comprimento do passo não é adequado, ou seja, é curto ou assimétrico, haverá redução de velocidade e maior consumo de energia.

Padrões de marcha

A alterações de marcha observadas em crianças com PC são variáveis e dependem não somente do grau de acometimento, mas também do tipo de lesão. Assim, para melhor compreensão, alguns padrões mais comuns serão apresentados. O conhecimento desses padrões tem como objetivo obter a melhor compreensão da relação entre os segmentos e da patomecânica, permitindo uma abordagem completa no tratamento. Os padrões aqui abordados são alterações da marcha observadas no plano sagital e foram descritos inicialmente por Sutherland e Davids, em 1993, e posteriormente revistos por Rodda et al., em 2004.

Os principais padrões mais comuns observados na diparesia espástica, de acordo com Sutherland e Davids, seriam:

- *Jump knee* – marcha em que se observa o aumento da flexão dos joelhos no início do apoio e no final do balanço, aumentando a oscilação vertical do tronco.
- *Crouch knee* – deslocamento com aumento da flexão dos joelhos em toda a fase de apoio e no balanço terminal.
- *Stiff knee* – limitação da flexão dos joelhos nos balanços inicial e médio.
- *Recurvatum knee* – extensão dos joelhos aumentada no apoio simples e segundo duplo apoio.

Rodda et al. (2001) apresentaram uma nova classificação, com o intuito de definir melhor as alterações e propor intervenções adequadas. Também são apresentadas as alterações cinemáticas no plano sagital, porém, citando as alterações observadas na pelve, no quadril, no joelho e no tornozelo, para cada um dos padrões, que são: *true equinus, jump gait, apparent equinus, crouch gait* e *assymmetrical gait*. As alterações encontradas em cada tipo estão resumidas na Tabela 1.

TRATAMENTO

Como a PC está comumente associada com amplo espectro de distúrbios do desenvolvimento, a abordagem multiprofissional é benéfica na avaliação e no tratamento, e a reabilitação admite múltiplas possibilidades, dependendo da análise cuidadosa e individualizada do paciente.

A equipe multiprofissional é composta por família, médico, fisioterapeuta, terapeuta ocupacional, fonoaudiólogo, psicólogo, pedagogo, assistente social, enfermeiro, dentista, entre outros. Os desafios englobam a independência e a inserção do indivíduo na sociedade, e o enfoque

Tabela 1 Cinemática do plano sagital

	Versão pélvica	Quadril	Joelho	Tornozelo
	Ant/post	Flex/ext	Flex/ext	Flex/ext
True equinus	Normal ou anterior	Normal	Normal ou recurvado	Equino
Jump gait	Normal ou anterior	Normal ou flexão	Flexão	Equino
Apparent equinus	Normal Anterior	Flexão	Flexão	Normal
Crouch gait	Normal Anterior	Flexão	Flexão	Calcâneo
Assymmetrical gait	Combinação de qualquer um dos padrões			

é sempre na aquisição das habilidades funcionais ajustadas às capacidades. Por isso, é de extrema importância que os resultados dos tratamentos possam estender-se para todas as atividades da vida diária e sejam reforçados pela ajuda de cada profissional especializado da equipe.

Atualmente, a reabilitação exige cada vez mais que a prática seja baseada em evidências, pois os resultados das pesquisas são utilizados para nortear a prática clínica, de forma a garantir a qualidade de assistência ao indivíduo e aperfeiçoar os resultados.

ABORDAGEM FISIOTERAPÊUTICA

A meta principal de qualquer programa de reabilitação é otimizar a função do paciente; treinos funcionais intensificados podem acelerar o desenvolvimento e ajudar na melhora do desempenho das habilidades motoras básicas.

Os métodos terapêuticos devem ser selecionados e empregados individualmente para cada paciente, assim como diferentes técnicas podem ser usadas em uma mesma sessão de tratamento. As abordagens de forma lúdica que incluem brincadeiras, músicas, contar histórias e brinquedos apropriados para faixa etária e cognição de cada criança possibilitam a vivência das sensações dos movimentos e posturas em contato com diferentes descobertas sensoriais e motoras e, ao mesmo tempo, mantêm ativo o lado motivacional da criança.

É sabido que o tratamento precoce influencia na plasticidade neural, além de ser fundamental para o resultado do tratamento. Por isso, a intervenção precoce no tratamento das crianças com lesões encefálicas é essencial, assim como o acompanhamento da evolução clínica para que exista o preparo para fases subsequentes do desenvolvimento.

A intervenção precoce pode ser iniciada logo após a alta da maternidade, e as orientações aos cuidadores devem ser práticas, simples e ter objetivos funcionais na rotina da criança. O ideal é que sejam feitas por escrito e com ilustrações (cartilha), com uma cópia para que o fisioterapeuta mantenha o controle das orientações já realizadas e possa assim evoluir conforme necessário. Nessa cartilha, devem existir orientações sobre o modo de segurar a criança no colo, a forma correta de trocá-la e a forma correta de realizar as trocas posturais.

Conceito Bobath

O conceito foi preconizado por Karel e Berta Bobath, na década de 1950, e engloba o conhecimento da sequência do desenvolvimento, dos mecanismos de plasticidade neural e muscular, da aprendizagem motora e da importância da família e da equipe interdisciplinar. A teoria dos sistemas dinâmicos prega que o desenvolvimento surge da influência mútua entre os fatores intrínsecos neurais e as condições do ambiente e da tarefa e reconhece a maturação cortical como componente importante para que a tarefa ocorra. Desse modo, entende-se que o desenvolvimento é a constante mudança no comportamento ao longo da vida, efetivado pela interação entre as necessidades da tarefa, a biologia do indivíduo e as condições do ambiente.

O método que surgiu a partir de experiências clínicas envolve um processo dinâmico de resolução de problemas, com a criação de estratégias motoras para situações diferentes, com base em experiências adquiridas, junto com a repetição dos movimentos e a variabilidade na prática.

A intervenção é individualizada e objetiva facilitar a variedade de padrões motores básicos e inatos, além de incentivar a prática das habilidades necessárias no cotidiano da criança, concomitantemente com a inibição do tônus muscular e de padrões anormais de movimento e postura. Portanto, o fisioterapeuta atua de forma a estimular o movimento da criança com a melhor qualidade, favorecendo o tônus postural e a vivência de experiências sensório-motoras fundamentais para a prática das habilidades funcionais.

Utilizar o método Bobath nas terapias é sinônimo de trabalhar com grande variedade de padrões de movimentos e tônus postural e, portanto, os resultados podem ser limitados e pouco satisfatórios nos casos em que as mudanças irreversíveis já se instalaram, seja por causa de encurtamentos, deformidades ou qualquer outro motivo.

Terapia aquática

O ambiente aquático proporciona melhor sustentação corporal, maior estabilidade e realização de alguns movimentos que a criança com PC não conseguiria fazer no solo, além da criança experimentar sensações diferentes daquelas a que está acostumada quando realiza terapia no solo.

A realização de um movimento com maior grau de liberdade traz outros benefícios, como estimulação do desenvolvimento motor, adequação tônica, elevação da força muscular, das reações posturais e do controle de tronco, bem como estimulação sensorial por meio da pele.

O uso de um recurso diferenciado e lúdico, como a água, estimula a independência, a motivação, o bem-estar psicológico e a interação social.

A abordagem da terapia aquática está fundamentada na utilização dos princípios físicos da água (refração, reflexão, empuxo, turbulência, pressão hidrostática, densidade e viscosidade). Os principais objetivos são: ganho, manutenção ou melhora das capacidades funcionais motora, musculoesquelética ou cardiorrespiratória.

Na prática clínica, a terapia aquática tem sido utilizada como complemento da terapia no solo, por facilitar a movimentação ativa, promover maior independência no meio aquático, melhorar a capacidade funcional e contribuir para a adequação do tônus pelo fato de que a temperatura da água quente promove vasodilatação periférica e como consequência relaxamento muscular (em casos de crianças hipertônicas).

Treinar funções que necessitam ser adquiridas, readquiridas ou aprimoradas é um objetivo a ser trabalhado na terapia em solo e não é diferente no meio aquático. Por isso, a variação ambiental é tão importante para o aprendizado, uma vez que a água é um meio facilitador de aquisições motoras, promovendo motivação adicional no processo de reabilitação.

Equoterapia

A equoterapia fundamenta-se no movimento tridimensional e no ritmo do passo do cavalo, que se assemelha ao da marcha humana. Esse recurso de tratamento que utiliza o cavalo como instrumento terapêutico visa o desenvolvimento biopsicossocial do paciente, potencializando as habilidades motoras, exigindo assim do paciente reações de equilíbrio e retificação e estimulando o planejamento e a criação de estratégias perante os diferentes deslocamentos e movimentações do tronco.

Essa terapia é indicada para distúrbios de movimento e tônus, em vários níveis de gravidade e classificações topográficas, acompanhadas ou não de déficits cognitivos e/ou comportamentais. Tem como objetivos a melhora de controle postural, equilíbrio, coordenação motora, integração sensorial (entre o sistema visual, vestibular e proprioceptivo), simetria, conscientização corporal, iniciativa e autoconfiança. Além do ganho motor, a equoterapia tem demonstrado resultados excelentes no bem-estar psicológico e na socialização da criança.

Fortalecimento muscular

Evidências demonstram que a fraqueza muscular é um componente importante da PC e que o fortalecimento muscular para esses indivíduos pode promover ganhos significativos, tanto na força muscular como na velocidade da marcha e no desempenho de atividades motoras grossas.

Existe um receio quanto a empregar exercícios resistidos para pacientes com PC, pois acredita-se que podem provocar aumento da espasticidade e do tônus muscular, porém tal argumento não é comprovado e não têm respaldo científico.

Portanto, programas de treinamentos padronizados podem ser empregados para pacientes com o objetivo de melhorar as capacidades aeróbia e anaeróbia e obter ganho de força muscular e agilidade, por meio da prática de repetição de tarefas específicas funcionais, além de ser um estímulo a mais para que os adolescentes com PC se interessem por novas atividades físicas e pela prática de esportes.

Facilitação neuromuscular proprioceptiva

Facilitação neuromuscular proprioceptiva (FNP) é um conjunto de técnicas que promove e acelera a resposta dos mecanismos neuromusculares pela estimulação dos proprioceptores e dos receptores táteis, visuais e auditivos, utilizando assim os estímulos proprioceptivos facilitatórios das respostas motoras, partindo de respostas reflexas à motricidade voluntária.

Tem como método utilizar padrões de movimentos funcionais em diagonal, rotação e espiral, atuando conforme o sinergismo dos grupos musculares, com o objetivo de estimular a funcionalidade partindo da premissa de que a repetição é a base da memória e do aprendizado e que todo ser humano apresenta potencial ainda não explorado.

FISIOTERAPIA NA EDUCAÇÃO INCLUSIVA

As discussões sobre inclusão de pessoas com necessidades especiais na escola sinalizam para a necessidade da elaboração de plano educacional que garanta a defesa dos direitos à prática pedagógica eficaz no processo de inclusão.

Nesse contexto, o fisioterapeuta precisa ter como meta também aperfeiçoar o desenvolvimento das potencialidades da criança no novo ambiente, devendo assim identificar e modificar, quando necessário, as barreiras físicas que possam dificultar o desempenho funcional da criança no ambiente escolar.

É importante que o fisioterapeuta instrua o professor sobre o posicionamento e o manuseio da criança com deficiência, além de orientar na seleção e no uso das adaptações no ambiente de sala de aula e em atividades extraclasses.

É fundamental que o mobiliário seja adequado para cada criança, pois, além de prevenir deformidades, melhora a ventilação pulmonar, o tônus postural e a coordenação motora, favorecendo o melhor controle motor.

Apesar de muito se falar sobre a inclusão, ainda existe a necessidade de iniciativas que envolvam, fortaleçam e produzam o desenvolvimento de um espaço escolar de integração e inserção para as crianças com deficiência, de modo que a educação inclusiva seja efetivada da forma que está idealizada na legislação vigente.

Órteses, adaptações e mobiliários

A adaptação da criança com PC, com órteses e mobiliários adequados, têm como finalidade alcançar o ajuste à função, com visa à melhora das habilidades, além da diminuição do gasto energético nas execuções das atividades.

Segundo a atualização do consenso europeu de 2009 para o tratamento da espasticidade em crianças com PC, a prescrição de órteses tem como objetivos:

- Melhorar a função de vida diária.
- Melhorar o controle funcional do movimento.
- Manter o comprimento da musculatura envolvida.
- Prevenir deformidades musculares e ósseas.
- Posicionar e manter o alinhamento correto das articulações.
- Estabilizar uma ou mais articulações, melhorando o funcionamento de outras.
- Diminuir a necessidade de cirurgias.

Deve-se considerar a necessidade de modificar, substituir ou adaptar o dispositivo, de acordo com o crescimento da criança, a demanda funcional e a evolução do quadro clínico.

As orientações e os treinamentos para cuidadores quanto ao uso correto das órteses são fundamentais, uma vez que não se deve fazer uso prolongado de órtese sem acompanhamento especializado, nem ocasionar desconforto para a criança. É importante que se faça inspeção cuidadosa da pele que fica em contato com a órtese, pois o atrito na região pode causar lesões e até alergias.

As órteses, as adaptações e os mobiliários mais frequentemente prescritos na prática clínica incluem:

- Órtese tornozelo-pé: confeccionada sob gesso moldável, mantém a articulação tibiotársica em posição neutra, evitando a instalação de deformidades. Nos casos de prognóstico de marcha ou de dorsiflexão ativa, a órtese articulada é indicada.
- Talas de lona: usadas para manter a extensão dos membros, tanto superiores como inferiores.
- Calça de posicionamento: proporciona melhor organização sensório-motora. É recheada com espumas e tecidos com texturas variadas.
- *Parapodium*: mobiliário empregado para manutenção do ortostatismo. A manutenção da postura ortostática previne luxação de quadril, redução na densidade mineral óssea e instalação de contraturas. Melhora a reexpansão pulmonar, a propriocepção e o controle de cabeça e tronco. Pode favorecer também a função de membros superiores, ao acoplar, no *parapodium*, uma bandeja para que a criança realize atividades como comer, brincar e desenhar.
- Dispositivos auxiliares de marcha (como andador e muletas canadenses): proporcionam maior segurança e estabilidade à criança.
- Cadeira de rodas: favorece bom alinhamento corporal e diminui a sobrecarga física dos cuidadores.

Buscar a realidade social do paciente aproxima o terapeuta da criança e da família, além de favorecer a continuidade no processo de terapia, e o assistente social têm como função analisar a situação da família e, de acordo com as dificuldades socioeconômicas, orientar sobre os meios que facilitam a aquisição dos equipamentos necessários.

ORIENTAÇÃO AOS FAMILIARES

Assim como pais das crianças sem deficiências têm experiências desafiadoras, a paternidade de um deficiente também o é, mas com agravantes. Muitos familiares precisam de assistência e orientação para melhor enfrentamento da situação.

A falta de conhecimento sobre a doença, concepções errôneas referentes ao programa de reabilitação e aos resultados potenciais e dificuldade em estabelecer níveis apropriados de expectativas de comportamento quanto ao prognóstico podem influenciar negativamente no processo de reabilitação. Os profissionais da área da saúde devem ter o conhecimento de que a sobrecarga física e emocional dos cuidadores de pacientes neurológicos é mais um dado a ser agregado na intervenção e envolve o encaminhamento a profissionais especializados, como o psicólogo.

Os cuidadores precisam ser orientados sobre a importância da participação efetiva nas sessões de terapia para o aprendizado de técnicas e exercícios apropriados, e os terapeutas devem verificar se as orientações estão sendo seguidas e se apresentam dúvidas. Ações educacionais estimulam a adesão ao tratamento e maior responsabilidade e envolvimento ativo dos pais de crianças com qualquer deficiência, o que será necessidade contínua na vida.

CONSIDERAÇÕES FINAIS

Assim como em qualquer terapia, a assiduidade do paciente à fisioterapia, a motivação e o envolvimento dos cuidadores contribuem para resultados cada vez melhores.

No passado, o atendimento de crianças com PC era totalmente empírico, fundamentado mais na experiência pessoal, diferente de hoje em dia, com estudos sendo realizados para que escalas sejam capazes de quantificar respostas e reproduzir resultados. Ainda assim, mais pesquisas com caso-controle e seleção aleatória são necessárias para que as condutas clínicas sejam baseadas em evidências científicas para essa população específica.

Apesar do grande acervo de bibliografia, há muito que estudar, comprovar e discutir sobre o assunto. Já que conceitos inerentes aos diferentes métodos podem ser empregados no tratamento de pacientes com PC, é muito importante que os profissionais estejam em formação constante, sempre em busca de conhecimentos que possam contribuir para o progresso dos pacientes.

A reabilitação exige esforços abrangentes de uma equipe multiprofissional bem estruturada e da família. Acompanhamento coeso continuado, com participação ativa e efetiva dos cuidadores, garantindo que as crianças com PC alcancem o melhor desempenho possível em atividades funcionais, tenham mais independência, melhor interação social e melhor qualidade de vida em todos os aspectos.

BIBLIOGRAFIA

1. Assis-Madeira EA, Carvalho SG. Paralisia cerebral e fatores de risco ao desenvolvimento motor: uma revisão teórica. Cad Pós-Grad Dist Desenv. 2009;9(1):142-63.
2. Bialik GM, Givon U. Cerebral palsy: classification and etiology. Acta Orthop Traumatol Turc. 2009;43(2):77-80.
3. Damiano DL, Alter KE, Chambers H. New clinical and research trends in lower extremity management for ambulatory children with cerebral palsy. Phys Med Rehabil Clin N Am. 2009;20(3):469-91.
4. Durce K, Ferreira CAS, Pereira PS, Souza BB. A atuação da fisioterapia na inclusão de crianças deficientes em escolas regulares: uma revisão de literatura. Mundo Saúde S P. 2006;30(1):156-9.
5. Farias N, Buchalla CM. A Classificação Internacional de Funcionalidade, Incapacidade e Saúde da Organização Mundial da Saúde: conceitos, usos e perspectivas. Rev Bras Epidemiol. 2005;8(2):187-93.
6. Gage JR, Koop SE, Schwartz MH, Novacheck TF. The identification and treatment of gait problems in cerebral palsy. Philadelphia: Mac Keith Press; 2009.
7. Gorter JW, Rosenbaum PL, Hanna SE, Palisano RJ, Bartlett DJ, Russell DJ, et al. Limb distribution, motor impairment, and functional classification of cerebral palsy. Dev Med Child Neurol. 2004;46(7):461-7.
8. Graham HK, Harvey A, Rodda J, Nattrass GR, Pirpiris M. Functional Mobility Scale (FMS). J Pediatr Orthop. 2004;24(5):514-20.
9. Graham JV, Eustace C, Brock K, Swain E, Irwin-Carruthers S. The Bobath concept in contemporary clinical practice. Top Stroke Rehabil. 2009;16(1):57-68.
10. Granham HK, Selber P. Musculoskeletal aspects of cerebral palsy. J Bone Joint Surg. 2003;85(2):157-66.
11. Heinen F, Desloovere K, Schroeder AS, Berweck S, Borggraefe I, van Campenhout A, et al. The updated European Consensus 2009 on the use of Botulinum toxin for children with cerebral palsy. Eur J Paediatr Neurol. 2010;14(1):45-66.
12. Hindle KB, Whitcomb TJ, Briggs WO, Hong J. Proprioceptive neuromuscular facilitation (PNF): its mechanisms and effects on range of motion and muscular function. J Hum Kinet. 2012;31:105-13.
13. Howard J, Soo B, Graham HK, Boyd RN, Reid S, Lanigan A, et al. Cerebral palsy in Victoria: motor types,

topography and gross motor function. J Paediatr Child Health. 2005;41(9-10):479-83.
14. Kwon JY, Chang HJ, Yi SH, Lee JY, Shin HY, Kim YH. Effect of hippotherapy on gross motor function in children with cerebral palsy: a randomized controlled trial. J Altern Complement Med. 2015;21(1):15-21.
15. Kwon YH, Lee HY. Differences in respiratory pressure and pulmonary function among children with spastic diplegic and hemiplegic cerebral palsy in comparison with normal control. J Phys Ther Sci. 2015;27(2):401-3.
16. Lai CJ, Liu WY, Yang TF, Chen CL, Wu CY, Chan RC. Pediatric aquatic therapy on motor function and enjoyment in children diagnosed with cerebral palsy of various motor severities. J Child Neurol. 2015;30(2):200-8.
17. Lima CLA, Fonseca LF. Paralisia cerebral. Rio de Janeiro: Guanabara; 2004.
18. Marsura A, Santos MP, Silvia MA, et al. A interferência da alteração de tônus sobre a reabilitação fisioterapêutica após lesões neurológicas. Saúde em Foco. 2012;7-11.
19. Miura RT, Petean EBL. Paralisia cerebral grave: o impacto na qualidade de vida de mães cuidadoras. Mudanças – Psicologia da Saúde. 2012;20(1-2):7-12.
20. Msall ME, Park JJ. Neurodevelopmental management strategies for children with cerebral palsy: optimizing function, promoting participation, and supporting families. Clin Obstet Gynecol. 2008;51(4):800-15.
21. Odding E, Roebroeck ME, Stam HJ. The epidemiology of cerebral palsy: Incidence, impairments and risk factors. Disabil Rehabil. 2006;28(4):183-91.
22. Pakula AT, Van Naarden Braun K, Yeargin-Allsopp M. Cerebral palsy: classification and epidemiology. Phys Med Rehabil Clin N Am. 2009;20(3):425-52.
23. Palisano R, Rosenbaum P, Bartlett D, Livingston M. Content validity of the expanded and revised Gross Motor Function Classification System. DMCN. 2008;50(10):744-50.
24. Park ES, Rha DW, Shin JS, Kim S, Jung S. Effects of hippotherapy on gross motor function and functional performance of children with cerebral palsy. Yonsei Med J. 2014;55(6):1736-42.
25. Pfeifer FL, Silva DBR, Funayama CAR, Santos JL. Classification of cerebral palsy: association between gender, age, motor type, topography and gross motor function. Arq Neuropsiquiatr. 2009;67(4):1057-61.
26. Piskorz EK, Piskorz L. Analysis of properties of the respiratory system in youth with spastic paresis of the lower extremities in course of cerebral palsy in comparison to control group. Adv Rehabil. 2006;2:18-23.
27. Raine S. The current theoretical assumptions of the Bobath concept as determined by the members of BBTA. Physiother Theory Pract. 2007;23(3):137-52.
28. Reid SM, Carlin JB, Redduhough DS. Classification of topographical pattern of spasticity in cerebral palsy: a registry perspective. Res Dev Disabil. 2011;32(6):2909-15.
29. Rethlefsen SA, Ryan DD, Kay RM. Classification systems in cerebral palsy. Orthop Clin North Am. 2010;41(4):457-67.
30. Richards CL, Malouin F. Cerebral palsy: definition, assessment and rehabilitation. Handb Clin Neurol. 2013;111:183-95.
31. Rodda JM, Graham HK, Carson L, Galea MP, Wolfe R. Sagittal gait patterns in spastic diplegia J Bone Joint Surg Br. 2001;86(2):251-8.
32. Rosenbaum P, Paneth N, Leviton A, Goldstein M, Bax M, Damiano D, et al. A report: the definition and classification of cerebral palsy April 2006. Dev Med Child Neurol. 2007;49:9-14.
33. Sheard PW. Proprioceptive neuromuscular facilitation: time for a paradigm shift? Physical Ther Rev. 2010;15(2)2:17-8.
34. Wallard L, Dietrich G, Kerlirzin Y, Bredin J. Balance control in gait children with cerebral palsy. Gait Posture. 2014;40(1):43-7.
35. Zanini G, Cemin NF, Peralles SN. Paralisia cerebral: causas e prevalências. Fisioter Mov. 2009;22(3):375-81.

15
Doenças neuromusculares da infância

Maria Clara Drummond Soares de Moura
Denise Caldeira Troise

INTRODUÇÃO

As doenças neuromusculares (DNM) abrangem as doenças caracterizadas pelo acometimento primário da unidade motora e podem seguir uma classificação baseada na distribuição topográfica do acometimento. Assim, estão incluídos dentro das DNM aquelas cujo comprometimento se dá no neurônio inferior, em raízes, plexo ou nervos periféricos, na junção mioneural ou na própria fibra muscular (Tabela 1).

Nas crianças, a maior parte das afecções é determinada por herança genética, e, enquanto se esperam os avanços na terapia gênica, o mais importante tratamento destas doenças se dá, em forma paliativa, por meio de reabilitação e cuidados ortopédicos.

As DNM da infância podem ser divididas entre aquelas que geram um quadro paralítico logo nos primeiros meses de vida e aquelas em que o comprometimento se evidencia já na infância. No primeiro caso, estão o chamado *floppy baby* (Figura 1), caracterizado pelo quadro de hipotonia e fraqueza muscular generalizada, como nos pacientes com amiotrofia espinhal progressiva (AEP) tipo I, distrofia miotônica congênita, distrofia muscular congênita (DMC) e algumas miopatias. Nesses casos, a hipotonia é particularmente valorizada, visto que é fator diferencial do tônus flexor aumentado no recém-

Tabela 1 Classificação das doenças neuromusculares da infância

Acometimento do neurônio motor periférico	Causas genéticas: amiotrofia espinhal progressiva (AEP tipos I, II, III)
	Causas adquiridas: enteroviroses, principalmente poliomielite
Acometimento de raízes e nervos periféricos	Causas genéticas: polineuropatias hereditárias sensitivo-motoras (p. ex., Charcot-Marie Tooth tipo I e Déjerine-Sottas)
	Causas adquiridas: várias, principalmente síndrome de Guillain-Barré
Acometimento da junção mioneural	Causas genéticas: síndrome miastênica congênita
	Causas adquiridas: miastenia grave e botulismo
Acometimento da fibra muscular: miopatias	Causas genéticas: distrofias musculares e miopatias congênitas e metabólicas
	Causas adquiridas: miosites de diferentes tipos, principalmente polidermatomiosite

Fonte: adaptada de Reed, 2002.

-nascido. Já no lactente, visto que o quadro de hipotonia fisiológica se inicia por volta do segundo trimestre de vida, o atraso no desenvolvimento neuromotor se torna o fator mais relevante para o diagnóstico clínico. Pode ainda haver envolvimento da musculatura respiratória e dificuldade para sugar e deglutir.

Já nas DNM que se iniciam pouco mais tardiamente, na primeira infância, os sintomas se manifestam como fraqueza e hipotrofia muscular primariamente em região de cinturas, podendo ser em cintura escapular no caso da distrofia facioescapuloumeral (FSH), ou pélvica, como nas distrofinopatias e na distrofia do tipo cinturas. Com a evolução da doença, é inevitável, porém, o acometimento também da musculatura apendicular mais distal além dos músculos (mm.) do tronco. Segundo Reed, como consequência do comprometimento da musculatura estabilizadora escapular, verifica-se o sinal da escápula alada. Ao fletir os ombros, as escápulas se afastam da parede posterior do tórax e se elevam, tornando-se salientes. Como consequência da falta de fixação da escápula, evidencia-se limitação na flexão ativa dos ombros. O comprometimento da musculatura proximal pode ser verificado pela

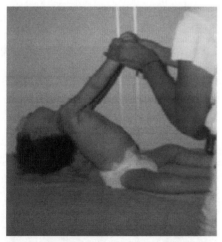

Figura 1 Ausência de sustento cefálico associada ao quadro de hipotonia e fraqueza muscular generalizada, características do *floppy baby*.
Fonte: Reed, 2002.

dificuldade em elevar a cabeça do chão pela criança quando se encontra em decúbito dorsal. Já a fraqueza de membros inferiores (MMII) se expressa pelo sinal clássico do levantar miopático (ou sinal de Gowers), que consiste no levantar-se do chão fixando cada articulação dos MMII em extensão, como se a criança se escalasse de forma ascendente, finalizando com a extensão do tronco. Por ser um sinal típico da distrofia muscular de Duchenne (DMD), será mais bem descrito posteriormente no capítulo.

Uma atrofia inicial da musculatura distal de MMII é sugestiva de polineuropatia hereditária sensitivo-motora (PHSM). A PHSM tipo I é a forma desmielinizante da doença de Charcot-Marie-Tooth, que se manifesta na criança a partir dos 3 anos pelo comprometimento do músculo (m) tibial anterior que evolui lentamente para uma atrofia de caráter distal com um quadro de pé caído e marcha escarvante. Soma-se, ainda, um componente sensorial não observado na outras DNM em geral. Mais tardiamente, há envolvimento também da musculatura distal de membros superiores (MMSS), com atrofia e fraqueza da musculatura das mãos. Já a PHSM tipo III, doença de Déjerine-Sottas, expressa-se como uma forma rara congênita grave, com hipotonia e comprometimento da musculatura bulbar ou uma forma pouco mais tardia, com sintomas iniciais antes dos 2 anos de idade e atraso no desenvolvimento motor moderado.

O diagnóstico diferencial é iniciado muitas vezes pela propedêutica neurológica (Tabela 2), mas não se restringe ao campo dos sinais e sintomas clínicos. A investigação por exames laboratoriais é determinante nesses casos, por meio de exames de sangue (CPK aumentada, como nas distrofias), eletroneuromiografia (padrões específicos para AEP, polineuropatias ou miastenia) e biópsia muscular (por microscopia óptica, eletrônica ou imuno-histoquímica).

Por serem as duas principais e mais frequentes DNM da infância, a AEP e a DMD serão explicadas com mais detalhes neste capítulo, servindo como base para compreender o tratamento das demais DNM.

Tabela 2   Diagnóstico diferencial das doenças neuromusculares

Diagnóstico	Fraqueza	Tônus	Atrofia	Reflexo	Sensibilidade
Células do corno anterior	Focal	Flácido	Presente	Diminuído/ausente	Preservada
Raiz anterior	Focal	Flácido	Presente	Diminuído/ausente	Preservada
Plexo/nervo	Focal	Flácido	Presente	Diminuído/ausente	Alterada
Junção neuromuscular	Difusa	Normal	Ausente	Normal	Preservada
Músculo	Difusa	Normal/flácido	Presente	Diminuído/normal	Preservada

AMIOTROFIA ESPINHAL PROGRESSIVA (AEP)

A AEP, a doença genética autossômica recessiva que lidera as causas de morte na infância, resulta na degeneração dos motoneurônios da medula espinhal, caracterizada por hipotonia e fraqueza muscular, sem acometimento cognitivo. A incidência é de aproximadamente 1 em 11 mil nascidos vivos, sem ainda tratamento médico efetivo, porém com grandes progressos na busca nesta última década. A maioria dos autores classifica a AEP conforme o nível motor máximo atingido, isto é, sentar e andar (Tabela 3).

A AEP tipo I (doença de Werding-Hoffmann) é o tipo mais comum e o mais grave, acometendo 50% dos casos dos diagnosticados com AEP. É caracterizada pelo início precoce, antes dos 6 meses de idade, com média de sobrevida de 2 anos. Atualmente, esse prognóstico é questionável, já que com os avanços nos cuidados ventilatórios há relatos de casos de crianças que sobrevivem até o final da adolescência. Essas crianças têm profunda hipotonia, paralisia flácida simétrica e não apresentam controle de cabeça. São incapazes de sentar sem apoio. O envolvimento dos motoneurônios bulbares resulta em insuficiência respiratória, fasciculação de língua e comprometimento dos reflexos de sucção e deglutição. Assim, os casos são associados à necessidade de ventilação mecânica invasiva por traqueostomia e gastrostomia para nutrição precoce. A perda da proteção nas vias aéreas e aumento do risco de pneumonia aspirativa são as principais causas de morbidade e mortalidade.

A AEP tipo II (intermediária) tem início dos sintomas entre 6 e 18 meses de idade. Os pacientes conseguem manter a postura sentada, e poucos conseguem manter a bipedestação com auxílio de órteses, mas nenhum é capaz de andar de forma independente. É muito frequente o desenvolvimento de cifoescoliose, sendo comum a necessidade de intervenção cirúrgica e ortopédica. Tremores finos durante a extensão dos dedos ou no aperto de mão também são sinais comuns. Fraqueza para deglutir pode levar à dificuldade no ganho de peso. Como na AEP tipo I, a limpeza das vias aéreas é difícil em razão do envolvimento bulbar e da fraqueza da musculatura intercostal. Insuficiência respiratória é a principal causa de morte na adolescência.

Pacientes com AEP tipo III (doença de Kugelberg-Welander) apresentam grande heterogeneidade de sintomas. Eles tipicamente atingem todos os marcos motores, como a marcha independente. Alguns podem precisar de cadeira de rodas (CR) na infância ou na adolescência, enquanto outros continuam a andar mantendo vida adulta produtiva e com mínimos sintomas de fraqueza muscular. Esses pacientes também

Tabela 3   Classificação dos tipos de amiotrofia espinhal progressiva

Tipo	Idade de início (meses)	Marcos motores máximos	Prognóstico (anos)
I	< 6	Nunca senta	< 2
II	< 18	Senta, mas não anda	> 2
III	> 18	Anda	Adulto

desenvolvem escoliose com frequência. Sintomas de sobrecarga articular, geralmente causada pela fraqueza muscular em MMII, também podem ser relatados.

Em algumas classificações, há ainda o tipo IV, com início dos sintomas na segunda ou terceira década de vida. O comprometimento motor é mínimo, sem acometimento respiratório e nutricional, além da marcha ser mantida até a fase adulta.

Em todos os tipos, uma característica singular é que a doença entra em um curso estável com pequeno e lento declínio. Especialmente nas formas de início precoce, pode haver taxa de declínio muito rápida no início do curso da doença, mas, assim como as outras formas, há estabilização posterior, e as alterações motoras e esqueléticas, como na coluna, são decorrentes da influência do crescimento e das complicações da fraqueza muscular.

Uma atualização do Consenso de 2007 sobre os cuidados na AEP foi descrita recentemente, e os dados a seguir são os de maior valia para o enfoque fisioterapêutico.

Cuidados pulmonares

Os principais problemas respiratórios na AEP são:

- Comprometimento da tosse resultante da pobre capacidade de remoção das secreções das vias aéreas baixas.
- Hipoventilação durante o sono.
- Subdesenvolvimento da parede torácica e dos pulmões.
- Infecções recorrentes que exacerbam a fraqueza muscular.

Como já mencionado, o comprometimento pulmonar é a maior causa de morbidade e mortalidade nas AEP tipos I e II e pode ocorrer em proporção menor nos pacientes com tipo III da doença. Sem o suporte respiratório, crianças incapazes de sentar morrem antes dos 2 anos. Os problemas respiratórios são causados pela combinação da fraqueza das musculaturas inspiratória e expiratória, com maior envolvimento dos mm. intercostais e expiratórios. O diafragma é relativamente preservado, sendo a escoliose responsável por prejudicar a função pulmonar, especialmente nos pacientes com AEP tipos II e III. A disfunção na deglutição e o refluxo contribuem também de forma muito importante para a morbidade pulmonar. Indivíduos tendem a progredir para a falência respiratória diurna, via sequência de infecções pulmonares recorrentes, queda na saturação e hipoventilação noturna e hipercapnia matinal.

Os cuidados pulmonares devem seguir a avaliação respiratória, que inclui principalmente a eficiência da tosse, a observação do padrão respiratório e a monitoração das trocas gasosas. Avaliação da força das musculaturas inspiratória e expiratória pode ser difícil de ser realizada, seja pela idade ou pela fraqueza muscular acentuada do paciente, mas, se possível realizar, são dados importantes para mensurar a função pulmonar.

Já os cuidados respiratórios devem incluir a higiene brônquica, a remoção de secreção por insuflação – exsuflação mecânica (*cough assist*), a tosse assistida manual e o suporte ventilatório não invasivo e invasivo, se necessário e consentido. A fisioterapia respiratória se mostra, assim, um aspecto de extremo valor e necessidade, sendo muitas vezes, como no caso da AEP tipo I, o principal enfoque terapêutico.

Cuidados ortopédicos e de reabilitação

Os maiores problemas são decorrentes da fraqueza muscular generalizada, com importante limitação funcional em tronco e nos membros, tanto superiores como inferiores. As consequências são as retrações e deformidades nas articulações, deformidade na coluna, limitação na mobilidade e atividades de vida diária (AVD), além do aumento no risco de dor, osteopenia e fraturas. As deformidades em flexão afetam quase metade dos pacientes com AEP e estão diretamente associadas ao comprometimento das AVD. A dor, que pode estar associada ao aumento das alterações articulares e da coluna, aumenta em frequência e gravidade com o tempo e se correlaciona com piores escores nos indicadores de qualidade de vida.

A avaliação motora deve abranger as amplitudes de movimento, força, funcionalidade, mobilidade, adequação de CR, ortetização e radiografias (de coluna e outras articulações que possam ser necessárias). Em todos os estudos sobre escolioses, a radiografia da coluna era utilizada como exame de rotina. Uma revisão dos dados radiográficos revelou a predominância de curvas torácica e lombar para a direita e lombar para a esquerda.

A importância dessas informações e procedimentos vai variar conforme o grau de comprometimento funcional. Na AEP tipo I, por exemplo, pela grave fraqueza muscular, a medida de força muscular (FM) não é aplicável, devendo ser enfatizada a avaliação da funcionalidade. Já nas formas II e III da AEP, a medida de força pela MRC *(Medical Research Council*, que classifica força de 0 a 5) é uma importante ferramenta para perceber a perda de FM e o impacto na funcionalidade e nas AVD. As escalas mais utilizadas na doença são a *Hammersmith Functional Motor Scale* e a MFM (*motor function measurement scale for neuromuscular disease*), esta última já validada para o português, sendo ambas abordadas posteriormente, na descrição feita para a DMD.

Os principais cuidados são mais bem descritos segundo o tipo de AEP. Nos pacientes que não adquirem a postura sentada (tipo I), as principais intervenções incluem suporte nutricional adequado, cuidados com posicionamento e alinhamento posturais, adequação de CR para mobilidade, prevenção e intervenção para contraturas e dor, terapias voltadas para os cuidados nas AVD e tecnologia assistiva, ortetização e terapias que estimulem o desenvolvimento motor normal.

Já nos pacientes que chegam a sentar (tipo II), a fisioterapia e a terapia ocupacional têm extremo valor; os principais aspectos de cuidados incluem mobilidade e adequação na CR, prevenção de deformidades, e o especial enfoque nos cuidados do tronco, na ortetização dos membros, prevenção de deformidade na coluna e intervenção pós-operatória em cirurgias para escolioses (Figura 2).

Por fim, nos pacientes com AEP tipo III (deambulantes), a maior ênfase também está nos cuidados fisioterapêuticos (motores e respiratórios), de terapia ocupacional, mobilidade e CR, cujo maior objetivo é instituir prevenção

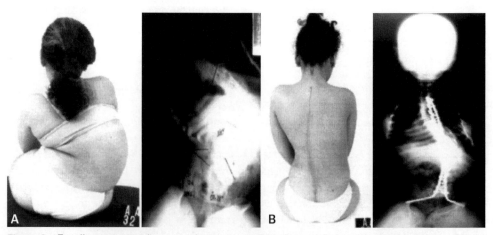

Figura 2 Escoliose acentuada em paciente com amiotrofia espinhal progressiva antes e após intervenção cirúrgica.
Fonte: Roso et al., 2003.

e abordagem para escoliose, deformidades articulares, prevenção e tratamento da dor e ortetização. Alguns trabalhos relataram possibilidade de manutenção da bipedestação e eventual marcha assistida em pacientes com AEP tipo II que utilizaram a órtese joelho-tornozelo-pé (*knee-ankle-foot orthoses, KAFO*), o que também proporcionou menor incidência de escoliose. O uso da órtese também permitiu a preservação da marcha por tempo maior em pacientes com AEP tipo III.

DISTROFIAS MUSCULARES

Por ser o grupo de doenças mais frequente na infância, com maior prevalência e mais comumente encontrado nos centros de reabilitação, as distrofias musculares (DM) serão priorizadas para exemplificar o papel da fisioterapia.

São diversos os tipos, definidos pelo tipo de herança genética e defeito proteico na fibra muscular. Os principais tipos, separados por forma de transmissão, podem ser encontrados na Tabela 4.

A DMC é um grupo de miopatias de herança autossômica recessiva, com início precoce (até 6 meses de idade) de quadro caracterizado por hipotonia, atraso no desenvolvimento neuromotor e fraqueza muscular progressiva (*floppy baby*). A perda de FM tende a se estabilizar, mas as complicações da distrofia se tornam mais graves com o tempo. Uma característica desta distrofia é o envolvimento em maior ou menor grau da substância branca cerebral, podendo o comprometimento ser determinante para o grau de atraso no desenvolvimento motor e também cognitivo do paciente. Os tipos mais comuns de DMC são merosina-negativa, merosina-positiva e de Fukuyama, sendo este tipo bastante grave e encontrado principalmente no Japão. A DMC merosina-negativa apresenta como máxima habilidade motora a aquisição da postura sentada, não chegando à capacidade de deambulação. Fraqueza e atrofia muscular, dismorfismo facial, contraturas e deformidades articulares são frequentes, assim como a evolução para a cifoescoliose. Já a DMC merosina-positiva tem evolução pouco mais benigna, com a criança sendo capaz de atingir a marcha, com envolvimento do sistema nervoso central (SNC) menos característico, porém também com o desenvolvimento de retrações tendíneas com a evolução da doença.

A distrofia muscular do tipo cintura-membros (DMCM), ou mais conhecida como apenas DM de cinturas, compreende um número muito grande de distrofias caracterizadas pela diminuição de força na musculatura proximal dos membros (cinturas escapular e pélvica), com evolução para musculatura de tronco e distal dos membros. São diferenciadas das DM FSH pelo não envolvimento facial e das distrofinopatias (Duchenne e Becker) pela forma de herança genética. A herança nas DMCM é autossômica, podendo ser dominante (tipos 1B, C, E e F) ou recessiva (tipo 2A a K), sendo estas últimas as mais comuns e com evolução em geral mais grave. Cada tipo é caracterizado pelo padrão de mutação que leva à deficiência de uma das proteínas estabilizadoras da fibra muscular, os tipos variam muito entre si e também dentro da mesma forma em termos de idade de início dos sinais e sintomas, grau de

Tabela 4   Classificação dos tipos de distrofia segundo forma de herança

Transmissão autossômica recessiva	Distrofia muscular congênita (DMC)
	Distrofia muscular de cintura-membros (algumas formas) (DMCM)
Transmissão autossômica dominante	Distrofia muscular facioescapuloumeral (FSH)
	Distrofia muscular de cintura-membros (algumas formas) (DMCM)
	Distrofia miotônica
Transmissão recessiva ligada ao sexo	Distrofia muscular de Duchenne (DMD)
	Distrofia muscular de Becker (DMB)

progressão, envolvimento cardíaco e respiratório, e deformidades articulares.

Mais bem definida, porém mais rara na infância, a DM FSH é caracterizada inicialmente pela fraqueza e pela atrofia das musculaturas facial, escapular e proximal dos braços, em geral assimétrica. Apesar dos avanços na biologia molecular, o mecanismo exato que leva à atrofia e à fraqueza musculares secundárias ao defeito genético ainda não é compreendido. A progressão da doença leva também à fraqueza dos mm. dorsiflexores, assim como da musculatura pélvica e abdominal. As incidências de escolioses e deformidades são pequenas. Os mm. faciais mais comumente envolvidos são o orbicular dos olhos e orbicular da boca, sendo a dificuldade em expressar o sorriso um dos maiores prejuízos sociais da doença.

Já a fraqueza dos mm. da cintura escapular pode ser observada pelas escápulas aladas, comprometendo o arco de movimento ativo de flexão, abdução e rotações de ombro (Figura 3). Nos MMSS há também o componente umeral da doença, que pode levar à fraqueza e à atrofia dos mm. bíceps e tríceps braquial. A fraqueza

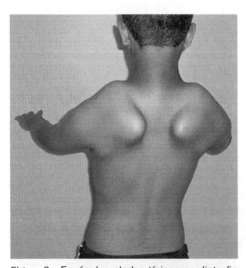

Figura 3 Escápulas aladas típicas na distrofia muscular fascioescapuloumeral. A perda da estabilidade escapular compromete a flexão ativa além dos 90°.

da musculatura abdominal leva à hiperlordose lombar com abdome protuso e pouco eficiente. É importante lembrar que a evolução da doença é lenta e os sintomas podem não estar todos presentes durante a infância, mas devem ser considerados preventivamente pelo componente progressivo da doença.

Com componentes bem diversos das demais distrofias, a DM miotônica de Steinert raramente tem início na infância, sendo a DM mais comum de início na idade adulta. Os sintomas incluem, além da fraqueza muscular, catarata, calvície entre os homens, fraqueza da musculatura facial (boca em carpa) e o do fenômeno miotônico (ou miotonia), caracterizado pela dificuldade de relaxamento na contração muscular intensa, mais perceptível na musculatura flexora dos dedos. A evolução é bastante lenta, muitos têm filhos, sendo presente o chamado fenômeno de antecipação, no qual as gerações futuras apresentam os sintomas da doença mais precocemente e com maior intensidade. Além disso, nos casos de mães com a DM miotônica, é possível que o filho apresente a forma mais grave da doença, a DM miotônica congênita. Este tipo apresenta-se com a síndrome do bebê hipotônico, associando à fraqueza muscular, hipotonia e hiporreflexia generalizadas; comprometimento respiratório em geral grave, com necessidade de suporte ventilatório, deficiência mental e os sinais clássicos da DM miotônica.

As distrofias mais frequentes entre as crianças são as distrofinopatias, causadas por alterações (em geral deleção e duplicação) em um mesmo gene (*Xp21* ou *DMD*) localizado no cromossomo X, que codifica a proteína distrofina. Ausente ou em quantidade muito reduzida nas células musculares dos pacientes com DMD, e alterada, porém parcialmente funcional, nos mm. dos afetados pela distrofia muscular de Becker (DMB). Anormalidades no complexo distrofina-glicoproteínas levam à perda da integridade da membrana da fibra muscular, causando maior suscetibilidade a lesões induzidas pelo exercício.

A DMB tem um quadro clínico bastante heterogêneo por ser determinado pela quantidade de distrofina funcional presente, podendo haver pacientes com evolução similar à dos Duchenne, outros com progressão muito lenta e expectativa de vida praticamente normal. Apresenta incidência cinco vezes menor que a DMD, caracterizando-se também pela perda progressiva de FM, porém em geral com início mais tardio, em mm. proximais dos membros. Há prevalência alta de cardiomiopatia nesses pacientes, sendo determinante na sobrevida, assim como há também incidência de alteração cognitiva, mas nem tão comum ou grave como na DMD.

Este capítulo se detém mais a descrever mais profunda e minuciosamente a DMD, pela maior relevância por ser a DNM de maior incidência na infância.

Distrofia muscular de Duchenne

A DMD apresenta a segunda maior incidência entre todas as doenças hereditárias, com aproximadamente 1 afetado para cada 3.300 nascimentos do sexo masculino, perdendo apenas para a síndrome de Down. A doença normalmente se apresenta cedo na infância, com atraso nas aquisições de marcos motores, incluindo a postura sentada, a marcha independente e a linguagem, sendo a média de idade para andar de 18 meses (variando entre 12 e 24 meses). Os primeiros sintomas da DMD identificados pelos pais são tipicamente atraso no desenvolvimento motor (42%), alteração na marcha, incluindo o andar na ponta dos pés constante e a queda dos pés (30%), atraso na marcha (20%), dificuldade na aprendizagem (5%) e problemas de linguagem (3%). A idade média em que o diagnóstico é feito entre 4 e 5 anos. A fraqueza muscular proximal leva ao sinal clássico do levantar miopático (sinal de Gowers), caracterizado pela necessidade de uso dos MMSS para auxiliar na fraqueza da musculatura pélvica. Apresentam ainda padrão de marcha anserina e dificuldade para subir e descer degraus e rampas. A evolução da DMD é rápida, com a fraqueza muscular levando à perda da marcha em geral antes dos 14 anos.

A incidência de cardiomiopatia nos pacientes com DMD aumenta com a idade, e aproximadamente um quarto deles se torna sintomático até os 14 anos, metade até os 18 anos, e praticamente todos após os 18 anos. A fase da adolescência é marcada por piora progressiva também da musculatura respiratória, levando ao quadro de hipoventilação noturna resultando em tontura e dor de cabeça matinal, perda de apetite, náusea, fadiga, cansaço, perda de concentração e demais sintomas decorrentes da hipercapnia. A capacidade vital forçada (CVF) observada pelos exames de espirometria e os sintomas de hipoventilação são os maiores preditores da hipercapnia, sendo que a CVF abaixo de 50% sugere o início do uso da ventilação não invasiva (VNI) domiciliar, que corrige a hipoventilação noturna e reverte os sintomas associados.

Há também incidência alta de déficit cognitivo não progressivo entre os pacientes, com um terço deles apresentando deficiência mental grave, e os demais algum grau de comprometimento, com déficits na memória, na linguagem, nas funções executivas e na atenção. Esses déficits parecem estar relacionados com o papel da distrofina que também está presente no SNC, mas que, na ausência nos casos de DMD, interferiria no processo de maturação do sistema gerando as alterações cognitivas e o atraso nas aquisições motoras e funcionais.

A diminuição da mobilidade também interfere na diminuição da densidade óssea, aumentando os riscos de fraturas. O tratamento prioritário utilizado na doença com corticosteroides, favorece ainda mais essa condição, levando à necessidade de suplemento com cálcio como associação nos cuidados com efeitos colaterais. Poucos indivíduos sobrevivem além da terceira década, sendo as complicações respiratórias e cardíacas as causas mais comuns de morte.

Alterações musculares e biomecânicas

O papel principal da distrofina é fornecer suporte e proteção às células musculares durante a contração. Quando está presente, a distribuição das forças mecânicas é realizada de forma coordenada nas células musculares, porém, quando há deficiência de distrofina, a célula fica suscetível ao estresse mecânico culminando com infiltração anormal de cálcio levando à destruição das fibras musculares. Estas fibras acabam por serem substituídas por fibras gordurosas e tecido conjuntivo, não somente comprometendo a geração de força, mas também tornando o tecido rígido e pouco elástico. A maior consequência são os encurtamentos e as retrações típicos dos pacientes com distrofia. Com a fraqueza muscular principalmente do mm. extensores (como será visto a seguir), os flexores acabam por se tornarem encurtados, e com a evolução da doença, os tecidos periarticulares e a própria articulação são envolvidos.

Além disso, a substituição das fibras musculares por tecidos de menor capacidade elástica faz com que os mm. se tornem cada vez mais rígidos e, consequentemente, as articulações também ficam mais enrijecidas, em geral em estágios mais avançados da doença, quando a marcha já foi perdida. As retrações e as deformidades evoluem rapidamente após adotarem a CR, já que mantêm postura constante em flexão de quadris, joelhos e flexão plantar em tornozelos, o que pode gerar bastante dor, tanto muscular como nas articulações.

Podemos diferenciar as alterações musculares e biomecânicas em estágios, sendo: (1) o *encurtamento*, acontecendo ainda somente em nível muscular, podendo ser possível ceder e reverter a perda de amplitude de movimento (ADM) com o alongamento sustentado e repetido; (2) a *retração*, quando há envolvimento do tecido conjuntivo, como fáscia e tendões, e ainda há movimentação articular mas a reversão por meio de alongamentos é praticamente impossível; e, por fim, (3) a *deformidade* articular em determinada posição, quando há anquilose com perda visível e irreversível de ADM, a não ser por meio de intervenção cirúrgica.

Assim, a diminuição da extensibilidade muscular e as deformidades articulares ocorrem como resultado de vários fatores, incluindo a perda de habilidade de mover a articulação em toda a ADM, a manutenção de posicionamento estático em flexão, o desequilíbrio muscular nas articulações e as mudanças fibróticas no tecido muscular.

Outra consequência da substituição das fibras musculares por tecido conjuntivo e gorduroso é a chamada pseudo-hipertrofia da panturrilha, caracterizada pelo aumento do volume da panturrilha (60% maior entre os pacientes) decorrente da real hipertrofia das fibras musculares dos mm. gastrocnêmios, pela maior atividade funcional, somada à substituição ou à infiltração de tecidos gorduroso e conjuntivo, levando ao aumento visível do tamanho das panturrilhas.

A fraqueza nos pacientes com DMD inicia-se nos mm. proximais da cintura pélvica, principalmente nos extensores de quadril. O envolvimento primário dessa musculatura parece estar relacionado com a maior função no suporte de peso corporal ou ainda pela maior ação excêntrica na marcha e nas atividades funcionais.

Além dos extensores de quadril, o m. quadríceps se mostra também comprometido na doença, com perda de força rápida e significativa com o avanço da idade. A fraqueza desses mm. é determinante para o sinal clássico do levantar miopático (sinal de Gowers) e para a postura e a marcha características desses pacientes.

No sinal (ou manobra) de Gowers, as crianças viram-se para o chão (geralmente em posição de quatro apoios) para posicionar as mãos no chão na assistência para levantar do chão. Estendem, então, os joelhos e deslocam as mãos em direção ao corpo, usando-as para escalar as pernas até atingir a postura em pé. Os indivíduos mantêm a base alargada enquanto usam a força dos MMSS para auxiliar na fraqueza da extensão de quadril e tronco (Figura 4). Essa forma de se levantar substitui a ação do m. glúteo máximo, enfraquecido e incapaz de realizar a ação de extensão dos quadris. Com a evolução da doença, a fraqueza do m. quadríceps também dificulta a extensão dos joelhos, que é facilitada na manobra pela ajuda dada pelas mãos, que empurram os joelhos para trás.

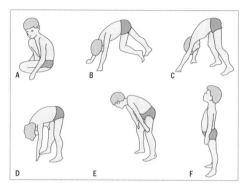

Figura 4 Levantar miopático (sinal de Gowers), típico dos pacientes com distrofinopatias, evidenciando a fraqueza primária de músculos extensores de quadril e joelhos.

A fraqueza desses mm. é determinante também para compreender a postura adotada por esses pacientes. A falta de força em mm. extensores de quadril leva os pacientes a deslocarem o centro de gravidade para a frente e, para evitar a queda anterior, realizarem uma retropulsão do tronco (e hiperlordose lombar) e adotarem a flexão plantar nos tornozelos para permitir a propulsão mais eficiente (Figura 5). Outra estratégia é adotar a hiperextensão de joelhos como forma de travar os joelhos para compensar a fraqueza do m. quadríceps.

A consequência desse desequilíbrio muscular entre os extensores fracos e os flexores fortes e da permanência nessa postura é o encurtamento de alguns grupos musculares. No caso, a fraqueza de extensores de quadril leva à anteversão pélvica, facilitando o encurtamento dos mm. flexores de quadril, que inclui não somente o m. iliopsoas, mas também o m. tensor da fáscia lata, que acaba por favorecer também a rotação medial e a abdução dos quadris. Essa postura facilita, inclusive, o equilíbrio, já que aumenta a base de sustentação. Além desses mm., pela fraqueza de quadríceps, os mm. isquiotibiais também tendem a encurtar, o que muitas vezes pode levar ao flexo de joelho, eventualmente em apenas um membro, acarretando assimetria postural. Por fim, muito solicitados biomecanicamente, o tríceps sural permanece contraído constantemente, tendendo fortemente ao encurtamento e favorecendo

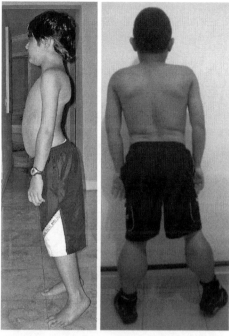

Figura 5 Alterações posturais compensatórias. Presença de hiperlordose e flexão plantar bilateral; protração e rotação medial de ombros. À direita, presença de pseudo-hipertrofia de panturrilhas.

ainda, por inibição recíproca, o enfraquecimento do m. tibial anterior. Por isso uma conduta bem estabelecida na literatura é a prescrição de órteses suropodálicas noturnas, como será discutido posteriormente.

A evolução da perda de força e os encurtamentos não ocorrem de forma simétrica. As assimetrias musculares são bastante comuns, principalmente após a perda da marcha, quando a evolução da perda de força é ainda mais rápida. As assimetrias, porém, podem aparecer ainda na fase de deambulação (Figura 6). A descarga de peso preferencial, para um lado, é bastante comum, sendo que o membro de apoio passa a ser aquele com maior extensão de joelho e o outro acaba favorecendo o flexo de joelho.

Por fim, as alterações musculares geram, com frequência, o que normalmente é identificado como primeiro sintoma para os pais: a alteração no padrão de marcha. Esta é denomi-

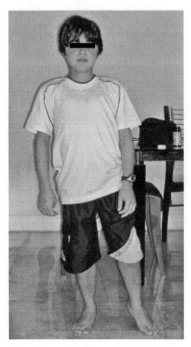

Figura 6 Descarga de peso assimétrica em função das alterações de força dos músculos antigravitários entre os dois hemicorpos.

nada marcha anserina, por ser similar à marcha adotada pelo pato. Em razão da fraqueza dos extensores e do encurtamento dos flexores de quadril, os pacientes realizam anteversão pélvica associada à hiperlordose, além do padrão típico de rotação pélvica medial (circundução) e abdução dos quadris em crianças com idades mais avançadas. A fraqueza do m. quadríceps interfere na resposta de carga, com os pacientes evitando a flexão dos joelhos ou mesmo mantendo-os em hiperextensão durante a fase de apoio. A flexão plantar excessiva é demonstrada durante a fase de balanço, que é compensada, para não arrastar os pés, pelo aumento da flexão e da abdução de quadris.

Estudo de análise de marcha de crianças em estágios iniciais da doença (5 a 6,8 anos de idade) já evidenciam diferenças no padrão de marcha quando comparadas com crianças com desenvolvimento típico. As crianças com DMD apresentam aumento da cadência e diminuição do comprimento do passo, aumento da anteversão, rotação e inclinação pélvica, aumento da flexão plantar e diminuição da dorsiflexão durante a fase de balanço da marcha e recepção de carga. Análise cinética evidenciou diferenças entre os grupos, sendo que, na articulação nos joelhos, há redução do momento flexor na fase de apoio médio, diminuição do momento dorsiflexor na fase terminal do apoio e de propulsão, com consequente redução da excursão pico a pico da marcha.

Associando o padrão de marcha com a funcionalidade, os pacientes que se encontravam em fase mais avançada da doença apresentavam menor desvio na marcha, porém a realizavam com menor velocidade e maior gasto de energia; por sua vez, pacientes com menor idade apresentavam mais desvios no padrão de marcha, porém apresentaram melhor condição/independência funcional, maior velocidade e menor gasto de energia, sugerindo que os desvios do padrão de marcha estão relacionados à maior capacidade funcional.

A correlação da FM com a manutenção da marcha também já foi descrita. Há forte correlação da força dos extensores de joelho com a mobilidade dos pacientes com DMD, e a perda da marcha parece acontecer quando a força do m. quadríceps é menor que a função antigravitária (FM menor que 3).

AVALIAÇÃO FISIOTERAPÊUTICA

Avaliação motora

A avaliação funcional dos pacientes com DNM deve levar em consideração a característica progressiva, devendo ser considerada a possibilidade de reavaliação frequente, como uma vez a cada 6 meses, para verificar possíveis perdas e direcionar melhor o tratamento. Alguns fatores são essenciais para verificar as alterações características desses pacientes.

Inicialmente, deve ser feita uma anamnese detalhada quanto ao histórico de evolução da doença, desde a presença de atraso nas aquisições motoras, até os primeiros sintomas de dificuldade na marcha. É preciso questionar a presença e a frequência de quedas e situações em que elas ocorrem, além das situações de maior dificuldade para o paciente, como escadas e rampas. Pelas possíveis assimetrias, é necessário investigar desalinhamentos na coluna e escolioses, principalmente nos cadeirantes, já que o início da escoliose está geralmente associado à perda da habilidade de andar, que normalmente acontece entre 10 e 14 anos e é quando também se dá o estirão de crescimento nos meninos. As escolioses são descritas pela localização na coluna e pela convexidade da curvatura. Como exemplo, pode-se citar: escoliose em "C" lombar com convexidade para a direita ou escoliose em "S" toracolombar com convexidade torácica à direita e lombar à esquerda. O uso de informações radiológicas (radiografia de coluna total) pode ser de grande auxílio para a medida da alteração observada clinicamente e preconiza-se avaliar semestral ou anualmente. Cabe ainda na anamnese a inclusão de informações referentes a outros exames já realizados, como informações sobre a condição cardíaca e respiratória, avaliação neuropsicológica e psicopedagógica, biópsia muscular e exames de sangue.

A característica clínica mais frequente da DMD é a fraqueza muscular progressiva levando à necessidade da avaliação periódica da FM que deve ser realizada sistematicamente e deve seguir posicionamento e normas publicadas para o teste de função muscular para tornar a informação o mais confiável possível. Ela deve ser aplicada em todos os grupos musculares principais (flexores e extensores), visto que é a partir daí que se observam tanto as perdas como o desequilíbrio de FM entre agonistas e antagonistas que levará aos encurtamentos e retrações. A avaliação deve ser realizada desde o início da manifestação da doença também tanto em MMII como em MMSS, já que muitas vezes se priorizam os MMII pela preocupação em prolongar a marcha e se perde a chance de manter os MMSS que serão de extrema importância por muito tempo na vida desses pacientes.

A avaliação de força desses pacientes pode ser muito difícil e subjetiva, havendo possibilidade de variação entre avaliadores pela resistência aplicada. Por isso, sugere-se que, quando possível, a avaliação seja sempre realizada por um mesmo avaliador, tentando manter as mesmas condições gerais para aplicação da prova. A classificação da FM deve seguir o MRC já modificado e padronizado para os pacientes com DMD, sendo este o mais indicado em virtude das particularidades desses pacientes (Tabela 5). O MRC na forma original (com classificação da FM de 0 a 5) permite uma análise por porcentagem para facilitar a verificação das perdas funcionais. Assim, a FM também pode ser mensurada por dinamometria manual ou computadorizada, pois ambas possibilitam obter dados quantitativos mais fidedignos, sendo estas, em geral, mais utilizadas para fins

Tabela 5 Teste muscular manual modificado

5	Força muscular normal
5–	Fraqueza muscular mal detectável
4+	O mesmo que grau 4, mas o músculo movimento a articulação contra moderada a máxima resistência
4	Músculo move a articulação contra a combinação de gravidade e moderada resistência
4–	O mesmo que grau 4, mas o músculo movimento a articulação apenas contra resistência mínima
3+	Músculo move a articulação contra a gravidade em amplitude completa e contra uma resistência momentânea, mas colapsa abruptamente
3	Músculo move a articulação contra a gravidade em amplitude completa, mas não contra resistência
3–	Músculo move a articulação contra a gravidade, mas não em completa amplitude mecânica de movimento
2	Músculo move a articulação quando a gravidade é eliminada
1	Esboço de movimento é visto ou sentido no músculo
0	Não há movimento

Fonte: traduzido de Florence et al., 1992.

acadêmicos; entretanto, muitas vezes seja difícil de serem utilizados nos pacientes que já apresentam retrações e deformidades.

Como é comum nesse grupo de pacientes a presença de retrações musculares e/ou deformidades articulares, algumas adaptações também devem ser feitas para a aplicabilidade desse exame para fins clínicos. A FM grau 2, por exemplo, caracteriza a execução do movimento em todo o arco de movimento sem a ação da gravidade, porém muitas vezes a ADM já está muito diminuída pelas retrações musculares. Assim deve-se considerar a força para mover a articulação na ADM que o paciente tem, seja ela qual for. Por isso, a avaliação da FM não estará completa sem a informação de como está a ADM do paciente, o que torna essencial que seja avaliada também por goniometria.

A goniometria das principais articulações dos MMSS e MMII deve ser medida a fim de verificar a evolução dos encurtamentos/retrações/deformidades decorrentes do desequilíbrio muscular e deterioração do músculo.

Além desses dados, esses pacientes devem ser avaliados do ponto de vista funcional. Inúmeras são as escalas que podem e devem ser utilizadas, porém nem todas foram validadas para o português, o que não impede o uso clínico e terapêutico.

A MFM é uma escala recém-validada para o português para praticamente todas as DNM, incluindo a AEP e a DMD, e tem como objetivo avaliar quantitativamente a função motora. Ela é bastante completa, por considerar aspectos de transferências e postura em pé, função motora axial e proximal, e função motora distal, sendo divididas em três dimensões. A versão MFM-32 compreende 32 itens e é aplicada a indivíduos de 7 a 60 anos de idade, enquanto a versão MFM-20 compreende 20 itens e é aplicada a crianças com até 7 anos de idade. A escala, porém, é relativamente extensa e dependente de um manual, levando à necessidade de treino para a aplicação.

A escala Egen Klassification (EK) também foi recentemente validada para o português para pacientes com DMD e tem como maior objetivo avaliar e quantificar o grau de limitação funcional de pacientes em fase avançada da doença.

Outras escalas não foram validadas para o português, porém são bastante utilizadas na literatura científica e muitas delas são extremamente práticas para mensuração e acompanhamento clínico. A *Hammersmith Motor Hability Scale* consta de 20 itens relacionados a transferências posturais, equilíbrio e funcionalidade na marcha, avaliados quanto ao grau de independência para a realização. As escalas de Vignos e Brooke são usadas para classificação da funcionalidade de MMII e MMSS, de forma a definir o estágio em que o paciente se encontra na evolução da doença.

A *North Star Ambulatory Assessment* (NSAA) faz uma adaptação da *Hammersmith Motor Hability Scale* e avalia o desempenho funcional em pé, ao andar, levantar da cadeira e do solo, subir e descer um degrau, pular e correr, além de permitir cronometrar a marcha e a atividade de levantar do solo, como medida funcional. Apesar de não ser validada para o português, tem sido o padrão-ouro na avaliação da atividade funcional e utilizada mundialmente nos ensaios clínicos junto com o teste de caminhada dos 6 minutos.

Por fim, um dado bastante relevante para avaliar as perdas funcionais é o tempo dispendido pelo paciente para executar atividades funcionais (atividades cronometradas). As mais relevantes são manobra de Gowers, deambulação de 10 metros, teste de marcha de 6 minutos, subir e descer degraus, levantar-se da cadeira ou conduzir a CR por 10 metros. Esses dados permitem que pequenas alterações musculares já se expressem na funcionalidade, pela lentificação da execução da atividade, e podem ser usados para definir protocolos clínicos.

Os testes funcionais são medidas fundamentais, principalmente durante o período de deambulação e recomenda-se avaliar o paciente a cada 6 meses. Segundo o Consenso de 2018, a NSAA e os testes funcionais cronometrados têm alta correlação e confiabilidade, sendo testes preditivos relativos às mudanças funcionais e progressão clínica da doença, principalmente nos estágios iniciais, capazes de avaliar e rever novas terapias.

Avaliação respiratória

Além da musculatura dos membros, os mm. envolvidos com a função respiratória também são comprometidos na DMD. Degeneração, fibrose e atrofia do m. diafragma e da musculatura acessória são descritas tanto em pacientes como em ratos mdx (modelo animal para a DMD), que levam à diminuição da elasticidade e geração de FM.

Assim, a musculatura respiratória enfraquecida vai se tornando cada vez menos eficiente, gerando um quadro de hipoventilação alveolar, que se expressa pela hipercapnia (pCO_2 > 45 mmHg). A partir da adolescência, a fraqueza da musculatura respiratória gera as primeiras alterações ventilatórias, caracterizadas por apneias e episódios de hipoxemia durante o sono. Sintomas como insônia, sonolência matinal, dor de cabeça, perda de apetite, náusea, fadiga, cansaço, perda de concentração na escola e tosse não produtiva estão associados ao quadro de hipoventilação noturna e devem ser investigados. Além disso, a fraqueza da musculatura inspiratória resulta na diminuição da capacidade vital (CV) que gera microatelectasias aumentando o risco de infecções respiratórias.

Nesses casos, nos quais a hipoxemia é secundária à hipercapnia, a suplementação de oxigênio faz com que o controle respiratório cerebral seja interrompido pela normalização dos níveis de O_2 sem correção dos níveis de CO_2. Isso pode levar a um quadro de coma (por narcose pelo CO_2) e possível parada respiratória. Assim, os pacientes com DMD (e demais DNM) necessitam de ventilação assistida em vez de oxigenoterapia. O uso de O_2 pode ser feito em casos de infecção, devendo ser ofertado, porém, de forma associada à ventilação mecânica não invasiva (VNI). Mas para evitar a evolução para esse quadro o acompanhamento da função respiratória desde o diagnóstico e os cuidados ventilatórios são essenciais e devem acontecer frequentemente.

Dessa forma, a avaliação respiratória inclui a investigação da presença dos sinais de hipoventilação, avaliação da ventilação noturna para observar distúrbios do sono e medidas frequentes da função pulmonar. A avaliação da função pulmonar consiste na espirometria, que indica os valores de volumes, capacidades e fluxos pulmonares. A CVF é o valor mais importante medido, visto que é considerado referência para as condutas adotadas para o tratamento. Ela deve ser medida com os pacientes sentados e deitados, já que nesta última posição, pela evolução para a fraqueza diafragmática, a CVF se mostra diminuída, por isso os primeiros sintomas aparecem durante o sono. A medida de CVF prediz o desenvolvimento da hipercapnia e da sobrevida. Quando se encontra abaixo de 50% e/ou há sinais de hipoventilação noturna, deve-se considerar a introdução da VNI, inicialmente durante a noite.

A saturação de oxigênio pela oximetria de pulso (especialmente à noite) também deve ser avaliada com frequência, principalmente entre os cadeirantes, assim como o pico de fluxo de tosse (PFT [*peak flow*]) e as medidas de força da musculatura respiratória, pela medida da pressão máxima inspiratória (PI_{Max}) e expiratória (PE_{max}), por meio de um manovacuômetro. Há ainda a necessidade de se realizar a capnografia, que mensura a quantidade de CO_2 exalado ($ETCO_2$), entre aqueles que demonstrem sinais de hipoventilação ou já estejam em estágio mais avançado da doença. Essas medidas podem ser feitas em laboratórios especializados semestral ou anualmente, conforme solicitação médica, ou pode ser feita por fisioterapeutas especializados na área. Esses dados são importantes, inclusive, para determinar a conduta fisioterapêutica a ser seguida, como será visto posteriormente neste capítulo.

Como conclusão de uma avaliação fisioterapêutica, é importante que sejam definidos quais os pontos mais relevantes encontrados, tanto na parte motora como respiratória do paciente. Essas informações, em conjunto, permitirão traçar os principais objetivos, específicos para aquele paciente. Com base nessa avaliação criteriosa, as condutas adotadas serão muito mais bem estabelecidas. O prognóstico funcional de um paciente com DNM, em especial na DMD, é interferido principalmente pelos cuidados médicos adequados (sobretudo em relação ao uso correto da corticoterapia e indicações cirúrgicas), pela prescrição e pelo uso adequado das órteses de posicionamento e pela fisioterapia bem estabelecida e bem realizada.

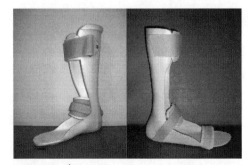

Figura 7 Órteses suropodálicas (AFO) rígidas para uso noturno.

TRATAMENTO FISIOTERAPÊUTICO

A fisioterapia deve ser iniciada o mais precocemente possível, desde o diagnóstico, seja pelo acompanhamento semanal ou com orientações para realização de exercícios domiciliares. A ideia é desde o início oferecer o máximo de demanda motora para melhorar o recrutamento muscular e ativação de fibras musculares dentro do melhor alinhamento funcional possível.

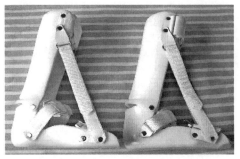

Figura 8 Órtese suropodálica com tração para dorsiflexão, para uso noturno em pacientes que ainda preservam alguns graus de dorsiflexão.

Órteses

Um importante aliado no tratamento fisioterapêutico e ortopédico é a indicação de uma órtese suropodálica (*ankle-foot-orthosis* [AFO]) para uso noturno (Figura 7). Visto que é comum a manutenção da flexão plantar durante o dia como padrão compensatório na marcha, o uso da órtese à noite garante a manutenção da postura em posição neutra do tornozelo impedindo o reforço da postura em flexão plantar já adotada durante o dia. Assim, o uso noturno da órtese retarda a evolução da retração em equino do tornozelo, sendo indicada durante toda a vida do paciente com DMD. Para os cadeirantes, a indicação pode ser também para uso diurno na CR, mantendo assim o bom alinhamento do pé durante todo o dia.

Uma opção para fases iniciais da doença, na qual ainda não haja diminuição da ADM de dorsiflexão, é o uso de uma órtese AFO articulada com tração para a dorsiflexão (Figura 8), que permitirá a postura em alongamento do m. tríceps sural, facilitando o ganho de sarcômeros em série e evitando ainda mais o encurtamento do m. Outra possibilidade é a órtese rígida de polipropileno também para uso noturno, na qual são mantidas rígidas as articulações do joelho em extensão e do tornozelo em posição neutra (Figura 9). Essa opção é a mais indicada para evitar que a AFO tracione o m. tríceps sural encurtado, fazendo com que os mm. gastrocnêmios favoreçam a flexão do joelho, por serem biarticulares. A dificuldade de adoção dessa órtese, porém, é a rejeição pela criança em razão do desconforto que pode causar, visto que são grandes e pesadas. Assim, quanto mais precoce a prescrição, maior a facilidade de adaptação, aumentando as chances de sucesso.

Recentemente, tem havido grande número de trabalhos mostrando o efeito benéfico na

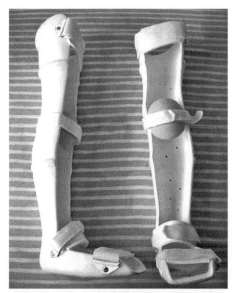

Figura 9 Órtese joelho-tornozelo-pé rígida (longa) de polipropileno para uso noturno. Quando introduzida precocemente, é ideal para evitar a tração em flexão dos joelhos pelos gastrocnêmios encurtados ao uso da AFO.

prolongação da marcha com o uso da órtese articulada joelho-tornozelo-pé (*knee-ankle-foot osthosis* [KAFO]), usada durante o dia na fase em que a fraqueza da musculatura extensora de joelhos e quadris já está bastante avançada e a perda da marcha está próxima (Figura 10). É uma órtese de plástico e barras de metal que mantém os tornozelos em posição neutra e mantém também os joelhos em extensão por uma trava para a marcha, que, ao ser solta, permite a flexão dos joelhos para a sedestação. Em estudo-piloto, o uso diminuiu em 23% a descarga de peso poupando aproximadamente 10% da energia durante a deambulação, o que permitiu o aumento de 8% na velocidade de deslocamento. Os trabalhos têm mostrado que o uso não somente prolonga a marcha (em média por 24 meses) como também previne o aparecimento da escoliose, já que na fase do estirão de crescimento (até os 15 anos) os pacientes ainda estão mantendo a marcha ou a postura em pé. O uso da órtese na marcha está associado à manuten-

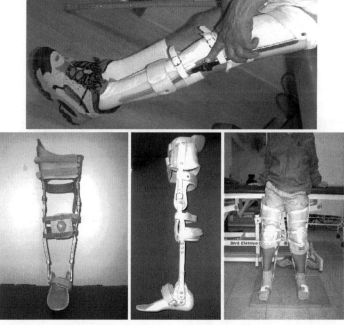

Figura 10 Órtese joelho-tornozelo-pé (KAFO) com trava em joelho para uso diurno, associada ao retardo da perda da marcha.

ção mínima dos 90° de tornozelo (posição neutra), sendo que muitas vezes a cirurgia de alongamento do tendão do m. tríceps sural deve ser realizada previamente para permitir o uso. Uma característica essencial para o sucesso da prescrição é a necessidade de preservação da FM dos mm. abdutores e rotadores laterais do quadril, pois, como os joelhos são mantidos em extensão durante a marcha, a única possibilidade de se realizar a passada é fazendo a circundução do membro inferior.

Uma tala extensora de lona, que também mantém os joelhos em extensão facilita muito a bipedestação e melhora o posicionamento dos MMII e do tronco, já que, ao retirar a necessidade de ação do m. quadríceps, os mm. proximais podem ser mais ativados, principalmente os mm. abdominais e glúteo máximo, permitindo o deslocamento posterior do centro de gravidade. Isso também diminui a necessidade de adoção da flexão plantar como estratégia de equilíbrio (Figura 11). Para o trabalho postural, a tala deve estar associada a orientações quanto ao recrutamento ativo dos mm. citados, para melhorar a eficácia no alinhamento postural com o uso. A tala pode ser prescrita precocemente quando se observa já a diminuição da força de quadríceps (FM ≤ 3) para uso esporádico na deambulação ou para evitar retração em flexão de joelhos. O uso pode estar associado à AFO, sendo utilizadas durante à noite, como alternativa à órtese rígida longa ou, durante o dia, em opção à KAFO.

Por fim, a órtese de posicionamento para punho e mão pode ser indicada para uso noturno, evitando assim a retração dos mm. flexores longos dos dedos. Por ser rígida e restringir os movimentos da mão, ela não é indicada para uso durante o dia. Além dessa, órteses funcionais podem ser confeccionadas para facilitar a realização de algumas atividades que possam estar prejudicadas pela fraqueza muscular ou encurtamento dos mm. dos dedos. A indicação e a confecção são de responsabilidade dos terapeutas ocupacionais, devendo ser uma sugestão do fisioterapeuta que acompanha mais frequentemente o paciente.

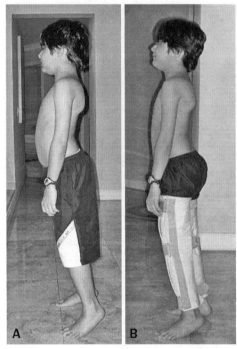

Figura 11   Tala extensora. Pode ser utilizada durante a noite se associada a órteses suropodálicas ou durante algumas horas por dia, facilitando o recrutamento abdominal com melhora postural significativa (A/B).

Cinesioterapia

Com relação à cinesioterapia, após a avaliação cuidadosa do paciente, devem ser traçados objetivos específicos e mais relevantes para cada paciente. Serão apresentados alguns principais objetivos associados com os pacientes com DMD, que serão divididos entre aqueles que deambulam, num primeiro momento, e aqueles já cadeirantes, em seguida.

Objetivos e condutas fisioterapêuticas para o paciente deambulante

Os principais objetivos para os pacientes que deambulam seriam:

- Manter e/ou melhorar padrão de marcha.

- Manter e/ou melhorar equilíbrio e simetria nos pés.
- Manter e/ou melhorar funcionalidade de MMSS.
- Manter e/ou melhorar FM global.
- Manter e/ou melhorar ADM – evitar encurtamentos e deformidades.
- Manter e/ou melhorar a qualidade de vida.
- Otimizar a função cardiorrespiratória.

Muitos podem se perguntar se é possível haver melhora nos pacientes. Algumas vezes o fisioterapeuta receberá um paciente que nunca realizou fisioterapia ou que vinha fazendo-a com um profissional menos experiente em DNM, cujos objetivos não foram tão bem traçados ou mesmo após um intervalo nos exercícios por férias. Nesses casos, é possível sim observar melhora funcional no paciente. Essa melhora pode não estar associada a ganho de força específico, mas sim ao recrutamento neuromuscular mais adequado: da mesma forma que qualquer pessoa saudável possui desequilíbrios e desalinhamentos musculares e se beneficia de um trabalho postural, o mesmo acontecerá com os pacientes. Algumas fibras musculares ou mesmo grupos musculares pouco utilizados poderão ser recrutados e, consequentemente, haveria melhora na atividade motora. Para isso acontecer, a conduta primordial é oferecer demanda funcional. Criar situações de desafios, pouco usuais ao paciente no dia a dia, pensando em como elas poderiam melhorar as AVD reais.

Assim, o treino de equilíbrio em pé e na marcha são de extrema importância para os pacientes deambulantes. Situações diversas, que incluam o uso das estratégias de equilíbrio de tornozelo (visando especialmente à dorsiflexão), quadril (com foco na extensão) ou mesmo do passo, são importantes como formas de melhorar o equilíbrio na vida do paciente, além das estratégias laterolaterais, com foco na simetria, na descarga de peso e no alinhamento postural. Essas ações musculares podem ser desencadeadas tanto por desequilíbrios externos como por desequilíbrios autoiniciados, ou seja, gerados por movimentos ativos realizados pelo próprio paciente, que deverá restabelecer o equilíbrio a cada alteração do centro de gravidade. Os ajustes posturais envolvem tanto componentes antecipatórios de preparação para um movimento intencional previsto, como também respostas posturais às alterações inesperadas do centro de gravidade.

No caso dos desequilíbrios gerados externamente, podem ser dados pelo próprio terapeuta em locais do corpo do paciente ou pelo uso de superfícies instáveis, como o disco proprioceptivo, pranchas de equilíbrio ou cama elástica. Já no caso dos desequilíbrios autogerados, pode-se pensar em deslocamentos ativos do centro de gravidade, associados ao alcance e aos movimentos dos MMSS em diferentes direções, estando o paciente em diversas posturas de maior ou menor instabilidade, como bases diminuídas e apoio dos pés em diferentes alturas. Essas situações todas podem ser inclusive associadas e integradas, como jogar bola sobre a prancha de equilíbrio, alcance *in tanden* (um pé à frente do outro) e exercícios de tronco sobre o trampolim (Figura 12).

O treino de marcha também envolve ativação dos mesmos ajustes necessários aos treinos de equilíbrio estático e é de grande importância também. Treino de marcha sobre superfícies instáveis e/ou associando menor ou maior base de sustentação deve ser pensado, incluindo todas as situações desafiadoras possíveis. Cuidados devem ser tomados para as atividades que envolvam ativação muscular excêntrica, sendo contraindicados treinos de escadas ou rampas, pelos riscos de lesão muscular induzida pela contração excessiva.

Pouco se sabe sobre as indicações e contraindicações de exercícios de fortalecimento e treino de resistência em indivíduos com DMD. Existem algumas limitações para a realização de experimentos com exercícios. Primeiramente, há poucas possibilidades de se realizar os estudos, por questões éticas (aplicar um tratamento em um grupo e não em outro) e mesmo pela escassez de informações sobre se a aplicação

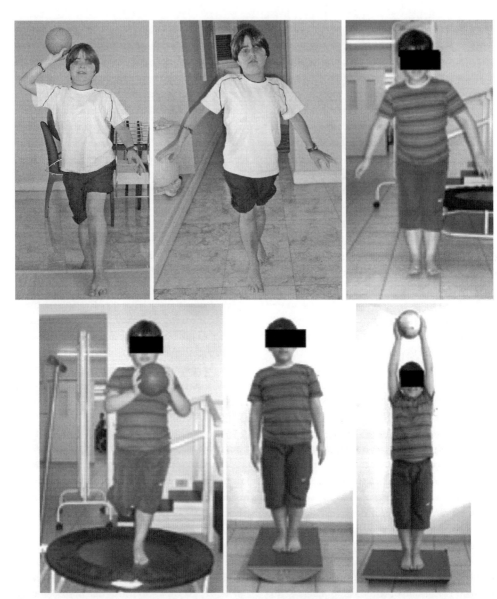

Figura 12 Exemplos de treino de equilíbrio em situações desafiadoras, como com treino de descarga de peso, *in tanden*, estimulando a dorsiflexão e base diminuída, sobre minitrampolim, sobre prancha de equilíbrio (laterolateral e anteroposterior), e associando situações de controle postural a desequilíbrios externos e autoiniciados (jogando bola).

do treino geraria lesão/piora do quadro, já que há poucos estudos nos modelos animais também. Os exercícios poderiam exacerbar o processo degenerativo ou mesmo a melhora na função motora poderia ser limitada pela fragilidade da membrana muscular distrófica. Pensar no treino da mesma forma que se pensa no ganho de força em indivíduos saudáveis pode não ser correto, pela resposta do m. ao fator estressor ser diferente.

Assim, pouco se sabe sobre o melhor tipo, a frequência e a intensidade dos exercícios a serem realizados nos pacientes com DMD. Algumas recomendações são feitas baseadas no conhecimento da fisiopatologia da doença e nos estudos que mostraram lesão induzida pelo mecanismo de contração nas distrofinopatias.

Exercícios de força submáximos e atividade aeróbia são recomendados por alguns clínicos, especialmente em estágios iniciais da evolução da doença, quando a força residual ainda é alta, enquanto outros enfatizam evitar esforços excessivos e pouco excesso de trabalho. Treinos de força resistida de alta intensidade e exercícios excêntrico são inapropriados durante toda a vida, pelo cuidado relacionado à lesão induzida pela contração. Para evitar a atrofia pelo desuso e as complicações secundárias à inatividade, sugere--se que todos os deambulantes ou em fase inicial da perda da marcha participem de uma atividade regular leve, de treino funcional, incluindo atividades na piscina e exercícios de recreação. Um treino de fortalecimento com baixa resistência para os MMSS também pode ser benéfico. O relato de dor ou mioglobinúria nas 24 horas após uma atividade específica é indicativo de lesão induzida pela contração muscular, devendo ser substituída e/ou modificada.

Assim, com base em trabalhos e consensos, pode-se generalizar que seja indicado treino de exercícios ativos com resistência leve em fases em que a FM ainda esteja mais preservada. Isso poderia ser definido como enquanto o grupo muscular ainda apresente FM 4 ou 5, ou seja, que vença uma resistência, tanto em MMII (fases bem iniciais da evolução da doença) como em MMSS. Além disso, é importante a realização de atividade regular aeróbia leve, porém sem caracterizar uma atividade exaustiva. Os exercícios ativo-livres em amplitudes máximas possíveis são também bem tolerados, por isso devem ser indicados, já que não envolvem resistência e ainda permitem a mobilização articular dentro da máxima ADM possível dada pela força. Todos os mm. devem ser trabalhados, porém ênfase maior deve ser dada àqueles que tendem à maior perda de força e que são determinantes para as alterações posturais. Assim, os mm. extensores de quadril, joelho, dorsiflexores, abdominais e extensores dos MMSS devem ser priorizados. Sinais de fadiga (seja a queixa de cansaço na hora ou a dor no dia seguinte) sugerem a necessidade de reduzir o esforço e/ou mudar a atividade.

O treino de manutenção e equilíbrio em diferentes posturas também deve ser incluído na terapia e para orientações. A postura ajoelhada pode favorecer muito o recrutamento dos mm. extensores de quadril e abdominais, assim como a quadrupedia deve ser estimulada para o treino de descarga de peso e força nos MMSS. A postura de decúbito ventral é uma ótima opção para ser indicada para manutenção em casa, podendo ser mantida com travesseiro sob a barriga, para atividade de descanso. Ela favorecerá o posicionamento em alongamento dos mm. flexores do quadril pela ação da gravidade, já que se mantêm ativos durante todo o dia, seja na bipedestação e na marcha seja na sedestação.

Além dos exercícios ativos e do uso de órteses, é de extrema importância a realização frequente de alongamentos dos mm. tendíneos, evitando, assim, a evolução precoce para retrações e deformidades. O alongamento deve ser realizado em todos os grupos musculares encurtados, que em geral são aqueles mm. mais fortes (flexores plantares e demais mm. flexores). O alongamento pode ser ativo, ativo-assistido ou passivo. A indicação depende da condição de FM presente no paciente para ser capaz de estabilizar as articulações de forma eficiente. Cuidados devem ser tomados para evitar compensações e a perda da eficiência do alongamento. Além dessas formas de alongamento, também pode estar associado à manutenção de posturas de alongamento sustentadas, como associadas ao uso de órteses/talas de posicionamento ou a equipamentos de sustentação da postura ortostática, como o *parapodium* ou a prancha ortostática. A falta de alongamentos regulares está relacionada à piora da progressão do equino em pacientes com DMD.

Sugere-se, assim, terapia que envolva muitas possibilidades de condutas associadas aos objetivos propostos inicialmente. A escolha por iniciar a terapia com alongamentos seguidos posteriormente por exercícios de equilíbrio pode ser positiva por permitir que os mm. se encontrem em melhor comprimento para geração de tensão e força. Por outro lado, o paciente pode se sentir melhor no final da terapia se as condutas forem invertidas, finalizando com alongamentos que permitirão o melhor desempenho no restante do dia.

A perda da marcha é um marco muito traumático tanto para o paciente como para a família. Ela não se dá de uma hora para a outra, mas vai acontecendo aos poucos, com o aumento das dificuldades para a locomoção em situações de maior esforço (como escadas), aumento do número de quedas, até a impossibilidade de andar mesmo em curtas distâncias. O fisioterapeuta tem um papel primordial na decisão conjunta com a equipe (médico, terapeuta ocupacional, psicólogo) do momento de indicar a CR para o paciente que está apresentando dificuldades para deambular. A indicação pode se dar em um primeiro momento para evitar a fadiga associada a esforços excessivos em situações de deslocamento em rampas ou grandes distâncias. Com a evolução da fraqueza muscular, as indicações passam a ser mais frequentes no dia a dia do paciente. Conhecer bem as condições da casa, da escola e dos locais frequentados pelo paciente é essencial para a adequada prescrição da CR.

Objetivos e condutas fisioterapêuticas para o paciente cadeirante

- Manter, por maior tempo possível, a bipedestação.
- Manter independência para locomoção e atividades funcionais.
- Manter/melhorar alinhamento e controle de tronco.
- Manter FM global e promover simetria.
- Evitar retrações e deformidades.
- Prevenir a osteoporose.
- Manter e/ou melhorar a qualidade de vida.

Como já apresentado, prolongar o tempo de marcha não somente é bom para a autoestima, como também tem um papel preventivo na evolução e no retardo do aparecimento de escoliose e outras deformidades articulares. Normalmente, a perda da marcha se dá porque a força da musculatura extensora de quadril e o limite na hiperlordose lombar não mais conseguem segurar o paciente em pé. Soma-se ainda um componente de fraqueza acentuada de extensores de joelho e muitas vezes a plantiflexão exacerbada no caso do paciente que não adere ao uso regular das órteses AFO noturna e KAFO diurna. Porém, após a perda definitiva da marcha independente, muitos podem pensar que o paciente não é mais capaz de ficar em pé. E isso não é verdade. Existem diversos dispositivos auxiliares que podem ser usados para permitir a manutenção do ortostatismo por tempo indeterminado.

Primariamente, a própria KAFO pode ser mantida em uso para prolongar a manutenção da bipedestação. Ela fixará os joelhos em extensão, mantendo os tornozelos em 90°. Caso a bipedestação seja inviabilizada pela fraqueza de extensores de quadril, o uso pode ser associado a um encosto posterior de quadris em uma superfície rígida. Uma tala extensora de joelhos com apoio posterior de quadris também permite a manutenção da bipedestação por um período que pode ser repetido diariamente em casa. É possível, ainda, associar uma tala com a órtese AFO, o que simula a KAFO, porém sem a possibilidade de destravar a extensão de joelhos quando o paciente for se sentar (Figura 13). Por isso, essa é uma opção para curtos períodos e uma deambulação principalmente domiciliar. Todas estas opções são, então, passíveis de serem reproduzidas pelos pacientes em casa, devendo ser altamente encorajadas e estimuladas.

Já em espaço terapêutico ou mesmo para aqueles que tenham condições de adquirir o dispositivo para a casa, outra opção pode ser o *parapodium*, no qual o paciente se mantém em

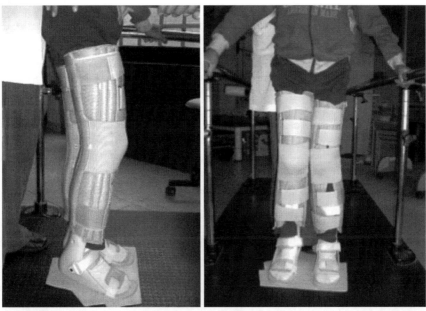

Figura 13 Tala extensora associada à órtese suropodálica (AFO) para manutenção da bipedestação e/ou marcha quando já há dificuldade de locomoção, em opção à órtese joelho-tornozelo-pé (KAFO).

pé com fixação de joelhos e quadris. Ele é indicado nos casos em que a FM de tronco ainda se encontra preservada, pois o tronco fica livre mantendo somente os MMII fixos. Nele é possível acoplar uma mesa que pode ser usada para a realização de tarefas de casa, por exemplo, ou, se removida, é possível que sejam exercitados de forma terapêutica os MMSS e o tronco.

Por fim, outra opção para a manutenção da postura ortostática é a prancha ortostática. Ela é mais indicada para os pacientes cujo controle de tronco for ruim ou quando a hiperlordose for acentuada o bastante para gerar dor no *parapodium*. Ela permite a fixação não somente de joelhos e quadris, mas também de tronco, que se mantém apoiado posteriormente. Os MMSS ficam livres para serem exercitados. Assim, há algumas opções para prolongar o tempo da bipedestação nesses pacientes, que deixarão de ser viáveis quando as deformidades em MMII impossibilitam a manutenção da postura.

Como forma de locomoção para os pacientes que não mais deambulam, há a CR manual como a mais simples solução e a mais viável financeiramente. Para manter a funcionalidade dos MMSS, indica-se sempre uma CR não motorizada no primeiro momento, podendo ser repensada a indicação nos casos em que a FM dos MMSS impossibilite a independência para a locomoção. Alguns pacientes preferem ainda uma CR pequena para que consigam manter o uso dos MMII para tocar a cadeira junto com as mãos, pois isso facilita dividir a força entre os quatro membros e principalmente pode ser ótima opção para manter a ação dos MMII. As adaptações da CR para posicionamento muitas vezes dificultam essa independência, por incluírem um assento mais alto, o que dificulta o acesso ao aro das rodas. Mas elas se tornam necessárias quando as assimetrias aparecem, como os desvios pélvicos ou as escolioses. A indicação da adaptação da CR deve ser discutida com a equipe para verificar os pontos positivos e negativos da realização.

Não somente a CR pode ser considerada uma forma de locomoção após a perda da marcha. Algumas outras opções podem ser possíveis, como o engatinhar. Alguns pacientes que tenham ainda força suficiente em tronco podem se adaptar à locomoção em quadrupedia, o que é uma opção bastante interessante para manter em atividade os MMII e a força de MMSS. Pode ser uma necessidade para casas menos adaptadas, nas quais as portas pequenas impossibilitam a passagem da CR. Nesse sentido, a locomoção em sedestação sobre uma cadeirinha com rodas também pode ser cogitada. Ela é possível para aqueles que ainda preservam força em MMII, devendo ser especialmente pensada como conduta terapêutica, podendo focar os mm. flexores de joelhos, no deslocamento anterior ou nos mm. extensores ao solicitar o deslocamento posterior.

Assim, as formas de locomoção devem ser pensadas como busca de independência funcional, mas também como conduta terapêutica, seguindo os mesmos princípios de cuidados com o exercício físico em excesso. Especial cuidado deve ser tomado para que não haja fadiga muscular pelo excesso de força despendida para tocar uma CR. Nos casos de longas distâncias, da mesma forma que a CR deve ser cogitada para os deambulantes, o auxílio para condução da CR manual ou uma CR motorizada devem ser opções a serem consideradas.

Visto que o paciente não consegue mais andar, exercícios para os MMSS passam a ser uma prioridade terapêutica, visando sempre à independência funcional, seja para a locomoção, seja para as AVD. Dessa forma, é importante que o fisioterapeuta conheça a forma como o paciente está realizando as refeições, atividades de higiene e cuidados pessoais, por ter maior e mais frequente contato. O trabalho conjunto com um terapeuta ocupacional favorecerá pensar em alternativas e poderá propor atividades e exercícios para melhorar a independência. Exercícios ativos em amplitudes máximas de ombro, cotovelo, punho e dedos devem ser sempre realizados, assim como alongamentos nos grupos musculares que se apresentem encurtados. Especial cuidado deve ser tomado com os mm. rotadores de ombro (principalmente os externos) e os mm. supinadores, além dos extensores, que tendem a enfraquecer mais rapidamente pelo menor uso nas AVD, assim como os antagonistas tendem a encurtar.

Assim, a abordagem associando exercícios ativos dos mm. mais fracos e alongamentos dos mais fortes permitirá o retardo do aparecimento das retrações e deformidades, que têm um aparecimento inevitável, pelo componente tecidual de perda da elasticidade muscular. Porém, a manutenção da atividade muscular tem o papel de evitar a dor associada à hipomobilidade articular, além de retardar a evolução. As órteses e o posicionamento adequado somam positivamente a esse trabalho, porém deve ser reforçada a impossibilidade de evitar por completo o aparecimento das deformidades com a evolução da doença, por melhor que seja a reabilitação recebida. Isso é importante se deixar claro para evitar frustrações nos terapeutas que se depararem com a situação. Porém não implica que todo trabalho possível seja feito no sentido de retardar o aparecimento e principalmente para manter a melhor qualidade de vida, evitando dores e deformidades estética e funcionalmente prejudiciais. Nesses casos, o trabalho em equipe é essencial, inclusive para se pensar a indicação cirúrgica, se necessária.

A deformidade mais importante e que deve ser atentada são as escolioses. Muitas vezes, aparecerá pela assimetria e desequilíbrio de FM de MMSS, em quadris (levando ao desalinhamento pélvico) e no tronco, especialmente após a perda da marcha, quando na postura sentada a descarga de peso sobre a coluna será ainda maior. A escoliose inicialmente aparece de forma funcional, com possibilidade de reversão voluntária durante os exercícios terapêuticos (solicitação de alinhamento com correção por *feedback* de um espelho ou do terapeuta). Porém, a evolução natural é para a deformidade estruturada da coluna.

Assim que a presença da escoliose for confirmada radiograficamente, o risco da progressão é bastante alto, com uma média de 2,1° por mês no ângulo de Cobb (ângulo medido radiograficamente). No início, em geral, a escoliose aparece em região toracolombar, progredindo, com o tempo, para toda a coluna e para uma obliquidade pélvica. Enquanto a escoliose idiopática é vista associada à hiperlordose lombar, a maioria dos pacientes com DMD apresenta cifose lombar ou toracolombar. A lordose, inclusive, tem sido associada com a diminuição do risco de progressão da escoliose, podendo ser pensada inclusive como alternativa terapêutica para adequação na CR.

A escoliose também tem papel significativo no decréscimo da CVF, mensurada pela espirometria, como já descrita. Após a perda da marcha, a CVF diminui anualmente 4%; a cada aumento de 10° na escoliose, há a diminuição de mais 4% neste índice. Assim, enquanto a escoliose piora e a idade do paciente aumenta, a função pulmonar declina, levando à necessidade de maiores cuidados quanto à anestesia no caso da indicação cirúrgica. A CVF menor que 35% está associada ao maior risco de complicações cirúrgicas, apesar de que sucessos têm sido descritos em cirurgias em pacientes com CVF menor que 30% do predito, especialmente quando associada à VNI prévia. A intervenção cirúrgica nos casos de escolioses graves é a única solução eficiente, com a fusão vertebral associada ou não à correção pélvica permitindo o alinhamento e o controle de tronco, com melhores condições para manutenção da postura sentada. Ela é mais recomendada enquanto as curvas estiverem entre 20° e 40° no ângulo de Cobb. A maioria dos autores, porém, concorda que a função pulmonar não melhora após a cirurgia de fusão da escoliose, com o declínio da CVF continuando a acontecer, porém agora sem a piora funcional de controle de tronco dada pela progressão da deformidade na coluna.

Assim, é possível verificar a extensão do cuidado que a fisioterapia deve ter com a prevenção da evolução da escoliose. Devem ser focados fortemente os exercícios ativos e alongamento dos inclinadores e rotadores de tronco (Figura 14), além dos exercícios isométricos em alinhamento

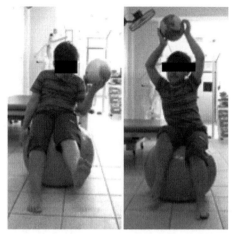

Figura 14 Exercício ativo de controle de tronco, associando descarga de peso e atividade de MMSS.

e de equilíbrio sentado. Os cuidados com o posicionamento na CR e na cama também devem ser atentados, assim como os cuidados preventivos de exercícios respiratórios que serão abordados mais adiante. No caso de indicação cirúrgica, cuidados pós-operatórios devem ser tomados com a retirada da cama e a manutenção da postura sentada na CR o mais precocemente possível, assim como a retomada dos exercícios para a musculatura e a função respiratória.

Fisioterapia respiratória

Os principais objetivos da fisioterapia respiratória nos pacientes com DNM são:

- Manter e/ou melhorar a função respiratória.
- Prevenir infecções respiratórias.
- Cuidados e manejo da VNI.
- Orientações aos cuidadores quanto aos exercícios respiratórios e à VNI.

Da mesma forma que os demais mm. corporais, a musculatura respiratória também está comprometida, prejudicando funções essenciais como a expansibilidade torácica, pela fraqueza dos mm. inspiratórios, e a tosse, pela fraqueza destes e também dos mm. expiratórios. Para auxiliar nessas funções, algumas condutas fisioterapêuticas podem ser consideradas.

Especialmente em estágios iniciais da doença, a cinesioterapia deve ser considerada visando a manter a expansibilidade e a FM respiratória. Ela pode incluir condutas como inspiração e expiração forçadas, podendo estar associadas ao alongamento dos mm. torácicos, exercícios de MMSS, atividades lúdicas e inspirômetros de incentivo.

Com a progressão da perda de FM, identificada pela diminuição da CVF abaixo do predito para a idade (< 80% do predito), além da cinesioterapia, torna-se necessária principalmente a realização dos exercícios de empilhamento de ar (ou *air stacking*). Esta manobra permite as expansibilidades pulmonar e torácica na máxima ADM, visando a atingir a capacidade de insuflação máxima (CIM). Ela pode ser feita por diversas interfaces, mas é mais comumente feita com o auxílio de um Ambu® (reanimador portátil manual). Com a máscara do Ambu® bem fixada no rosto, a cada insuflação manual o paciente deve abrir a glote, inspirar e segurar o ar, realizando um empilhamento sucessivo do ar (Figura 15). As manobras devem continuar até que o volume empilhado seja máximo e não seja possível mais ar entrar nos pulmões, momento este detectável pelo vazamento lateral na máscara. Foi atingida, assim, a CIM, e a inspiração deve ser sustentada por 6 a 10 segundos, permitindo, dessa forma, alongamento da musculatura torácica, abertura dos alvéolos e melhora nas trocas gasosas. Em seguida, então, o paciente deve soltar o ar expirando tranquilamente ou de forma fracionada (em 3 ou 4 tempos). Essa manobra pode ser repetida algumas vezes em seguida, da mesma forma que um exercício qualquer, devendo ser orientada ao cuidador para repeti-la diariamente.

Outra forma possível de empilhamento de ar, porém mais difícil de ensinar e de os pacientes aprenderem, é a denominada respiração glossofaríngea. Após uma inspiração máxima (aquela possível com a força da musculatura

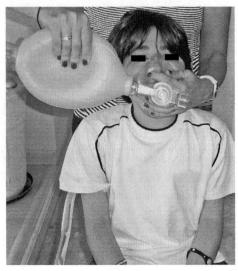

Figura 15 Manobra insuflação máxima pulmonar por empilhamento de ar com auxílio de Ambu® (*air stacking*).

inspiratória remanescente), inicia-se um empilhamento de ar com uso da musculatura glossofaríngea, como na respiração feita pelos sapos (por isso, também, a respiração é conhecida como "respiração do sapinho"). As inspirações devem ser feitas, empilhando o ar, até que seja atingida a CIM, quando, após sustentar-se o ar por alguns segundos, faz-se a expiração tranquila.

Essas técnicas sendo realizadas diariamente prevenirão as atelectasias e as infecções respiratórias. Caso aconteçam, a manobra de *air stacking* pode (e deve) ser associada à tosse. A tosse somente é possível pela associação da força de inspiração máxima com uma força de expiração também máxima. Para atingir um pico de fluxo de tosse (PFT) funcional, é necessário que o esforço inspiratório ou a insuflação pulmonar atinja 85 a 90% da capacidade inspiratória e a geração de pressão toracoabdominal alta deve expelir 2,3 a 2,5 L de ar num fluxo de 6 a 20 L/segundo. Para expulsar de forma eficaz secreção das vias aéreas foi determinado que o PFT deve exceder 2,7 L/minuto. Assim, uma forma de auxiliar pacientes com DMD que estejam hipersecretivos é associar a manobra de empilhamento de ar com uma compressão abdominal ou torácica. Essa é uma forma eficiente para facilitar a remoção de secreção, passível de ser realizada em casa pelo cuidador, porém há outras formas também, mas que exigem aparelhos especiais.

A forma mais rápida e prática de remover secreção das vias aéreas de pacientes com DNM é pela assistência mecânica de insuflação-exsuflação (*Cough Assist*, da Philips Respironics). O aparelho gradualmente gera a insuflação dos pulmões seguida pela imediata e abrupta mudança para uma pressão negativa, que gera rápida exsuflação (exalação), que simula uma tosse e remove as secreções pulmonares. O uso é mais restrito, tanto pela necessidade de orientação de pessoas capacitadas pelas altas pressões geradas, inspiratórias e expiratórias, como pelo alto custo do dispositivo, que restringe a aquisição pela realidade social brasileira.

Por fim, mas não menos importante, está a necessidade do fisioterapeuta em auxiliar os médicos nos cuidados com a VNI dos pacientes com DNM. As indicações para o uso noturno ocorrem quando há qualquer um dos fatores seguintes:

1. Sinais e sintomas de hipoventilação (pacientes com CVF abaixo de 30% do previsto estão especialmente em risco).
2. Saturação de O_2 (SpO_2) menor que 95% ou pCO_2 (gasometria)/$ETCO_2$ (capnografia) maior que 45% na vigília.
3. Uma frequência de apneia-hipopneia maior que 10 por hora pela polissonografia ou 4 ou mais episódios de SpO_2 < 92% ou quedas na SpO_2 de pelo menos 4% por hora durante o sono.

Nos pacientes que já fazem uso noturno, a indicação para uso diurno da VNI se dá quando:

- Por vontade própria do paciente. O uso de 2 horas durante o dia diminui a carga na musculatura respiratória e a dispneia.
- Dificuldade de deglutição pela dispneia, sendo aliviada pela assistência ventilatória.
- Dificuldade para falar uma sentença inteira sem ter de fazer uma inspiração pela falta de ar e/ou.
- Sintomas de hipoventilação com SpO_2 < 95% e/ou PCO_2/$ETCO_2$ > 45 mmHg durante o dia.

Pela maior frequência de contato do fisioterapeuta com o paciente, muitas vezes ele relata sinais de hipoventilação, que devem ser prontamente comunicados ao médico responsável, sendo que a indicação da VNI será feita por estes critérios. Porém, o manejo dos parâmetros pode ser feito pelo fisioterapeuta, levando em consideração o volume-corrente (VC) adequado para cada paciente, que deve seguir a regra de 8 mL/kg ou um pouco mais em razão do escape (definir com o médico qual o VC indicado). Assim, no caso de VC baixo, a pressão inspiratória deve ser aumentada e comunicada ao médico responsável. As indicações para uso diurno (começando com 2 horas) também podem ser auxiliadas pelo fisioterapeuta. Mas todo esse trabalho deve acontecer em conjunto com a equipe médica responsável. Outro problema comum é o aparecimento de lesões na pele causadas pela máscara. O fisioterapeuta deve ajudar no processo de orientação para a busca de máscaras alternativas, normalmente disponíveis no local em que foi adquirido o ventilador.

Atividades aquáticas

As atividades aquáticas de natação e fisioterapia, assim como as fisioterapias motora e respiratória, são de extremo valor no tratamento das DNM.

A natação é uma atividade altamente recomendada por muitos médicos desde as fases iniciais da deambulação até o início da fase cadeirante, podendo ser continuada enquanto houver condições clínicas favoráveis. Tem como benefício o condicionamento aeróbio e os exercícios respiratórios, além dos benefícios adicionais que podem ser obtidos por meio de treinamento de força de baixa resistência e otimização da atividade dos MMSS. Entretanto, da mesma forma que o trabalho em solo, qualquer sinal de lesão ou fadiga sugere a necessidade de rever o treinamento.

A fisioterapia aquática é uma ótima opção de tratamento para as DNM. Pelas propriedades físicas da água (como empuxo), são facilitadas a movimentação voluntária e a adoção de diversas posturas. Dentre os benefícios, estão a liberdade de realizar movimentos, assumir e manter diferentes posturas e treino de equilíbrio por meio de atividades recreativas e lúdicas muito interessantes para crianças e adolescentes. Essas são as bases para a adoção da hidrocinesioterapia, bastante utilizada com esses pacientes na fisioterapia aquática (Figura 16). O tratamento deve ser baseado nos objetivos funcionais em solo, e as condutas adotadas devem enfatizar os mm. a serem trabalhados e as atividades funcionais a serem mantidas e/ou buscadas, sempre levando em consideração a fadiga apresentada. Além disso, devem ser tomados cuidados com casos especiais de cardiopatias ou restrições ventilatórias graves, e a indicação da fisioterapia aquática deve ser discutida com a equipe médica.

Assim como a hidrocinesioterapia, os métodos Halliwick, Bad Ragaz, Watsu, entre outros, são técnicas utilizadas na fisioterapia aquática. O método mais empregado nas DNM, porém, é o Halliwick, é baseado em um programa de 10 pontos, focando o controle postural na água, adaptação ao meio líquido, despreendimento, controle do equilíbrio em situações de rotações (longitudinal, transversal, sagital e combinada) e de repouso (flutuação) e movimentação/deslocamento na água (Figura 17).

Já os princípios do Bad Ragaz também podem ser de grande interesse, ao pensar nas sinergias musculares e no trabalho de facilitação neuromuscular, tanto de agonistas como de antagonistas, em um ambiente agradável e estável que é a água. O método se baseia no uso de resistência, o que deve ser pensado com cautela no caso das DNM, mas pode ter como objetivo obter trabalho isométrico, isocinético e isotônico dentro de uma condição segura de resistência e levando em consideração as condições físicas do paciente. Principalmente em fases iniciais da doença, esse método pode ser de grande valor.

O Watsu se baseia principalmente em trabalhos de alongamentos musculares e relaxamento, o que, associado à temperatura morna da água, pode ter um resultado interessante.

Outras técnicas podem ainda ser utilizadas, desde que bem aplicadas em função dos objetivos principais para cada paciente. As bases dos métodos devem ser conhecidas de forma aprofundada, além do reconhecimento dos mm. envolvidos nas principais condutas, de forma a permitir uma ótima abordagem no tratamento.

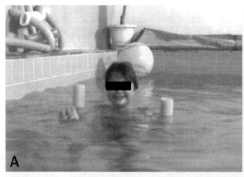 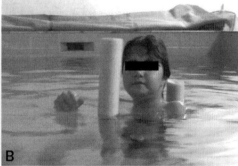

Figura 16 Exercícios ativos de controle de tronco e equilíbrio anteroposterior (A) e laterolateral (B) com auxílio de espaguete na piscina.

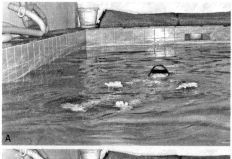
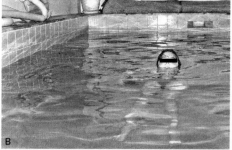

Figura 17 Exercícios ativos de rotação transversal assimétrica (A) e simétrica (B) visando à correção de alinhamento postural baseado nos princípios do Halliwick.

ORIENTAÇÕES DOMICILIARES

É importante demonstrar para a família que a responsabilidade do sucesso do processo de reabilitação não depende somente dos terapeutas e dos médicos. A participação ativa do paciente e da família é determinante para retardar os processos degenerativos da doença. Assim, a orientação de exercícios domiciliares para cuidados motores e respiratórios se torna obrigatório no caso das DNM.

Uma boa opção de exercícios é pensar nos maiores objetivos do paciente e propor cinco exercícios para serem realizados pelo menos por três dias na semana, pensando que o paciente realiza atividades de reabilitação pelo menos duas vezes por semana. A orientação de mais do que esse número de exercícios pode ser excessiva para a família, que pode não conseguir realizar, comprometendo assim o trabalho. Pelo menos um exercício respiratório deve ser incluído, e os demais devem ser revistos a cada mudança no processo de evolução da doença.

CONCLUSÃO

A criança e o adolescente com DNM não podem ser vistos pela doença progressiva. Muito pode e deve ser feito no sentido de retardar e muitas vezes reverter o padrão de evolução da doença, além de proporcionar momentos de diversão e atividade física. Um trabalho em equipe é essencial para o sucesso da reabilitação, e a necessidade do olhar global para os componentes motores e respiratórios é primordial para que a sobrevida aumente muito e, principalmente, uma vida com o máximo de qualidade possível.

BIBLIOGRAFIA

1. Bakker JP, De Groot IJ, Beckerman H, de Jong BA, Lankhorst GJ. The effects of knee-ankle-foot orthoses in the treatment of Duchenne muscular dystrophy: review of the literature. Clin Rehabil. 2000;14(4):343-59.
2. Beenakker EA, DE Vries J, Fock JM, van Tol M, Brouwer OF, Maurits NM, et al. Quantitative assessment of calf circumference in Duchenne muscular dystrophy patients. Neuromuscul Disord. 2002;12(7-8):639-42.
3. Birnkrant DJ, Bushby K, Bann CM, Apkon SD, Blackwell A, Brumbaugh D, et al.; DMD Care Considerations Working Group. Diagnosis and management of Duchenne muscular dystrophy, part 1: diagnosis, and neuromuscular, rehabilitation, endocrine, and gastrointestinal and nutritional management. Lancet Neurol. 2018;17(3):251-67.
4. Bönnemann CG. Limb-girdle muscular dystrophy in childhood. Pediatr Ann. 2005;34(7):569-77.
5. Brito MF, Moreira GA, Pradella-Hallinan M, Tufik S. Air stacking and chest compression increase peak cough flow in patients with Duchenne muscular dystrophy. J Bras Pneumol. 2009;35(10):973-9.
6. Bushby K, Finkel R, Birnkrant DJ, Case LE, Clemens PR, Cripe L, et al.; DMD Care Considerations Working Group. Diagnosis and management of Duchenne muscular dystrophy, part 2: implementation of multidisciplinary care. Lancet Neurol. 2010;9(2):177-89.
7. Campion MR. Hidroterapia: princípio e prática. Barueri: Manole; 1999.

8. D'Angelo MG, Berti M, Piccinini L, Romei M, Guglieri M, Bonato S, et al. Gait pattern in Duchenne muscular dystrophy. Gait Posture. 2009;29(1):36-41.
9. De Moura MC, Do Valle LE, Resende MB, Pinto KO. Visuospatial attention disturbance in Duchenne muscular dystrophy. Dev Med Child Neurol. 2010;52(2):e10-5.
10. Doglio L, Pavan E, Pernigotti I, Petralia P, Frigo C, Minetti C. Early signs of gait deviation in Duchenne muscular dystrophy. Eur J Phys Rehabil Med. 2011;47(4):587-94.
11. Eagle M. Report on the muscular dystrophy campaign workshop: exercise in neuromuscular diseases Newcastle, January 2002. Neuromuscul Disord. 2002;12(10):975-83.
12. Echenne B, Bassez G. Congenital and infantile myotonic dystrophy. Handbook Clin Neurology. 2013;113:1387-93.
13. Fachardo GA, Carvalho SCP, Vitorino DFM. Tratamento hidroterápico na distrofia muscular de Duchenne: Relato de um caso. Rev Neurociências. 2004;12:217-21.
14. Fauroux B, Guillemot N, Aubertin G, Nathan N, Labit A, Clément A, et al. Physiologic benefits of mechanical insufflation-exsufflation in children with neuromuscular diseases. Chest. 2008;133(1):161-8.
15. Finder JD, Birnkrant D, Carl J, Farber HJ, Gozal D, Iannaccone ST, et al.; American Thoracic Society. Respiratory care of the patient with Duchenne muscular dystrophy: ATS consensus statement. Am J Respir Crit Care Med. 2004;170(4):456-65.
16. Florence JM, Pandya S, King WM, Robison JD, Baty J, Miller JP, et al. Intrarater reliability of manual muscle test (Medical Research Council scale) grades in Duchenne's muscular dystrophy. Phys Ther. 1992;72(2):115-22.
17. Gordon E, Hoffman EP, Pegoraro E. Congenital muscular dystrophy overview. In: Pagon RA, Bird TC, Dolan CR, Stephens K, editors. GeneReviews [Internet]. Seattle (WA): University of Washington, Seattle; 1993-2001 [updated 2006].
18. Grange RW, Call JA. Recommendations to define exercise prescription for Duchenne muscular dystrophy. Exerc Sport Sci Rev. 2007;35(1):12-7.
19. Hinton VJ, Fee RJ, Goldstein EM, De Vivo DC. Verbal and memory skills in males with Duchenne muscular dystrophy. Dev Med Child Neurol. 2007;49(2):123-8.
20. Iwabe R, Miranda-Pfeilsticker BH, Nucci A. Medida da função motora: versão da escala para o português e estudo de confiabilidade. Rev Bras Fisioter. 2008;12:417-24.
21. Kang SW, Bach JR. Maximum insufflation capacity: vital capacity and cough flows in neuromuscular disease. Am J Phys Med Rehabil. 2000;79(3):222-7.
22. Kang SW, Kang YS, Sohn HS, Park JH, Moon JH. Respiratory muscle strength and cough capacity in patients with Duchenne muscular dystrophy. Yonsei Med J. 2006;47(2):184-90.
23. Karol LA. Scoliosis in patients with Duchenne muscular dystrophy. J Bone Joint Surg Am. 2007;89(Suppl 1):155-62.
24. Kendall FP, Mccreary EK, Provance PG, et al. Músculos: Provas e Funções – com Postura e Dor. 5. ed. Barueri: Manole; 2007.
25. Kerr TP, Lin JP, Gresty MA, Morley T, Robb SA. Spinal stability is improved by inducing a lumbar lordosis in boys with Duchenne Muscular Dystrophy: a pilot study. Gait Posture. 2008;28(1):108-12.
26. Kinali M, Main M, Eliahoo J, Messina S, Knight RK, Lehovsky J, et al. Predictive factors for the development of scoliosis in Duchenne muscular dystrophy. Eur J Paediatr Neurol. 2007;11(3):160-6.
27. Lopez-Hernandez LB, Vazquez-Cardenas NA, Luna-Padron E. Distrofia muscular de Duchenne: actualidad y perspectivas de tratamiento. Rev Neurol. 2009;49(7):369-75.
28. Lue YJ, Lin RF, Chen SS, Lu YM. Measurement of the functional status of patients with different types of muscular dystrophy. Kaohsiung J Med Sci. 2009;25(6):325-33.
29. Lunn MR, Wang CH. Spinal muscular atrophy. Lancet. 2008;371(9630):2120-33.
30. Manzur AY, Kinali M, Muntoni F. Update on the management of Duchenne muscular dystrophy. Arch Dis Child. 2008;93(11):986-90.
31. Manzur AY, Muntoni F. Diagnosis and new treatments in muscular dystrophies. J Neurol Neurosurg Psychiatry. 2009;80(7):706-14.
32. Marques AP. Manual de goniometria. 2.ed. Barueri: Manole; 2003.
33. Martinez JAB, Brunherotti MA, Assis MR, et al. Validação da escala motora funcional EK para a língua portuguesa. Rev Assoc Med Bras. 2006;52:347-51.
34. Mathur S, Lott DJ, Senesac C, Germain SA, Vohra RS, Sweeney HL, et al. Age-related differences in lower-limb muscle cross-sectional area and torque production in boys with Duchenne muscular dystrophy. Arch Phys Med Rehabil. 2010;91(7):1051-8.
35. Matta AP, Gonsalves MC. Merosin-positive congenital muscular dystrophy: neuroimaging findings. Arq Neuropsiquiatr. 2007;65(1):167-9.

36. Mazzone ES, Messina S, Vasco G, Main M, Eagle M, D'Amico A, et al. Reliability of the North Star Ambulatory Assessment in a multicentric setting. Neuromuscul Disord. 2009;19(7):458-61.
37. Mercuri E, Finkel RS, Muntoni F, Wirth B, Montes J, Main M, et al.; SMA Care Group. Diagnosis and management of spinal muscular atrophy: Part 1: Recommendations for diagnosis, rehabilitation, orthopedic and nutritional care. Neuromuscul Disord. 2018;28(2):103-15.
38. Mercuri E, Messina S, Battini R, Berardinelli A, Boffi P, Bono R, et al. Reliability of the Hammersmith functional motor scale for spinal musculçar atrophy in a multicentric study. Neuromuscul Disord. 2006;16(2):93-8.
39. Muntoni F, Bushby K, Manzur AY. Muscular dystrophy campaign funded workshop on management of scoliosis in Duchenne muscular dystrophy 24 January 2005, London, UK. Neuromuscul Disord. 2006;16(3):210-9.
40. Pandya S, King WM, Tawil R. Facioscapulohumeral dystrophy. Phys Ther. 2008;88(1):105-13.
41. Pearce JM. Gowers' sign. J Neurol Neurosurg PPoysky J; Behavior in DMD Study Group. Behavior patterns in Duchenne muscular dystrophy: report on the parent project muscular dystrophy behavior workshop 8-9 of December 2006, Philadelphia, USA. Neuromuscul Disord. 2007;17(11-12):986-94.
42. Reed UC. Congenital muscular dystrophy. Part I: a review of phenotypical and diagnostic aspects. Arq Neuropsiquiatr. 2009;67(1):144-68.
43. Reed UC. Doenças neuromusculares. J Pediatria. 2002;78(Suppl 1):S89-S103.
44. Rodillo EB, Fernandez-Bermejo E, Heckmatt JZ, Dubowitz V. Prevention of rapidly progressive scoliosis in Duchenne muscular dystrophy by prolongation of walking with orthoses. J Child Neurol. 1988;3(4):269-74.
45. Roso V, Bitu SO, Zanoteli E, Beteta JT, de Castro RC, Fernandes AC. Tratamento cirúrgico da escoliose na amiotrofia espinhal progressiva. Arq Neuropsiquiatr. 2003;61(3A):631-8.
46. Scott E, Mawson SJ. Measurement in Duchenne muscular dystrophy: considerations in the development of a neuromuscular assessment tool. Dev Med Child Neurol. 2006;48(6):540-4.
47. Scott OM, Hyde SA, Goddard C, Dubowitz V. Quantitation of muscle function in children: a prospective study in Duchenne muscular dystrophy. Muscle Nerve. 1982;5(4):291-301.
48. Seeger BR, Caudrey DJ, Little JD. Progression of equinus deformity in Duchenne muscular dystrophy. Arch Phys Med Rehabil. 1985;66(5):286-8.
49. Sienko Thomas S, Buckon CE, Nicorici A, Bagley A, McDonald CM, Sussman MD. Classification of the gait patterns of boys with Duchenne muscular dystrophy and their relationship to function. J Child Neurol. 2010;25(9):1103-9.
50. Stedman HH, Sweeney HL, Shrager JB, Maguire HC, Panettieri RA, Petrof B, et al. The mdx mouse diaphragm reproduces the degenerative changes of Duchenne muscular dystrophy. Nature. 1991;352(6335):536-9.
51. Straub V, Bushby K. The childhood limb-girdle muscular dystrophies. Semin Pediatr Neurol. 2006;13:104-14.
52. Taktak DM, Bowker P. Lightweight, modular knee--ankle-foot orthosis for Duchenne muscular dystrophy: design, development, and evaluation. Arch Phys Med Rehabil. 1995;76(12):1156-62.
53. Toussaint M, Soudon P, Kinnear W. Effect of non--invasive ventilation on respiratory muscle loading and endurance in patients with Duchenne muscular dystrophy. Thorax. 2008;63(5):430-4.
54. Troise DC, Yoneyama S, Resende MB, Reed U, Xavier GF, Hasue R. The influence of visual and tactile perception on hand control in children with Duchenne muscular dystrophy. Dev Med Child Neurol. 2014;56(9):882-7.
55. Wang CH, Finkel RS, Bertini ES, Schroth M, Simonds A, Wong B, et al.; Participants of the International Conference on SMA Standard of Care. Consensus statement for standard of care in spinal muscular atrophy. J Child Neurol. 2007;22(8):1027-49.

16
Mielomeningocele

Maria Clara Mattos Paixão
Katia Maria Gonçalves Allegretti

INTRODUÇÃO

A mielomeningocele (MMC) é uma malformação do tubo neural que ocorre entre a terceira e a quinta semanas de vida intrauterina, caracterizada por falha na fusão dos arcos posteriores da coluna vertebral e protusão da medula espinhal e meninges. Essa protusão é formada por uma bolsa que contém no interior as meninges, medula espinhal, raízes nervosas que são envolvidas pelo liquor. O defeito ósseo acompanha falta de processos espinhosos, lâminas e alargamento do canal vertebral. A pele na região apresenta malformações como fibrose, hemangiomas e tufos pilosos. Essa condição representa cerca de 85% dos casos e constitui a forma mais frequente e incapacitante dos defeitos do fechamento do tubo neural.

A MMC pode ocorrer em qualquer nível da coluna vertebral e é acompanhada de alterações motoras e sensitivas de acordo com o nível e a extensão do acometimento da região da coluna vertebral e da medula espinhal.

CLASSIFICAÇÃO

Na MMC, existe grande variação do comprometimento motor, pois pode ocorrer em diferentes níveis da coluna vertebral. Em virtude dessa variação, foram propostas algumas classificações com o objetivo de agrupar indivíduos com semelhante nível neurológico de lesão e que fossem, portanto, mais homogêneos quanto à limitação motora, ao prognóstico de marcha e à abordagem terapêutica. As diferentes classificações são úteis para a comunicação entre profissionais da equipe para traçar metas de tratamento, indicações de órteses e prognóstico de deambulação.

A classificação mais utilizada é a de Hoffer et al. e é útil para definir o nível neurológico de lesão e o padrão de deambulação. Essa classificação define quatro níveis neurológicos: torácico, lombar alto, lombar baixo e sacral. Já a capacidade de deambulação pode ser classificada em quatro classes: deambulador comunitário, deambulador domiciliar, deambulador não funcional e não deambulador (Tabelas 1 e 2).

Bartonek e Saraste revisaram diferentes sistemas de classificação para a MMC e avaliaram uma população estabelecendo uma classificação que contemplasse cinco níveis para a identificação entre nível neurológico acometido, força muscular e prognóstico de deambulação (Tabela 3).

Ferrari et al. utilizam o critério de avaliação da elevação pélvica para discriminar entre crianças do nível lombar alto e torácico. A elevação pélvica é sugestiva de nível lombar alto.

Tabela 1 Classificação segundo o nível neurológico, de acordo com Hoffer et al., 1973

Nível neurológico	Musculatura preservada
Torácico	Não apresenta ação muscular abaixo dos quadris
Lombar alto (L1, L2, L3)	Presença de força muscular de flexores e adutores de quadril, eventualmente extensora de joelhos
Lombar baixo (L3, L4, L5)	Presença de força muscular de flexores e adutores de quadril, extensão de joelho, flexores mediais dos joelhos, eventualmente tibial anterior e/ou glúteo médio
Sacral (S1, S2)	Presença de força muscular dos músculos nos níveis anteriores, flexão plantar e/ou extensora de quadril

Tabela 2 Classificação segundo o padrão de deambulação, de acordo com Hoffer et al., 1973

Classificação de deambulação	Padrão de deambulação
Não deambulador	Não realiza marcha, dependente da cadeira de rodas
Deambulador não funcional	Realiza marcha apenas para fins terapêuticos. Usa cadeira de rodas para todas as atividades
Deambulador domiciliar	Realiza marcha apenas nas atividades domiciliares e com uso de órteses e aditamentos. Usa cadeira de rodas para se locomover nas atividades na comunidade
Deambulador comunitário	Realiza marcha independentemente de estar dentro e fora de casa, pode ou não necessitar de aditamentos

Tabela 3 Classificação segundo nível neurológico, força muscular e prognóstico de deambulação de acordo com Bartonek e Saraste

Nível neurológico	Força muscular	Prognóstico de deambulação
I (S2)	Fraqueza da musculatura intrínseca do pé. Flexão plantar (graus 4 a 5)	Deambulação comunitária, sem órteses (às vezes, palmilha)
II (S1-L5)	Flexão plantar diminuída (graus ≤ 3) Flexão de joelho (grau ≥ 3). Extensão de quadril e/ou abdução (grau ≤ 2 a 3)	Deambulação comunitária com necessidade de órteses. Utiliza cadeira de rodas para longa distâncias
III (L4-L3)	Flexão de quadril e extensão de joelho (graus 4 a 5). Flexão de joelho (grau ≤ 3). Traço de extensão de quadril, abdução de quadril e abaixo dos músculos dos joelhos	Deambulação domiciliar com necessidade de órteses. Uso de cadeira de rodas somente em ambientes externos e para longa distância
IV (L2-L1)	Extensão de joelho ausente. Flexão de quadril (grau ≤ 2). Presença de elevação pélvica	Deambulação domiciliar com órteses. Uso de cadeira de rodas em ambientes interno e externo
V (torácico)	Ausência de movimentos de membros inferiores. Ausência de elevação pélvica	Deambulação não funcional, limitada apenas a terapia, escola e em casa. Mobilidade realizada com uso de cadeira de rodas

CLASSIFICAÇÃO INTERNACIONAL DE FUNCIONALIDADE, INCAPACIDADE E SAÚDE

Outra forma de classificação que vem sendo bastante utilizada para facilitar a comunicação e a troca de informações entre os profissionais envolvidos é a Classificação Internacional de Funcionalidade, Incapacidade e Saúde (CIF), proposta pela Organização Mundial da Saúde (OMS), em 2001, para a descrição da saúde e dos aspectos relacionados. Atualmente, dispõe-se da CIF para crianças e jovens conhecida, como CIF-CJ (2011). Nesse modelo, a faixa de idade coberta vai desde o nascimento até os 18 anos, e ela oferece uma linguagem e terminologia comum para registrar problemas presentes na infância precoce, infância propriamente dita e adolescência. Como derivada da CIF, a principal preocupação é a funcionalidade, que cobre os componentes de funções e estrutura do corpo, atividade e participação social, mais do que a própria limitação do indivíduo. A CIF-CJ classifica componentes de saúde e considera a influência de aspectos sociais e ambientais na saúde e bem-estar do indivíduo em quatro seções: função corporal, estrutura corporal, atividade e participação e fatores ambientais (Figura 1).

O uso da CIF na criança com MMC pode possibilitar ao fisioterapeuta o conhecimento da participação dessa criança nas atividades diárias, considerando as funções e estruturas do corpo acometidas, as limitações de atividades que a criança pode ter para executar uma tarefa e barreiras ambientais enfrentadas. O principal objetivo da CIF é compreender o impacto funcional de uma deficiência na vida do indivíduo.

ESTRUTURA E FUNÇÃO DO CORPO

No nível de estrutura e função do corpo, as crianças com MMC apresentam alterações motoras e sensitivas, por isso podem ser caracterizadas e associadas a ausência de contração muscular, fraqueza muscular, alterações do comprimento muscular, restrição de amplitude de movimento (ADM), alterações do alinhamento biomecânico, comprometimento da resistência cardiovascular na realização de atividades funcionais.

- Alterações sensoriais: a diminuição ou a ausência de sensibilidade exteroceptiva e proprioceptiva abaixo do nível da lesão comprometerá a aquisição do esquema corporal. Torna-se necessária a atenção aos cuidados com traumas, lesões na pele que podem ocorrer durante as diferentes fases do desenvolvimento, na locomoção, nas atividades lúdicas ou mesmo autoagressões. Muitas crianças com MMC adquirem o hábito de roer as unhas dos pés, chegando com frequência a perder as unhas e morder os artelhos provocando ulcerações. Na ausência de sensibilidade, ao arrastarem-se pelo chão com a pele desprotegida, podem promover feridas ou mesmo fraturas ao bater com os membros inferiores (MMII) em superfícies rígidas, considerando que há ocorrência de redução da densidade óssea.

- Fraqueza muscular ou ausência da contração muscular: dependerá do nível de comprometimento neurológico. A ausência de contração muscular estará presente abaixo

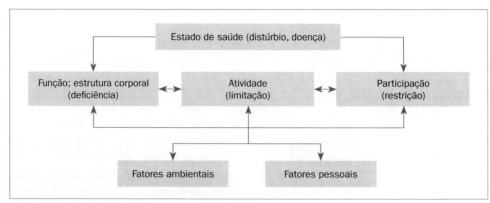

Figura 1 Interação entre os componentes da CIF.
Fonte: adaptada de OMS, 2003.

do nível de lesão. A musculatura preservada inicialmente, mesmo em grau de força baixo, poderá sofrer ganho dependente da estimulação oferecida e da capacidade de plasticidade neuromuscular.

- Alterações do comprimento muscular: o encurtamento muscular é gerado pelo desequilíbrio muscular encontrado na MMC; notam-se ação da musculatura agonista e ausência ou diminuição da contração da musculatura antagonista. Assim, uma criança com MMC lombar alta que apresente ação apenas de flexores de quadril e ausência da extensão do quadril poderá desenvolver contraturas de flexores de quadril. A contratura de flexão de quadril pode ser bastante prejudicial no desempenho para a marcha. Os encurtamentos musculares, além de limitar o funcionamento da articulação, contribuem para o aumento da fraqueza muscular, uma vez que a capacidade em gerar força de um músculo estará diretamente relacionada com o comprimento.
- Restrição da ADM e deformidades: podem ser causadas basicamente por alterações congênitas ou adquiridas, geradas pelo desequilíbrio muscular e dependem do nível de lesão. A diminuição da movimentação intrauterina é a principal causa das deformidades dos membros presentes ao nascimento na criança com MMC. A falha da movimentação fetal causa fibrose, contratura e deformidades ósseas assemelhando-se às alterações artrogripóticas. As principais deformidades encontradas nas crianças com MMC envolvem pé e tornozelo, joelho, quadril e coluna.
  - Pé e tornozelo: pé equinovaro decorrente de ausência de ação muscular de dorsiflexores, pé calcâneo que é bastante comum na MMC lombar baixo, que tem atividade de dorsiflexores e ausência de flexores plantares e valgismo do tornozelo comum no nível lombar baixo e, em geral, está associado ao pé calcâneo e à torção tibial externa.
  - Joelho: a deformidade mais comum é a contratura em flexão e é mais frequente nos níveis torácico e lombar.
  - Quadril: a restrição mais comum é para extensão causada pela contratura em flexão gerada pelo desequilíbrio muscular. A deformidade de flexão, abdução e rotação externa de quadril é muito comum em pacientes do nível torácico, pela postura em abandono de MMII. As deformidades em flexão e adução de quadril são restritas a pacientes que apresentam ação de flexores e adutores de quadris com ausência de ativação de glúteos, o que é muito comum em pacientes dos níveis lombares alto e baixo.
  - Coluna: a deformidade mais grave é a cifose congênita, pois leva a alterações cutâneas para fechamento da bolsa e a proeminência óssea pode levar a graves ulcerações na região. A cifose pode ser consequência de fraqueza muscular e agravada pela postura ereta e a ação da força da gravidade. Pode ser atribuída às alterações da estabilidade por desequilíbrio muscular, ocorrência da luxação de quadril e presença de hemivértebra.
  - Luxação de quadril: é o resultado do desequilíbrio muscular entre as forças flexoras/extensoras e adutoras/abdutoras que atuam na articulação, principalmente em crianças de nível L1 a L4 e mais raro no nível sacral pela presença do glúteo médio. A luxação ou a subluxação paralítica está presente em 50 a 70% de crianças com nível lombar L2 a L4 e aparece antes dos 3 anos de idade. Quando a instabilidade é unilateral, podem ocorrer desenvolvimento de discrepância do comprimento de MMII, obliquidade pélvica e escoliose. A luxação teratológica em pacientes do nível de lesão alta vem acompanhada de grave displasia acetabular e cabeça femoral deslocada proximalmente e a princípio não deve ser tratada. Crianças com nível de lesão neu-

rológica alta ou incapazes de deambular com órteses abaixo do joelho não devem ter a luxação ou subluxação tratada. A estabilidade dos quadris não está diretamente relacionada ao desempenho da marcha a menos que a luxação esteja associada à contratura de partes moles que limita o uso de órteses para deambulação. A ocorrência de dor é rara.
- Alterações do alinhamento biomecânico: são causadas pelo desequilíbrio muscular entre musculaturas agonista e antagonista por fraqueza ou ausência de força muscular. As restrições de ADM e as deformidades já descritas levam às alterações do alinhamento biomecânico. As alterações do alinhamento biomecânico de tronco e MMII são geradas por posturas eretas, contra ação da gravidade. Durante o crescimento e o desenvolvimento ósseo, evidencia-se o desalinhamento biomecânico, pois o tecido ósseo na criança é mais complacente e mais suscetível às forças deformantes causadas pelo mau posicionamento na postura sentada ou ortostática, pelo desequilíbrio muscular que gera forças contínuas de carga e tensão desequilibradas sobre um tecido ósseo em crescimento. A intensificação das forças deformantes poderá acarretar alterações nas estruturas ósseas. Os desvios podem ser progressivos e são encontrados: escoliose, deformidade em flexão de quadril, anteversão pélvica, flexo de joelho, deformidades torcionais da tíbia, tornozelo e pé.
- Comprometimento da resistência cardiovascular: as crianças com MMC apresentam maior frequência cardíaca e maior consumo de oxigênio durante o desempenho de atividades funcionais, quando comparadas com crianças normais. O maior gasto energético dificultará a criança de se integrar nas atividades diárias, na escola e na comunidade, prejudicando o desempenho funcional e a independência. O gasto energético e o comprometimento da resistência cardiovascular na MMC dependerão do nível neurológico de lesão, como também das diferentes funções realizadas. Vários fatores são responsáveis para relação entre nível de função motora e capacidade aeróbia. Crianças com nível neurológico de lesão mais alta têm gasto energético maior atribuído à restrição na movimentação, pois são menos ativas do que as crianças com menor comprometimento neurológico, o que intensificará o descondicionamento e reduzirá a capacidade aeróbia. Essa redução de atividade física poderá levar ao aumento do ganho de peso e também contribuirá para a diminuição da capacidade aeróbia.
- Outras possíveis alterações: a criança com MMC pode apresentar hidrocefalia ou malformações cerebrais, que podem levar a alterações cognitivas, visuoespaciais e oculomotoras. As incontinências urinária e fecal são frequentes e podem comprometer o desempenho funcional e a participação da criança nas atividades.
  - Síndrome da medula presa: na criança com MMC é comum a aderência da medula, principalmente na região lombar ou sacral. O filum terminal fica aderido distalmente na região do defeito congênito. À medida que a criança cresce, a medula vai sendo estirada e tracionada. E como consequência podem surgir alterações neurológicas periféricas, como: espasticidade, alterações da sensibilidade, perda da força muscular, alterações nos padrões de reflexos osteotendíneos, clônus, sinal de Babinski, dor relatada na cicatriz do fechamento da bolsa, mudança no ritmo vesical, aparecimento de deformidades vertebrais (escoliose e hiperlordose), piora das deformidades de MMII.

Participação social

A participação social é o envolvimento numa situação da vida social, como atividades sociais, ida ao cinema, shows, permanência na escola, trabalho. Na criança que apresenta MMC, fatores como acessibilidade e recursos que favoreçam essa participação serão facilitadores ou, na ausência, barreiras na inclusão social. Considerando que a mobilidade e a acessibilidade sofrerão restrições dependentes do nível de lesão, as atividades do brincar, na escola ou na comunidade, poderão estar comprometidas parcial ou totalmente.

Atividade

A atividade é descrita como o desempenho de uma tarefa ou ação realizada por um indivíduo no dia a dia. A MMC pode causar prejuízos na mobilidade e no autocuidado, o que leva ao comprometimento da realização de atividades diárias e brincadeiras.

Esse modelo traz mudanças no processo de intervenção de crianças com MMC. Assim, essa criança não é vista apenas com a deficência, mas sim como uma criança que pode se inserir nas atividades do dia a dia, na escola, na comunidade e que será consumidora de serviços especiais que facilitem a inclusão na sociedade e a qualidade de vida. A CIF promove uma modelos de estrutura para auxiliar os terapeutas a definir os objetivos e resultados na intervenção.

AVALIAÇÃO FISIOTERAPÊUTICA

A avaliação detalhada da criança com MMC torna-se imprescindível para o fisioterapeuta traçar metas de curto, médio e longo prazos. Ele deve se preocupar em ouvir atentamente as queixas da família e da criança no que diz respeito à participação nas atividades funcionais, brincar, escola e comunidade. Devem ser observados os seguintes aspectos durante a avaliação.

Anamnese

A anamnese deve conter informações da gestação até a chegada da criança para avaliação. É importante saber sobre o parto, o tempo de internação, as cirurgias realizadas, a data de fechamento da bolsa e da derivação da hidrocefalia (caso esta tenha sido realizada), complicações cirúrgicas, doenças associadas, uso de medicamentos, infecções urinárias, convulsões e a realização de tratamento e acompanhamento multidisciplinar. Saber sobre o entendimento dos pais ou cuidadores em relação a MMC e as complicações para que o fisioterapeuta consiga traçar orientações em relação à doença e também saber a expectativa dos pais em relação ao tratamento fisioterapêutico. Não se pode esquecer que os pais e/ou cuidadores são importantes no processo de reabilitação da criança.

Avaliação física

- ADM: importante avaliar a ADM das articulações de MMII principalmente. Para a mensuração pode ser utilizada a goniometria para detectar deformidades e encurtamentos musculares.
- Força muscular (FM): importante avaliar a FM tanto de membros superiores (MMSS) e inferiores, como também dos flexores e extensores de tronco. A FM pode ser avaliada já no recém-nascido, mas não será tão precisa como em uma idade mais avançada, quando existe a colaboração da criança para o teste. Na prática clínica pode ser utilizado o teste de força muscular manual, que gradua a FM (0 a 5).
- Tônus: avaliar a presença de hipotonia como também se há espasticidade em casos de medula presa ou alteração cortical decorrente de lesão ocasionada pela hidrocefalia.
- Avaliação da sensibilidade: as alterações de sensibilidade, tanto superficial como profunda, são as maiores causas de escaras em crianças com MMC, com a prevalência entre 41 e 61%, sendo mais frequentes nas regiões do sacro, tuberosidade isquiática, protuberância da coluna (cifose congênita) e nos pés. Dessa forma, o exame de sensibilidade é necessário, entretanto na infância pode ser de difícil realização, sendo mais subjetivo e, portanto, mais sujeito a erros. O nível sensorial na MMC pode não ser o mesmo nível anatômico espinal ou sugerido pela radiografia. A avaliação deve tentar contemplar a sensibilidade superficial ou exteroceptiva (tátil, dolorosa e térmi-

ca), profunda ou proprioceptiva (posicional e vibratória) e a sensibilidade combinada ou cortical (estereognosia, discriminação de dois pontos e grafestesia). É necessário levar em consideração a idade da criança, a possibilidade de compreensão e disponibilidade de colaboração no exame. Para a avaliação da sensibilidade dolorosa, o examinador fará uso de um objeto pontiagudo, aplicado sobre a pele cuidadosamente. A observação da sensibilidade tátil deverá ser feita com o uso de um chumaço de algodão na região a ser pesquisada. O diapasão será o instrumento empregado para avaliar a sensibilidade vibratória, sendo aplicado sobre saliências ósseas, questionando-se a criança se sente ou não a vibração. Em todas as modalidades testadas, o examinador deverá estar atento a possíveis alterações na expressão facial da criança, redução ou aumento da mobilidade corporal, o que se considera referência na semiologia pediátrica. Quando se está lidando com crianças já capazes de responder a questões específicas, atenção a colaboração real e efetiva, pois algumas vezes as crianças fantasiam e podem relatar, por exemplo, dor quando apresentam quadro de anestesia completa. Os reflexos osteotendíneos (reflexos profundos) serão realizados percutindo o tendão patelar (oriundo dos níveis neurológicos L2, L3 e L4) e calcâneo (nível neurológico S1).

- Gasto energético: pode ser verificado pelo índice de gasto energético (IGE), baseado na avaliação da velocidade da marcha e da frequência cardíaca (FC). Utiliza-se o frequencímetro para verificar a FC ao repouso e durante o exercício. A FC ao repouso é avaliada com a criança na postura sentada confortada e mensurada no terceiro minuto. Em seguida, avalia-se a FC da criança durante a marcha ou o tocar a cadeira de rodas (CR) em uma passarela de 10 metros, sendo verificado o tempo utilizado para caminhar esta distância e a FC final do trajeto percorrido. O cálculo do IGE é realizado pela fórmula:

$$IGE = \frac{FC \text{ após a caminhada} - FC \text{ em repouso}}{\text{delta-S} / \text{delta-T}}$$

O delta-S é a distância percorrida medida em metros (estipulada em 10 metros), e o delta-T é o tempo percorrido medido em minutos.

- Avaliação funcional: a avaliação funcional dependerá da idade da criança e a etapa motora em que se apresenta. A aquisição das etapas motoras pode sofrer atraso nos pacientes com MMC pelo comprometimento dos MMII e a ocorrência da hidrocefalia associada.

É importante avaliar as trocas posturais da criança desde o rolar, o arrastar, a posição prona, a passagem para a postura sentada, o ortostatismo e a marcha. Verificar a influência do ambiente nas funções da criança.

Avaliar a marcha da criança, classificando-a em terapêutica, domiciliar ou comunitária. Se a criança apresenta marcha comunitária, é importante avaliar o desempenho da marcha fora do ambiente terapêutico e verificar quais fatores ambientais influenciarão na marcha da criança com MMC. Verificar se ela é capaz de subir e descer degraus, rampas, andar em terrenos irregulares.

Para a criança que utiliza CR avaliar como a toca e se é capaz de utilizá-la em ambientes externos, assim como o desempenho.

A avaliação funcional deve abranger os ambientes domiciliar, escolar e social, sendo, portanto, importante a participação dos cuidadores, assim como da equipe da escola para o melhor direcionamento nos objetivos de tratamento.

Os métodos de avaliação padronizados para investigar o desempenho funcional em atividades do cotidiano podem ser um instrumento válido tanto para permitir melhor comunicação entre familiares e a equipe como também para uniformizar condutas. Para avaliar o desempenho funcional da criança com MMC, pode ser utilizado o *pediatric evaluation of dysability inventory* (PEDI [inventário de avaliação pediátrica de disfunções]). O PEDI foi traduzido para o português e adaptado socioculturalmente e é aplicado por meio de uma entrevista estruturada com um dos cuidadores da criança ou pelo próprio terapeuta, que possa informar sobre o desempenho como autocuidado, mobilidade e função social. Por meio do PEDI, os terapeutas podem complementar a avaliação e verificar como está a participação da criança nas diversas atividades diárias como descrito na CIF.

TRATAMENTO FISIOTERAPÊUTICO

Após a avaliação detalhada de estruturas, funções do corpo e partipação da criança com MMC é importante estabelecer planos de tratamento de acordo com as demandas da criança e da família. É imprescindível a participação ativa da familia no processo de reabilitação. O terapeuta deve traçar metas de tratamento de acordo com a idade da criança, as funções realizadas, o desempenho motor, as queixas da criança e da família. É importante verificar as restrições no ambiente, na tarefa e na criança para programar modificações e adaptações necessárias durante a intervenção, visando sempre ao objetivo da melhora funcional.

Existem diversos estudos que fundamentam as diferentes teorias da fisioterapia neurológica. Entretanto, são escassos os estudos no tratamento fisioterapêutico, na criança com MMC. Com base nas novas teorias de controle motor, atualmente o tratamento fisioterapêutico baseia-se na abordagem dos sistemas dinâmicos que considera necessária para a execução do movimento a integração entre indivíduo, tarefa e ambiente. Para o ganho da habilidade motora, são necessárias a repetição e a variabilidade de tarefas.

O tratamento fisioterapêutico da criança com MMC baseia-se em:

- Evitar encurtamentos e deformidades.
- Praticar atividades funcionais.
- Fortalecimento muscular.
- Treino de condicionamento cardiorrespiratório.
- Orientações aos cuidadores e/ou familiares.
- Introdução e treino de órteses e adaptações.

Evitar encurtamentos e deformidades

A abordagem da criança com MMC deve acontecer o mais precocemente possível, evitando assim a instalação de deformidades e a ocorrência de posturas inadequadas. A mobilidade articular é mais afetada nas crianças que utilizam mais a CR do que naquelas que tem a deambulação comunitária.

A prevenção de deformidades pode ser realizada promovendo a prática de atividades, uso de órteses e posicionamentos adequados. O posicionamento adequado deve ser realizado nas diferentes posturas, como a postura em prono que deve ser realizada desde cedo, para o ganho de alongamento muscular de iliopsoas, evitando a contratura em flexão de quadril. O posicionamento sentado deve acontecer com bom alinhamento da base de apoio que é a pelve, assim como dos MMII, se a criança sentar no chão. Para o posicionamento adequado da postura ortostática, deve ser levado em conta o nível neurológico. Se a criança apresenta nível torácico, pode ser colocada de início na postura ortostática com uso de *parapodium*, assim como a criança que apresenta nível lombar alto e a com nível lombar baixo pode ser colocada inicialmente na postura com tala de lona. O nível sacral já apresentará FM suficiente de MMII para a postura em pé e, muitas vezes, pode necessitar de órtese tornozelo-pé (OTP). O ortostatismo deve ser preconizado desde cedo pelos benefícios dessa postura, mantendo descarga de peso em MMII, formação do acetábulo, como também para o ganho do controle de cabeça e tronco. Deve ser considerado que a verticalidade promove melhor interação com o meio, favorecendo, dessa forma, maior interação da criança com o ambiente e os que a cercam contribuindo para seu amadurecimento emocional e cognitivo.

O uso de órteses inclui leito de posicionamento confeccionado sob molde gessado em polipropileno, oferecendo alinhamento para as articulações dos quadris, joelhos e pés; tala de lona para MMII para manutenção da extensão dos joelhos, goteiras ou OTP, como também órteses longas.

Além do posicionamento adequado e o uso de órteses, os alongamentos devem ser preconizados desde o início principalmente em tronco, flexores de quadril, adutores de quadril, isquiotibiais, reto femoral, gastrocnêmio e sóleo, sempre considerando o nível da lesão e a correlação com os desequilíbrios musculares.

Prática de atividades funcionais

A criança com MMC deve ser encorajada a realizar diversas atividades funcionais desde trocas posturais como rolar, passagem para a postura sentada, treino na postura sentada, sentado para em pé, ortostatismo e marcha, sempre visando às tarefas em um contexto lúdico.

Se a criança ainda não for capaz de realizar as atividades funcionais independentemente, o fisioterapeuta deve fornecer suporte necessário e direcionamento manual para que ela realize a tarefa em segurança. Assim que a criança adquirir as funções independentemente, é importante o fisioterapeuta instruir a melhor forma de realizar a atividade e o direcionamento manual pode ser substituído por *feedback* verbal e visual.

É importante treinar as atividades funcionais com variabilidade de ambiente e repetições para que com a prática a criança adquira o aprendizado motor. O ambiente exerce um papel importante no desempenho motor, e o fisioterapeuta pode utilizar certos aspectos do ambiente para orientar o treino do movimento e assim melhorar a capacidade da criança de realizar tarefas mais difíceis.

A modificação do ambiente pode evitar atividades indesejáveis, promovendo melhor alinhamento das articulações e assim favorecendo a melhor contração muscular, o que evita o esforço muscular exagerado e a sobrecarga que pode comprometer as articulações da criança com MMC. A medida que a criança ganha controle mais efetivo, o terapeuta pode modificar o ambiente para que aumente a exigência nas atividades funcionais.

Para a criança com MMC, a modificação do ambiente durante o treino de atividades funcionais dependerá do nível de lesão neurológico, como

também do ganho de controle de movimentos mais efetivos. Por exemplo, durante o treino do controle da postura sentada para uma criança que está iniciando, deve-se realizar o treino em uma superfície mais estável para que ela consiga ganhar melhor desempenho nas atividades, promovendo o ganho de controle do equilíbrio. As superfícies para o treino do controle da postura sentada podem sofrer modificações de acordo com o nível neurológico e a aquisição de controle de tronco por parte da criança (Figura 2). As mudanças devem variar desde superfícies estáveis evoluindo para superfícies mais instáveis, treino da postura

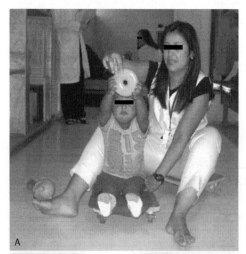

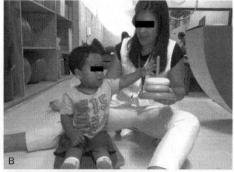

Figura 2 (A e B) Treino de controle de tronco sentado sobre *skate* associado ao alcance de brinquedo nos planos sagital e frontal.
Imagens realizadas no Centro de Reabilitação Lar Escola São Francisco e Clínica de Fisioterapia da Faculdade Santa Cecília (Santos/SP).

sentada em base estável solicitando deslocamento do centro de massa em atividades de alcance, treino de controle de tronco em banco com o apoio dos pés, mesmo para as crianças com MMC torácico e lombar alto, quando não houver contração de musculatura de MMII e a aferência sensorial estiver ausente, construindo uma consciência do posicionamento adequado ao sentar.

A passagem de sentado para em pé também deve ser incentivada e utilizada para ganho de força de músculos remanescentes, na criança com MMC. O ambiente também pode ser modificado iniciando a passagem em um assento mais alto, para diminuir a exigência motora e evitar o desalinhamento articular durante a passagem.

A criança com MMC lombar alta deve ser treinada com órtese longa e cinto pélvico, a fim de promover melhor alinhamento de MMII (Figura 3). A criança com MMC lombar baixo pode inicialmente ser treinada com órtese longa e cinto pélvico e, mais tarde, com haste lateral com cinto pélvico em U acoplado às OTP para correção de rotações de quadris, torções tibiais internas ou externas e, à medida que ela ganha FM, pode ser treinada com OTP. A criança é estimulada a realizar a passagem com apoio das mãos. Na criança com nível lombar baixo e sacral, mais tarde pode ser incentivada a realização da passagem sem as mãos.

O treino da postura em pé deve ser incentivado desde cedo na criança com MMC. Esse treino também dependerá do nível de lesão neurológica, sendo utilizado inicialmente com *parapodium* ou talas de lona visando às atividades lúdicas nesta postura. Assim que a criança adquire a órtese longa, deve ser treinado o ortostatismo; a partir da aquisição do controle de tronco e de MMII e de acordo com o nível de lesão neurológico, o treino deve sofrer alterações progressivas em diferentes níveis de complexidade. A criança poderá iniciar o treino com apoio das mãos sobre uma mesa e progressivamente retirar o apoio de uma das mãos com o ganho de controle. As crianças de nível lombar baixo e sacral podem alcançar o treino sem o apoio das mãos.

Em casos de crianças com subluxação ou luxação de quadril, não há contraindicação para postura ortostática, principalmente se a ocorrência for bilateral; já nos casos de luxação unilateral, é importante verificar a presença de discrepância de MMII e, se necessário, a realização de compensação para evitar escoliose.

Treino de marcha

A marcha dependerá do nível de lesão neurológica: quanto mais baixo o nível mais funcional será a marcha, da criança com MMC. Para o treino de marcha, é importante manter o melhor alinhamento de MMII, a prescrição adequada de órtese longa ou OTP e verificar a necessidade de andador ou muletas.

O treino de marcha pode ser iniciado nas barras paralelas, e à medida que a criança ganha controle maior de força de MMSS e MMII ela pode progredir para o andador e subsequentemente para muletas (Figuras 4 e 5).

A criança com nível torácico que apresenta controle de tronco regular e MMII alinhados pode ser encorajada a iniciar o treino de marcha. Mas é importante o treino com órtese longa bilateral com cinto pélvico em U, prolongamento torácico e RGO (*reciprocating gait orthosis*)

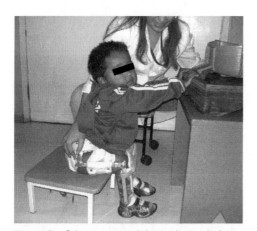

Figura 3 Criança com mielomeningocele lombar alta fazendo treino da passagem de sentado para em pé sob orientação de tutor.
Imagem realizada no Centro de Reabilitação Lar Escola São Francisco e Clínica de Fisioterapia da Faculdade Santa Cecília (Santos/SP).

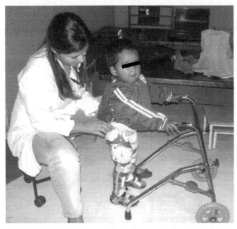

Figura 4 Criança com mielomenigocele lombar alta realizando treino de marcha com órtese longa com cinto pélvico e andador triangular.
Imagem realizada no Centro de Reabilitação Lar Escola São Francisco e Clínica de Fisioterapia da Faculdade Santa Cecília (Santos/SP).

acoplado, que auxiliará na troca de passos de modo reciprocado e diminuirá o gasto energético (Figura 6). O andador é necessário inicialmente e pode evoluir para muletas canadenses. O paciente com nível torácico apresenta grande gasto energético para deambulação, e a obesidade pode interferir negativamente. Muitos acabam abandonando a deambulação na adolescência, pois se tornam mais funcionais com a CR, que exige menor gasto energético.

No nível lombar alto, o prognóstico de deambulação é regular e a marcha deve ser instituída com uma órtese longa bilateral com cinto pélvico em U e auxílio inicialmente de andador e depois muletas canadenses, dependendo do controle de tronco, e o ganho de FM de músculos remanescentes de MMII. Alguns pacientes com musculatura fraca de flexores de quadril podem se beneficiar do RGO. Em casos de pacientes que anteriorizam o tronco, pode ser indicado prolongamento torácico na órtese lon-

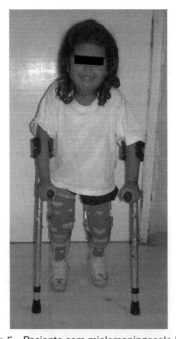

Figura 5 Paciente com mielomeningocele lombar baixa realizando marcha com órtese longa com apoio isquiático e muletas canadenses.
Imagem realizada no Centro de Reabilitação Lar Escola São Francisco e Clínica de Fisioterapia da Faculdade Santa Cecília (Santos/SP).

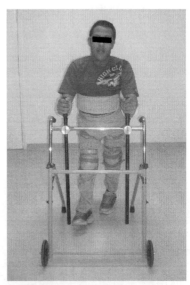

Figura 6 Paciente com mielomeningocele torácica realizando marcha com uso de cinto pélvico em U, prolongamento torácico e *reciprocating gait orthosis* (RGO).
Imagem realizada no Centro de Reabilitação Lar Escola São Francisco e Clínica de Fisioterapia da Faculdade Santa Cecília (Santos/SP).

ga. Nesses pacientes, também é verificado um gasto energético elevado para a marcha.

Já na criança que apresenta MMC lombar baixo, o prognóstico de deambulação é bom e ela pode iniciar o treino com órtese longa bilateral e cinto pélvico em U; e à medida que ela ganha FM de músculos remanescentes de MMII e tronco, pode ser realizado com haste lateral com cinto pélvico em U acoplado à OTP para correção de rotações de quadris, torções tibiais internas ou externas e mais tarde progride para deambulação com OTP, desde que não tenham deformidades em MMII. Para auxiliar a marcha inicialmente, a criança utiliza andador e mais tarde o treino com muletas canadenses. É importante preconizar o uso de muletas para deambulação nessas crianças, para evitar complicações nos joelhos em razão da sobrecarga nessa articulação. A criança de nível lombar baixo pode deambular apenas com OTP, entretanto pela ausência da musculatura glútea, o alinhamento de MMII estará comprometido, o que faz a indicação da muleta necessária evitando a sobrecarga articular. No estudo de Vankoski et al., foram avaliados os efeitos das muletas canadenses no padrão de marcha das crianças com MMC e verificou-se melhora do padrão de marcha funcional próximo ao normal, pois as muletas permitem que o paciente distribua o peso nos MMSS e reduza o trabalho da fraca musculatura dos MMII. A maioria das crianças MMC lombar baixo atinge deambulação comunitária.

Menelaus e Mazur destacam a preservação da FM do músculo quadríceps com grau 4 ou 5 como sendo preditivo de marcha com OTP.

A criança MMC sacral apresenta ótimo prognóstico para marcha, sendo inicialmente realizado o treino com OTP, pois apresenta eventualmente diminuição de FM de flexores plantares e diminuição e/ou ausência de músculos intrínsecos nos pés. A sensibilidade na região da face plantar está alterada, sendo importante o uso de órtese e calçado ou a supervisão de um cuidador quando descalço.

O treino de marcha pode ser realizado em esteira rolante, pois promove a manutenção da cadência, melhor alinhamento pelo direcionamento manual por parte do fisioterapeuta e condicionamento cardiorrespiratório. O ajuste na velocidade da esteira deve ser realizado progressivamente. Em condições especiais, podem-se utlizar equipamentos suspensos, reduzindo a descarga de peso em MMII, permitindo a realização do treino em esteira para crianças em início de treinamento ou com nível neurológico lombar alto.

Além do treino em esteira, deve ser incentivado o treino em solo por circuitos com diferentes trajetórias e superfícies variadas. O ambiente externo deve ser oferecido para que a criança tenha vivência em um ambiente não regulador, incluindo-se subir e descer rampas para crianças que apresentam melhor prognóstico de marcha.

Os fatores que interferem na deambulação dos pacientes com MMC são:

- Nível da lesão neurológica: quanto mais alto pior o prognóstico de marcha.
- Alterações ortopédicas: tais como deformidade da coluna, torção tibial externa, deformidade em flexão de joelho e quadril.
- Peso: a obesidade interfere negativamente e pode limitar a deambulação, pois a criança tende a maior gasto energético, principalmente pacientes de níveis torácico e lombar altos.
- Outros fatores: idade, medula presa, espasticidade, déficit de equilíbrio, hidrocefalia, hidromielia, siringomielia, malformação de Chiari II, gasto energético, alterações cognitivas, motivação familiar, nível socioeconômico.

Fortalecimento muscular

O treino de FM deve ser preconizado para a criança com MMC, sendo enfatizada a musculatura de tronco, MMSS e músculos remanescentes de MMII dependendo do nível de lesão neurológica.

É importante ressaltar que o programa de fortalecimento bem aplicado e supervisionado traz benefícios cardiorrespiratórios, melhora da FM, densidade mineral óssea, composição corpórea e desempenho motor. Por muito tempo, não se indicava a partipação de crianças (pré--púberes) em programa de fortalecimento, pois esse treino poderia trazer prejuízos para o crescimento ósseo e lesões em placas epifisárias. Atualmente, entretanto, pesquisas mostram a importância da prática de FM. Os exercícios mais indicados para criança com sistema musculoesquelético em desenvolvimento são aqueles que utilizam o peso do próprio corpo, como nas atividades de passar de sentado para em pé, subir degraus, circuitos dentro de um contexto lúdico. Já para adolescentes, o treino pode ser específico para cada grupo muscular, utilizando exercícios em cadeia cinética aberta e fechada, sendo realizado com mais repetições e menos carga (Figuras 7, 8, 9 e 10). Pode ser utilizado o treino em bicicleta ergométrica e treino de marcha na esteira rolante.

É essencial o fortalecimento de músculos de MMSS, pois, na MMC torácica e lombar, os MMSS são necessários para transferências, tocar a CR e também na marcha com andador ou muletas. O treino de FM de MMSS pode ser realizado em circuitos de transferências (Figura 11), tocar a CR; carga pode ser adicionada com uso

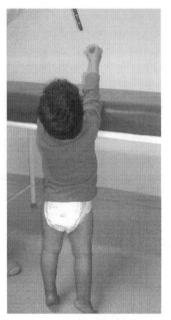

Figura 8 Criança com mielomeningocele sacral realizando fortalecimento funcional de tríceps sural com o objetivo de realizar alcance do objeto no alto.
Imagem realizada no Centro de Reabilitação Lar Escola São Francisco e Clínica de Fisioterapia da Faculdade Santa Cecília (Santos/SP).

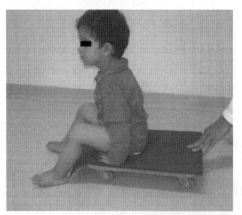

Figura 7 Fortalecimento de dorsiflexores, isquiotibiais e quadríceps por deslocamento ativo sobre o skate em uma criança com mielomeningocele sacral.
Imagem realizada no Centro de Reabilitação Lar Escola São Francisco e Clínica de Fisioterapia da Faculdade Santa Cecília (Santos/SP).

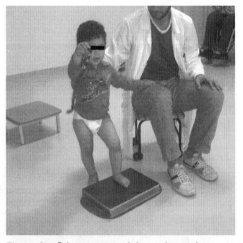

Figura 9 Criança com mielomeningocele sacral realizando treino funcional de subir degrau.
Imagem realizada no Centro de Reabilitação Lar Escola São Francisco e Clínica de Fisioterapia da Faculdade Santa Cecília (Santos/SP).

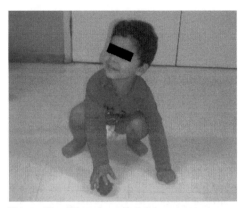

Figura 10 Criança com mielomeningocele sacral realizando treino de agachar.
Imagem realizada no Centro de Reabilitação Lar Escola São Francisco e Clínica de Fisioterapia da Faculdade Santa Cecília (Santos/SP).

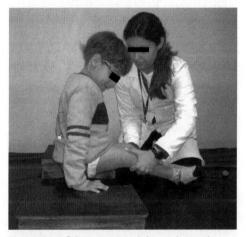

Figura 11 Criança com mielomeningocele lombar alta realizando fortalecimento de membros superiores por *push-up*.
Imagem realizada no Centro de Reabilitação Lar Escola São Francisco e Clínica de Fisioterapia da Faculdade Santa Cecília (Santos/SP).

de brinquedos e pulseiras com pesos sendo realizados dentro de atividades lúdicas. Alguns estudos relatam que o treino de força de MMSS em crianças com MMC aumenta o desempenho para a propulsão de CR.

Dagenais et al., em uma revisão sistemática, relatam o efeito da estimulação elétrica neuromuscular (EENM) no músculo quadríceps de crianças com MMC lombar, o que pode gerar ganho de força muscular e melhora do desempenho da marcha, como também para diminuir a contratura em flexão de joelhos. Entretanto, recomendam a necessidade de novas pesquisas com população maior. Esse tipo de treino pode ser desenvolvido junto com as propostas terapêuticas e é importante ser utilizada a EENM acompanhada de uma atividade funcional.

Treino de condicionamento cardiorrespiratório

A melhora do condicionamento físico é uma meta significativa para a criança com MMC, pois auxiliará na inclusão de atividades sociais e esportivas. O treino de condicionamento pode ser realizado com o objetivo de diminuir o gasto energético na marcha e no tocar a CR em ambiente externo, visando assim à melhor participação dessa criança.

O treino de marcha na esteira, bem como o treino de bicicleta ergométrica, auxiliará a criança no ganho de condicionamento físico e pode ser realizado para aquelas crianças que tenham músculos remanescentes de MMII. É importante antes de iniciar o treino de marcha na esteira e na bicicleta ergométrica avaliar a FC máxima da criança quando realiza a atividade e iniciar o treino a partir de 60% desta, aumentando progressivamente com a evolução da criança e o tempo realizado.

O cicloergômetro também é bastante utilizado para melhora do condicionamento cardiorrespiratório e pode ser realizado por todas as crianças com MMC (Figura 12).

ORIENTAÇÕES E CUIDADOS

As crianças naturalmente durante o processo evolutivo percebem o próprio corpo por meio de informações sensoriais captadas do ambiente por vias exteroceptivas e proprioceptivas e desenvolvem progressivamente seu esquema corporal, em um caminho natural de integração sensorial. Na criança com MMC, essas vias estão comprometidas, o que a impede de integrar a parte acometida como um segmento corporal, conduzindo

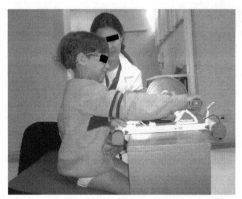

Figura 12 Criança com mielomeningocele lombar alta realizando atividade de fortalecimento de membros superiores por cicloergômetro.
Imagem realizada no Centro de Reabilitação Lar Escola São Francisco e Clínica de Fisioterapia da Faculdade Santa Cecília (Santos/SP).

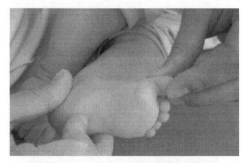

Figura 13 Orientação de alongamento do flexor do hálux.
Imagem realizada no Centro de Reabilitação Lar Escola São Francisco e Clínica de Fisioterapia da Faculdade Santa Cecília (Santos/SP).

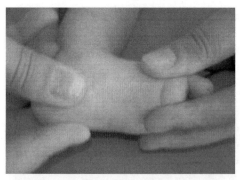

Figura 14 Manobra para alongamento dos músculos intrínsecos plantares.
Imagem realizada no Centro de Reabilitação Lar Escola São Francisco e Clínica de Fisioterapia da Faculdade Santa Cecília (Santos/SP).

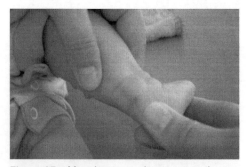

Figura 15 Manobra para alongamento do tendão calcâneo prevenindo a ocorrência do pé equino.
Imagem realizada no Centro de Reabilitação Lar Escola São Francisco e Clínica de Fisioterapia da Faculdade Santa Cecília (Santos/SP).

automaticamente à negligência. Os pais, por sua vez, também não têm consciência desse aspecto, sendo necessárias a informação e a orientação quanto a procedimentos preventivos de acidentes e recomendações que possam auxiliar de forma lúdica a criança a perceber por outras vias de informação a integralidade corporal.

Quando o lactente começa a romper os primeiros dentes, os pais devem ser orientados para manter a criança calçada constantemente, pois neste período ela costuma levar os pés à boca, e pela ausência de sensibilidade, ela morde os artelhos chegando a ferir-se de forma moderada ou grave.

Na presença de atividade dos músculos flexores dos artelhos, ou apenas do hálux, orientação para alongamentos diários, várias vezes ao dia, poderá promover o alinhamento desta articulação, evitando ou retardando a necessidade de intervenção cirúrgica (Figura 13); o mesmo é válido para a musculatura intrínseca plantar (Figura 14).

Atenção quanto aos procedimentos para mobilização da articulação do tornozelo, considerando que o objetivo é oferecer um pé plantígrado, alinhado a 90° e não mobilizar em dorsiflexão, o que traria instabilidade à dinâmica da marcha (Figuras 15 e 16).

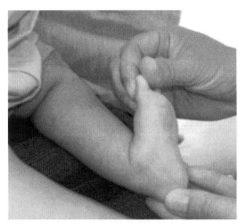

Figura 16 Ausência dos músculos gastrocnêmio e sóleo, conduzindo ao pé calcâneo.
Imagem realizada no Centro de Reabilitação Lar Escola São Francisco e Clínica de Fisioterapia da Faculdade Santa Cecília (Santos/SP).

Preparo do tecido cicatricial de fechamento cirúrgico do tubo neural, evitando a ocorrência de restrição de mobilidade do tecido e aderências cicatriciais, considerando que estas ocorrências serão restritivas ao adequado alinhamento biomecânico de tronco, favorecendo hiperlordose lombar, báscula da pelve e reforço do encurtamento dos músculos iliopsoas (Figura 17).

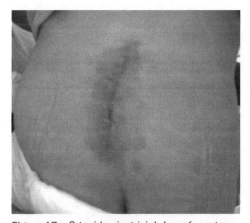

Figura 17 O tecido cicatricial deverá ser trabalhado para evitar aderências e fibrose.
Imagem realizada no Centro de Reabilitação Lar Escola São Francisco e Clínica de Fisioterapia da Faculdade Santa Cecília (Santos/SP).

Alergia ao látex

Cerca de um terço de crianças com MMC apresentam alergia ao látex, sendo desconhecida a causa. Alguns autores sugerem a possibilidade de estar relacionada à grande exposição da criança a este material pelo número aumentado de procedimentos cirúrgicos, entretanto não há comprovação. Outro fator mencionado é a presença de imunoglobulina látex-específico. Um estudo-controle revelou que 26% dos pacientes apresentavam alergia ao látex de forma assintomática em comparação a 5% com clínica relacionada a alterações nos ouvidos, nariz e garganta, embora ambos os grupos tenham sido submetidos ao mesmo número de procedimentos cirúrgicos. O nível de informação tanto de pais como dos pacientes com relação à alergia ao látex e ao risco de choque anafilático, especialmente sob efeito anestésico, é baixo. Dessa forma, devem ser informados e alertados quanto a sinais como coceira nos olhos, rinite, urticária etc.

O acompanhamento médico é necessário e preferencialmente na confirmação da alergia é recomendada a informação junto ao documento de identidade. Atualmente, alguns centros cirúrgicos especializados são isentos da presença de látex, evitando riscos durante procedimentos cirúrgicos para essa população.

Maturação emocional e autoestima

É sabido que crianças submetidas a longos períodos de internação podem sofrer interferência na maturação emocional, o que as torna emocionalmente instáveis. Shepherd relata alguns estudos que discutem a respeito de crianças com MMC destacando a dificuldade que apresentam com relação a assumir posturas antigravitacionais e na locomoção, gerando na criança uma deficiência de ordem secundária pelo fato de não conseguir se colocar a altura física e mental de crianças da mesma faixa etária. Deve-se considerar que mesmo que a criança não tenha comprometimento cognitivo, ela sofre privação parcial na exploração ambiental e aprendizado, pela limitação física. Também se sente inferior por não conseguir estar fisicamente na mesma altura que os demais. O suporte emocional por parte dos pais será fundamental para o reequilíbrio e a conquista de autoconfiança, entretanto se os pais não estiverem estáveis e seguros a criança também irá se fragilizar mais. De forma ampla, a dificuldade enfrentada na interação e na competição com crianças da mesma faixa etária, a falta de confiança atribuída à ausência de controle esfincteriano, eventuais falhas na formação de vínculos familiares e a própria necessidade de maior assistência, tanto nos cuidados diários como nos transportes e atenções terapêuticas, acabam contribuindo para que se delegue menos responsabilidade à criança, contribuindo de forma negativa com a maturação emocional.

CONSIDERAÇÕES FINAIS

A MMC mostra-se uma clínica que envolve ampla gama de disfunções, o que exige a participação de uma equipe transdisciplinar, com intervenção longitudinal e atenção à potencialidade da criança, considerando os aspectos que se apresentam como barreiras ao desempenho funcional e inclusivo e aqueles que se mostram facilitadores de desempenho.

AGRADECIMENTOS

Agradecemos pelo auxílio recebido de colegas para realização deste capítulo, em especial a Vanesssa Costa Monteiro e Priscila do Val Piovezan. Nosso agradecimento especial aos pacientes e familiares pela colaboração para efetuar as imagens, como também pela contribuição diária para nosso crescimento profissional. Nossos sinceros agradecimentos também ao Centro de Reabilitação Lar Escola São Francisco e à Associação de Assistência à Criança Deficiente (AACD).

BIBLIOGRAFIA

1. Agre JC, Findley TW, Mcnally MC, Habeck R, Leon AS, Stradel L, et al. Physica activity capacity in children with myelomeningocele. Arch Phys Med Rehabil. 1987;68(6):372-7.
2. American Academy of Pediatrics Council on Sports Medicine and Fitness, McCambridge TM, Stricker PR. Strength training by children and adolescent. Pediatrics. 2008;121(4):835-40.
3. Bartonek A, Saraste H, Knutson LM. Comparison of different systems to classify the neurological level of lesion in patients with myelomeningocele. Dev Med Child Neurol. 1999;41(12):796-805.
4. Bartonek A, Saraste H. Factors influencing ambulation in myelomeningocele: a cross sectional study. Dev Med Child Neurol. 2001;43(4):253-60.
5. Carr JH, Shepherd RB. Ciência do movimento: fundamentos para a fisioterapia na reabilitação. 2. ed. Barueri: Manole; 2003.
6. Classificação Internacional de Funcionalidade, Incapacidade e Saúde: versão para Crianças e Jovens [CIF-CJ]. Centro Colaborador da OMS para a Família de Classificações Internacionais. São Paulo: Universidade de São Paulo; 2011.
7. Collange LA, Franco RC, Esteves RN, Collange NZ. Desempenho funcional de crianças com mielomeningole. Fisioter Pesquisa. 2008;15(1):58-63.
8. Dagenais LM, Lahay ER, Stuek KA, White E, Williams L, Harris SR. Effects of electrical stimulation, exercise training and motor skills training on strength of children with myeolomeningocele: a systematic review. Phys Occup Ther Pediatr. 2009;29(4):445-63.
9. Dias LS, Gabrieli APT. Mielomeningocele. In: Bruschini S, editor. Ortopedia pediátrica. 2. ed. São Paulo: Atheneu; 1998.
10. Diciano BE, Kurowski BG, Yang, Chancellor MB, Bejjani GK, Fairman AD, et al. Rehabilitation and medical management of the adult with spina bifida. Am J Phys Med Rehab. 2008;87(12):1027-50.
11. Faigenbaum AD, Kang J. Youth strenght training: facts fallacies and program design considerations. Am Coll Sports Med. 2005;15.
12. Felley BT, Ip TC, Otsuka NY. Skeletal maturity in myelomeningocele. J Pediatr Orthop. 2003;23(6):718-21.
13. Ferrari A, Boccardi S, Licari V. La stazione eretta ed il cammino nella spina bifida. In: Basaglia N, Mazzini N, editors. Rieducazione Funzionale del Cammino. 1985.

14. Haley SM, Coster J, Faas RM. A content validity study of the pediatric evaluation of dysability inventory. Phys Ther. 1990;70(10):602-10.
15. Haley SM, Coster WJ, Ludlow LH, et al. Inventário de avaliação pediátrica de disfunção: versão brasileira. Laboratório de Atividade e Desenvolvimento Infantil. Departamento de Terapia Ocupacional. Belo Horizonte: UFMG; 2000.
16. Hoffer M, Feiwell E, Perry J, Bonnet C. Functional ambulation in patients with myelomeningocele. J Bone Joint Surg Am. 1973;55(1):137-48.
17. Jardim JR, Nascimento OA. Guias de medicina ambulatorial e hospitalar da Unifesp-EPM: reabilitação. In: Allegretti KMG, Monteiro VC, Piovesan PV, et al., editors. Fisioterapia neurofuncional. Barueri: Manole; 2010.
18. Karmel-Ross K, Cooperman DR, Van Doren CL. The effect of electrical stimulation on quadriceps femorismuscle torque in children with spina bifida. Phys Ther. 1992;72(10):723-30.
19. Mazliah J, Naumann S, White C, et al. Electrostimulation as a means of decreasing knee flexion contractures in children with spina bifida. Proceedings of the 6th Annual Conference on Rehabilitation Engineering. 1983.
20. Menelaus MB. Neurologic Status of spina bifida patients and the orthopedic surgeon. Clin Orthop Relat Res. 1991;(264):54-64.
21. O'Connell DG, Barnhat RA, Parks L. Improvement in wheelchair propulsion in pediatric wheelchair users through resistance training: a pilot study. Arch Phys Med Rehabilit. 1995;76(4):368-72.
22. O'Connell DG, Barnhat RA, Parks L. Relationships between muscular endurance and wheelchair propulsion performance in children and adolescents with cerebral palsy or myelomeningocele. Arch Phys Med Rehab. 1992;73:709-11.
23. Oliveira LR. Exame neurológico. In: Fonseca LF, Pianetti G, Xavier CC, editors. Compêndio de neurologia infantil. Rio de Janeiro: Medsi; 2002.
24. Organização Mundial de Saúde [OMS]. Classificação Internacional de Funcionalidade, Incapacidade e Saúde [CIF] Centro Colaborador da Organização Mundial da Saúde para a Família de Classificações Internacionais, org. São Paulo: Edusp; 2003.
25. Reese NB. Testes de função muscular e sensorial. Rio de Janeiro: Guanabara Koogan; 2000.
26. Rose J, Gamble JG. Marcha humana. 2. ed. São Paulo: Premier; 1998.
27. Sarmiento A, Gersten LM, Sobol PA, Shankwiler JA, Vangsness CT. Tibial shaft fractures treated with functional braces. Experience with 780 fractures. J Bone Joint Surg Br. 1989;71(4):602-9.
28. Shepherd RB. Fisioterapia em pediatria. 3.ed. São Paulo: Santos; 2002.
29. Sherk HA, Melchionni J, Smith R. The natural history of hip dislocation in ambulatory myelomeningocele. Z Kinderchir. 1987;42(Suppl 1):48-9.
30. Shumway-Cook A, Woollacott MH. Controle motor: teorias e aplicações práticas. 2. ed. Barueri: Manole; 2003.
31. Tsai PY, Yang TF, Chan RC, Huang PH, Wong TT. Functional investigation in children with spina bifida: measured by the Pediatric Evaluation of Disability Inventory (PEDI). Childs Nerv Syst. 2002;18(1-2):48-53.
32. Vankoski S, Moore C, Statler KD, Sarwark JF, Dias L. The influence of forearm crutches on pelvic and hip kinematics in children with myelomeningocele: don't throwaway the crutches. Dev Med Child Neurol. 1997;39(9):614-9.
33. Woodhouse CRJ. Myelomeningocele: neglected aspects. Pediatr Nephrol. 2008;23(8):1223-31.

17
Doenças osteomusculares congênitas e doenças do quadril

Luciano de Arruda Castelo
Areolino Pena Matos

DOENÇAS OSTEOMUSCULARES CONGÊNITAS

No grupo de doenças osteomusculares congênitas englobam-se todas as anomalias estruturais ou funcionais do desenvolvimento fetal do aparelho locomotor, causadas por fatores originados antes do nascimento. Segundo a Organização Pan-Americana da Saúde (OPAS [1984]), as malformações congênitas podem ser definidas como "todo defeito na constituição de algum órgão ou conjunto de órgãos que determine uma anomalia morfológica estrutural presente no nascimento por causa genética, ambiental ou mista". Esta definição abrange todos os desvios decorrentes de condições morfológicas congênitas de uma ou mais partes, as quais podem ou não ser identificadas ao nascimento, dependendo da forma de manifestação ou da gravidade.

O nível de comprometimento, seja ele morfológico ou funcional, determinará os prejuízos físico e biomecânico, o comprometimento da funcionalidade e, muitas vezes, o atraso motor e as sequelas que podem perdurar para o resto da vida. No intuito de minimizar ou mesmo evitar tais consequências, justifica-se a adequada intervenção de tratamento ortopédico e/ou de reabilitação.

Do ponto de vista terapêutico, existem as condições que podem ser abordadas inicialmente ou definitivamente pelo tratamento ortopédico conservador e as que exigem a abordagem terapêutica cirúrgica. Dessa forma, a atuação fisioterapêutica varia conforme a abordagem de tratamento ortopédico utilizado. Quando apenas o tratamento conservador for necessário, a fisioterapia pode atuar no sentido de corrigir primariamente a deformidade, manter as correções obtidas por meio da abordagem ortopédica ou recuperar possíveis consequências. Na necessidade de uma abordagem cirúrgica, o tratamento fisioterápico visa especialmente à recuperação pós-operatória, abordando aspectos como cicatrização, reestabelecimento de perdas motoras e possíveis complicações.

Na sequência, serão abordadas as principais condições nas quais a fisioterapia pode apresentar uma intervenção significativa, com a respectiva descrição.

Torcicolo muscular congênito

O termo torcicolo se origina de duas palavras latinas *tortus*, que significa torto, e *collum*, que siginifica pescoço. Trata-se da terceira anomalia congênita mais comum do sistema musculoesquelético, ficando atrás somente da luxação congênita do quadril e do pé torto congênito. É uma deformidade assimétrica da cabeça e do pescoço ocasionada por fibrose e encurtamento unilateral do músculo esternoclidomastóideo, que provoca inclinação da cabeça para o lado afetado e rotação da face para o lado oposto (Figura 1),

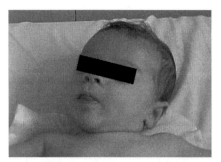

Figura 1 Paciente com torcicolo muscular congênito (TMC) à esquerda, com inclinação da cabeça à esquerda e rotação à direita.

geralmente se manifestando no período neonatal ou em lactentes.

Existem relatos de Hipócrates da identificação que antecedem 2 mil anos, mas a condição se tornou realmente conhecida na Antiguidade quando Alexandre, o Grande, sofreu da deformidade, chamado "o herói do torcicolo". Após esta menção histórica, tornou-se uma condição mais bem definida por estudos histológicos e de imagens, como ultrassonografia e ressonância magnética, mostrando a atrofia muscular e a fibrose intersticial.

A incidência é de 1 para 250 nascidos vivos, com predominância para o sexo masculino, sendo o lado direito mais acometido. A etiologia ainda não está esclarecida, não existindo até o momento consenso na literatura a esse respeito. Várias teorias propõem hipóteses, como teoria pré-natal (mau posicionamento intrauterino), tocotraumatismo cervical, síndrome compartimental, infecção, isquemia arterial, obstrução venosa, hereditariedade ou mesmo como uma forma de distrofia muscular congênita localizada. A história de complicações no parto é notada em 30 a 60% dos pacientes com torcicolo. A associação com displasia congênita do quadril é comumente relatada na literatura, variando de 2 a 29%, e também com paralisia obstétrica, podendo ocorrer em 51% dos casos.

O diagnóstico é feito clinicamente, observando-se a postura com inclinação ipsilateral e rotação contralateral da cabeça, além das limitações nos movimentos do pescoço e a elevação do ombro no lado do músculo encurtado. Na palpação, percebe-se um nódulo endurecido, não depressível, indolor e de aspecto fusiforme, que pode estar presente em aproximadamente 20% dos pacientes. Esse nódulo é frequentemente identificado nos primeiros dias de vida, podendo se desenvolver ao longo das semanas seguintes, com tendência à regressão e ao desaparecimento completo até o oitavo mês de vida. Em razão da posição classicamente adotada, ocorre pressão assimétrica no crânio e nos ossos da face em desenvolvimento, levando ao remodelamento e resultando em assimetrias faciais e cranianas, como a plagiocefalia.

O diagnóstico diferencial se faz necessário pela ocorrência frequente de causas não musculares de torcicolo, como neurológicas, ósseas, oculares, auditivas, inflamatórias e malformações. Um fluxograma de avaliação similar ao apresentado por Ballock e Song (1996), apresentado na Figura 2, pode ser utilizado como referência para condução do processo avaliativo e para o estabelecimento adequado de condutas em cada situação. A confirmação diagnóstica é usualmente realizada por ultrassonografia, que apresenta importante potencial clínico e aplicação não somente para o diagnóstico, mas também para o estabelecimento de prognóstico, o monitoramento do progresso e a evolução do tratamento realizado. A ressonância magnética tem se mostrado pouco efetiva com custo-benefício desfavorável e, por vezes, desnecessária na avaliação do torcicolo muscular congênito (TMC).

Mesmo não havendo uniformização da sistemática terapêutica, é praticamente um consenso na literatura que o tratamento inicial de escolha seja clínico por meio da fisioterapia. O princípio do tratamento para o TMC seria a intervenção precoce pelo tratamento conservador e, não havendo melhora do quadro, a cirurgia pode ser indicada. Quanto mais precoce for a intervenção fisioterapêutica, melhores são os resultados, pois a contratura do músculo esternoclidomastóideo pode não estar totalmente instalada e as deformidades cranial e facial poderão ser prevenidas. Carenzio et al., 2015, demonstram em seu estudo a importância do

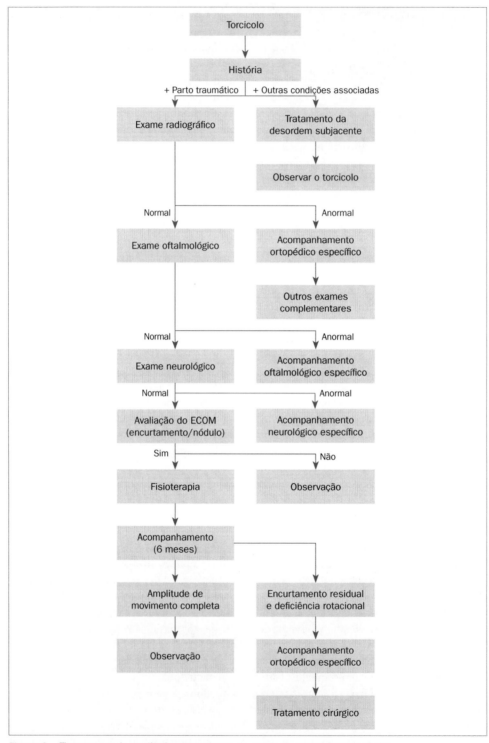

Figura 2 Fluxograma de avaliação e condutas do torcicolo muscular congênito.

tratamento precoce, especialmente quando associado a um programa domiciliar. Celayir (2000) afirma que para pacientes submetidos ao tratamento precoce com protocolo intensivo de exercícios de alongamento passivo não há necessidade nenhuma de tratamento cirúrgico, sem justificativa para tal procedimento antes de 1 ano de vida. Cerca de 90 a 95% das crianças tendem a melhorar antes do primeiro ano de vida e 97% melhoram se o tratamento for iniciado nos primeiros 6 meses.

Na Tabela 1, é apresentado um resumo dos principais trabalhos publicados mostrando os resultados com a abordagem da fisioterapia. É possível perceber que a eficiência do tratamento fisioterápico seguido com rigor é positiva na maioria dos trabalhos apresentados, variando de 63 a 100% de resultados positivos.

Destacam-se os estudos do grupo de Cheng et al., cujas séries de casos são extremamente numerosas, sendo a maior delas com mais de mil casos, nos quais os resultados favoráveis com o tratamento fisioterápico estão sempre acima de 90%. Mais recentemente, Petronic et al. (2010) apresentaram os resultados de 980 casos tratados com a fisioterapia, com mais de 90% de bons resultados, especialmente em crianças mais novas envolvendo menor tempo de duração do tratamento.

Quanto à duração do tratamento, a média encontrada gira em torno de 3 a 4 meses e, na maioria, não acima dos 6 meses. Em 2014, Hautopp et al. utilizaram a média de cinco sessões de fisioterapia para alcançar resultados satisfatórios de tratamento. Cheng et al. (2001) recomendam a indicação de cirurgia para os casos resistentes

Tabela 1 Estudos publicados com os resultados do tratamento fisioterápico no torcicolo muscular congênito

Autor(es)	Ano de publicação	Nº de casos	Tempo de tratamento	Tratamento realizado	Resultados satisfatórios
Coventry e Harris	1959	35	3,5 meses	Alongamento e massagem	86%
Ling e Low	1972	108	7 meses	Alongamento	76,8%
Canale et al.	1982	57	4,1 meses	Alongamento	63%
Morrison e MacEwen	1982	232	6 meses	Alongamento	84%
Binder et al.	1987	277	12 meses	Alongamento	70%
Leung e Leung	1987	67	4,5 meses	Alongamento e manipulação	90%
Cheng e Au	1994	624	3,5 meses	Alongamento e exercícios ativos	97%
Emery	1994	101	4,7 meses	Alongamento e fortalecimento	99%
Ho, Lee e Sing	1999	91	4 meses	Alongamento	66,6%
Demirbilek e Atayurt	1999	57	4 meses	Alongamento	68%
Cheng, Tang e Chen	1999	510	3,9 meses	Alongamento	90,7%
Cheng et al.	2000	1.086	3,9 meses	Alongamento	91,1%
Celayir	2000	45	3,2 meses	Alongamento	100%
Cheng et al.	2001	455	3,9 meses	Alongamento	92,8%
Cheng et al.	2001	821	3,9 meses	Alongamento	96,3%
Tatli et al.	2006	311	3 meses	Mobilização passiva	95%
Pagnossim et al.	2008	47	3,4 meses	Alongamento	88,5%
Petronic et al.	2010	980	6,9 meses	Alongamento	90%
Chon, Yoon e You	2010	32	2 meses	Alongamento	100%
Hautopp et al.	2014	136	1 mês	Alongamento	90%
Carenzio et al.	2015	50	3 meses	Alongamento e exercícios domiciliares	98%

após o período mínimo de 6 meses de fisioterapia. O tempo de duração e o sucesso final do tratamento estão diretamente associados com restrição inicial de movimento, idade inicial, presença ou não do nódulo e achados ultrassonográficos.

Ao iniciar o tratamento, o fisioterapeuta deve realizar uma avaliação minuciosa do quadro, observando o aspecto geral da criança, especialmente a posição da cabeça em relação ao tronco. A palpação do músculo deve ser realizada com objetivo de identificar o nódulo que, se presente, será notado o tamanho. O fisioterapeuta deve estar atento para qualquer sinal de dor na palpação ou nos movimentos. A avaliação da amplitude é feita por movimentação passiva da cabeça e estímulo da movimentação ativa atraindo a atenção do bebê. O registro das mobilidades passiva e ativa é obtido pela goniometria, especialmente para os movimentos de inclinação lateral e rotação da coluna cervical, dados estes importantes para o acompanhamento da evolução e dos resultados do tratamento. Com a cabeça do bebê colocada na posição neutra, com o rosto voltado para cima, avalia-se o grau de assimetria facial e craniana. Nessa mesma posição, é possível realizar o registro das assimetrias por fotografia. Utilizando a imagem fotográfica, traçam-se uma linha horizontal passando pelos ombros e outra linha passando pelo centro dos olhos, identificando assim o grau de desnivelamento (Figura 3). Esse registro também pode ser útil para o acompanhamento da evolução terapêutica e para servir como parâmetro de objetivo de tratamento, pelo qual se pretende alcançar a correção da posição da cabeça em relação ao tronco, tendo como meta o nivelamento das linhas traçadas na avaliação inicial.

Kaplan, Coulter e Fetters (2013) publicaram uma diretriz na qual orientam que o plano de tratamento fisioterápico deve incluir no mínimo cinco componentes: alongamento dos músculos cervicais; ganho de amplitude de movimento do pescoço e do tronco; desenvolvimento de movimento simétrico; adaptações ambientais e educação de pais e/ou cuidadores.

O tratamento fisioterápico compreende essencialmente o trabalho de alongamento do músculo esternoclidomastóideo, a fim de ganhar a sua extensibilidade máxima, reduzindo assim a contratura e a fibrose consecutiva das fibras musculares. Essa abordagem deve estar somada à mobilização da coluna cervical em todos os planos de movimento, incentivando também a correção ativa por parte da própria criança e, dessa forma, prevenindo assimetrias compensatórias de crânio, face, olhos e tronco. Em 2017, Keklicek e Uygur publicaram um estudo no qual acrescentaram a um programa-padrão de fisioterapia domiciliar técnicas de mobilização/liberação de tecidos moles e concluíram que a introdução dessas técnicas foi efetiva e capaz de obter resultados positivos mais rapidamente.

O alongamento pode ser realizado em diferentes posicionamentos, com a criança em decúbito dorsal ou lateral, o que for mais conveniente para o fisioterapeuta e confortável para a criança. O mais importante é que as mãos do fisioterapeuta estejam bem posicionadas, com uma delas estabilizando o ombro de modo a fixar a inserção esternoclavicular do músculo, e a outra segurando a cabeça e realizando a maior inclinação lateral possível, podendo estar acompanhada de rotação. A inclinação é sempre realizada na direção contralateral da deformidade e a rotação para o mesmo lado, seguindo o princípio básico do alongamento do músculo esternoclidomastóideo (Figuras 4 a 6).

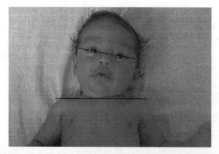

Figura 3 Imagem fotográfica de paciente com torcicolo muscular congênito (TMC) à esquerda, com linhas traçadas pelos ombros e dos olhos mostrando o desnivelamento.

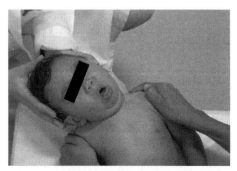

Figura 4   Alongamento muscular realizando a inclinação lateral com a criança em decúbito dorsal.

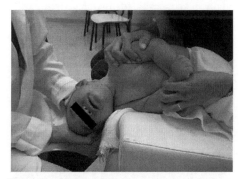

Figura 5   Alongamento muscular realizando a inclinação lateral com a criança em decúbito lateral.

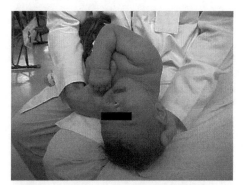

Figura 6   Alongamento muscular realizando a inclinação lateral e rotação com a criança em decúbito lateral no colo do fisioterapeuta.

Estão indicadas três etapas diferentes de alongamento: a primeira consiste em realizar apenas o movimento de inclinação lateral, depois apenas o movimento de rotação e por último a associação da inclinação com a rotação. Devem ser realizadas no mínimo três séries de pelo menos 30 segundos de manutenção e alongamento efetivo, para cada uma das etapas citadas, repetidos de três a cinco vezes ao dia. Por esse motivo, o treinamento dos pais ou responsáveis para a realização do alongamento é fundamental para o sucesso do tratamento, pois a maior parte do trabalho deve ser realizada por eles (Figura 7). Porém, é importante ressaltar que essa participação por meio de programas domiciliares não deve substituir a intervenção do profissional fisioterapeuta. Em 2010, Ohman et al. alcançaram resultados satisfatórios de tratamento 2 meses mais cedo no grupo tratado por fisioterapeutas em comparação ao grupo tratado pelos pais.

As orientações aos cuidadores consistem não somente na realização de exercícios domiciliares, mas também nos estímulos à movimentação ativa, posicionamento do bebê no berço, sentado ou no colo e posição para amamentação, sempre favorecendo a correção da deformidade (Figura 8). O trabalho de alongamento deve ser colocado como regra na rotina da criança, podendo ser associado a procedimentos diários, como as trocas de fraldas.

A estimulação da movimentação ativa pode ser realizada antes ou depois de aplicar a manobra de alongamento, promovendo a movimentação ativa da cabeça por estímulos auditivos ou visuais que chamem a atenção da criança, levando à realização dos movimentos até a maior amplitude ativa possível (Figura 9).

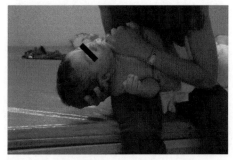

Figura 7   Alongamento muscular realizado pela mãe com inclinação lateral e rotação.

Na persistência da contratura, deformidade e assimetrias além do primeiro ano de vida, a despeito do tratamento conservador, a correção cirúrgica passa a ser indicada.

A intervenção cirúrgica envolve a liberação do músculo distalmente em uma ou em ambas as cabeças, dependendo da gravidade, ou a tenotomia proximal, distal ou ambas, dependendo também da idade da criança.

No pós-operatório, é indicada a imobilização com órtese ou colar cervical por período que pode variar de quatro a seis semanas, dependendo da evolução da cicatrização. No período de imobilização, apenas movimentos passivos poderão ser realizados, com início precoce a partir do terceiro ou quarto dia de pós-operatório. A movimentação ativa é liberada após a retirada da imobilização, estimulando a recuperação dos movimentos cervicais, juntamente com o trabalho de alongamento. Mesmo após a cirurgia, os alongamentos são fundamentais para o ganho de amplitude de movimento e para a manutenção da correção cirúrgica obtida, seguindo as mesmas regras estabelecidas no tratamento conservador. É essencial que este trabalho de manutenção seja realizado para evitar recidivas. Para tal, dependendo da idade da criança, a sua participação no tratamento passa a ser considerada crucial para o sucesso, com a orientação de exercícios ativos e de autoalongamento, realizados diariamente (Figura 10).

A correção postural pode ser obtida por exercícios de conscientização e autocorreção, utilizando, por exemplo, o recurso do espelho (Figura 11) e o treino de marcha equilibrando objetos sobre a cabeça. As assimetrias mais gra-

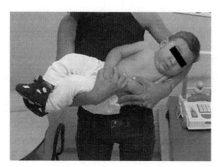

Figura 8   Posicionamento da criança no colo da mãe.

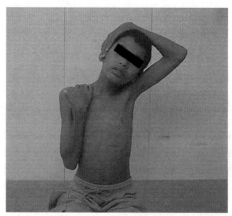

Figura 10   Paciente no pós-operatório de torcicolo muscular congênito (TMC) realizando o autoalongamento para inclinação lateral.

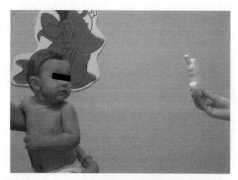

Figura 9   Estimulação da movimentação ativa com auxílio de brinquedo.

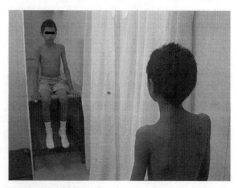

Figura 11   Utilização do espelho para a autocorreção postural.

ves que podem ter surgido por consequência da deformidade, como escolioses e defeitos visuais, merecem muitas vezes uma abordagem de tratamento mais específico.

PÉ TORTO CONGÊNITO

O pé torto congênito (PTC) é uma deformidade complexa que compromete as principais estruturas musculoesqueléticas distais ao joelho, que pode ocorrer de forma isolada ou associada a outras doenças. A incidência atinge de 1 a 2 bebês em cada 1.000 nascidos vivos, podendo ocorrer variações entre as raças e entre o padrão hereditário familiar, sendo o sexo masculino o mais atingido na proporção de 2:1, porém não se conhece a causa dessa diferença.

A etiologia do PTC não está esclarecida, mas aparentemente pode ser considerada de origem multifatorial, pela grande variabilidade da anomalia no que se refere ao grau de deformidade, resistência ao tratamento clínico e presença de outras malformações associadas. Fatores genéticos e ambientais também desempenham um papel importante no aparecimento.

São encontrados vários tipos de PTC, e o mais conhecido é o pé equino-cavo-varo (Figura 12), que se caracteriza por equinismo acentuado de retro e antepé, varismo de retropé ou angulação medial do calcâneo, adução e supinação do antepé e cavo plantar acentuado na região do mediopé, no qual todas essas alterações podem estar presentes associadas ou não, dependendo da gravidade da lesão. Na deformidade, normalmente é encontrada uma subluxação medial e plantar do complexo articular que envolve os ossos tálus, calcâneo, navicular e cuboide (Figura 13).

O diagnóstico pode ser realizado mesmo antes do nascimento pela identificação da deformidade na ultrassonografia pré-natal. Quando não acontece, é nitidamente visível logo ao nascimento, pois o aspecto externo do pé é bem característico. A avaliação inicial deve incluir uma anamnese com os pais, procurando alguma relação da deformidade com as condições gestacionais, história familiar e antecedentes. Inclui também a avaliação clínica e radiográfica, além da classificação, o que servirá para melhor indicação e controle do tratamento.

Há diversos sistemas para classificar a gravidade do PTC, e uma das dificuldades de se avaliar o resultado do tratamento tem sido o grande número de estudos que não revela a gravidade inicial da deformidade. Portanto, acredita-se que a graduação seja fundamental para comparação dos métodos de tratamento e efeitos. Nos últimos anos, os sistemas mais utilizados foram o de Dimeglio e Pirani, ambos com boa reprodutibilidade e confiabilidade na prática clínica.

A classificação de Dimeglio consiste em quatro parâmetros: o equino no plano sagital, o varo no plano frontal, a derrotação do bloco calcâneo-antepé (supinação) e a adução do antepé, ambas no plano horizontal. Cada parâmetro é avaliado quanto à redutibilidade, aplican-

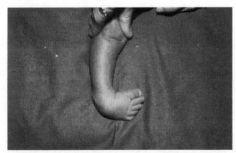

Figura 12 Pé torto equino-cavo-varo congênito à direita.

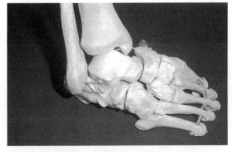

Figura 13 Representação das alterações estruturais do pé torto congênito (PTC).

do-se uma escala de quatro pontos baseado no grau de deformidade residual; também se adiciona mais um ponto na presença de cada uma das quatro outras alterações observadas, como prega posterior, prega medial, cavo e condição muscular ruim.

A classificação de Pirani é constituída por seis sinais clínicos de contratura, que compreende duas partes: as deformidades do mediopé e do retropé. Nas deformidades do mediopé se avaliam a curvatura da borda lateral, a prega medial e a cobertura da porção lateral da cabeça do tálus. No retropé se avaliam prega posterior, rigidez do equinismo e posição da tuberosidade do calcâneo.

Existem diversas formas ou técnicas de tratamento, tanto conservadoras como cirúrgicas, todas com o objetivo de tornar o PTC um pé plantígrado, funcional e indolor até o início da marcha.

Iniciado em todos os lactentes, o tratamento conservador é baseado nos princípios de manipulação para correção das deformidades e manutenção da correção obtida. O bom resultado depende da precocidade do início do tratamento, do grau de deformidade e da rigidez do pé. Contudo, atualmente muito se discute acerca do mais eficaz método para tratar essa alteração.

A década passada foi marcada por uma transição do tratamento cirúrgico, como principal escolha para abordar o PTC, para o tratamento conservador, com a finalidade de se obter pés com maior mobilidade e flexibilidade, menos dor e bom aspecto estético. Contudo, nota-se que, enquanto detalhes de procedimentos cirúrgicos são facilmente encontrados na literatura, raramente técnicas conservadoras são descritas de maneira minuciosa.

As abordagens de tratamento conservador encontradas na literatura e mais amplamente utilizadas são as técnicas de Kite, Ponseti e o método Francês, que serão descritas enfatizando os diferenciais durante o manejo, para facilitar a compreensão dos resultados na tentativa de corrigir essa deformidade congênita.

A técnica de Kite preconiza a correção de forma sequencial, que se inicia pela abdução do antepé, seguida da correção do varo do calcâneo e por fim do equino. Esse método derivou de três pontos de pressão, o primeiro ponto é realizar a distração do antepé com uma mão, enquanto a outra segura na extremidade anterior do calcâneo e o mantém posteriorizado; após alongar o pé, o polegar puxa o tálus para o sentido medial e o dedo indicador empurra o navicular para o sentido lateral, ficando o calcanhar evertido e o antepé abduzido. Essa manobra é considerada por Ponseti o "erro de Kite", pois o calcâneo somente poderá ser evertido depois de estar abduzido ou rodado lateralmente abaixo do tálus.

Após essa mobilização, é aplicado gesso com abdução do antepé contra o fulcro da articulação calcaneocubóidea. Esse gesso é estendido até o joelho com eversão e leve rotação lateral do pé e, após essa correção de adução do antepé e varo de calcanhar, o pé é gradualmente dorsifletido para corrigir o equino (Figura 14). Os gessos utilizados serão substituídos em média duas vezes por semana e após a correção completa será utilizada uma órtese de Phelps para manter a correção e impedir recorrências.

O tratamento com a técnica de Ponseti para o PTC foi iniciado na América do Norte em meados de 1940 e se tornou recentemente, em muitos países, a primeira opção de tratamento, que consiste em manipulações durante semanas, buscando o alongamento de tecidos moles.

A primeira manobra visa a corrigir o cavo; uma mão estabiliza a cabeça do tálus, enquanto a outra realiza a supinação do antepé. Após isso,

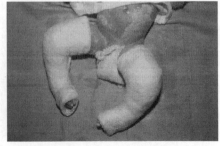

Figura 14 Paciente com gesso inguinopodálico bilateral.

mantendo a supinação, é realizada uma abdução enquanto a outra mão realiza uma leve contrapressão no fulcro da cabeça lateral do tálus e, dessa forma, a adução do antepé e cavo do retropé são simultaneamente corrigidos.

Após as manipulações, é confeccionado um gesso inguinopodálico para manter a correção, com trocas semanais, pelo período de cinco a sete semanas, e a cada troca é realizada a manipulação. Uma vez corrigido o pé, utiliza-se uma órtese de Dennis Brown (Figura 15) em 60° de rotação lateral e dorsiflexão do pé, que é utilizada em tempo integral por três meses e posteriormente utilizada apenas à noite entre 2 e 4 anos de idade. A utilização da órtese de abdução serve para evitar recorrências, sendo de grande importância a participação da família durante essa fase.

Boehm e Sinclair (2007) realizaram um estudo de longo prazo, o qual continha um questionário cego sobre a utilização da órtese, e observaram que cerca de 80% cumpriram a recomendação e apresentaram resultados funcionais excelentes num acompanhamento tardio. Para Thacker et al., 2005, a órtese é essencial no tratamento com a técnica de Ponseti, garantindo bons resultados.

A tenotomia percutânea do tendão de Aquiles ou a transferência do tibial anterior faz parte do tratamento realizado no método de Ponseti, sendo que, a tenotomia é indicada quando se tem uma deformidade residual do retropé e a transferência do tibial anterior é indicada quando persistem a supinação e a adução do antepé. Esse procedimento cirúrgico ocorre em torno dos 2 e 4 anos; nesses casos, o gesso deverá ser utilizado por mais três semanas.

Além de seguir todo o protocolo do método de Ponseti, uma equipe apropriada é muito importante para o sucesso no tratamento, pois fisioterapeutas bem treinados com a técnica de Ponseti conseguem confirmar grande benefício em centros de atenção secundária e terciária, tornando-se uma opção efetiva no tratamento do PTC.

O método Francês, conhecido também como método funcional, foi desenvolvido, em 1970, por Masse e Bensahel. A técnica consiste na mobilização diária realizada por fisioterapeutas habilidosos, com estimulação dos músculos ao redor do pé (principalmente os fibulares) e, para manter a correção, é realizada a imobilização temporária com fitas elásticas e não elásticas, gessos e órteses.

Ao realizar essa técnica, o profissional deve considerar inicialmente que o pé neonatal é frágil, podendo apresentar apenas 35% de ossificação, as cartilagens são maleáveis e, ao mesmo tempo, as estruturas fibrosas são resistentes. Portanto, a mobilização deve ser delicada, pois a região mediotársica cede com muita facilidade, devendo ser realizada considerando cada uma das principais alterações ósseas e articulares presentes, como as luxações talonavicular, calcaneocubóidea, calcaneotalar e a subluxação do tálus.

A primeira manobra visa a liberar progressivamente o navicular que está sob o maléolo medial e da posição medial em relação à cabeça do tálus, desta forma os tecidos mediais são progressivamente alongados (Figura 16). Em seguida, é corrigida a adução do antepé, levando-se o pé em abdução reduzindo simultaneamente o tálus, alongando progressivamente todas as articulações do raio medial do pé (naviculocuneiforme, cuneiforme-metatarsal, metatarsofalangeal) (Figura 17). Para manter o novo grau de movimento, os extensores de hálux e os fibulares são fortalecidos, e o terapeuta estimula os reflexos cutâneos percutindo o quinto raio e a borda lateral do pé.

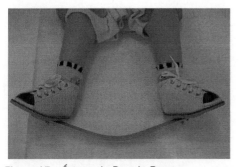

Figura 15   Órtese de Dennis Brown.

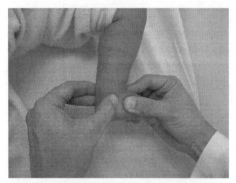

Figura 16 Mobilização com liberação do navicular e alongamento das estruturas mediais.

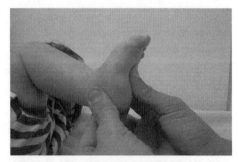

Figura 18 Mobilização com correção do varismo do calcâneo e joelho fletido em 90°.

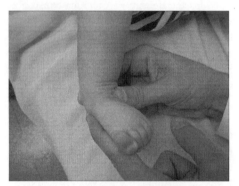

Figura 17 Mobilização com correção da adução do antepé e redução simultânea do tálus.

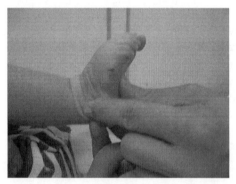

Figura 19 Mobilização com correção do equino do calcâneo tracionando-o inferiormente e ganhando a dorsiflexão.

A terceira manobra consiste na correção do varismo do retropé, podendo ser feita junto com a correção da adução do antepé, momento em que o tornozelo é rodado lateralmente ao mesmo tempo em que o calcâneo começa a ser mobilizado em valgo, sendo que, durante essas manobras, o joelho é mantido em flexão de 90° (Figura 18). A última manobra visa a corrigir o equino do calcâneo, que é progressivamente levado da flexão plantar para a dorsiflexão, mobilizando a parte posterior, deslocando-a para baixo e tracionando-a inferiormente, ganhando a dorsiflexão a partir do retropé e do mediopé (Figura 19).

Durante a mobilização, deve-se evitar: forçar o pé em bloco na direção lateral e plantar, o que não corrige a deformidade; corrigir a supinação abaixando o primeiro metatarso, o que agrava o cavismo; fazer movimentos de torção na médio-társica, o que pode gerar um pé escoliótico; e forçar a dorsiflexão a partir do antepé, o que pode gerar uma deformidade em mata-borrão do pé.

Essas intervenções devem ser realizadas diariamente pelo fisioterapeuta na ordem prescrita e depois são aplicadas bandagens para manter o grau de movimento passivo alcançado durante a sessão e para manter a posição e que pela flexibilidade permite a realização de exercícios. A bandagem simples deve corrigir a adução do antepé, a supinação do mediopé, o varismo e o equinismo (Figuras 20 a 22).

A correção deve ser obtida até por volta do terceiro mês de vida. Do terceiro ao nono mês, continua-se o tratamento com mobilização e bandagem, com o objetivo de manutenção, e após esta fase, poderá ser indicado o uso de ór-

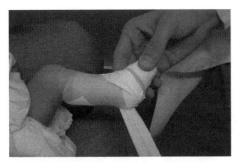

Figura 20 Bandagem simples corrigindo a adução do antepé.

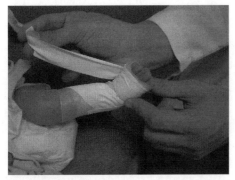

Figura 21 Bandagem simples corrigindo a supinação do mediopé e o varismo.

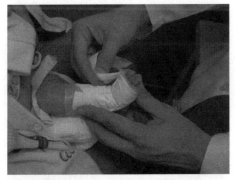

Figura 22 Bandagem simples corrigindo o equinismo.

teses. Após o início da marcha, é preciso estimular o adequado apoio plantar e o fortalecimento muscular.

No início dos anos 1990, foi introduzida ao método Francês a mobilização passiva contínua (MPC), que objetivava uma mobilização adicional nos pés das crianças durante o período de sono, com uso recomendado de 10 ou até mais de 18 horas por dia, no primeiro mês de utilização. Após as mobilizações diárias e fisioterapia, o pé é envolvido numa placa horizontal que é conectado ao aparelho e que promove movimentos contínuos aos eixos do retropé. Primeiramente, o grau de amplitude do pé é testado manualmente e o aparelho é ajustado de acordo com a flexibilidade, quando alguma resistência anormal é detectada, o aparelho para e inverte o movimento, sendo necessário que a criança esteja relaxada. A tenotomia percutânea pode ser realizada nos primeiros meses, e a fisioterapia deve ser novamente iniciada após a remoção do gesso. Se o programa não for bem-sucedido, uma cirurgia pode ser necessária.

É possível considerar a técnica de Kite a precursora do tratamento conservador para o PTC, apesar de nos últimos anos não ter sido utilizada com grande frequência. Em contraste com a técnica de Ponseti, que tem sido longamente debatida entre os especialistas da área atualmente. O método Francês tem sido pouco citado, utilizado por grupos específicos de profissionais. Mesmo os criadores desse método afirmam que ele reduz, mas não elimina a necessidade de intervenções invasivas. Em 2013, Rampal et al. apresentaram os resultados de 187 pés tratados com o método Francês no qual 45,5% necessitaram de procedimento cirúrgico para correção das deformidades residuais.

Na literatura, o método de Ponseti apresenta superioridade em relação aos outros protocolos de tratamento conservador, no que se refere ao menor número de engessamentos, menor número de reincidências das deformidades e baixa taxa de pés que necessitam de cirurgias. Em 2017, foi publicado um trabalho multicêntrico apresentando os resultados de um programa brasileiro baseado no método Ponseti, com 1.621 pés tratados, nos quais a correção foi obtida com tempo médio de 3 meses (média de 6,4 trocas de gesso) e os resultados insatisfatórios ocorreram em apenas 1,4% dos casos.

Nos trabalhos encontrados nestes últimos anos, os autores consideram que os resultados inferiores relacionados à técnica de Kite podem ser atribuídos à maneira incorreta de manipular o pé, pois a contrapressão, que se aplica na articulação calcaneocubóidea, é o que leva ao atraso ou à baixa taxa de correção.

A utilização do método Francês revelou resultados bons na taxa de correção, contudo quando adicionado o aparelho de MPC, esta técnica apresentou um custo relativamente alto, o que não condiz com a realidade de países em desenvolvimento como o Brasil, sendo grande desvantagem quando comparado à técnica de Ponseti.

O sucesso do método Ponseti se deve à correção simultânea das deformidades, corrigindo o cavo com a supinação do antepé e abduzindo todo o pé sobre o tálus sem tocar no calcanhar, sendo considerada a maneira correta de se corrigir o varo de retropé. Uma fase considerada indispensável do protocolo de Ponseti é a utilização correta da órtese de abdução, pois ela mantém a correção obtida e impede reincidências, garantindo o sucesso nos resultados.

Mais recentemente, Dimeglio e Canavese (2012) apresentaram como uma proposta futura o método híbrido, o qual combina os pontos fortes da técnica de Ponseti e a funcionalidade do método Francês. Em 2017, Canavese et al. mostraram os resultados preliminares dessa proposta, alcançando resultados insatisfatórios em apenas 8,7% dos pés tratados.

Nos estudos, é consenso entre os métodos conservadores que a manipulação do pé é uma fase crucial no tratamento do PTC, entretanto, não há especificação ou padronização do tempo de manipulação adequada para cada intervenção. É considerado um detalhe fundamental para o fisioterapeuta seguir adequadamente a sequência das correções descritas no protocolo, fator este que também pode determinar o sucesso do tratamento.

Na ocorrência de resultados insatisfatórios com o tratamento conservador, considerados a partir da resistência à correção, manutenção da deformidade e rigidez do pé, segundo critérios clínicos e radiográficos, após o quinto ou sexto mês de vida, passa a ser indicado o tratamento cirúrgico. Várias técnicas cirúrgicas são descritas na literatura, com diferenças principalmente em termos de via de acesso, mas os princípios são os mesmos, ou seja, uma liberação de partes moles posterior, medial, lateral e plantar. Esta liberação deve ser feita de forma seletiva, o que significa dizer que todas as estruturas de partes moles que se encontrarem encurtadas ou retraídas devem ser liberadas, sejam elas capsulares, ligamentares ou musculotendíneas. Juntamente, as articulações luxadas e/ou subluxadas devem ser reduzidas e mantidas, às vezes, com fixação interna.

Após a cirurgia, o pé operado é mantido imobilizado com tala gessada, o que facilita a realização de curativos pós-operatórios. A retirada da fixação interna é realizada em torno da terceira ou quarta semana de pós-operatório e, em seguida, o pé é colocado em gesso coxopodálico, inicialmente na posição de equino e com ganho progressivo de dorsiflexão, por mais 45 dias. Após 10 a 12 semanas, deve-se substituir o gesso por órtese suropodálica (Figura 23) e iniciar a fisioterapia.

Os principais objetivos da fisioterapia no pós-operatório incluem o ganho de amplitude de movimento especialmente para dorsiflexão e eversão, a liberação de aderências e retrações cicatriciais, o alongamento de estruturas encurtadas e retraídas com ênfase nos músculos tríceps sural e tibial posterior, a estimulação do forta-

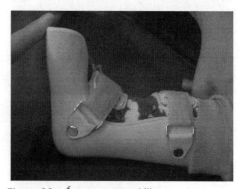

Figura 23   Órtese suropodálica.

lecimento muscular focando o tibial anterior e os fibulares, o treino de marcha estimulando o apoio plantígrado dos pés evitando, desta forma, a recidiva da deformidade.

DISPLASIA CONGÊNITA DE QUADRIL

É consenso atualmente entre os pesquisadores que o termo displasia do desenvolvimento do quadril (DDQ) é a expressão mais utilizada. Esse termo, mais abrangente, refere-se ao desenvolvimento anormal de uma ou mais estruturas que constituem a articulação do quadril, podendo ir desde uma displasia acetabular leve até a luxação desta articulação.

A maioria dos autores comprovou que a luxação congênita do quadril (LCQ), condição na qual a cabeça femoral está completamente separada do acetábulo já ao nascimento, nada mais é do que uma consequência da DCQ (Figura 24). Nas situações em que a articulação do quadril não nasce totalmente luxada, caso a displasia não seja diagnosticada e tratada na época adequada, pode ocorrer a tendência à luxação pela ação da musculatura e pela frouxidão da cápsula articular.

Para se determinar a incidência, devem-se considerar as duas condições – a luxação e a displasia do quadril. A incidência da LCQ pode variar de 1 a 15/1.000, enquanto a DCQ pode estar presente em até 10% das crianças nascidas vivas.

Trata-se de uma das malformações congênitas mais frequentes em ortopedia, podendo-se, por isso, deduzir o quanto é importante detectar

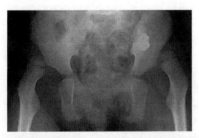

Figura 24 Imagem radiográfica apresentando um quadro de displasia e luxação bilateral do quadril.

essa anomalia nas crianças desde os primeiros meses de vida e tratá-la de forma adequada. O diagnóstico deve ser feito o mais precocemente possível, pois dele dependerá o sucesso do tratamento. Feito antes do terceiro mês de vida pode representar até 100% de bons resultados nos casos.

Em 1994, Fiddian e Gardiner apresentaram o resultado de um estudo realizado ao longo de 10 anos, no qual 42.241 recém-nascidos foram avaliados por testes clínicos por fisioterapeutas treinados, sendo que 255 foram diagnosticados e tratados adequadamente e apenas 13 crianças apresentaram luxação tardia, pois não foi detectada pelo programa de avaliação.

O exame clínico deve ser feito com a criança relaxada, evitando-se proceder ao exame com a criança em estado de tensão e devendo-se observar a existência de alterações, como: assimetrias ou encurtamentos dos membros inferiores, limitação da abdução ou excesso de rotação externa no lado afetado, hipotrofia de um membro em relação ao outro, proeminência do grande trocanter no lado afetado, assimetria das pregas inguinais e glúteas.

A manobra de Ortolani (1937) permanece como o principal teste para o diagnóstico clínico da DCQ, no qual o paciente é colocado em posição supina no leito de exame, com as articulações coxofemorais e joelhos em 90°, as coxas aduzidas e ligeiramente rodadas medialmente. Ao realizar um movimento firme de abdução e de leve rotação lateral das coxas, observa-se a sensação tátil e às vezes audível de um ressalto.

Como manobra complementar no diagnóstico, pode ser realizada também a manobra de Barlow (1962). Com a criança em supino na mesa, quadris em 90° e joelhos totalmente fletidos, o dedo médio do examinador é colocado sobre o grande trocanter e o polegar na porção interna da coxa sobre o pequeno trocanter. As coxas devem ser levadas em abdução e ao ser realizado o movimento de supinação da mão é exercida uma força sobre o grande trocanter. Se for notado que a cabeça femoral entra no acetábulo, pode-se concluir que estava luxada. Na mesma posição, realiza-se um movimento de pronação da mão do examinador, aplicando a força sobre o polegar, podendo-se com isso deslocar ou não a cabeça do fêmur, concluindo-se que é luxável.

O tratamento deve ser iniciado o mais brevemente possível. A terapêutica de um recém-nascido é muito mais eficaz, e até certo ponto mais fácil, do que a de uma criança de mais idade. Basicamente é fundamentado em manter-se o contato concêntrico da cabeça femoral no acetábulo displásico e, com isso, estimular a reconstituição íntegra da cavidade acetabular. O tratamento ortopédico deve ser realizado de acordo com a faixa etária.

No recém-nascido, de 0 a 6 meses, é indicado o uso de órtese abdutora (suspensório de Pavlik) (Figura 25) por período de 3 a 6 meses, até a estabilidade da articulação avaliada clínica e radiologicamente. De 6 a 12 meses, considera-se diagnóstico tardio e o tratamento consta resumidamente de tração articular e redução sob anestesia, seguida de imobilização em gesso pelve podálico na posição humana de Salter (flexão e abdução dos quadris) (Figura 26), mantida por período de 4 a 5 meses, e nos casos de instabilidade pós-redução, efetua-se a tenotomia dos tendões adutores do quadril. Após a idade da marcha, preconiza-se o tratamento cirúrgico, utilizando-se comumente a acetabuloplastia de Salter.

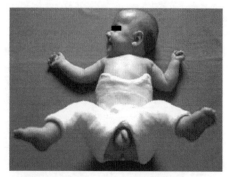

Figura 26   Gesso pelvepodálico na posição humana de Salter.

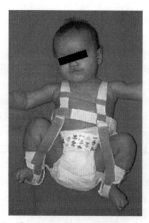

Figura 25   Suspensório de Pavlik.

As possíveis aderências na cápsula articular e a imobilização, em razão do aparelho gessado pós-operatório e/ou da tração pré-operatória, contribuem para a osteopenia e prejudicam a nutrição da cartilagem, comprometendo a biomecânica articular e aumentando o risco de limitações dos movimentos do quadril. Esses fatos são motivos de constante preocupação na reabilitação pós-operatória dessa articulação.

A fisioterapia tem atuação principalmente no pós-operatório, em que se deve realizar avaliação da amplitude de movimento, da força muscular de quadril e joelho e testes especiais. Os movimentos que devem ser avaliados no pós-operatório são: flexão de quadril (normalmente limitada por associação ao encurtamento da musculatura flexora, visto que o gesso mantém o quadril em aproximadamente 100° de flexão), extensão, rotação medial e lateral, adução e abdução de quadril.

Após a retirada da imobilização gessada, deve-se enfatizar a mobilidade de rotação medial do quadril e abdução, movimentos bastante limitados no pós-operatório (Figura 27). A redução cirúrgica da LCQ e o tempo de imobilização, que gira em torno de 4 a 6 semanas, acarretam muita rigidez articular, a qual deve ser tratada o mais rapidamente possível.

Os exercícios de alongamento muscular devem ser iniciados logo após a retirada do gesso (Figura 28). Todos os músculos devem ser alongados, e os principais que evoluem com encur-

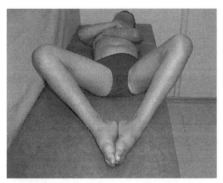

Figura 27 Exercício ativo para ganho de abdução do quadril.

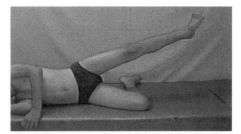

Figura 29 Exercício de fortalecimento muscular de abdutores de quadril.

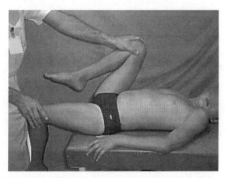

Figura 28 Exercício de alongamento de flexores de quadril.

tamento são: iliopsoas, retofemoral, adutores de quadril e rotadores mediais.

O fortalecimento muscular deve ser instituído tão logo aconteça a retirada da imobilização (Figura 29). Deve-se trabalhar a força de todos os grupos musculares, tanto de quadril como dos que atuam no joelho.

A abordagem e o trabalho objetivando fortalecimento muscular no pós-operatório de LCQ priorizam abdutores, extensores de quadril, quadríceps e isquiotibiais. A carga sobre o membro operado inicia entre 6 a 8 semanas de pós-operatório, juntamente com a recuperação e o treino de marcha.

DOENÇAS DO QUADRIL INFANTIL

A articulação do quadril, além da complexidade anatômica, apresenta contínuo desenvolvimento mesmo após o nascimento, ao longo dos primeiros anos de vida. Por esses e outros fatores, torna-se sítio de diferentes condições patológicas que podem afetar desde recém-nascidos até crianças e adolescentes. Além da displasia congênita, abordada no tópico anterior, algumas doenças podem surgir ao longo da infância, como doença de Legg-Calvé-Perthes (DLCP), pioartrite, sinovite transitória e a epifisiólise, e esta última pode surgir até mesmo durante a adolescência. Quanto mais tarde se descobre a doença do quadril infantil, mais difícil é a cura completa e mais complicações e sequelas aparecem. E quanto mais tardio o diagnóstico, mais difícil o tratamento.

As consequências são variáveis conforme o grau de acometimento e conforme o tipo de tratamento ortopédico utilizado, mas a reabilitação é uma etapa fundamental no tratamento dessas crianças.

Doença de Legg-Calvé-Perthes

Em 1910, Legg nos Estados Unidos, Calvé na França e Perthes na Alemanha descreveram independentemente a moléstia como entidade única e de causa desconhecida. Trata-se de uma doença autolimitada, caracterizada pela necrose avascular idiopática da cabeça femoral que acomete o esqueleto imaturo.

A incidência varia de 0,48 a 11,1 por 100 mil habitantes, acometendo normalmente crianças do sexo masculino na proporção de 4:1, na faixa etária dos 2 aos 12 anos, a raça branca é mais acometida e existe relação familiar em um quinto dos casos. É bilateral em 20% dos indivíduos, a idade óssea é retardada em 90% dos casos, e as crianças acometidas normalmente são mais baixas que a média da população, porém com peso normal ou aumentado.

Acredita-se que a DLCP ocorra em consequência da interrupção do suprimento sanguíneo para a epífise proximal do fêmur, porém a origem permanece desconhecida. Diversos fatores já foram relacionados à etiologia, embora nenhum deles tenha sido definitivamente determinado como agente causal da doença, dentre eles o trauma e/ou variações anatômicas vasculares.

A doença é considerada autolimitante pela capacidade de revascularização espontânea e pela consequente reossificação da cabeça femoral. Dessa forma, é dividida em fases que se caracterizam pela sequência evolutiva da doença. Inicia com a necrose do núcleo de ossificação da cabeça, com acúmulo de tecido morto entre as trabéculas. A fase seguinte é caracterizada pela fragmentação com reabsorção dos tecidos e a reposição de osso imaturo. A consistência do osso novo que está formado dentro da cabeça deixa-a vulnerável à fratura osteocondral, provocando deformações secundárias. Na fase de reossificação, a cabeça femoral readquire a consistência de osso normal, podendo apresentar-se com deformidades variáveis de contorno. Já no período definitivo, em que é atingida a maturidade esquelética, o quadril assume o aspecto anatômico definitivo, podendo a cabeça estar esférica ou não.

As manifestações primárias normalmente são sinovite e claudicação, seguidas de dor inguinal e na face anterior da coxa, comum ao fim do dia, às vezes relatada no joelho, e também limitação da amplitude de movimento do quadril, principalmente flexão, abdução e rotação medial (Figuras 30 e 31). Podem-se observar contratura muscular antálgica, hipotrofia muscular de coxa (Figura 32) e panturrilha e até diminuição do membro afetado, em razão do achatamento da cabeça femoral, fusão da cartilagem de crescimento e o repouso forçado. O sinal de Trendelenburg poderá estar positivo pela defor-

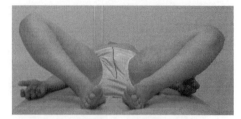

Figura 30 Paciente com limitação da abdução à direita.

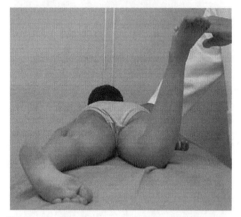

Figura 31 Paciente com limitação de rotação medial à direita.

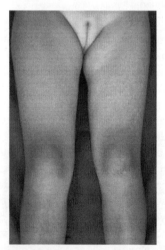

Figura 32 Paciente com hipotrofia muscular de coxa à esquerda.

midade da cabeça e do colo femoral, levando a alterações biomecânicas desfavoráveis ao músculo glúteo médio (Figura 33).

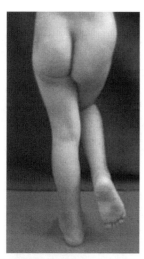

Figura 33   Paciente com sinal de Trendelenburg positivo à esquerda.

O escopo do tratamento é prevenir a deformação da cabeça femoral, a degeneração precoce, manter a mobilidade do quadril e aliviar a dor.

De acordo com Karimi e McGarry (2012), as evidências mostram que a efetividade do método de tratamento (conservador ou cirúrgico) é conflitante. A maioria dos tratamentos é baseada na preferência, experiência e treinamento do corpo clínico.

Métodos como repouso, tração esquelética e exercícios são citados na literatura como o princípio do tratamento da doença. O tratamento conservador pode iniciar com uso de órteses que mantenham a posição de abdução do quadril e centralizem a cabeça femoral, para diminuir a deformidade e deixá-la mais esférica. Porém, estudos retrospectivos demonstram maus resultados do uso isolado desses equipamentos.

A fisioterapia, associada ao repouso, retirada da sobrecarga e da tração, contribui para a manutenção da amplitude de movimento, diminuição do espasmo muscular e da dor. Garantir um arco de movimento normal é considerado fundamental para o crescimento normal da cabeça de forma anatômica. Os exercícios ativo-assistido, ativo e resistido, com ênfase em extensão, abdução e rotação medial do quadril auxiliam na manutenção do tônus muscular, na mobilidade articular e na prevenção de atrofia muscular.

A hidroterapia com água aquecida é indicada para diminuição do espasmo muscular, muito comum após a sinovite do quadril. A facilitação neuromuscular proprioceptiva, utilizando padrões bilaterais e recíprocos, melhora a condição muscular e estimula a recuperação da força. A crioterapia é usada para redução da dor antes ou após exercícios.

Brech e Guarniero (2006) mostraram que crianças com DLCP que foram submetidas à fisioterapia apresentaram melhores amplitude de movimento e força muscular quando comparadas a um grupo de pacientes que não realizou os exercícios. Brech et al. (2007) apontaram que a fisioterapia proposta como tratamento conservador baseado na aplicação de exercícios de fortalecimento, alongamento muscular e propriocepção, específicos e supervisionados por fisioterapeutas, traz reais benefícios ao paciente com DLCP, resultando em um ganho de amplitude articular de movimento, ganho de força muscular do quadril e também melhora no quadro radiológico, e essas melhoras podem ser constatadas mesmo após 7 anos do término do tratamento (Brech et al., 2015).

Em 2013, Matos et al. apresentaram um protocolo fisioterapêutico de orientação domiciliar baseado em um manual de exercícios para ganho de amplitude de movimento, alongamento e fortalecimento muscular, enfatizando a cinesioterapia como importante e indispensável recurso de tratamento. Observaram melhora clínica significativa, e a aplicação do protocolo mostrou benefícios para a força muscular e amplitude de movimento.

A reabilitação constitui uma fase importante do tratamento, tendo influência positiva sobre os resultados clínicos finais, principalmente quando realizada precocemente. Nota-se que a ausência de um tratamento reabilitacional contribui negativamente no grau de disfunção articular, podendo pôr em risco os resultados esperados com o tratamento, até mesmo acarretar atraso no tempo de recuperação motora ou sequelas que comprometam a qualidade de vida.

O tratamento cirúrgico é indicado em casos mais graves, com grande extensão da cabeça destruída, muita limitação da amplitude de movimento e mais idade. As opções cirúrgicas incluem artrodiastase, osteotomias femorais e acetabulares, que visam a centralizar a cabeça, diminuir a carga sobre o fêmur e aumentar a cobertura dessa cabeça lateral e anteriormente. Para pacientes que não utilizam imobilização gessada no pós-operatório, a fisioterapia pode começar mais cedo, o que proporciona o retorno mais rápido das atividades normais dos pacientes.

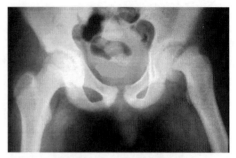

Figura 34   Imagem radiográfica com a presença de escorregamento da epífise proximal do fêmur à esquerda do paciente.

É fundamental que a fisioterapia no pós-operatório inicie com a mobilização passiva do membro operado, ainda no leito, fortalecimento muscular para o membro inferior, com ênfase no ganho de abdução e rotação medial do quadril. O treino de marcha pode ser iniciado ainda no período de internação hospitalar, porém, sem carga no quadril operado, a qual poderá ser liberada após 6 a 8 semanas de pós-operatório.

Epifisiólise ou epifisiolistese

A epifisiólise ou epifisiolistese consiste em um escorregamento da epífise femoral proximal, com desvio progressivo do colo femoral em relação à cabeça, que afeta o quadril do adolescente, provocada pelo enfraquecimento da placa epifisária da cabeça do fêmur aliado às forças de cisalhamento que atuam sobre ela. A doença é comumente apresentada como um deslizamento inferior e posterior da epífise sobre o colo, porém a cabeça femoral permanece em posição normal dentro do acetábulo, enquanto o colo se desloca na direção superior e anterior (Figura 34).

É provavelmente a doença ortopédica mais comum do quadril do adolescente, podendo incidir na população na frequência de 1 a 3 por 100 mil. São acometidos dois homens para cada mulher, na faixa etária entre 9 e 16 anos, sendo o aparecimento mais precoce no sexo feminino. Apresenta risco aumentado para a raça negra, e a bilateralidade ocorre em 20 a 30% dos indivíduos, sendo o lado esquerdo o mais acometido. Os pacientes são tipicamente mais pesados para a idade, podendo ser caracterizados pela obesidade ou por serem excessivamente altos e magros.

A origem da doença, a qual ainda permanece desconhecida, normalmente é atribuída a possíveis fatores traumáticos, biomecânicos, genéticos, endócrinos ou imunológicos. É possível que existam fatores múltiplos envolvidos no escorregamento. Em cerca de 50% dos pacientes, pode existir relação com trauma de variadas intensidades.

A queixa principal é a dor durante a marcha, acompanhada ou não de claudicação. A dor é intermitente e progressiva, podendo ser apontada em região inguinal e região de coxa e joelho, o que pode confundir o diagnóstico. Afirma-se que a epifisiólise deve ser considerada em todo o paciente com idade entre 9 e 16 anos, que se apresente com história de dor na região do quadril, da coxa ou do joelho com claudicação.

Em 2008, Greene e Ross relataram o caso de uma paciente com 11 anos de idade, encaminhada à fisioterapia com dor progressiva no joelho direito e, após nova avaliação do ortopedista, foi diagnosticada com epifisiólise e submetida ao tratamento cirúrgico no mesmo dia do diagnóstico, mostrando a importância do diagnóstico correto.

No exame físico, podem-se observar hipotrofia da coxa relacionada ao desuso e o encurtamento do membro, que pode chegar a 2,5 cm.

Existem graus variáveis de limitação de flexão, abdução e rotação medial, e o membro afetado pode apresentar atitude em rotação lateral durante a marcha, associada à adução e à flexão. Bastante característico da epifisiólise é o sinal de Drehman, a flexão passiva do quadril afetado é possível somente quando associada à rotação lateral. Nesse caso, à medida que o quadril é flexionado, a cápsula posterior fica tensionada para manter a epífise dentro do acetábulo e a posição de rotação lateral e extensão do colo em relação à epífise força a progressiva rotação lateral do membro (Figura 35).

A doença pode ser classificada quanto ao tempo de duração dos sintomas em aguda (até duas a três semanas), crônica (após três semanas) ou crônica agudizada (após três semanas com reagudização do processo). E também quanto ao grau de escorregamento, determinado pelo exame radiográfico, em pré-deslizamento, escorregamento leve (zero a 30%), escorregamento moderado (30 a 60%) ou escorregamento grave (maior que 60%).

A epifisiólise é considerada uma urgência ortopédica, e a precocidade do diagnóstico é fundamental para os bons resultados do tratamento e a boa evolução do caso. Uma vez feito o diagnóstico, o tratamento deve ser estabelecido de forma imediata, pois existe sempre o risco de progressão do deslizamento, com os objetivos de evitar a progressão da deformidade e prevenir a condrólise e a necrose avascular da cabeça do fêmur.

O tratamento conservador descrito na literatura é de longa duração, incluindo períodos em tração, repouso no leito e imobilização gessada. Pelos altos custos, índices de morbidade e ineficiência terapêutica, estes não são mais utilizados, portanto, as indicações são preferencialmente cirúrgicas. Os procedimentos cirúrgicos utilizados atualmente variam desde a fixação *in situ*, epifisiodeses, osteotomias, osteoplastias e procedimentos de salvação como artrodeses ou artroplastias. Em razão dos altos índices de necrose avascular da cabeça do fêmur especialmente relatados com a fixação *in situ*, mais recentemente foram propostas técnicas abertas com redução parcial ou anatômica associadas à descompressão articular, cujos resultados ainda permanecem inconclusivos.

A fisioterapia é citada na maioria das vezes após o tratamento ortopédico, especialmente no período pós-operatório, com os objetivos de analgesia, melhora da amplitude de movimento articular, da força muscular e do padrão de marcha.

O método de tratamento ainda mais utilizado é a fixação *in situ* (Figura 36), por ser considerado um procedimento rápido, pouco traumático e que permita a reabilitação precoce. O início da reabilitação é imediato antes da alta hospitalar, pela mobilização articular pre-

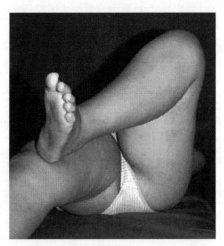

Figura 35 Sinal de Drehman à esquerda.

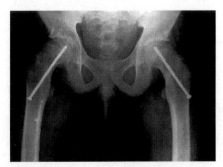

Figura 36 Imagem radiográfica apresentando um quadro de pós-operatório de fixação *in situ* bilateral.

coce com o objetivo de ganho de amplitude de movimento progressiva, fortalecimento muscular enfatizando as musculaturas de coxa e glútea e treino de marcha sem carga no membro operado. Após a alta hospitalar, deve-se progredir com o ganho de amplitude de movimento, especialmente para os movimentos de flexão, abdução e rotação medial do quadril, progredir com o trabalho de fortalecimento muscular e iniciar o treino de marcha com carga progressiva no membro a partir da quarta a sexta semanas de pós-operatório, na presença de sinais radiográficos compatíveis com a consolidação óssea.

CONSIDERAÇÕES FINAIS

As doenças osteomusculares congênitas e as do quadril infantil podem levar a consequências funcionais diversas. Considerando que a atuação fisioterapêutica varia conforme a abordagem de tratamento ortopédico, é importante que o fisioterapeuta tenha não apenas conhecimento técnico específico como também sobre as diversas formas de tratamento (cirúrgico ou conservador) disponíveis.

BIBLIOGRAFIA

1. Adames MK, Fialho HS, Kuwajima SS. Protocolo clínico e radiográfico para avaliação de pacientes portadores de pé equinovaro congênito, após tratamento conservador. Rev Bras Ortop. 2001;36(6):205-12.
2. Almeida SC. Reabilitação precoce em pacientes portadores da doença de Legg-Calvé-Perthes submetidos à osteotomia de Salter sem imobilização gessada. [Dissertação.] São Paulo: Universidade Federal de São Paulo - Escola Paulista de Medicina; 1996.
3. Angelini AJ, Ventosa MF, Davih M, Belangero WD. Uso do suspensório de Pavlik no tratamento da displasia congênita do quadril nos pacientes de instituição pública de saúde. Rev Bras Ortop. 1997;32:305-9.
4. Ballock RT, Song KM. The prevalence of non muscular causes of torticollis in children. J Pediatr Orthop. 1996;16(4):500-4.
5. Barlow TG. Early diagnosis and treatment of congenital dislocation of the hip. J Bone Joint Surg. 1962;44B:292-301.
6. Bellemans J, Fabry G, Molenaers G, Lammens J, Moens P. Slipped capital femoral epiphysis: a long term follow-up, with special emphasis on the capacities for remodeling. J Pediatr Orthop B. 1996;5(3):151-7.
7. Bensahel H, Guillaume A, Czukonyi Z, Desgrippes Y. Results of physical therapy for idiopathic clubfoot: a long-term follow-up study. J Pediatr Orthop. 1990;10(2):189-92.
8. Bertol P, Macnicol MF. Tratamento cirúrgico da displasia acetabular residual em portadores de luxação congênita de quadril. Rev Bras Ortop. 1996;31:11-6.
9. Bertol P. Luxação congênita do quadril: enfoque atual. Rev AMRIGS. 1991;35(3):161-5.
10. Bertol P. Uso do suspensório de Pavlik no tratamento da luxação congênita do quadril. Rev Bras Ortop. 1987;22:163-8.
11. Binder H, Eng GD, Gaiser JF, Koch B. Congenital muscular torticollis: results of conservative management with long-term follow-up in 85 cases. Arch Phys Med Rehabil. 1987;68(4):222-5.
12. Boehm S, Sinclair M. Foot abduction brace in the Ponseti method for idiopathic clubfoot deformity-torsional deformities and compliance. J Pediatr Orthop. 2007;27(6):712-6.
13. Braga Junior MB, et al. Estudo crítico das teorias do torcicolo muscular congênito. Folha Médica. 1988;96:69.
14. Brech GC, D'Andrea Greve JM, Guarniero R. Conservative treatment for patients with Legg-Calve-Perthes disease: seven years of follow-up. J Nov Physiother. 2015;5(1):1-5.
15. Brech GC, Guarniero R, Lima KB, Godoy Jr RM, Eyherabide AP. Tratamento fisioterapêutico da doença de Legg-Calvé-Perthes: relato de caso. Fisioterapia e Pesquisa. 2007;14(1):53-9.
16. Brech GC, Guarniero R. Evaluation of physiotherapy in the treatment of Legg-Calvé-Perthes disease. Clinics. 2006;61(6):521-8.
17. Bruschini S. Ortopedia pediátrica. 2ª ed. São Paulo: Atheneu; 1998.
18. Burrows H. Slipped upper femoral epiphysis. J Bone Joint Surg. 1957;39B(4):641.
19. Canale ST, Griffin DW, Hubbard CN. Congenital muscular torticollis. A long-term follow-up. J Bone Joint Surg Am. 1982;64:810-6.
20. Canavese F, Mansour M, Moreau-Pernet G, Gorce Y, Dimeglio A. The hybrid method for the treatment of congenital talipes equinovarus: preliminary results on 92 consecutive feet. J Pediatr Orthop B. 2017;26(3):197-203.

21. Carenzio G, Carlisi E, Morani I, Tinelli C, Barak M, Bejor M, et al. Early rehabilitation treatment in newborns with congenital muscular torticollis. Eur J Phys Rehabil Med. 2015;51(5):539-45.
22. Carpenter BS, Blanche N. Legg-Calvé-Perthes disease. Phys Ther. 1975;55(3):242-9.
23. Castelo LA, Nogueira JIC, Matos AP, Máximo EM, Dobashi ET, Milani C, et al. Protocolo de avaliação e tratamento fisioterápico nas patologias do quadril infantil. In: III Congresso Brasileiro de Ortopedia Pediátrica, 1999, Guarujá. Anais; 1999.
24. Catford JC, Bennet GC, Wilkinson JA. Congenital hip dislocation: an increasing and still uncontrolled disability? Br Med J. 1982;285(6354):1527-30.
25. Catterall A. The natural history of Perthes disease. J Bone Joint Surg Br. 1971;53(1):37-53.
26. Catterall A. Treatment in Legg-Calvé-Perthes disease. Acta Orthop Beg. 1980;46(4):431-4.
27. Celayir AC. Congenital muscular torticollis: early and intensive treatment is critical. A prospective study. Pediatr Int. 2000;42(5):504-7.
28. Chandler FA, Altenberg A. Congenital muscular torticollis. JAMA. 1944;125:476-83.
29. Charles YP, Canavese F, Dimeglio A. Early functional treatment of congenital clubfoot. Orthopade. 2006;35(6):665-73.
30. Chen CE, Ko JY. Surgical treatment of muscular torticollis for patients above 6 years of age. Arch Orthop Trauma Surg. 2000;120(3-4):149-51.
31. Cheng JC, Au AW. Infantile torticollis: a review of 624 cases. J Pediatr Orthop. 1994;14(6):802-8.
32. Cheng JC, Chen TM, Tang SP, Shum SL, Wong MW, Metreweli C. Snapping during manual stretching in congenital muscular torticollis. Clin Orthop Relat Res. 2001;(384):237-44.
33. Cheng JC, Metreweli C, Chen TM, Tang S. Correlation of ultrasonographic imaging of congenital muscular torticollis with clinical assessment in infants. Ultrasound Med Biol. 2000;26(8):1237-41.
34. Cheng JC, Tang SP, Chen TM, Wong MW, Wong EM. The clinical presentation and outcome of treatment of congenital muscular torticollis in infants: a study of 1086 cases. J Pediatr Surg. 2000;35(7):1091-6.
35. Cheng JC, Tang SP, Chen TM. Sternocleidomastoid pseudotumor and congenital muscular torticollis in infants: a prospective study of 510 cases. J Pediatr. 1999;134(6):712-6.
36. Cheng JC, Wong MW, Tang SP, Chen TM, Shum SL, Wong EM. Clinical determinants of the outcome of manual stretching in the treatment of congenital muscular torticollis in infants. A prospective study of eight hundred and twenty-one cases. J Bone Joint Surg Am. 2001;83-A(5):679-87.
37. Chon SC, Yoon SI, You JH. Use of the novel myokinetic stretching technique to ameliorate fibrotic mass in congenital muscular torticollis: an experimenter-blinded study with 1-year follow-up. J Back Musculoskelet Rehabil. 2010;23(2):63-8.
38. Chotel F, Parot R, Seringe R, Berard J, Wicart P. Comparative study: Ponseti method versus French physiotherapy for initial treatment of idiopathic clubfoot deformity. J Pediatr Orthop. 2011;31(3):320-5.
39. Christensen C, Landsettle A, Antoszewski S, Ballard BB, Carey H, Pax Lowes L. Conservative management of congenital muscular torticollis: an evidence-based algorithm and preliminary treatment parameter recommendations. Phys Occup Ther Pediatr. 2013;33(4):453-66.
40. Colburn M, Williams M. Evaluation of the treatment of idiopathic clubfoot by using the Ponseti method. J Foot Ankle Surg. 2003;42(5):259-67.
41. Coventry MB, Harris LE. Congenital muscular torticollis in infancy: some observations regarding treatment. J Bone Joint Surg Am. 1959;41-A:815-22.
42. Crawford A. Current concepts review. Slipped capital femoral epiphysis. J Bone Joint Surg. 1988;70A:1422-27.
43. Davids JR, Wenger DR, Mubarak SJ. Congenital muscular torticollis: sequela of intrauterine or perinatal compartment syndrome. J Pediatr Orthop. 1993;13:141-7.
44. Delbruck H, Schaltenbrand M, Schröder S, Rauschmann M, Schwenninger C. Clubfoot treatment through the ages: the Ponseti method in comparison to other conservative approaches and operative procedures. Orthopade. 2013;42(6):427-33.
45. Demirbilek S, Atayurt HF. Congenital muscular torticollis and sternomastoid tumor: results of nonoperative treatment. J Pediatr Surg. 1993;13(2):141-7.
46. Dimeglio A, Bensahel H, Souchet P, Mazeau P, Bonnet F. Classification of clubfoot. J Pediatr Orthop B. 1995;4(2):129-36.
47. Dimeglio A, Bonnet F, Mazeau PH, De Rosa V. Orthopaedic treatment and passive motion machine: consequences for the surgical treatment of clubfoot. J Pediatr Orthop B. 1996;5(3):173-80.
48. Dimeglio A, Canavese F. The French functional physical therapy method for the treatment of congenital clubfoot. J Pediatr Orthop B. 2012;21(1):28-39.
49. Do TT. Congenital muscular torticollis: current concepts and review of treatment. Curr Opin Pediatr. 2006;18(1):26-9.

50. Dobbs MB, Gurnett CA. Update on clubfoot: etiology and treatment. Clin Orthop Relat Res. 2009;467(5):1146-53.
51. Dobbs MB, Rudzki JR, Purcell DB, Walton T, Porter KR, Gurnett CA. Factors predictive of outcome after use of the Ponseti method for the treatment of idiopathic clubfeet. J Bone Joint Surg Am. 2004;86A(1):22-7.
52. Docker CE, Lewthwaites S, Kiely NT. Ponseti treatment in the management of clubfoot deformity – a continuing role for pediatric orthopedic services in secondary care centers. Ann R Coll Surg Engl. 2007;83:510-2.
53. Emery C. The determinants of treatment duration for congenital muscular torticollis. Phys Ther. 1994;74(10):921-9.
54. Fahey J, O'Brien E. Acute slipped capital femoral epiphysis: review of the literature and report of ten cases. J Bone Joint Surg. 1965;47(1):105-27.
55. Felício LR, Barros ARSB, Volpon JB. Abordagem fisioterapêutica em crianças com doença de Legg--Calvé-Perthes submetidas à instalação do artrodistrator: estudo de caso. Fisioterapia e Pesquisa. 2004;11(1):37-42.
56. Ferreira J. Considerações sobre o escorregamento epifisário proximal do fêmur. Rev Bras Ortop. 1996;31(10):809-14.
57. Fiddian NJ, Gardiner JC. Screening for congenital dislocation of the hip by physiotherapists. Results of a ten-year study. J Bone Joint Surg Br. 1994;76(3):458-9.
58. Flynn JM, Donohoe M, Mackenzie WG. An independent assessment of two clubfoot- classification. J Pediatr Orthop. 1998;18(3):323-7.
59. Forlin E, Choi IO, Guille JT, Bowen JR, Getting J. Prognostic factors in congenital dislocation of the hip treated with closed reduction. J Bone Joint Surg. 1992;74(8):1140-52.
60. Gonzales J, Ljung BM, Guerry T, Schoenrock LD. Congenital torticollis: evaluation by fine-needle aspiration biopsy. Laryngoscope. 1989;99(6 Pt 1):651-4.
61. Greene KA, Ross MD. Slipped capital femoral epiphysis in a patient referred to physical therapy for knee pain. J Orthop Sports Phys Ther. 2008;38(1):26.
62. Griffith M. Slipping of the capital femoral epiphysis. Ann R Coll Surg Engl. 1976;58(1):38-42.
63. Guarniero R, Andrusaitis FR, Brech GC, Eyherabide AP, Godoy Jr RM. A avaliação inicial de pacientes com doença de Legg-Calvé-Perthes internados. Acta Ortop Bras. 2005;13(2):68-70.
64. Guarniero R, Andrusaitis FR, Brech GC, Eyherabide AP. Classificação e tratamento fisioterapêutico da doença de Legg-Calvé-Perthes: uma revisão. Fisioterapia e Pesquisa. 2005;12(2):51-7.
65. Hansson G, Billing L, Hogstedt B, Jerre R, Wallin J. Long-term results after nailing in situ of slipped upper femoral epiphysis. A 30-year follow-up of 59 hips. J Bone Joint Surg. 1998;80B(1):70-7.
66. Hautopp L, Wester S, Bang B, Buus L, Grindsted J, Christensen K, et al. Benefit of physiotherapeutic treatment in children with torticollis. Dan Med J. 2014;61(12):A4970.
67. Hensinger RN. Congenital dislocation of the hip, treatment in infancy to walking age. Orthop Clin North Am. 1987;18:597-616.
68. Herzemberg JE, Radler C, Born N. Ponseti versus traditional methods of casting for idiopathic clubfoot. J Pediatr Orthop. 2002;22(4):517-21.
69. Ho BC, Lee EH, Singh K. Epidemiology, presentation and management of congenital muscular torticollis. Singapore Med J. 1999;40(11):675-9.
70. Hollier L, Kim J, Grayson BH, McCarthy JG. Congenital muscular torticollis and the associated craniofacial changes. Plast Reconstr Surg. 2000;105:827-35.
71. Hough GN. Congenital torticollis: a review and result study. Surg Gynecol Obstet. 1934;58:972.
72. Hulbert K. Congenital torticollis. J Bone Joint Surg. 1950;32B(1):50.
73. Ishida A, Laredo F⁰ J, Kuwajima SS, Milani C, Pinto JA. Osteotomia de Salter no tratamento de Legg--Calvé-Perthes: fixação com pinos rosqueados e não utilização de imobilização gessada. Rev Bras Ortop. 1994;29(9):665-9.
74. Jones J, Paterson D, Foster B. Remodeling after pinning for slipped capital femoral epiphysis. J Bone Joint Surg. 1990;72B:568-73.
75. Kamhi E. Legg-Calvé-Perthes disease. Postgrad Med. 1976;60:125-30.
76. Kaplan SL, Coulter C, Fetters L. Physical therapy management of congenital muscular torticollis: an evidence-based clinical practice guideline: from the Section on Pediatrics of the American Physical Therapy Association. Pediatr Phys Ther. 2013;25(4):348-94.
77. Karimi M, McGarry T. A comparison of the effectiveness of surgical and nonsurgical treatment of Legg-Calvé-Perthes disease: a review of the literature. Adv Orthop. 2012;2012:490806.
78. Keklicek H, Uygur F. A randomized controlled study on the efficiency of soft tissue mobilization in babies with congenital muscular torticollis. J Back Musculoskelet Rehabil. 2017;31(2):315-21.

79. Kelly FB, Canale TS, Jones RR. Legg-Calvé-Perthes disease - long-term evaluation of non-containment treatment. J Bone Joint Surg. 1980;62A:400-7.
80. Klisic P, Blazevic U, Seferovic O. Approach to treatment of Legg-Calvé-Perthes disease. Clin Orthop Rel Res. 1980;150:54-9.
81. Kotlarsky P, Haber R, Bialik V, Eidelman M. Developmental dysplasia of the hip: What has changed in the last 20 years? World J Orthop. 2015;6(11):886-901.
82. Lee J, Allen M, Hugentolber K, Kovacs C, Monfreda J, Nolte B, Woester E. Cincinnati Children's Hospital Medical Center: Evidence-based clinical care guidelines for conservative management of Legg-Calvé--Perthes disease. Occupational and Physical Therapy Evidence-Based Care Guidelines, Cincinnati Children's Hospital Medical Center. 2011;Guideline 39:1-16.
83. Lehmann HP, Hinton R, Morello P, Santoli J. Developmental dysplasia of the hip practice guideline: technical report. Committee on Quality Improvement, and Subcommittee on Developmental Dysplasia of the Hip. Pediatrics. 2000;105(4):E57.
84. Leung YK, Leung PC. The efficacy of manipulative treatment for sternomastoid tumours. J Bone Joint Surg Br. 1987;69:473-8.
85. Lim YJ, Lam KS, Lim KB, Mahadev A, Lee EH. Management outcome and the role of manipulation in slipped capital femoral epiphysis. J Orthop Surg (Hong Kong). 2007;15(3):334-8.
86. Ling CM, Low YS. Sternomastoid tumor and muscular torticollis. Clin Orthop Relat Res. 1972;86:144-50.
87. Macnicol MF. Results of a 25 year screening programme for neonatal hip instability. J Bone Joint Surg. 1990;72B(6):1047.
88. Matos AP, Fagundes FRC, Lamb M, Pires-Oliveira DAA, Oliveira RF, Castelo LA. Reabilitação física em portadores de Legg-Calvé-Perthes pós-osteotomia de Salter – protocolo de orientação domiciliar. ConScientiae Saúde. 2013;12:82-9.
89. Matos AP. Análise dos resultados do tratamento fisioterápico em pacientes submetidos à correção cirúrgica da luxação congênita idiopática do quadril inveterada: avaliação de 20 quadris. [Dissertação.] São Paulo: Universidade Federal de São Paulo - Escola Paulista de Medicina; 2002.
90. Menelaus MB. Lessons learned in the management of Legg-Calvé-Perthes disease. Clin Orthop Rel Res. 1986;209:41-8.
91. Merllotti MHR, Braga SR, Santili C. Pé torto congênito. Rev Bras Ortop. 2006;41(5):137-44.
92. Milani C, Ishida A, Laredo Filho J, Napoli MMM, et al. Tratamento cirúrgico da luxação congênita do quadril inveterada, pelo encurtamento femoral e acetabuloplastia de Salter modificada. Rev Bras Ortop. 1996;31:1-10.
93. Morcuende JA, Lori AD, Frederick RD, Ponseti IV. Radical reduction in the rate of extensive corrective surgery for clubfoot using the Ponseti method. Pediatrics. 2004;113(2):376-80.
94. Morrison DL, MacEwen GD. Congenital muscular torticollis: observations regarding clinical findings, associated conditions, and results of treatment. J Pediatr Orthop. 1982;2(5):500-5.
95. Mubarak MD, Garfin S, Vance R, McKinnon B, Sutherland D. Pitfalls in the use of the Pavlik harness for treatment of congenital dysplasia, subluxation and dislocation of the hip. J Bone Joint Surg Am. 1981;63(8):1239-48.
96. Nguyen D, Morrisy RT. Slipped capital femoral epiphysis: rationale for the technique of percutaneous in situ fixation. J Pediatr Orthop. 1990;10(3):341-6.
97. Nogueira MP, Croci AT, Gonçalves A. Tratamento conservador do pé torto congênito idiopático pela técnica de Ponseti. An Paul Med Cir. 2002;129(3):64-8.
98. Nogueira MP, Pereira JC, Duarte PS, Lourenço A, Tedesco AP, Ferreira LA, et al. Ponseti Brasil: a national program to eradicate neglected clubfoot - preliminary results. Iowa Orthop J. 2011;31:43-8.
99. Nogueira MP, Queiroz AC, Melanda AG, Tedesco AP, Brandão AL, Beling,C, et al. Results of Ponseti Brasil Program: multicentric study in 1621 feet: preliminary results. J Pediatr Orthop. 2017;37(3):e197-e201.
100. Noonan KJ, Richards BS. Nonsurgical management of idiopatic clubfoot. J Am Acad Orthop Surg. 2003;11(6):392-402.
101. Ohman A, Nilsson S, Beckung E. Stretching treatment for infants with congenital muscular torticollis: physiotherapist or parents? A randomized pilot study. PM R. 2010;2(12):1073-9.
102. Oledzka M, Suhr M. Postsurgical Physical Therapy Management of Congenital Muscular Torticollis. Pediatr Phys Ther. 2017;29(2):159-65.
103. Omidi-Kashani F, Hasankhani EG, Sharifi R, Mazlumi M. Is surgery recommended in adults with neglected congenital muscular torticollis? A prospective study. BMC Musculoskelet Disord. 2008;9:158.
104. Organização Pan-Americana da Saúde (OPAS), 1984.
105. Ortolani M. Congenital hip dysplasia of early and very early diagnosis. Clin Orthop. 1976;119:6-10.
106. Pagnossim LZ, Schmidt AFS, Bustorff-Silva JM, Marba STM, Sbragia L. Torcicolo congênito: avaliação de dois tratamentos fisioterapêuticos. Rev Paul Pediatr. 2008;26(3).

107. Parikh SN, Crawford AH, Choudhury S. Magnetic resonance imaging in the evaluation of infantile torticollis. Orthopedics. 2004;27(5):509-15.
108. Paterson DC. The early diagnosis and treatment of congenital dislocation of the hip. Clin Orthop. 1976;119:28-38.
109. Pellecchia GL, Lugo-Larcheveque N, Deluca PA. Differential diagnosis in physical therapy evaluation of thigh pain in an adolescent boy. J Orthop Sports Phys Ther. 1996;23(1):51-5.
110. Peterson MD, Weiner DS, Green NE, Terry CL. Acute slipped capital femoral epiphysis: the value and safety of urgent manipulative reduction. J Pediatr Orthop. 1997;17(5):648-54.
111. Petronic I, Brdar R, Cirovic D, Nikolic D, Lukac M, Janic D, et al. Congenital muscular torticollis in children: distribution, treatment duration and out come. Eur J Phys Rehabil Med. 2010;46(2):153-7.
112. Ponseti IV, Zhivkov N, Davis N, Sinclair M, Dobbs MB, Morcuende JA. Treatment of the complex idiopathic clubfoot. Clin Orthop Relat Res. 2006;451:171-6.
113. Ponseti IV. Clubfoot management. J Pediatr Orthop. 2000;20(6):699-700.
114. Ponseti IV. Common errors in the treatment of congenital clubfoot. Inter Orthop. 1997;21:137-41.
115. Ponseti IV. Treatment of congenital club foot. J Bone Joint Surg Am. 1992;74(3):448-54.
116. Prado J, Santili C, Soni J, Polesello G, Podgaeti A. Escorregamento epifisário proximal do fêmur em sua forma de apresentação progressiva agudizada. Rev Bras Ortop. 1996;31(1):17-27.
117. Rampal V, Chamond C, Barthes X, Glorion C, Seringe R, Wicart P. Long-term results of treatment of congenital idiopathic clubfoot in 187 feet: outcome of the functional "French" method, if necessary completed by soft-tissue release. J Pediatr Orthop. 2013;33(1):48-54.
118. Richards BS, Faulks S, Rathjen KE, Karol LA, Johnston CE, Jones SA. A comparison of two nonoperative methods of idiopathic clubfoot correction: the Ponseti method and the French functional (physiotherapy) method. J Bone Joint Surg Am. 2008;90(11):2313-21.
119. Richards BS, Johnston CE, Wilson H. Nonoperative clubfoot treatment using the French physical therapy method. J Pediatr Orthop. 2005;25(1):99-102.
120. Salter RB. Innominate osteotomy in the treatment of congenital dislocation and subluxation of the hip. J Bone Joint Surg. 1961;43B:518-39.
121. Sanctis N, Di Gennaro G, Pempinello C, Corte SD, Carannante G. Is gentle manipulative reduction and percutaneous fixation with a single screw the best management of acute and acute-on-chronic slipped capital femoral epiphysis? A report of 70 patients. J Pediatr Orthop B. 1996;5(2):90-5.
122. Santin RA, Hungria JSF. Pé torto congênito. Rev Bras Ortop. 2004;39(7):335-562.
123. Scher DM, Feidman DS, Bosse HJPV, Sala DA, Lehman WB. Predicting the need for tenotomy in the Ponseti method for correction of clubfeet. J Pediatr Orthop. 2004;24(4):349-52.
124. Segev E, Keret D, Lokiec F, Yavor A, Wientroub S. Early experience with the Ponseti method for the treatment of congenital idiopathic clubfoot. IMAJ. 2005;7:307-10.
125. Sheperd RB. Fisioterapia em pediatria. 3ª ed. São Paulo: Santos; 2006.
126. Shorter D, Hong T, Osborn DA. Cochrane Review: Screening programmes for developmental dysplasia of the hip in newborn infants. Evid Based Child Health. 2013;8(1):11-54.
127. Siapkara A, Duncan R. Congenital talipes equinovarus: a review of current management. J Bone Joint Surg Br. 2007;83B(8):995-1000.
128. Siegel D, Kasser J, Sponseller P, Al E. Slipped capital femoral epiphysis: A quantitative analysis of motion, gait and femoral remodeling after in situ fixation. J Bone Joint Surg. 1991;73A:659-66.
129. Snyder C. Legg-Perthes disease in the young hip – Does it necessarily do well? J Bone Joint Surg. 1975;57A:751-8.
130. Souza PG. O quadril da criança e do adolescente. São Paulo: Medsi; 2001.
131. Spósito MMM, Masiero D, Laredo Filho J. The value of rehabilitation in the treatment of patients Legg-Calvé-Perthes disease underwent osteotomy of modified Salter. F Med (BR). 1992;104:19-24.
132. Spósito MMM. O valor da reabilitação no tratamento de pacientes portadores da doença de Legg-Calvé-Perthes submetidos à osteotomia de Salter modificada. [Tese.] São Paulo: Universidade Federal de São Paulo - Escola Paulista de Medicina; 1991.
133. Sud A, Tiwari A, Sharma D, Kapoor S. Ponseti's vs. Kite's method in the treatment of clubfoot – a prospective randomized study. Inter Orthop. 2008;32:409-13.
134. Suhr MC, Oledzka M. Considerations and intervention in congenital muscular torticollis. Curr Opin Pediatr. 2015;27(1):75-81.

135. Suzuki S, Yamamuro T, Fujita A. The aetiological relationship between congenital torticollis and obstetrical paralysis. Int Orthop. 1984;8:175-81.
136. Tachdjian MO. Ortopedia pediátrica: diagnóstico e tratamento. Rio de Janeiro: Revinter; 2001.
137. Tatli B, Aydinli N, Caliskan M, Ozmen M, Bilir F, Acar G. Congenital muscular torticollis: evaluation and classification. Pediatr Neurol. 2006;34(1):41-4.
138. Thacker MM, Scher DM, Sala DA, Bosse HJPV, Feidman DS, Lehman WB. Use of the foot abduction orthosis following Ponseti casts-is it essencial? J Pediatr Orthop. 2005;25(2):225-8.
139. Thompson GH, Westin GW. Legg-Calvé-Perthes disease: Results of discontinuing treatment in the early reossification phase. Clin Orthop Rel Res. 1979;139:70-80.
140. Van Vlimmeren LA, Helders PJ, Van Adrichem LN, Engelbert RH. Torticollis and plagiocephaly in infancy: therapeutic strategies. Pediatr Rehabil. 2006;9(1):40-6.
141. Walsh JJ, Morrissy RT. Torticollis and hip dislocation. J Pediatr Orthop. 1998;18(2):219-21.
142. Wang L, Bowen R, Puniak MA, Guille JT, Glutting J. An evaluation of various methods of treatment of Legg-Calvé-Perthes disease. Clin Orthop. 1995;(314):225-33.
143. Wei JL, Schwartz KM, Weaver AL, Orvidas LJ. Pseudotumor of infancy and congenital muscular torticollis: 170 cases. Laryngoscope. 2001;111:688-95.
144. Wenger DR, Bomar JD. Acute, unstable, slipped capital femoral epiphysis: is there a role for in situ fixation? J Pediatr Orthop. 2014;34(Suppl 1):S11-7.
145. Wolfort FG, Kanter MA, Miller LB. Torticollis. Plast Reconstr Surg. 1989;84:682-92.
146. Zeifang F, Carstens C, Schneider S, Thomsen M. Continuous passive motion versus immobilization in a cast after surgical treatment of idiopathic club foot in infants - a prospective, blinded, randomized, clinical study. J Bone Joint Surg (Br). 2005;87B(12):1663-5.
147. Zupanc O, Antolic V, Iglic A, Jaklic A, Kralj-Iglic V, Vengust R. Different operative treatment of slipped capital femoral epiphysis: a comparative study of biomechanical status of the hip. Pflugers Arch. 2000;440(5 Suppl):175-6.

18
Traumatologia

Alexandre M. H. Cosialls
Alexandre Ribeiro Alcaide
Fernando Souza Almeida *(in memoriam)*

INTRODUÇÃO

Neste capítulo, serão abordados os traumatismos mais comuns em crianças e adolescentes.

Os traumatismos musculoesqueléticos em crianças, embora raramente fatais, são responsáveis por 10 a 25% de todas as lesões pediátricas.

A probabilidade de acontecer uma fratura antes dos 16 anos é maior em meninos (40%) que em meninas (25%), em razão principalmente do tipo de brincadeira. As fraturas mais frequentes acometem a parte distal de antebraço e mão e representam cerca de 50% das fraturas pediátricas.

Em geral, as fraturas não são graves, apenas 20% dependem de redução, ou seja, realinhamento do osso, e a incidência aumenta com a idade, atingindo o pico na adolescência.

AVALIAÇÃO

A avaliação é um recurso fundamental no processo de recuperação. Independentemente do diagnóstico médico, são também muito importantes o fisioterapêutico e o cinesiofuncional para melhor planejamento da fisioterapia.

Recentemente, a fisioterapia deu um enorme salto em qualidade nos procedimentos de avaliação, com a quantificação e a qualificação de testes funcionais, avaliação da força muscular por dinamômetria, e questionários de funcionalidade específicos para cada tipo de doença ou segmentos corporais. Portanto, é impreterível uma avaliação fisioterapêutica com dados quantificados para direcionamento do tratamento e parâmetros de alta para o paciente.

Após ter quantificado as alterações funcionais, deve-se elaborar um programa de tratamento de curto, médio e longo prazos.

ASPECTOS GERAIS DAS FRATURAS EM PEDIATRIA

A elasticidade do osso de uma criança é menor do que a de adultos sadios, por ser menos mineralizado e ter mais canais vasculares.

Portanto, a resistência ao envergamento é mais baixa na criança, porém permite maior absorção de energia antes da fratura.

A deformação plástica (osso não retorna à forma original) explica a incidência de fraturas em galho verde (incompletas).

Além das fraturas em galho verde, crianças podem sofrer fraturas por compressão ou impactadas; na literatura mais antiga, encontram-se estas fraturas descritas como toro ou empenadas; elas normalmente acontecem na junção metafisária-diafisária.

A velocidade do traumatismo indicará o traço de fraturas; menos frequentes em crianças são as cominutivas, pois o osso tem a capacidade de dissipar a energia recebida.

Quanto mais nova a criança, maior a velocidade de reparo ósseo, que diminui proporcionalmente com o aumento da idade.

CONSIDERAÇÕES ANATÔMICAS E FISIOLÓGICAS DA CRIANÇA

A placa de crescimento epifisária (fise) é a área cartilaginosa em que acontece o crescimento dos ossos longos.

Outra característica é o periósteo espesso (camada externa do osso); a camada interna do periósteo é chamada *cambium*. Por ser espesso, ele contribui como uma banda de tensão para as fraturas próximas.

O periósteo também contribui para a formação óssea por ossificação intramembranosa, dentro de 10 a 14 dias após a lesão (calo mole), a qual posteriormente é removida e substituída pelo calo duro; por último acontece a fase de remodelagem.

FRATURAS DA PLACA DE CRESCIMENTO

Fise ou placa de crescimento possui células responsáveis pelo crescimento ósseo; para tal, é necessária sua boa vascularização. As fraturas nessa região constituem de 15 a 30% das fraturas em crianças.

A classificação mais utilizada é a de Salter e Harris:

- Tipo I: fratura transversal, sem evidência de fragmento metafisário, mais frequente em bebês e crianças jovens, com mínimo ou nenhum deslocamento do fragmento epifisário. Excelente prognóstico.
- Tipo II: 75% das fraturas da fise. O traço de fratura atravessa uma parte da placa e se exterioriza por um segmento da metáfise que permanece na parte intacta. Bom prognóstico, porém problemas de crescimento em 10 a 30% das crianças, dependendo do local da fratura.
- Tipo III: o traço atravessa a placa, a epífise e a superfície articular. Prognóstico de crescimento reservado, recomendável redução anatômica.
- Tipo IV: atravessam verticalmente todas as zonas da placa de crescimento. Prognóstico ruim, são recomendáveis redução anatômica precisa e restauração da congruência articular.
- Tipo V: esmagamento; pode não ser visualizada nas radiografias.

LESÕES DO CÍNGULO ESCAPULAR E ÚMERO

A articulação do ombro é a que proporciona maior amplitude de movimento (ADM) em planos e eixos; em virtude disso também é uma das mais instáveis no corpo humano. Em pediatria, esse quadro se agrava, já que há a formação do complexo ligamentar ainda imaturo durante a idade de crescimento. Essa grande ADM contribui para a rápida remodelagem, em casos de fraturas, acomodando deformidades residuais modestas. Portanto, as fraturas são fáceis de tratar e raramente necessitam de redução cirúrgica.

FRATURAS DE CLAVÍCULA (DIÁFISE)

O mecanismo é a queda sobre o ombro e normalmente acomete a diáfise. Quase sempre não se tenta a redução, exceto em casos de extrema separação. No tratamento médico, a criança é tratada com imobilização em oito e tipoia. Para aumentar o conforto, depois de controle radiográfico, em média, após 7 dias, a tipoia é retirada. O calo ósseo poderá ficar visível por um tempo, e isso deve ser informado aos pais, mas não é uma preocupação, pois, ao longo dos meses, ele irá se remodelar.

Medial

É fratura mais complicada, pois acomete a placa de crescimento, uma vez que o centro da ossificação surge por volta dos 17 anos e a placa pode permanecer em crescimento até 25 anos. Esse tipo de fratura pode ter como complicação a disfagia (dificuldade de deglutir) ou o comprometimento respiratório. A separação dos fragmentos pode ser anterior ou posterior. Nos casos do desvio posterior, consiste em redução fechada. A redução acontece sob anestesia geral. As anteriores são menos estáveis.

Lateral

Normalmente acontece com queda sobre a ponta do ombro. Esse tipo de lesão também acomete a placa de crescimento, porém os ligamentos acromioclavicular e coracoclavicular encontram-se firmemente presos ao espesso periósteo da clavícula que dá estabilidade ao foco da fratura.

No tratamento médico, muitas vezes não há necessidade de redução ou fixação, exceto lesões com grave deslocamento; o tratamento conservador é a imobilização em tipoia por três semanas.

LUXAÇÃO DE OMBRO

Aproximadamente 20% de todas as luxações ocorrem em pessoas entre 10 e 20 anos. Na maioria dos casos, a luxação é anterior, causando deslocamento da cápsula (lesão de Bankart).

O tratamento médico é conservador, com redução fechada e tipoia por duas a três semanas. A complicação mais frequente é a recidiva, que pode chegar a 85% em até 2 anos. Por isso, se faz necessária a fisioterapia.

FRATURAS DO ÚMERO PROXIMAL

A placa de crescimento proximal permanece aberta em meninas até 14 a 17 anos e em meninos até 16 a 18 anos. Fraturas metafisárias são mais comuns antes dos 10 anos e separações epifisárias em adolescentes. Habitualmente, o fragmento distal desloca-se na região anterior, porque o periósteo é mais fraco nessa região. A cabeça longa do bíceps pode ficar interposta entre os fragmentos, impedindo a redução. Na maioria das situações, essas fraturas exibem mínima separação ou angulação.

Para o tratamento médico nos casos de tratamento conservador, são imobilizadas durante três a quatro semanas.

Em situações de grande desvio, essa fratura é de difícil redução fechada. As atuais opções são imobilização sem tentativa de redução, redução com o paciente anestesiado e aplicação percutânea de pinos.

FRATURA DE DIÁFISE UMERAL

Podem ocorrer no período perinatal, em partos difíceis. Esse tipo de fratura acontece antes dos 3 anos em casos acidentais e em possível abuso punitivo. Habitualmente, fraturas observadas em crianças de mais idade são resultantes de trauma contuso, podendo ocorrer lesão do nervo radial. Existindo lesão nervosa, deve ser acompanhada por três meses antes de qualquer intervenção.

No tratamento médico, os bebês podem ser tratados por meio de cuidadoso posicionamento, por pequena tala de coaptação ou imobilização do braço em extensão, usando abaixador de língua como tala. Antes dos 3 anos de idade, é aceita uma angulação de até 45°. Crianças de mais idade podem ser tratadas com tala de coaptação e tipoia. Ocasionalmente, há necessidade de um travesseiro ou tala de abdução para controle do alinhamento varo. Em crianças de mais idade e adolescentes, são aceitáveis separações completas e encurtamento de até 2 cm. Na diáfise proximal pode-se aceitar 25° a 30° de angulação. No terço médio, deve-se aceitar apenas 20°; no terço distal, somente 15°.

As indicações cirúrgicas são fraturas expostas e fraturas no antebraço ipsilateral em adolescentes. As técnicas incluem o uso de pinos intramedulares flexíveis e placas de compressão. Em casos de fratura exposta, pode ser utilizado o fixador externo. Luxações acromioclaviculares e fraturas de escápula são raras em crianças.

FRATURAS-LUXAÇÕES NO COTOVELO

Dificilmente os traumas no cotovelo são simples em crianças, portanto, deve-se avaliar minuciosamente essa articulação.

Para tal em quase 100% dos casos se realiza radiografia para excluir eventuais fraturas e somente então fechar o diagnóstico de contusão apenas. Quando houver dúvidas quanto à anatomia, realizar o exame contralateral também, assim como outros exames complementares, como ultrassonografia e ressonância magnética.

É uma articulação muito acometida por crianças e adolescentes, sendo responsável por 8 a 12% de todas as fraturas nessa faixa etária. A maioria acontece entre 5 e 10 anos de idade, e a mais comum é a supracondiliana distal do úmero, perfazendo o total de 75%.

No cotovelo, há muitos centros de ossificação; o capítulo é o primeiro a surgir, aos seis meses, seguido pela cabeça do rádio e epicôndilo medial aos 5 anos. A tróclea ossifica aos 7 anos e o epicôndilo lateral e o olécrano surgem aos 9 e 11 anos e se unem formando uma só epífise aos 12 anos. Fatores importantes a serem observados na avaliação do cotovelo são as regiões pouco vascularizadas, principalmente a tróclea e o côndilo medial e os ângulos formados na região: o ângulo de carregamento, cujo valor normal é de 7°, o ângulo de Baumann (linha da placa de crescimento capitular e uma linha perpendicular ao eixo longitudinal do úmero), cujo valor normal fica entre 5° e 8° do cotovelo contralateral, e o ângulo metáfise--diafisário (eixo longitudinal do úmero e uma linha que atravessa a placa de crescimento epicondilar medial), cuja angulação pode variar de 25° a 46°. As luxações de cotovelo são relativamente incomuns em crianças novas, acontecem mais após os 10 anos de idade. O tratamento médico consiste em imediata redução fechada, após analgesia e relaxamento muscular induzido. Depois, aplica-se tala posterior por 2 semanas.

FRATURA SUPRACONDILIANA DO ÚMERO EM CRIANÇAS

Apesar dos avanços tecnológicos, esse tipo de fratura ainda é muito controverso quanto ao tratamento. É considerada de urgência ortopédica em razão do risco de síndrome compartimental e lesões neurovasculares. É a fratura mais frequente do cotovelo na criança (75%). Está presente em qualquer idade, porém a maior incidência se dá por volta dos 6 anos, em decorrência do remodelamento ósseo, que acontece dos 5 aos 8 anos. Geralmente, o mecanismo de traumatismo incide por hiperextensão (indireto) no momento da queda da própria altura ou por traumatismo direto, quando a criança cai sobre o cotovelo. Em crianças que não realizam a marcha, pode-se suspeitar de maus--tratos.

Avaliação radiográfica

As incidências mais utilizadas para esse tipo de fratura são: anteroposterior e em perfil.

Na incidência anteroposterior em extensão, devem ser observados:

- Ângulo de Baumann.
- Ângulo do carregamento.
- Ângulo metáfise-diafisário (não confiável para crianças com menos de 3 ou mais de 10 anos).

Na incidência em perfil fletido a 90°:

- Ângulo diáfise-condilar: maior eixo umeral e condilar. O valor normal é entre 30° e 45°.
- Linha umeral anterior.
- Linha coronoide.

O tratamento médico inicial é realizado com imobilização em posição confortável, aproximadamente 20° a 30° de flexão. As fraturas simples são tratadas com imobilização durante três a quatro semanas. As fraturas com desvio normalmente são tratadas com dois fios de Kirschner laterais; se necessário, colocam-se dois pinos cruzados ou paralelos. Imobilização axilopalmar em torno de três a quatro semanas, até retirada dos pinos. Realiza-se, então, acompanhamento radiográfico e, se necessário, mantém-se a imobilização por mais uma semana.

FRATURA DO CÔNDILO LATERAL

É a segunda fratura mais frequente no cotovelo de crianças, em média, dos 5 aos 10 anos. Por envolver a placa de crescimento, trata-se de fratura complexa do tipo IV de Salter e Harris na maioria dos casos, porém não envolve mais complicações no crescimento.

As fraturas com desvio igual ou menor a 2 mm são tratadas de forma conservadora, com imobilização de 7 a 10 dias, quando se faz nova radiografia sem aparelho gessado; por volta da quarta semana, quando visualizado o calo, retira-se a imobilização.

Nos casos de desvios superiores a 3 mm, para evitar pseudoartrose e maiores deslocamentos, faz-se necessária a fixação cirúrgica com dois pinos lisos que atravessarão a placa de crescimento cruzando o local da fratura.

FRATURA DO EPICÔNDILO MEDIAL

Esta lesão sucede em crianças de 9 a 14 anos; quase 50% dessas fraturas ocorrem concomitantemente com a luxação posterolateral; após a redução, o epicôndilo medial pode ficar preso na articulação, por isso é preciso cautela com a redução incruenta. O mecanismo é estresse em valgo sobre o cotovelo estendido.

Em relação ao tratamento médico, quando o epicôndilo se encontra intra-articular, a literatura é clara quanto à intervenção cirúrgica. Em caso contrário, o tratamento não é tão evidente; porém, a pseudoartrose é resultado comum do tratamento fechado. A instabilidade valgo é sugerida também como tratamento cruento, ou seja, para melhor prognóstico na prática clínica, observam-se melhores resultados para os pacientes tratados de forma cirúrgica.

Nos pré-adolescentes, quase sempre a fixação acontece com fio K e imobilização por três semanas; já nos adolescentes, pode-se utilizar parafuso canulado, sem restrição de ADM no pós-operatório.

FRATURA DO COLO DO RÁDIO

Este tipo de fratura pode acontecer durante toda a infância e a adolescência, porém acomete mais dos 9 aos 12 anos. Lesões associadas são detectadas em 50% dos casos.

Sucede normalmente em queda sobre o cotovelo estendido, que ocasiona força em valgo. A translação da cabeça do rádio pode ser complicação permanente e chega a limitar a rotação em metade das crianças com esse tipo de fratura. Em crianças com mais de 10 anos, o tratamento médico depende do grau de angulação (30°) e translação (3 mm). Para criança de menos de 10 anos, aceitam-se até 45° de angulação e 33% de translação. Esses são os limites descritos na literatura para tratamento fechado. Nos casos de redução aberta, utiliza-se fio K aplicado obliquamente à fratura, que é removido por volta de três a quatro semanas, para iniciar ganho de ADM. Essa fratura tem alguns relatos de complicações, como perda da rotação do antebraço, sinostose radioulnar, lesão no nervo interósseo posterior, fechamento da placa de crescimento e necrose avascular da cabeça do rádio.

FRATURAS DO OLÉCRANO

Não são usuais em crianças em decorrência do osso esponjoso e da espessa cartilagem adjacente. Quando acontecem, são por trauma direto, mas com mínimo deslocamento, porque o periósteo permanece intacto.

O tratamento médico consiste em imobilização por tala ou aparelho gessado de duas a três semanas, se o deslocamento for mínimo; para os casos de fraturas com desvio, a tentativa é a redução fechada; no caso de falha, é realizada a fixação interna com banda de tensão ou a modificação com fio K intramedular. Em crianças de pouca idade, pode-se utilizar sutura absorvível, porque a consolidação é rápida.

FRATURAS DE ANTEBRAÇO E PUNHO

São comuns em crianças e responsáveis por 30 a 50% de todas as fraturas pediátricas.

A localização da fratura progride distalmente com o avanço da idade em razão da maturidade óssea. Quase todas essas lesões ocorrem fora da placa de crescimento.

FRATURAS-LUXAÇÕES DE MONTEGGIA

Deve-se suspeitar dessa lesão em qualquer fratura do antebraço, inclusive em galho verde da ulna.

Bado, em 1967, classificou essas lesões em:

- Tipo I: fratura da ulna com luxação anterior da cabeça do rádio.
- Tipo II: fratura da ulna com luxação posterior ou posterolateral da cabeça do rádio.
- Tipo III: fratura da ulna na região metafisária proximal e a cabeça do rádio luxada lateralmente.
- Tipo IV: fraturas de ulna e rádio com luxação anterior do rádio. Na maioria dos casos, em crianças com menos de 12 anos, o tratamento é fechado (conservador), com aparelho de gesso e o cotovelo em completa supinação de 90° a 110° de flexão.

A intervenção cirúrgica está indicada nos casos de:

- Fratura do colo do rádio.
- Angulação ulnar impossível de ser controlada (oblíquas ou segmentares).

A inserção percutânea de um pino intramedular ulnar é o modo mais indicado. Alternativamente, pode-se aplicar uma placa na diáfise ulnar. O diagnóstico tardio é a maior complicação dessas fraturas.

FRATURA-LUXAÇÃO DE GALEAZZI

É a fratura do terço distal do rádio, sem acometimento da ulna. Está associada com luxação da articulação radioulnar distal, incomum em crianças.

FRATURAS DA DIÁFISE DEFORMAÇÃO PLÁSTICA

Durante o arqueamento traumático do antebraço, acontece a deformação plástica, em razão das propriedades elásticas dos ossos da criança de pouca idade. Essa lesão representa uma série de microfraturas, que não são observadas nas radiografias.

Recomenda-se redução, se a deformidade foi verificada e estiver evidente imediatamente após a lesão, ou quando a angulação ultrapassar 20°. O tratamento é a redução pós-anestesia e imobilização contrária ao mecanismo de lesão.

FRATURAS EM GALHO VERDE

Caracterizam-se por fratura completa de uma cortical e deformação plástica da cortical oposta (Figura 1).

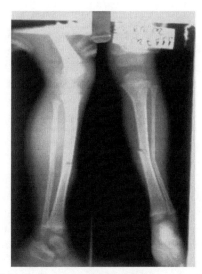

Figura 1   Fratura em galho verde.

O tratamento médico consiste em aliviar adequadamente a dor, para que se possa fazer tentativa de redução rápida, geralmente bem-sucedida, apenas revertendo o mecanismo de lesão. Não há a necessidade de completar a fratura da cortical oposta, embora isso ocorra quase sempre ao longo da manobra de redução. Depois da redução, o braço é imobilizado em tala em "pinça de confeiteiro".

Recomenda-se acompanhamento semanal durante duas a três semanas após a redução. Normalmente, após a redução do edema é necessário trocar o gesso. Em geral, essas fraturas consolidam-se em seis semanas; a retirada precoce pode ocasionar nova fratura.

FRATURAS COMPLETAS DA DIÁFISE

Em crianças com pouca idade, as fraturas da diáfise têm melhor prognóstico; já os adolescentes, por atingirem a maturidade óssea, devem ser tratados como adultos. Geralmente, o tratamento se faz por redução fechada e imobilização, após a redução, se necessária.

Há indicação de intervenção cirúrgica em torno de 7 a 10% de todas as fraturas completas da diáfise. Comumente dá-se preferência à fixação intramedular. Depois da fixação, o tratamento será complementado por um aparelho de gesso durante seis semanas. É raro utilizar placas em crianças de pouca idade, mas há indicação dessa técnica em fraturas cominutivas em adolescentes em fase final de maturação óssea. Uma das complicações consideradas frequentes é a consolidação viciosa; em alguns casos, devem ser corrigidas até um ano da lesão inicial.

FRATURAS DA METÁFISE DISTAL DE RÁDIO E ULNA

Comuns em crianças por queda sobre a mão. Normalmente, o tratamento médico consiste em imobilização cubitopalmar de duas a três semanas, nos casos de unicortical; já nos casos de bicortical, deve-se realizar a imobilização axilopalmar.

FRATURA DA PLACA DE CRESCIMENTO DO RÁDIO DISTAL

É a segunda lesão fisária mais comum, após as de falanges. Representa cerca de 15% de todas as fraturas do antebraço. Várias tentativas de redução podem causar lesão na placa. Comumente a imobilização é por aparelho de gesso e deve ser descontinuada após quatro semanas.

FRATURAS DO TERÇO DISTAL DO RÁDIO EM CRIANÇAS

De todas as fraturas dos ossos longos nas crianças, 45% acometem o rádio. O prognóstico para esse tipo de fratura é bom, mesmo quando consolidado de forma viciosa.

Nos primeiros dias após a lesão, pode haver deformidade, que deve ser verificada pelo controle radiográfico entre a primeira e a segunda semanas, já que 10% dessas fraturas evoluem para desvio dorsal.

Avaliação radiográfica

Para verificar a integridade da articulação radioulnar (ARU), é necessário fazer o exame comparativo com o lado sadio.

Mesmo as fraturas pouco anguladas, por exemplo, em galho verde, podem evoluir para angulação com deformidades inaceitáveis. Principalmente quando a ulna estiver intacta, ela pode exercer alavanca sobre o osso fraturado. Por isso, se faz necessário o acompanhamento radiográfico após a terceira semana também. O controle final acontece por volta da sexta semana, quando geralmente a imobilização é retirada. Nos casos de fratura com integridade da ARU, com encurtamento da ulna, para o tratamento médico, é indicada a imobilização (axilopalmar), em pronação média, com discreto desvio ulnar e volar do punho. Faz-se necessária a orientação aos familiares das possíveis angulações da fratura, que são aceitas em até 30°. O tratamento cirúrgico para esses casos dificilmente é indicado (Figuras 2 e 3).

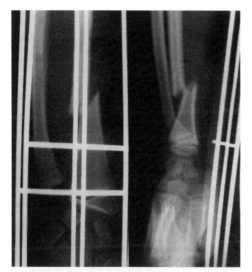

Figura 2 Fratura de criança de 11 anos, pré-redução.

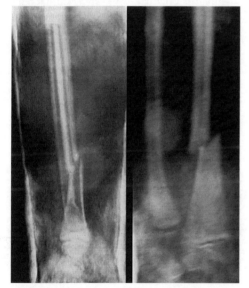

Figura 3 Fratura de criança de 11 anos, pós-redução.

FRATURAS DO PUNHO

Escafoide

São causadas por queda com o punho em extensão. Alguns pais ignoram a sintomatologia clínica, na qual o quadro álgico pode ser pequeno, procurando o ortopedista apenas quando a dor não cessa. A melhor incidência para visualizar esse tipo de fratura é anteroposterior com 30° de desvio ulnar. Imobilização incluindo o polegar é o tratamento médico adequado. Mesmo em casos de radiografia negativa para fratura, preconiza-se a mesma imobilização por duas semanas, em casos de quadro álgico intenso ou hipersensibilidade.

Persistindo os sintomas, fazem-se novos exames complementares, o que pode incluir tomografia computadorizada, nos casos de crianças com mais de 10 anos, e ressonância magnética para crianças abaixo dessa faixa etária.

Em situações de complicação como desvio ósseo, é necessário realizar redução aberta, aplicação de enxerto ósseo e, possivelmente, fixação com parafuso em casos de pseudoartrose.

Vale ressaltar que a persistência de dor após o traumatismo no punho pode ser decorrente da laceração do complexo fibrocartilaginoso triangular (CFCT), por isso, deve-se procurar um especialista para possível diagnóstico.

TRAUMATISMOS DOS DEDOS DAS MÃOS (QUIRODÁCTILOS)

Fraturas das falanges

Fraturas do colo da falange são problemáticas. Em geral, causadas por esmagamento.

A criança tenta retirar o dedo afetado, quando os ossos côndilos ficam retidos, ocasionando a fratura na região subcondilar. O diagnóstico tardio pode resultar em consolidação viciosa ou pseudoartrose, já que é uma região pouco vascularizada, o que acontece em muitos casos.

Fraturas metacarpais

Também conhecidas com fraturas do boxeador, são mais frequentes em adolescentes por lesões com os dedos em flexão. Traumatismo direto nessa região acomete habitualmente o dedo mínimo.

No tratamento médico, usualmente são feitas redução fechada e imobilização por três semanas em determinados pontos (pressão na cabeça do metacarpo no sentido volar para dorsal e pressão na diáfise mais proximal no sentido dorsal para volar).

Fraturas instáveis ou cominutivas de rara ocorrência devem ser tratadas por redução fechada com pinagem percutânea.

Em crianças novas, apenas um pino oblíquo; já nas de mais idades, pinos cruzados para evitar rotação.

Fraturas do polegar

Normalmente, fraturas tipo III Salter e Harris da falange proximal e base do metacarpo.

Redução aberta e fixação interna para que sejam restaurados a estabilidade articular e o alinhamento anatômico e da placa de crescimento é o tratamento médico de escolha.

Luxações

Ocorrem, na maioria das vezes, por hiperextensão nas interfalangianas, resultando em laceração da placa volar, podendo ou não acometer a placa de crescimento. Se necessário, redução fechada será feita como tratamento médico. Imobilização por esparadrapo utilizando o dedo ao lado como base, até redução dos sintomas. O tratamento prolongado acarreta rigidez articular por fibrose.

Laceração dos tendões

Em geral, é ocasionada em acidentes automobilísticos e domésticos e por ferimento cortocontuso (FCC).

O reparo, nos casos de ruptura total, deve ser efetuado nas primeiras duas semanas como abordagem médica. Contudo, se houver preocupação com o estado vascular do dedo, o reparo deve ser realizado em regime de urgência, com exploração dos feixes neurovasculares digitais.

No pós-operatório, imobilização por quatro semanas. Não há diferenças na ADM ativa entre protocolos de mobilização precoce e imobilização durante quatro semanas em crianças com menos de 15 anos. Porém, se prosseguir após esse período, há diminuição de 40% da ADM ativa por volta da sexta semana.

TRAUMATISMOS DA COLUNA VERTEBRAL

Representam apenas 1 a 2% de todas as fraturas pediátricas.

Na maioria das vezes, a região envolvida é a cervical. As situações mais comuns são acidentes de automóveis (cerca de 50%). A maior elasticidade musculoesquelética pode ser o fator responsável pela pouca incidência de lesão em medulas de crianças. Deve-se ter cuidado ao observar o exame de radiografia da coluna de crianças, pois ela ainda está em formação óssea até por volta de 12 a 15 anos. Não existe classificação específica para as lesões da coluna vertebral em crianças.

FRATURAS POR COMPRESSÃO

Na maioria das vezes, acomete a coluna torácica. No encunhamento inferior a 10°, o tratamento médico consiste em repouso e retorno gradual às atividades, conforme tolerância. Quando superior a 10°, recomenda-se imobilização em hiperextensão por dois meses, seguida por órtese por aproximadamente um ano. Quando superior a 50°, recomenda-se estabilização cirúrgica.

FRATURAS DE CINTO DE SEGURANÇA (TIPO DE CHANCE)

Associadas com uso de cinto abdominal, quando este está na região abdominal e não na região do quadril, na qual deveria estar. Na maioria dos casos, trata-se de lesão instável. O tratamento médico para o mínimo deslocamento é a imobilização de oito a dez semanas, nos casos em que a linha de fratura atravessa o osso. Há indicação cirúrgica na presença de deslocamentos, deficiências neurológicas ou quando existir componente ligamentar significativo. Esse procedimento pode ser efetuado pela amarração (cerclagem) pelo processo espinhoso ou pelo uso de ganchos e barras estabilizadoras e fixação por parafusos pediculares.

TRAUMATISMOS DO QUADRIL

Luxação traumática do quadril

Pouco frequente, representado apenas 5% de todas as luxações em crianças. Quando ocorrem, na maioria dos casos, são posteriores, podendo ocasionalmente acontecer anterior e do obturador. O mecanismo pode ser uma simples queda ou tropeço, em casos de crianças com menos de 10 anos; já acima desta idade, se fazem necessários traumatismos maiores.

As lesões pélvicas, por serem muito raras cerca de 1 por 1 milhão de crianças, não serão abordadas.

Redução fechada imediata, dentro de 6 horas da ocorrência da lesão, é escolha para o tratamento médico. Essa manobra normalmente é fácil em crianças. Em crianças mais velhas, pode haver separação fisária durante a manobra. A técnica para redução posterior exige flexão de quadril e joelho, com abdução do quadril. Em seguida, aplica-se tração longitudinal, enquanto um assistente estabiliza a pelve. Então, o membro é estendido, submetido à rotação interna e abduzido.

A criança com menos de 8 anos deve ser imobilizada com aparelho pelvipodálico ou almofada de abdução por quatro a seis semanas. Reduções fechadas estáveis, em crianças mais velhas, podem ser tratadas com restrição das atividades e diminuição da sustentação de peso durante seis semanas, para permitir cicatrização da cápsula e redução da resposta inflamatória pós-traumática.

As indicações para redução aberta incluem redução fechada instável ou grande fragmento na região acetabular, com deslocamento acima de 2 mm. O tratamento no pós-operatório é igual ao da redução fechada.

FRATURAS DO FÊMUR PROXIMAL

Apenas 1% das fraturas pediátricas acontece na região proximal e, de preferência, elas devem ser tratadas dentro de 12 horas. O tratamento médico dependerá do tipo de fratura:

- Fratura tipo I (transepifisária): redução fechada e imobilização para crianças com menos de 2 anos. De 2 a 12 anos, a redução deve ser feita com dois pinos lisos, seguida de imobilização pelvipodálica. Em adolescentes, quando existe a necessidade, são aplicados parafusos nas placas de crescimento.
- Fratura tipo II (transcervical): sem deslocamento em menores de 6 anos; imobilização pelvipodálica. Com deslocamento, inserção percutânea com pequena incisão para abrir a cápsula, no intuito de reduzir o risco de necrose avascular. Depois de 12 anos, parafusos rosqueados podem ser aplicados através da placa de crescimento.
- Fratura tipo III (basocervical): sem deslocamento em crianças novas; imobilização pelvipodálica. Em crianças de mais idade, deve ser realizada a fixação interna. Em casos de fraturas cominutivas em crianças mais fortes, pode-se utilizar parafuso de compressão.
- Fratura tipo IV (intertrocantérica): não requer a urgência das anteriores. Tratamento conservador com imobilização pelvipodálica. Crianças mais velhas, com desvio, podem ser tratadas com tração esquelética e posterior imobilização.

FRATURAS DA DIÁFISE

Responsáveis por 1 a 2% de todas as fraturas na infância, 2,5 vezes mais frequentes em meninos, com maior incidência entre 2 e 3 anos e outro pico na adolescência. A espessura cortical aumenta significativamente após os 5 anos, e isso pode explicar a incidência decrescente de fraturas do fêmur no final da infância. Crianças mais novas têm menor probabilidade de necessitar de tração prolongada ou estabilização cirúrgica.

Estudos demonstram que o tratamento médico pode esperar a correção satisfatória com até 20% de angulação, em razão da grande capacidade de remodelação óssea, devendo realizar o acompanhamento por 5 anos, período durante o qual ocorre a remodelação para evitar dismetria de membros inferiores.

As diretrizes do tratamento por idade são:

- Bebês: com menos de 1 ano, deve-se suspeitar de osteogênese imperfeita e outros distúrbios metabólicos. Podem-se aceitar 2 a 3 cm de encurtamento e 30° de angulação. Fraturas estáveis podem não necessitar de imobilização, já nas instáveis pode-se utilizar o suspensório de Pavlik. Geralmente, é suficiente imobilizar a parte lesionada por duas a três semanas.
- 1 a 6 anos de idade: tração cutânea por 1 ou 2 dias; posteriormente, o paciente é sedado e realiza-se a imobilização por curto período.
- 6 a 10 anos de idade: esta faixa etária exige tempo mais prolongado de imobilização. Para situações em que a criança não possa permanecer por longo período imobilizada, a cirurgia pode ser a alternativa.
- 10 anos até a maturidade: são tratados mais adequadamente por estabilização cirúrgica com fixação interna (haste intramedular, placa) ou externa.

TRAUMATISMOS NO JOELHO

Joelho flutuante

A fratura ipsilateral, simultânea do fêmur e da tíbia, é chamada joelho flutuante.

Comumente resultante de traumatismo de alta energia (atropelamento). Há lesão dos ligamentos em torno de 10% desses pacientes; essa lesão será posteriormente avaliada, após estabilização da fratura. Na maioria dos casos, é recomendável estabilização cirúrgica de pelo menos um osso, sobretudo em crianças mais velhas.

FRATURAS SUBTROCANTÉRICAS

Mesmo sendo uma região de alto potencial de remodelagem, as fraturas mais próximas ao trocanter maior em crianças com mais de 8 anos de idade não possuem bom prognóstico no que diz respeito à consolidação viciosa. A aplicação precoce de imobilização na posição sentada (90° quadril e 90° de joelho) pode ser suficiente em crianças muito novas, mas pode haver necessidade de tração até que tenha ocorrido formação do calo ósseo. A estabilização cirúrgica também pode ser necessária. Nos casos de consolidação viciosa nas fraturas do fêmur, pode haver a necessidade de se realizar osteotomia de correção.

FRATURAS E LUXAÇÕES DO JOELHO

Habitualmente, um traumatismo de grande energia no joelho resulta em fratura diferente do adulto que quase sempre acarreta lesão ligamentar. Em situações de hemartrose importante, em alguns casos se faz necessária a investigação artroscópica, já que nas crianças a ressonância magnética pode não ser tão precisa. Foram observadas fraturas osteocondrais radiograficamente silenciosas em 7 a 67% de pacientes juvenis submetidos à artroscopia.

SEPARAÇÃO DA PLACA DE CRESCIMENTO DO FÊMUR DISTAL

Constitui cerca de 5% de todas as fraturas fisárias de ossos longos. Na maioria dos casos, é facilmente diagnosticada pelo exame de radiografia.

O tratamento médico dependerá do tipo de lesão:

- Sem deslocamento: imobilização inguinopodálica durante três a quatro semanas.

- Com deslocamento: redução fechada e imediata sob anestesia geral. Após a redução, é recomendável a aplicação de pinos percutâneos cruzados. Há indicação para redução aberta, quando o periósteo estiver bloqueando a redução fechada, para lesões tipos III e IV de Salter e Harris, expostas às associadas com lesão nervosa.

Após a redução, o paciente é submetido à imobilização inguinopodálica por três a seis semanas.

Os pinos podem ser removidos na clínica, e a carga liberada conforme tolerância.

FRATURA DA EMINÊNCIA TIBIAL

Em crianças, é comum a avulsão da eminência tibial, causada por queda de bicicleta, lesão esportiva ou outro tipo qualquer de traumatismo indireto no joelho.

Essa fratura foi classificada por Myers e McKeever:

- Tipo I: com deslocamento mínimo, apenas com discreta elevação da margem anterior.
- Tipo II: dobrada posteriormente, o que faz surgir um aspecto de bico na radiografia lateral.
- Tipo III: completamente deslocada e elevada do seu lado.

A redução pode ser dificultada pelo aprisionamento do menisco por baixo do fragmento. Estudos revelam que, em longo prazo, podem existir certo grau de frouxidão residual no joelho e limitação da extensão completa, principalmente nos casos tipo III.

O tratamento médico dependerá da classificação da fratura:

- Tipo I: imobilização inguinopodálica por quatro a seis semanas.
- Tipo II: a redução pode necessitar de anestesia local. Quanto à imobilização, há controvérsia em relação à extensão ou à flexão de 20° a 30°. No caso de suspeita de lesão de menisco, pode ser solicitada a ressonância magnética.
- Tipo III: redução aberta e fixação interna com pequeno parafuso esponjoso, com aplicação intrafisária; alternativamente, podem ser utilizados fios.

FRATURA DA TUBEROSIDADE ANTERIOR DA TÍBIA

Ocorre comumente em meninos de 13 a 16 anos. O mecanismo de lesão é uma vigorosa contração do quadríceps contra resistência, podendo haver histórico de Osgood-Schlatter.

O diagnóstico é confirmado por meio de radiografia em perfil. A classificação é a de Ogden modificada:

- Tipo I: pelo centro da ossificação.
- Tipo II: na junção do tubérculo com os centros de ossificação.
- Tipo III: envolve a superfície articular da tíbia.

Exceto para o deslocamento mínimo, o tratamento médico consiste em redução anatômica e fixação interna (parafuso esponjoso). Em crianças mais novas, pinos lisos aplicados obliquamente, que pode ser complementado com banda de tensão. Permanecer imobilizado durante três a quatro semanas. Em alguns casos, pode existir síndrome compartimental tratada com fasciotomia.

FRATURAS PATELARES

Dificilmente acometem crianças, pelo fato de serem cartilaginosas em grande parte e também mais móveis. Portanto, o diagnóstico é mais complicado nas crianças, ocorrendo na faixa etária de 8 a 12 anos, por avulsão da parte cartilaginosa. Imobilização em extensão por quatro a seis semanas nos casos de fraturas sem desvio é o tratamento médico de escolha. Para fraturas com desvio por redução aberta e fixação interna: fios, cerclagem e banda de tensão.

FRATURAS DA TÍBIA

Fraturas mais comuns da extremidade inferior em crianças, representando 10 a 15% de todas as fraturas pediátricas. Frequentes em crianças que estejam aprendendo a andar ou em quedas importantes, entorse ou prática de esportes.

FRATURA DE METÁFISE TIBIAL PROXIMAL (COZEN)

Acontece em crianças entre 2 e 8 anos. O mecanismo é uma força em movimento de valgo, com a perna em extensão, causando fratura incompleta da tíbia, com ou sem fratura da fíbula. Radiografia da tíbia contralateral, para efeito de comparação, ajudará a determinar a deformidade real da perna lesionada.

O tratamento médico consiste em redução fechada, com o joelho em extensão. Aparelho de gesso (três pontos), comumente por seis semanas. Alguns casos de fraturas tibiais proximais, com desvio, devem ser estabilizados cirurgicamente, para controlar o alinhamento e acelerar a mobilização.

FRATURAS DA DIÁFISE DA TÍBIA

São responsáveis por cerca de 4 a 5% de todas as fraturas pediátricas. Em geral, são classificadas em três categorias: sem deslocamento; oblíqua e espiral; e transversais e cominutivas com deslocamento.

Fraturas da diáfise sem deslocamento

Quase sempre a criança apresenta claudicação após força rotacional de baixa energia, que é de difícil diagnóstico e necessita de palpação no ponto distal da perna associada com radiografia.

Fraturas oblíquas ou em espiral da diáfise tibial

Comumente causadas por força rotacional por traumatismo indireto. A fíbula intacta estabiliza, mas pode interferir na redução das fraturas com deslocamento e contribuir para a formação de angulação vara. Redução e imobilização inguinopodálicas, com a perna fletida a 30° e o tornozelo a 15° de flexão plantar, constituem o tratamento médico de escolha. Fraturas com deslocamento podem necessitar de osteotomia fibular e osteossíntese.

Fraturas tibiais e fibulares transversais e cominutivas com deslocamento

Comuns em crianças de mais idade, ocasionadas por alta intensidade. Nos casos das fraturas sem desvio, para o tratamento médico utilizam-se redução fechada e imobilização inguinopodálica durante quatro a oito semanas.

Nos casos das fraturas instáveis, pode haver necessidade de estabilização cirúrgica. As técnicas são as mesmas discutidas nas fraturas femorais, envolvendo parafusos, hastes intramedulares flexíveis introduzidas nas metáfises, placas, parafusos e fixação externa.

FRATURAS DO TORNOZELO

Constituem 5% de todas as fraturas pediátricas.

As lesões pediátricas do tornozelo foram classificadas por mecanismo de lesão, lesão da placa e combinações dos dois sistemas. Podem ocorrer no aro da bicicleta (Figura 4).

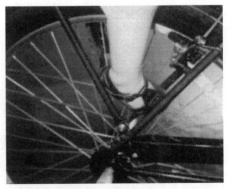

Figura 4   Fratura ocasionada pelo aro da roda da bicicleta.

Conforme o sistema de Vahvanen e Aalto, as fraturas de tornozelo em crianças podem ser classificadas em:

- Grupo I: baixo risco, inclusive fraturas por avulsão e separações fisárias (tipos I e II de Salter e Harris).
- Grupo II: alto risco, inclusive fraturas através da placa de crescimento (tipos III, IV e V de Salter e Harris e fraturas de transição).

O tratamento médico das fraturas de baixo risco (grupo I) sem desvio é feito por imobilização durante três a seis semanas, com acompanhamento radiográfico para detectar deslocamento na imobilização. Com desvio, redução fechada ou, em alguns casos de interposição de tecidos, redução aberta e fixação interna com pino liso ou parafusos para metáfise, nos casos de fraturas instáveis. Depois do procedimento cirúrgico, será imobilizado (inguinopodálico) por três semanas, após troca por imobilização (suropodálica) por mais duas a três semanas.

Tratamento médico das fraturas de alto risco (grupo II), que também podem ser consideradas as fraturas de transição, consiste na redução fechada em fraturas sem desvio e redução aberta e osteossíntese, nos casos em que existir desvio, conforme comentado nas fraturas anteriores, e imobilização respectiva até consolidação óssea.

FRATURAS DO PÉ

Comuns nas crianças, sendo responsáveis por 7 a 9% de todas as fraturas pediátricas.

Entretanto, as dos ossos do tarso são incomuns nas crianças.

FRATURAS E LUXAÇÕES DO HÁLUX

Há incidência de 25 a 30% de associação com as fraturas do maléolo medial; acredita-se que seja o resultado de dorsiflexão forçada. Raramente são encontradas fraturas com desvio.

Letts e Gibeault propuseram uma classificação:

- Tipo I: fratura da parte distal do colo talar, com mínimo deslocamento.
- Tipo II: fratura da parte proximal do colo talar, com mínimo deslocamento.
- Tipo III: fratura do colo ou corpo talar com deslocamento.
- Tipo IV: fratura do colo talar com separação do fragmento do corpo.

Quanto maior o desvio da fratura, maior o risco de necrose. O tratamento médico dependerá do tipo de lesão. Para os tipos sem desvio, com redução fechada e imobilização (suropodálica) sem carga, durante, em média, seis semanas; após este período, mais quatro a seis semanas com carga até a consolidação. Para desvios, podem ser aplicados fios K ou parafusos canulados, após redução aberta com imobilização sem carga até a consolidação.

FRATURAS OSTEOCONDRAIS DA CÚPULA DO TÁLUS

Pode-se desconfiar dessa lesão após entorse de tornozelo que não evolui conforme o esperado. Normalmente, o diagnóstico é feito por tomografia computadorizada.

Imobilização sem carga por seis a oito semanas será o tratamento médico de escolha; depois desse período, persistindo os sintomas, indica-se pinagem ou remoção de fragmento solto por via artroscópica.

FRATURAS DE CALCÂNEO

As mais frequentes em crianças são as extracapsulares, podendo facilmente passar despercebidas. O diagnóstico é fechado tardiamente em 30 a 50% dos casos.

Comumente, as lesões fechadas e extra-articulares são tratadas pela equipe médica com quatro a seis semanas de imobilização, com deambulação progressiva de acordo com os sintomas.

Recomendam-se redução aberta e fixação interna para fraturas intra-articulares com deslocamento (osso esponjoso e placa H ou Y).

FRATURAS DOS METATARSOS

Comuns em crianças e responsáveis por 5 a 7% de todas as fraturas pediátricas. Do II ao IV são os mais lesionados, normalmente por trauma direto ou esmagamento. A base do quinto metatarso pode ser acometida por avulsão. Já fratura transversal na junção da metáfise e da diáfise é chamada fratura de Jones. Sem desvio ou mínimo, imobilização (suropodálica) durante quatro a seis semanas, é o tratamento médico de escolha com descarga de peso, de acordo com a tolerância do paciente. Há indicação de tratamento cirúrgico para fraturas expostas, com deslocamento da cabeça do metatarso e intra-articulares com deslocamento. Comumente, a fixação por fio K é adequada, permanecendo por três a quatro semanas, com imobilização sem carga.

FRATURAS DAS FALANGES

Em geral, causadas por golpe direto. O tratamento pode ser desde simples fixação com o dedo não lesionado ou colocação de osteossíntese, principalmente nos casos de fratura do hálux.

FISIOTERAPIA

Cada vez mais, os fisioterapeutas são reconhecidos no processo de reabilitação nos traumatismos ortopédicos. Alguns médicos, em conjunto com fisioterapeutas de confiança, têm realizado mobilização e eletrotermofototerapia precoce no tratamento pós-operatório. Para tal, cada vez mais os médicos têm indicado a imobilização em forma de órtese, em alguns casos, como hiperatividade da criança ou falta de recursos financeiros, torna-se necessária a utilização do gesso, o que impossibilita a mobilização e eletrotermofototerapia precoce. Independentemente do tipo de imobilização, os exercícios devem ser iniciados após três ou quatro semanas da lesão. Atualmente, dispõem-se de várias modalidades que aceleram o processo de consolidação óssea e tecidual, auxiliam na recuperação do paciente com menos tempo e melhor qualidade. Sempre se deve manter proximidade com o médico responsável pelo diagnóstico para acompanhar o processo de liberação referente ao arco de movimento e início do trabalho de fortalecimento e treinamento sensório-motor. Visando a restabelecer o mais precocemente possível a funcionalidade de maneira segura na criança após o trauma, podem-se utilizar os recursos eletrotermofototerapêuticos e a cinesioterapia.

A seguir, serão descritas as modalidades mais comumente utilizadas na fisioterapia com embasamento científico.

MODALIDADES

Agentes físicos criam um meio ambiente para o reparo tecidual, ao mesmo tempo em que a dor é reduzida. As modalidades incluem formas de calor, frio, luz, água, eletricidade e terapia manual. As modalidades são utilizadas para auxiliar no alcance dos objetivos fisioterapêuticos em menor tempo com melhor qualidade no reparo dos tecidos lesionados.

Crioterapia

Consiste na diminuição da temperatura local, com os objetivos de diminuir espasmos musculares, reduzindo a atuação do fuso neuromuscular, em aplicações superiores a 30 minutos, a cada 2 horas (tempo que a articulação demora em média para voltar à temperatura corporal normal), e prevenir a formação do edema pela vasoconstrição, promover analgesia pelo aumento de propagação do tempo do potencial de ação e prevenir a morte celular por hipóxia secundária por meio da diminuição do metabolismo celular.

Vale salientar que em algumas crianças será difícil a aplicação dessa técnica por ser incômoda, sobretudo a dor inicial causada pela vasoconstrição nos três primeiros minutos. Orientam-se as aplicações por período em média de 72 horas após o trauma ou a cirurgia, pois depois deste período o processo inflamatório auxilia no reparo tecidual de melhor qualidade.

Estimulação elétrica neuromuscular

A estimulação elétrica neuromuscular (EENM) é muito usada nos dias de hoje para otimização da contração muscular, principalmente nos casos de hipotrofia pós-imobilização, nos quais, além da hipotrofia muscular, existem, muitas vezes, inibição neuromuscular. Alguns trabalhos demonstram que a hipotrofia pós-imobilização funcional reduz o diâmetro das fibras musculares e pode também ocasionar diminuição do número de sarcômeros em série. Esses fatos, mesmo que discutíveis do ponto de vista científico, trazem dificuldades do retorno funcional do membro acometido após alguns dias de imobilização terapêutica. Na criança, são comuns tempos de imobilizações prolongados se comparados com os adultos, em razão da falta de colaboração com o tratamento, o que faz com que as sequelas neuromusculares e funcionais, após a retirada da imobilização, também sejam mais evidentes se comparadas com as do indivíduo adulto.

Vários autores sugerem que as correntes elétricas terapêuticas podem contribuir para o processo de reabilitação mais adequado do ponto de vista funcional, minimizando os processos de atrofia muscular. As correntes mais utilizadas para EENM são a chamada corrente russa, VMS, AUSSIE, corrente interferencial vetorial (CIV) e a estimulação elétrica funcional (FES).

A literatura mostra discreta diferença entre esses tipos de correntes de média e baixa frequências, no que diz respeito à efetividade de contração ou ao ganho de força, ou volume muscular, portanto costuma-se selecionar a corrente mais agradável ao paciente, com uma contração visível associada à solicitação de contração muscular voluntária, seja ela isométrica ou anisométrica, dependendo do estágio da recuperação.

Quanto ao tempo de eletroestimulação por músculo, considera-se suficiente a duração de 10 a 20 minutos – 10 minutos para os músculos mais fracos e 20 para os músculos em estágios mais avançados da terapia.

As formas de aplicação são:

- Mioenergética.
- Ponto motor.

Feitas preferencialmente com eletrodos adesivos, o que facilita a realização associada dos exercícios.

Alguns equipamentos portáteis e com sistemas via *wireless* favorecem a utilização do recurso.

Para estimular os diferentes tipos de fibras musculares ao mesmo tempo, utiliza-se a frequência de 50 Hz.

Estudos recentes demonstram ganhos acelerados de força muscular e trofismo, até mesmo em músculos considerados saudáveis. A indicação e a utilização da EENM estão atreladas à adaptação do paciente à prática.

Ultrassonografia

Recurso que, em virtude das recentes evidências científicas que não o embasam, não tem sido indicado na prática clínica.

Correntes terapêuticas hipoalgésicas

Após o trauma e uma cirurgia para correção de uma fratura, crianças e adolescentes podem apresentar um quadro álgico importante. Para tal quadro indicam-se alguns recursos capazes de amenizá-lo.

Entre as várias opções terapêuticas com objetivos analgésicos, utilizadas no Brasil, estão os equipamentos de estimulação elétrica nervosa transcutânea (TENS) e correntes interferenciais vetoriais (CIV).

O termo TENS é genérico, podendo ser utilizado para qualquer recurso que por estimulação através da pele gere efeitos fisiológicos. Nos últimos anos, cresceu de maneira exponencial o número de publicações clínicas, utilizando a TENS com diversas finalidades, por isso torna-

-se importante recordar os conceitos desta corrente elétrica terapêutica, de maneira pouco mais abrangente.

Eletroanalgesia de baixa frequência

A TENS é uma forma de terapia não farmacológica, que ativa uma rede neuronal complexa para reduzir a dor, ativando sistemas inibidores descendentes, no sistema nervoso central para reduzir a hiperalgesia. As evidências de eficácia TENS são conflitantes, o que requer não apenas um olhar quantitativo, mas também qualitativo dos ensaios clínicos radomizados sobre o tema. Avaliações em populações específicas sistêmicas e metanálises estão surgindo, indicando que, tanto nas aplicações da TENS com frequências mais altas como nas aplicações com frequência mais baixas, o desfecho hipoalgésico está presente, especialmente quando utilizadas as intensidades mais altas.

Mecanismos de hipoalgesia da TENS

Este tipo de estimulação elétrica ativa uma complexa rede neuronal, tendo como resultado a redução da dor. As frequências e as intensidades utilizadas clinicamente ativam fibras aferentes de grande diâmetro. Esses estímulos são enviados ao sistema nervoso central para estimular vias descendentes inibitórias para reduzir a hiperalgesia.

Mais especificamente, recentes estudos mostram a minimização das atividades na substância cinzenta periaquedutal (PAG), na medula rostral ventromedial (RVM) e na medula espinhal.

Além do mecanismo central, há vários estudos demonstrando que a TENS ativa neurotransmissores e receptores capazes de aumentar a concentração de betaendorfinas na corrente sanguínea e de fluido cerebroespinal e líquido cefalorraquidiano produzindo analgesia. Além disso, a redução da hiperalgesia produzida pela TENS ocorre também pelo bloqueio dos receptores muscarínicos (M1 e M3) e receptores GABA na medula espinhal.

Assim as doses de TENS com frequências mais elevadas produzem analgesia pela ativação de mecanismos inibidores endógenos no sistema nervoso central envolvendo GABA opioide e receptores muscarínicos.

A redução da hiperalgesia por doses de frequência menores na utilização clínica da TENS tem sido causada pelo bloqueio dos receptores alfaopioides na medula espinhal ou na medula rostral ventromedial e por transmissão sináptica na ventrolateral.

Além disso, a redução da hiperalgesia da TENS de baixa frequência também ocorre pelo bloqueio do GABA, serotonina 5-HT2A e 5-HT3, e receptores muscarínicos M1 e M3, e está associada ao aumento na liberação de serotonina.

Os tipos de TENS hoje se resumem em alta e baixa frequências e possuem como mecanismo de ação:

- TENS de alta frequência:
  - Ativa a substância cinzenta periquedutal (PAG), o bulbo ventral rostral e o corno posterior da medula espinhal e os receptores delta-opioides.
  - Reduz a liberação de glutamato.
  - Ativa os receptores GABA e o corno dorsal da medula espinal.
- TENS de baixa frequência:
  - Ativa os receptores alfaopioides, a PAG, o bulbo ventral rostral e o corno posterior da medula espinhal.
  - Libera a serotonina e ativa os receptores 5 ht2 e 5 ht3 CPME.
  - Ativa os receptores GABA e o corno dorsal da medula espinhal.

Solemmon et al. (1980) estudaram pacientes que fizeram uso de opioides e não respondiam à TENS. Os opioides farmacológicos são ativos no receptores alfaopioides, o que pode causar a diminuição dos efeitos da TENS. Esse trabalho deu origem a questionamentos sobre a eficácia clínica da TENS, utilizado cronicamente, com a mesma frequência, portanto estimulando os mesmo receptores. Liebano et al. acabaram demonstrando que o uso da TENS diariamente, com a mesma frequência, causa adaptação fisiológica dos receptores, portanto gradativamente perde a eficácia. A pergunta então é: como preceder na prática clínica com base nas evidências atuais?

- Iniciar a terapia sempre com a TENS em alta frequência pelo mínimo de 30 minutos, não importando se a dor for aguda ou crônica.
- Se a resposta for positiva, continua-se por pelo menos mais 30 minutos (1 hora por sessão).
- Se a resposta for ruim após verificar-se na escala visual analógica (EVA), não utilizar a TENS (30% dos pacientes não respondem bem).

E quanto a habituação sensorial da TENS?

A maioria dos pacientes tratados com TENS relata habituação durante a aplicação. O melhor a se fazer é ajustar a intensidade da TENS durante a terapia, pois os estudos mostram que a hipoalgesia é muito superior nos casos em que a intensidade é corrigida. Estudo mostrou que mesmo em cobaias anestesiadas nos tecidos mais superficiais, a TENS teve efeito. Isso mostra que a TENS atua em fibras mais profundas e, quando se corrige a intensidade, mais corrente, ativa fibras mais profundas. Portanto, é importante que o paciente sinta uma sensação parestésica intensa com a TENS.

Correntes catalisadoras dos processos cicatriciais

Eletroestimulação de alta voltagem (*high volt*)

A aplicação das correntes elétricas para a redução da dor pode ser considerada um capítulo à parte, por se tratar de uma área extensamente explorada, tanto na clínica terapêutica quanto nas pesquisas experimentais. Para Gopalkrishnan e Sluka, a hiperanalgésia pode ser obtida com sucesso por meio da TENS diante de estímulos térmicos e mecânicos.

Outro campo de aplicação das correntes de alta voltagem é a aceleração cicatricial. Existem evidências de que a estimulação elétrica de alta voltagem (EEAV) pode diminuir a dor e facilitar o reparo tecidual. Algumas modalidades de correntes elétricas utilizadas pelos fisioterapeutas rotineiramente têm a eficácia embasada por um grande número de artigos científicos, publicados em importantes periódicos com acesso irrestrito por parte dos profissionais. Essa condição favorável não é observada para a EEAV, pois se trata de uma modalidade terapêutica com uso restrito no Brasil.

A EEAV pode ser descrita qualitativamente como sendo uma corrente pulsada monofásica de pico duplo. Consiste em pulsos gêmeos, monofásicos e unidirecionais, que se elevam instantaneamente e decaem exponencialmente em alta voltagem (até 500 volts) com duração de pulso entre 5 e 100 mcs e com baixas amplitudes de correntes, possibilitando estimulação relativamente agradável, capaz de atingir as fibras nervosas sensoriais, motoras e também aquelas responsáveis pela condução de impulsos nociceptivos.

Embora a EEAV seja uma corrente monofásica, também chamada monopolar, os riscos inerentes ao uso parecem ser minimizados pelo fato de a amplitude média da corrente contínua ser muito baixa, atingindo valores que podem variar de 1,2 a 1,5 mA. Tanto a amplitude média da corrente contínua quanto os valores de carga da fase mantêm relação com os grandes intervalos interpulsos, os quais representam 99% dentro de cada segundo.

A EEAV é um meio de administrar estímulos elétricos para promover a cicatrização de feridas, já que promove o aumento do fluxo sanguíneo, fagocitose, melhora da oxigenação, redução do edema, atração e estimulação de fibroblastos e células epiteliais, síntese de DNA, mitose celular, controle de infecção, aumento da produção de ATP, melhora do transporte nas membranas, auxílio na organização da matriz de colágeno.

Eletroestimulação de baixa intensidade (microcorrentes)

Conhecida como MENS (*micro electro neuro stimulation*), trata-se de uma corrente, pulsada, com variação de frequência constante, em uma escala de 0,3 a 150 pps, com duração de pulso entre 400 e 1.000 microssegundos. A intensidade é na faixa dos microamperes (uA).

É chamada microcorrentes por tratar-se de uma corrente subsensorial (não atingindo as fibras sensoriais subcutâneas). Como resultado, os pacientes não tem nenhuma percepção da sensação de formigamento, definido como estimulação subliminar. A MENS sintoniza-se com os potenciais elétricos naturais, sendo compatível com o campo eletromagnético do corpo, por isso é uma corrente alternada com baixíssima intensidade, não causando queimaduras, tanto na forma polarizada como na despolarizada. Possui dentre os principais efeitos a capacidade de exercer modificações fisiológicas nas células como:

- Efeitos fisiológicos:
  - Restabelecimento da bioeletricidade tecidual.
  - Aumento da síntese de ATP (adenosina trifosfato), em até 500%.
  - Incremento do transporte ativo de aminoácidos.
  - Aumento da síntese de proteínas.

A seguir, a representação das características de uma das dezenas de tipos de MENS existentes no mercado. Na Figura 5, apresenta-se uma corrente elétrica de baixa intensidade, com características de uma corrente bifásica, com variação de frequência e duração de pulso.

Os relatos de efeitos terapêuticos da MENS são vários. Cheng publicou, em 1982, um estudo, que elucida o mecanismo de ação da MENS demonstrando aumento da geração de ATP de 500%, aumento da síntese proteica de 40% e aumento do transporte através da membrana plasmática.

Cheng obteve os melhores resultados com a intensidade de 40 a 500 microamperes. Segundo Marzooco, a geração de ATP é provocada pela movimentação de elétrons que cria uma carga positiva fora da membrana mitocondrial e negativa dentro; esse gradiente gera uma força de atração entre as partículas, gerando um potencial de ação.

Segundo Cheng, esse processo fisiológico é acelerado pela MENS, que aumenta a formação

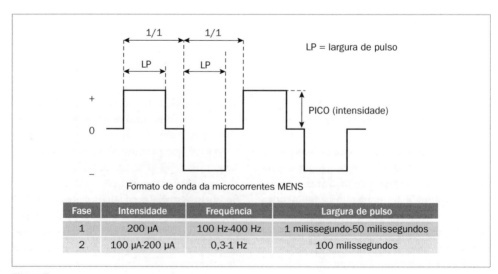

Figura 5

desse gradiente, fornecendo íons positivos para a membrana externa e negativos para a membrana interna da mitocôndria, aumentando assim a diferença de potencial entre os meios, diminuindo o tempo de recarregamento após cada disparo.

Esses efeitos fisiológicos, acabam por catalisar o processo de cicatrização tissular dos tecidos biológicos, aumentando a síntese proteica nas células estimuladas com a MENS. Por isso essa corrente possui diversos indicações terapêuticas dentro da fisioterapia, como:

- Cicatrização de feridas.
- Traumas musculoesqueléticos agudos.
- Estimulações faciais em dermatofuncional.
- Tratamento de cicatrizes pós-operatórias, durante a fase aguda.

Laserterapia de baixa intensidade

Efeitos biofísicos e fisiológicos

A incorporação do *laser* como instrumento terapêutico tem sido acompanhada na área biomédica desde 1960 por Theodore Maiman, e um dos primeiros nos experimentos publicados sobre os efeitos do laser de baixa potência (LBI) data de 1983, pela irradiação de *laser* HeNe (hélio-neônio), sobre feridas de ratos durante 14 dias consecutivos.

Os efeitos do LBI podem ser observados no comportamento dos linfócitos aumentando a proliferação e a ativação; sobre os macrófagos, aumentando a fagocitose, elevando a secreção de fatores de crescimento de fibroblasto e intensificando a reabsorção tanto de fibrina quanto de colágeno. Além disso, contribuem para elevar a motilidade de células epiteliais, a quantidade de tecido de granulação e podem diminuir a síntese de mediadores inflamatórios. A ação pode ser observada sobre a redução da área de feridas cutâneas tanto em humanos quanto em animais, embora a adoção das variáveis físicas implicadas nos tratamentos ainda não seja um consenso entre os autores.

A palavra *laser* corresponde a uma sigla composta pelas primeiras letras de *light amplification by stimulated emission of radiation* e significa "amplificação da luz por emissão estimulada de radiação". Conhecendo a capacidade do *laser* de proporcionar ao organismo melhor resposta à inflamação, com consequente redução de edema, minimização da sintomatologia dolorosa e bioestimulação celular, a terapia a *laser* apresenta-se como alternativa para processos que apresentem reação inflamatória, dor e necessidade de regeneração tecidual.

A radiação emitida pelos *lasers* de baixa potência tem demonstrado efeitos analgésicos, anti-inflamatórios e cicatrizantes, sendo, por isso, bastante utilizada no processo de reparo tecidual, em virtude das baixas densidades de energia usadas e comprimentos de onda capazes de penetrar nos tecidos. O LBI atua como um importante agente catalisador dos processos de regeneração tissular, proporcionando ao organismo melhor resposta à inflamação, com consequente redução do edema e minimização da sintomatologia dolorosa, além de favorecer de maneira bastante eficaz a reparação tecidual da região lesada mediante a bioestimulação celular. A absorção é o principal parâmetro da interação *laser*-tecido, pois dela depende a quantidade de energia entregue ao tecido e, por sua vez, os efeitos nele provocados.

Dependendo da energia do fóton, a radiação pode ser transferida à molécula causando transições rotacionais, vibracionais ou eletrônicos, provocando nos tecidos efeitos fotoquímicos, fotofísicos, fototérmicos, fotomecânicos e fotoelétricos. O princípio básico da terapia a *laser* é o fato de a irradiação, por meio da propriedade de monocromaticidade, possuir capacidade de alterar o comportamento celular sem que seja necessária a presença de aquecimento. Por essa razão, denomina-se terapia de baixa intensidade. Nesse fenômeno, apesar de ser primeiramente denominado bioestimulante, notou-se que, em certos momentos, apresenta efeito inibitório sobre as ações celulares, tendo assim a terminologia modificada para biomodulador.

A interação biológica *laser*-tecido promove reações atérmicas, produzindo o efeito fotoquímico. Tal efeito está associado à absorção particular de cada cromóforo, isto é, substâncias absorvedoras de luz presentes nos tecidos, tendo como alvo principal os citocromos presentes nas mitocôndrias. Para o 632,8 nm (He-Ne), 904 nm (GaAs) e 630-830 nm (GaAlAs), ou seja, comprimentos na região do vermelho e infravermelho próximo não apresentam fortes cromóforos, possibilitando maior capacidade de penetração.

Segundo Abdala, as porfirinas endógenas, presentes nas mitocôndrias, absorvem a luz na porção vermelha do espectro servindo como cromóforos da irradiação do *laser* e atuando como fotossensibilizadores, induzindo reações de radicais livres (incluindo a peroxidação lipídica com formação predominante de hidroperóxido de ácidos e gorduras não saturadas nos fosfolipídios) após a absorção do *quantum* de energia.

A peroxidação lipídica aumenta a permeabilidade iônica da membrana plasmática, em particular, dos íons cálcio. Em 1999, foi confirmada a hipótese de que o citocromo-c-oxidase, enzima terminal da cadeia respiratória, é um fotorreceptor da luz na região do vermelho. A absorção da luz por essa enzima aceleraria o transporte de elétrons na cadeia respiratória levando ao aumento de potencial elétrico transmembrana da mitocôndria, ativando a síntese de ATP, consequentemente, o metabolismo celular. Os efeitos do LBI são dependentes da densidade de energia, pois baixas densidades causam a regulação na oxirredução do metabolismo celular, e com altas densidades ocorrem danos fotodinâmicos.

Indicações e parâmetros

As doses ótimas, que são fotoestimuladas em muitos tecidos humanos (pele, músculos, nervos periféricos, ossos e tendões), não são conhecidas, no entanto vários estudos demonstraram que os efeitos terapêuticos da fototerapia são dependentes da dose e esta deve operar dentro de uma janela terapêutica no tratamento de lesões do sistema musculoesquelético.

A Word Association for Laser Therapy possui um *site* com várias publicações e recomendações para nortear profissionais da saúde, quanto à dosemetria a ser utilizada em várias doenças e tratamentos. O site http://waltza.co.za/ baseia-se em estudos de consenso, entre os principais pesquisadores de LBI mundiais. Mesmo assim as doses terapêuticas dessa modalidade ainda serão muito modificadas, pois não existe um grande número de ensaios clínicos aleatorizados, com seres humanos, descrevendo as melhores doses. Também deve-se lembrar o grande número de equipamentos existentes no mercado, sem uma clara descrição da área do SPOT, potência média, e a potência de pico do emissor, que são variáveis importantes para que o profissional obtenha os melhores efeitos fisiológicos e, consequentemente, terapêuticos durante a aplicação clínica.

Dosemetria – WALT

A World Association for Laser Therapy (WALT) tem uma recomendação de dosemetria para LBI. Essas doses ainda necessitam de ensaios clínicos controlados e bem conduzidos para ser mais bem testadas.

Cinesioterapia

A cartilagem articular requer algum regime de carga e movimento para manter a natureza física e as propriedades bioquímicas.

A imobilização causa redução de carga articular e consequentemente redução da hidratação, alteração da estrutura e diminuição da síntese de proteoglicanos. A diminuição da espessura da cartilagem pode refletir menor capacidade de absorção de cargas na articulação.

Algumas dessas alterações são, ao menos parcialmente, reversíveis para valores normais após o processo de reabilitação. As mudanças histológicas, que ocorrem após imobilização de articulação normal, são progressivas e incluem proliferação dos tecidos conjuntivos, aderência da superfície articular, necrose e ulceração da cartilagem e alterações do osso subcondral. To-

Tabela 1   Recomendação de doses de tratamento com terapia de *laser* de baixa intensidade

Laser de classe 3 B, 780-860 nm GaAlAs. Saída média contínua ou pulsada: 5-500 mW
Os tempos de irradiação devem variar entre 20 e 300 segundos

Diagnóstico			
Tendinopatias	Pontos	Joules 780-820 nm	Notas
Túnel do carpo	2-3	8	Máximo 4 J por ponto
Epicondilagia lateral	1-2	4	Máximo 100 mW/cm^2
Bíceps braquial	1-2	6	
Supraespinal	2-3	8	Mínimo 4 J por ponto
Infraespinal	2-3	8	Mínimo 4 J por ponto
Trocanter maior	2-4	8	
Tendão patelar	2-3	8	
Trato iliotibial	1-2	4	Máximo 100 mW/cm^2
Tendão calcâneo	2-3	8	Máximo 100 mW/cm^2
Fasciíte plantar	2-3	8	Mínimo 4 J por ponto
Artrite	Pontos	Joules 780-820 nm	Notas
Dedos MCF-IF	1-2	4	
Punho	2-4	8	
Radioumeral	1-2	4	
Cotovelo	2-4	8	
Glenoumeral	2-4	8	Mínimo 4 J por ponto
Acromioclavicular	1-2	4	
ATM	1-2	4	
Cervical	4-12	16	Mínimo 4 J por ponto
Lombar	4-8	16	Mínimo 4 J por ponto
Quadril	2-4	12	Mínimo 6 J por ponto
Joelho	3-6	12	Mínimo 4 J por ponto
Tornozelo	2-4	8	

O tratamento pode ser diário durante duas semanas ou em dias alternados durante três a quatro semanas.
A irradiação deve cobrir a maior parte do tecido no tendão/sinóvia.
Comece com a dose de energia na tabela, depois reduza em 30% quando a inflamação estiver sob controle
As janelas de doses terapêuticas variam tipicamente de +/- 50% dos valores dados e doses fora. Essas janelas são inadequadas e não devem ser consideradas terapia a *laser* de baixa intensidade.
As doses recomendadas são para os tipos de pele branca/caucasiana com base nos resultados de ensaios clínicos.
Aviso legal: a lista pode estar sujeita a alterações a qualquer momento quando mais pesquisas estiverem sendo publicadas.
Associação Mundial de Laserterapia não é responsável pela aplicação da terapia a *laser* em pacientes, que devem ser realizados a critério e responsabilidade exclusiva do terapeuta.
Fonte: https://waltza.co.za/documentation.../dosage-recommendations.

das essas modificações fisiopatológicas, que acontecem após a imobilização articular, fazem com que o processo de reabilitação pós-imobilização seja impreterível para o bom desempenho funcional da criança.

O objetivo principal do processo de reabilitação pós-fratura na criança é minimizar os efeitos deletérios advindos da imobilização prolongada. O exercício passivo, tão logo a articulação possa executar ADM segura, é essencial para que o processo de irrigação da cartilagem articular possa ocorrer com normalidade, reduzindo o processo necrótico inicial pós-inatividade funcional. Os exercícios de manutenção da força muscular, preventivos da hipotrofia muscular, também são muito importantes, para que a estabilização dinâmica das articulações seja restabelecida o mais precocemente possível, visando à prevenção de novos traumatismos osteomioarticulares. Iniciar precocemente a movimentação ativa pode, muitas vezes, ser muito doloroso, o que pode acabar comprometendo o processo de reabilitação. A movimentação passiva assistida permite que o fisioterapeuta promova a mobilização controlada de cada articulação, o que torna possível a adequação da intensidade conforme o limiar da dor do paciente.

BIBLIOGRAFIA

1. Alcaide AR, Hernandes AM, Almeida FS. Traumatologia. In: Lanza FC, Gazzotti MR, Palazzin A, organizers. Fisioterapia em pediatria e neonatologia. São Paulo: Roca; 2012.
2. Atamaz FC, Durmaz B, Baydar M, Demircioglu OY, Iyiyapici A, Kuran B, et al. Comparison of the efficacy of transcutaneous electrical nerve stimulation, interferential currents, and shortwave diathermy in knee osteoarthritis: a double-blind, randomized, controlled, multicenter study. Arch Phys Med Rehab. 2012;93(5):748-56.
3. Birrer RB, Griesemer BA, Cataletto MB. Medicina esportiva pediátrica no aAtendimento primário. Rio de Janeiro: Guanabara Koogan; 2004.
4. Boldt I, Eriks-Hoogland I, Brinkhof MWG, de Bie R, Joggi D, von Elm E. Non-pharmacological interventions for chronic pain in people with spinal cord injury. Cochrane Database Syst Rev. 2014 Nov 28;(11):CD009177.
5. Borges JLP, Laghi R, Pitagoras T, Calieron LG. Fraturas isoladas do terço distal do rádio na criança. Rev Bras Ortop. 2000;35(3):88-93.
6. Cosialls AMH, Alcaide AR. Fisioterapia hospitalar. São Paulo: Atheneu; 2011.
7. Garcia-Filho FC, Matos MAA, Guedes A, Araújo JFBC. Fratura femoral em crianças: avaliação preliminar. Acta Ortop Bras. 1994;2(3):118-22.
8. Gopalkrishnan P, Sluka KA.Effect of varying frequency, intensity, and pulse duration of transcutaneous electrical nerve stimulation on primary hyperalgesia in inflamed rats. Arch Phys Med Rehabil. 2000;81(7):984-90.
9. Gossrau G, Wähner M, Kuschke M, KonrdB, Reichmann H, Wiedemann B, et al. Microcurrent transcutaneous electric nerve stimulation in painful diabetic neuropathy: a randomized placebo-controlled study. Pain Medicine. 2011;12(6):953-60.
10. Knight KL. Crioterapia no tratamento das lesões esportivas. Barueri: Manole; 2001.
11. Kroeling P, Gross A, Graham N, Burnie SJ, Szeto G, Goldsmith CH, et al. Electrotherapy for neck pain. Cochrane Database Syst Rev. 2013;(8):CD004251.
12. Lambert MI, Marcus P, Burgess T, Noakes TD. Electro-membrane microcurrent therapy reduces signs and symptoms of muscle damage. Med Sci Sports Exerc. 2002;34(4):602-60.
13. Leal Junior EC, Lopes-Martins RA, Dalan F, Ferrari M, Sbabo FM, Generosi RA, et al. Effect of 655-nm low level laser therapy on exercise-induced skeletal muscle fatigue in humans. Photomed Laser Surg. 2008;26(5):419-24.
14. Leal Junior EC, Lopes-Martins RA, Frigo L, Marchi T, Rossi RP, Godoi V, et al. Effects of low-level laser therapy (LLLT) in the development of exercise-induced skeletal muscle fatigue and changes in biochemical markers related to post-exercise recovery. J Orthop Sports Phys Ther. 2010;40:524-32.
15. Leal Junior ECP, Lopes-Martins RAB, Baroni BM, Marchi T, Taufer D, Manfro DS, et al. Effect of 830 nm low-level laser therapy applied before high-intensity exercises on skeletal muscle recovery in athletes. Lasers Med Sci. 2009;24:857-63.
16. Liebano RE, Rakel B, Vance CG, Walsh DM, Sluka KA. An investigation of the development of analgesic tolerance to TENS in humans. Pain. 2011;152(2):335-42.
17. Luz da ND, Lima ACG. Physical therapy resource in post-mastectomy lymphedema. Phys Ther Movem. 2011;24(1):191-200.
18. McGaughey H, Dhamija S, Oliver L, Porter-Armstrong A, McDonough S. Pulsed electromagnetic energy in management of chronic wounds: a systematic. Phys Ther Rev. 2009;14(2):132-46.
19. Moraes C, Abreu AV. Lesões nos membros inferiores de crianças provocadas pelos raios da roda de bicicleta. Rev Bras Ortop. 2004;39(5):253-63.
20. Morrissy RT, Weinstein SL. Ortopedia pediátrica de Lovell e Winter. Barueri: Manole; 2001.
21. Ohara G, et al. Movimentação precoce na reabilitação das osteossínteses dos ossos da mão. Rev Bras Ortop. 1996;31(4):337-40.
22. Page MJ, Green S, Kramer S, Johnston RV, McBain B, Bubinder R. Electrotherapy modalities for adhe-

sive capsulitis (frozen shoulder). Cochrane Database Syst Rev. 2014;(10):CD011324.
23. Page MJ, Green S, Mrocki MA, Surace SJ, Deitch J, McBain B, et al. Manual therapy and exercise for rotator cuff disease. Cochrane Database Syst Rev. 2016;(6):CD012224.
24. Pantaleão MA, Laurino MF, Gallego NL, Cabral CM, Rakel B, Vance C, Sluka KA, Walsh DM, Liebano RE. Adjusting pulse amplitude during transcutaneous electrical nerve stimulation (TENS) application produces greater hypoalgesia. J Pain. 2011;12(5):581-90
25. Pikosky M, Faigenbaum A, Westcott W, Rodriguez N. Effects of resistance training on protein utilization in healthy children. Med Sci Sports Exerc. 2002;34(5):820-7.
26. Sandoval MC, Ramirez C, Camargo DM, Salvini TF. Effect of high-voltage pulsed current plus conventional treatment on acute ankle sprain. Rev Bras Fisioter. 2010;14(3):193-9.
27. Santana LS, Gallo RBS, Ferreira CHJ, Duarte G, Quintana SM, Marcolin AC. Transcutaneous electrical nerve stimulation (TENS) reduces pain and postpones the need for pharmacological analgesia during labour: a randomised trial. J Physiother. 2016;62(1):29-34.
28. Santos CA, Fialho HSA, Pinto JA, Alves MTS. Influência do ultra-som terapêutico na epífise de crescimento ósseo de cçoelhos. Fisiotera Pesquisa. 2005;12(2):13-9.
29. Solomon RA, Viernstein MC and LOng DM. Reduction of postoperative pain anda narcotic use by transcutaneous electrical nerve stimulation. Surgery. 1980;87:142-7.
30. Word Association for Laser Therapy [WALT]. Available: http://waltza.co.za/.

19
Doenças do sistema osteomuscular – reumatologia

Império Lombardi Júnior
Areolino Pena Matos

ARTRITE IDIOPÁTICA JUVENIL

Introdução

A artrite idiopática juvenil (AIJ) refere-se a todas as formas de artrite em crianças e adolescentes, não se limitando apenas a uma moléstia. É a forma de doença reumática mais prevalente no mundo nessa faixa etária. Em países desenvolvidos, apresenta prevalência estimada de 16 a 400 casos por 100 mil habitantes e incidência variando entre 0,8 e 22,6 casos por 100 mil por ano. Trata-se de uma doença articular inflamatória, autoimune, de causa desconhecida e crônica que é diagnosticada com a presença dos sintomas por no mínimo seis semanas consecutivas antes dos 16 anos de idade.

As principais manifestações clínicas incluem a dor articular e a artrite, caracterizada pelo aumento de volume e temperatura de uma ou mais articulações. Cabe ressaltar que, em algumas crianças além das implicações físicas impostas pela doença, existem impactos na integração psicossocial, visto que os indivíduos têm menor nível de atividade física e passam mais tempo realizando atividades sedentárias, afetando diretamente seu convívio social.

Quadro clínico

O quadro clínico pode ter início com sintomas e sinais sistêmicos (anorexia, febre, serosite, fadiga, perda de peso e diminuição no crescimento) e artrite (dor, calor, rubor, edema e perda funcional) em uma ou mais articulações – joelhos, tornozelos, punhos, cotovelos e quadril são as articulações mais acometidas; observam-se rigidez matinal e entesites. O *rash* (erupção cutânea macular fina e rósea) é comum em quadros sistêmicos, é raramente pruriginoso e localiza-se, preferencialmente, no tronco e nas porções proximais dos membros.

A AIJ pode ser caracterizada pelas manifestações clínicas nos 6 primeiros meses da doença e divididas em sistêmicas (10 a 20%), poliarticular (20 a 30%) e pauciarticular (45%). A artrite é a maior manifestação articular na AIJ e está presente em todos os tipos. O diagnóstico definitivo é realizado quando a artrite estiver presente por um período de, no mínimo, 6 semanas em uma mesma articulação.

O tratamento da AIJ tem os objetivos de controlar o quadro doloroso e inflamatório, prevenir deformidades e manter na criança as atividades da vida diária (AVD). Com frequência trata-se de uma combinação equilibrada do uso de fármacos, fisioterapia, terapia ocupacional e suporte psicológico aos doentes e às famílias. O uso da medicação será feito a critério médico, observando o quadro clínico da criança e sua evolução.

Avaliação física

A avaliação de crianças e adolescentes com AIJ necessariamente deve incluir avaliações de três categorias: qualidade de vida, função física e estrutura e atividades/participação.

Dessa forma, os seguintes instrumentos são fortemente indicados para avaliação física/funcional:

- O *Childhood Health Assessment Questionnaire* (CHAQ), que avalia a capacidade física de crianças e adolescentes e foi traduzido e validado em 1994. É composto por 30 itens com os seguintes domínios: AVD, levantar-se, alimentação, higiene pessoal, utilização dos membros superiores, preensão e atividades diárias, com respostas que variam de 0 (zero), sem qualquer dificuldade, a 3 (três), incapaz de realizar; maiores pontuações são indicativas de pior capacidade funcional. É o questionário mais comumente utilizado para relatar função de pacientes com AIJ.
- O *Pediatric Quality of Life 4.0* (PedsQl) é um questionário genérico que avalia qualidade de vida de crianças e adolescentes de 2 a 18 anos. Consiste em 23 itens distribuídos em funções física, emocional, social e escolar. Utiliza-se, em cada uma das perguntas, uma escala de cinco pontos do tipo *likertscale*; a pontuação varia de 0 (nenhuma dificuldade) a 4 (muita dificuldade), e maiores pontuações são indicativas de pior função.
- O questionário da Escola Paulista de Medicina *Range of Motion* – pediátrico (EPM-Rom pediátrico). Este instrumento avalia a amplitude de movimento (ADM) de dez articulações bilateralmente e possui uma escala que varia de 0 (sem limitação) a 3 (limitação intensa) – quanto maior a pontuação, maior a limitação encontrada. Esse questionário foi traduzido e validado em 1999.
- O *Child Health Questionnaire* (CHQ) também é um questionário genérico de qualidade de vida e foi traduzido e validado para uso no Brasil em 2001 para AIJ. O CHQ possui versões para crianças e pais. São avaliados os seguintes domínios: saúde global, atividades físicas, atividades diárias, dor, comportamento, bem-estar, autoestima, melhor estado de saúde.
- Avaliação da dor utilizando a escala visual e analógica para dor.
- Número de articulações ativas.
- Frequência cardíaca.
- Taxa de consumo de oxigênio.
- Taxa de esforço percebido.
- Força muscular.
- Densidade mineral óssea.
- Adiposidade.
- Teste de caminhada de 6 minutos.
- Avaliação da marcha.

Tratamento

Estabelecer os objetivos do tratamento fisioterapêutico pode facilitar a escolha da melhor conduta, sempre considerando e tentando empregar a melhor evidência científica disponível em saúde.

A educação do paciente e dos familiares está associada à melhora na compreensão da doença e ao aumento na adesão ao tratamento. As doenças crônicas têm como característica o comprometimento do paciente no processo de tratamento e acompanhamento, pois o abandono do tratamento pode, e geralmente acontece, representar piora importante do quadro clínico.

Um programa educacional para pacientes com AIJ e dos pais deve conter as seguintes orientações:

- Aspectos psicossociais.
- Aspectos do tratamento: uso da medicação de maneira adequada.
- Aspectos físicos: programa de exercício terapêutico e exercício físico.
- Terapêutica no manejo da dor.
- Avaliação do ambiente escolar, tanto no aspecto de compreensão dos colegas e professores quanto no aspecto arquitetônico.
- Transição da fase de criança/adolescente para fase adulta (*transitional care*).

O programa educacional tem de fornecer informações aos pacientes e aos pais sobre "como enfrentar" a doença, objetivando aumentar a adesão ao tratamento e melhorar a qualidade de vida.

Um programa de cuidado transicional foi identificado como importante apoio para adolescentes e pais, e é primordial o envolvimento de equipe multiprofissional constituída por reumatologista, enfermeiro, fisioterapeuta, terapeuta ocupacional e psicólogo. O programa deve conter: informação sobre a doença, equipe de profissionais especializados, autonomia no cuidado à saúde, independência na vida diária, orientação sobre puberdade, educação e orientação vocacional, saúde bucal, exercício, drogas e álcool, orientação sexual e diferença entre reumatologia pediátrica e reumatologia do adulto.

Prescrição de exercícios

Embora as diretrizes de tratamento para AIJ recomendem um incremento da atividade física (AF), crianças e adolescentes de todos os subtipos, mesmo tratados seguindo as diretrizes clínicas recentes, além dos altos níveis de fadiga apresentam menores níveis de AF quando comparados a indivíduos saudáveis, e estes níveis baixos têm comprovada relação com a autoavaliação de bem-estar da criança e com a dor. Isso mostra que ainda não se dispõe de um programa ideal de reabilitação e/ou AF para esses casos.

A indicação de exercícios terapêuticos para o manejo da dor, disfunções articulares como artrite, função física e qualidade de vida de pacientes com AIJ vem ganhando reforços importantes de ensaios clínicos aleatorizados bem conduzidos, que ajudam o profissional a compreender os efeitos do exercício na redução do impacto da doença.

A terapia por exercícios é fortemente recomendada e deve fazer parte dos programas de reabilitação para doentes com AIJ. Nesse sentido, apontam-se estudos que fundamentam a utilização de diferentes tipos exercício, indicados principalmente para alívio da dor e dos sintomas musculoesqueléticos.

O estudo de Mendonça et al. (2013) analisou os efeitos do pilates sobre a qualidade vida relacionada à saúde (PedsQL 4.0) em doentes com AIJ. Trata-se de um ensaio clínico com 50 crianças, distribuídas em dois grupos, um deles realizou exercícios convencionais e outro grupo realizou um programa de exercícios do pilates, ambos por 6 meses. O grupo que realizou pilates mostrou diminuição significativa na dor medida pela EVA, melhora na incapacidade física avaliada pelo CHAQ e também na amplitude de movimento registrada pela EPM-ROM-Pediátrico.

Em um raro estudo que utilizou eletroterapia para crianças, Elnaggar e Elshafey (2016) analisaram os efeitos de exercícios resistidos subaquáticos associado à corrente interferencial em comparação ao que os autores chamaram de programa de fisioterapia convencional em 30 crianças com AIJ poliarticular, tratadas por três meses. Ambos os grupos apresentaram melhora de força muscular de quadríceps e isquiotibiais. Contudo, o grupo de exercícios na água mais uso da corrente interferencial mostrou melhora bastante significativa no pico de torque isocinético e nos níveis de dor antes e após o tratamento em comparação ao grupo de fisioterapia convencional. Essa diferença foi atribuída ao maior conforto para o doente em realizar exercícios na água e à resistência potencializando o ganho de força muscular.

Um outro ensaio clínico simples-cego investigou os efeitos de dois programas de exercícios neuromusculares para membros inferiores em indivíduos entre 6 e 18 anos de idade com AIJ. Um grupo realizou exercícios de fortalecimento, enquanto o outro, exercícios proprioceptivos, ambos três vezes por semana durante 12 semanas. Os resultados mostraram que ambos os regimes de exercício foram capazes de melhorar dor, ADM, força muscular, equilíbrio estático, controle de equilíbrio e habilidades funcionais. Os exercícios de propriocepção foram levemente melhores para as atividades de caminhar e subir escadas, que envolvem diretamente o membro inferior. Os autores atribuem esse melhor resultado ao ambiente mais divertido e motivador dos exercícios que estimulam o equilíbrio e usam cama elástica.

Exercícios domiciliares (pular corda, abdominais, ponte, abdução e flexão de ombro com halteres) realizados três vezes por semana, por 12 semanas, também foram usados e comparados a um grupo-controle com objetivo de avaliar os efeitos sobre a força muscular, força de preensão palmar, condicionamento e bem-estar físico em 54 doentes com AIJ. Os resultados mostraram que o programa foi bem tolerado, aumentou a força de extensores de quadril e joelho e não houve aumento na dor durante o estudo. Importante ressaltar que pular corda é um exercício de grande impacto, por isso sua indicação deve ser analisada com muito critério, pelo risco de provocar aumento na dor.

Uma recente revisão sistemática com metanálise avaliou a eficácia dos exercícios terapêuticos para o tratamento de AIJ. O estudo mostra que, a despeito da grande variação de exercícios aplicados e dos desfechos avaliados, o exercício terapêutico é seguro, bem tolerado e tem exibido resultados clinicamente relevantes para esse grupo de doentes. Os autores enfatizam que programas incluindo treino de força, flexibilidade e equilíbrio estão associados à melhora da função física e da qualidade de vida. Enquanto exercícios de alto impacto levam ao aumento da dor, portanto, não seriam recomendados.

A mais recente diretriz clínica baseada em evidência, direcionada ao uso de exercícios e AF para o tratamento da AIJ, recomenda o emprego de intervenções estatisticamente significativas e clinicamente importantes: (1) pilates resultou em melhora no maior número de desfechos avaliados comparados a exercícios convencionais, capacidade funcional, ADM, dor e qualidade de vida relacionada à saúde física e emocional; (2) cardiokaratê (exercício aeróbio), recomendado apenas para articulações ativas e ADM; (3) exercícios de fortalecimento, alongamento, posturais e funcionais são indicados para função e qualidade de vida; e (4) exercícios aquáticos, recomendados para tratamento de longo prazo (> 6 meses) de articulações sensíveis e edemaciadas.

A fisioterapia e os programas estruturados de exercícios, juntamente com a terapia ocupacional, devem estar envolvidos desde o início do tratamento da AIJ, pois ambos apresentam efeitos benéficos sobre capacidade funcional (CHAQ), dor, força muscular e qualidade de vida (PedsQL) em doentes com AIJ.

A hidroterapia apresenta poucos trabalhos que avaliaram seu efeito em crianças com AIJ e os resultados são bons e igualmente efetivos entre exercícios na água e no solo para qualidade de vida, capacidade funcional, capacidade física e comprometimento articular. Como os custos de hidroterapia são altos, deve-se ser criterioso na indicação da terapia aquática. Os autores também relataram que as crianças não apresentaram piora dos sintomas.

Adaptações, órteses, proteção articular e conservação de energia são utilizadas na prática clínica e pode-se observar que quando bem indicadas e bem executadas têm efeito na melhora das AVD. Um recente estudo retrospectivo revelou que o uso órteses seriadas, aplicadas para o tratamento de contraturas em flexão das articulações interfalângicas proximais (IFP), de doentes com AIJ e artrite reumatoide, mostrou-se efetivo para as contraturas instaladas dessas pequenas articulações da mão.

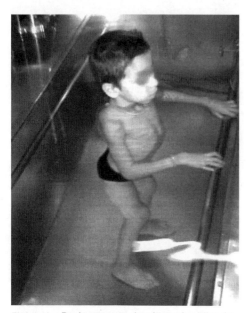

Figura 1 Paciente portador de artrite idiopática juvenil na forma sistêmica, imerso em tanque de Hubard durante tratamento. Nota-se acometimento poliarticular da criança.

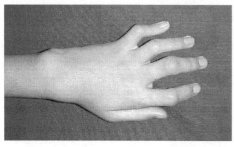

Figura 2 Mão de paciente com artrite idiopática juvenil. Verifica-se artrite das interfalângicas proximais com deformidades em posição de flexão dos dedos.

Guia prático para um programa de reabilitação para pacientes com AIJ – baseado na melhor evidência científica e na prática clínica diária

A avaliação fisioterapêutica deve conter:

- Anamnese.
- Exame físico:
  - Inspeção.
  - Palpação.
- Goniometria.
- Avaliação da força muscular:
  - Dinamometria de mãos e dedos:
    - ✓ PINCH (mão).
    - ✓ Jamar.
  - Aparelho isocinético.
- Perimetria da articulação acometida.
- Avaliação do edema (caso haja):
  - Volúmetro.
- Questionários:
  - CHAQ – capacidade funcional.
  - EPM-ROM pediátrico – amplitude de movimento.
  - PeDsQL ou CHQ – qualidade de vida.
  - Escala visual analógica dor.
- Marcha:
  - Auxiliares.
  - Biomecânica.
- Prescrição de exercícios:
  - Alongamentos livres e assistidos.
  - Exercícios assistidos e ativos.
  - Exercícios com carga e resistência, pela baixa evidência científica.
- Educação do paciente e dos familiares.
- Conservação de energia:
  - Planejar.
  - Priorizar as tarefas.
  - Delegar.
- Proteção articular:
  - Órteses: posicionamento noturno, funcional de punho, botoeira, pescoço de cisne, desvio ulnar e canaletas.
  - Palmilhas.
  - Dispositivos de marcha: andador, bengalas e muletas (axilar e canadense).
  - Adaptações: para a realização de vida prática e diária.

Conclusão

A reabilitação de pacientes com AIJ deve ser conduzida de maneira criteriosa, respeitando as capacidades, a fase da doença, os limites de dor e as eventuais deformidades de cada criança ou adolescente. A avaliação adequada é essencial para a elaboração dos objetivos, a execução da terapia e a adesão ao tratamento por parte dos pacientes e cuidadores. Há grande concordância na literatura atual de que, para recuperação do sistema musculoesquelético, a fisioterapia deve utilizar, de forma individualizada, com duração média de 12 semanas, com três vezes por semana, exercícios de fortalecimento, alongamento, propriocepção, exercícios aquáticos e para ganho de equilíbrio. O tratamento fisioterapêutico é efetivo para recuperação dessas crianças, com resultados consistentes sobre a função física, o bem-estar e a qualidade de vida do doente com AIJ.

DERMATOMIOSITE E POLIMIOSITE JUVENIL

As miopatias inflamatórias idiopáticas da infância são um grupo de doenças multissistêmicas raras e graves, das quais a mais comum é a dermatomiosite juvenil (DMJ), enquanto a polimiosite juvenil (PM) é vista em menos de 5% dos casos na maioria das pesquisas de coortes.

A DMJ é a miopatia inflamatória mais comum da infância, embora ainda rara, apresenta incidência estimada de 3,2 crianças por milhão por ano, sendo predominante no sexo feminino na proporção de 2:1.

A dermatomiosite e a polimiosite juvenis são miopatias inflamatórias de caráter crônico e etiologia desconhecida, apresentam aparecimento simétrico e gradual de fraqueza muscular inicialmente proximal, mas podendo se expandir para a musculatura distal. Essas doenças podem afetar órgãos, causando morbidez grave e inaptidão.

Os fatores de risco ambientais e genéticos parecem ter um papel fundamental no aparecimento da DMJ; o HLA B8-DRB1*0301 é um fator imunogenético muito forte. As infecções e a sazonalidade dos nascimentos podem aumentar o risco de desenvolvimento da doença.

É importante identificar e diferenciar os tipos de doenças inflamatórias musculares e, de acordo com os achados clínicos e histopatológicos, classificá-las em PM, DMJ e miosite por corpúsculo de inclusão.

Diagnóstico

O diagnóstico deve ser feito por um reumatologista pediátrico, baseado na avaliação clínica, em que aparece a fraqueza muscular proximal e lesões cutâneas características da dermatomiosite e laboratorial, com aumento sérico das enzimas musculares, eletromiografia, ressonância magnética, além da avaliação histológica. Com essas informações, será possível classificar a doença inflamatória muscular.

Em geral, as manifestações surgem de modo lento e progressivo. A criança se queixa de dores pelo corpo, apresenta febre baixa, desânimo, dificuldade para elevar os braços, subir escadas, levantar-se do chão e até mesmo da cama. Podem ocorrer também dificuldade para engolir e quedas frequentes. Em muitos casos, a fraqueza muscular é a única manifestação, o que dificulta e retarda o diagnóstico.

O quadro cutâneo é variável, com destaque para a vermelhidão em face, que muitas vezes é diagnosticada como dermatite alérgica. Um sinal sugestivo da DMJ é o chamado heliotropo, que se caracteriza por inchaço e mancha arroxeada ou vermelha em volta das pálpebras. Manchas vermelhas também são frequentes em cotovelos, joelhos e superfícies extensoras das pequenas articulações das mãos, conhecidas como sinal de Gottron. É importante salientar que essas lesões de pele podem aparecer ou se acentuar após exposição ao sol. Nódulos calcificados no tecido subcutâneo também podem surgir com a evolução da doença, podendo causar limitações graves em função da mobilidade muscular e das dores graves.

Em um estudo realizado com crianças brasileiras que apresentavam o diagnóstico de DMJ, PM e sobreposição de doenças do tecido conjuntivo, observou-se a presença de fraqueza muscular em 95,8%, erupção heliotropo 83,5%, pápulas de Gottron em 83,1 e 92% tinham pelo menos um resultado anormal de enzima muscular. A biópsia muscular foi realizada em 74,6% dos estudados e apresentou resultados anormais em 91,5%, enquanto a eletroneuromiografia, realizada em 39,2%, apresentou resultado alterado em 93,2 e 24,3% apresentavam calcinose em tecido subcutâneo.

Avaliação clínica

A avaliação das crianças com miopatias inflamatórias deve ser feita antes do início do tratamento para que se possa observar a evolução do quadro clínico.

Os instrumentos recomendados para avaliar e acompanhar a atividade da doença são:

- Avaliação global pelo médico da atividade – escala analógica visual – 10 cm.
- Avaliação da força muscular proximal – *Childhood Myositis Assessment Scale* (CMAS).
- Avaliação da capacidade funcional – Índice da Capacidade Funcional do CHAQ – *Childhood Health Assessment Questionnaire*.
- Avaliação do bem-estar global pelos pais/paciente – escala analógica visual – 10 cm.
- Avaliação da qualidade de vida relacionada à saúde – Índice Físico do CHQ-PF50® – *Childhood Health Questionnaire*.
- Avaliação global da atividade – *Disease Activity Score* (DAS).

Tratamento

O objetivo do tratamento das crianças com miopatias inflamatórias idiopáticas é mantê-las independentes e ativas, capazes de realizar as atividades diárias, cuidado próprio e lazer.

A terapia precoce e agressiva tenta prevenir ou estabilizar danos aos órgãos e as complicações da doença, sendo a calcinose associada à morbidade significativa por dor e risco de infecção. O manejo da doença é complexo e envolve equipe multidisciplinar, incluindo, fisioterapeuta, enfermeiro, reumatologista pediátrico, cardiologista, pneumologista, entre outros, além da

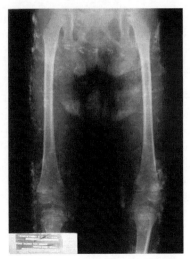

Figura 3   Radiografia de paciente com dermatomiosite juvenil, exibindo calcinose subcutânea em membros inferiores.

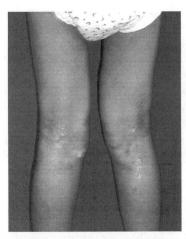

Figura 4   Aspecto clínico da região posterior dos joelhos de paciente com dermatomiosite juvenil. Observa-se calcinose subcutânea periarticular.

terapia inicial com alta dose de corticoide e combinação com farmácos como metotrexato ou ciclosporina.

Os tratamentos utilizados para doenças refratárias, com ou sem calcinose, ainda são um desafio, com pesquisas que incluem IVIG, ciclofosfamida, CsA, azatioprina, micofenolato de mofetila (MMF), hidroxicloroquina, tacrolimo, rituximabe, infliximabe e transplante de células-tronco autólogas, porém não conclusivas.

Prescrição de exercícios e reabilitação

A avaliação física realizada pelo teste ergométrico é uma recomendação que pode ser utilizada em pacientes com dermato/PM para avaliação e acompanhamento, pois apresentam redução de 35 a 40% no pico de VO_2 (VO_2 pico) quando comparados a crianças saudáveis. Quando a doença encontra-se em remissão, os parâmetros para o exercício estão melhores do que quando em atividade, por isso o teste ergoespirométrico é um excelente instrumento, não invasivo, para avaliação e acompanhamento das crianças com DMJ.

Pesquisas com crianças que apresentam PM ou DM são escassas pelo grande receio de expor as crianças, em atividade da doença, aos exercícios ativos com ou sem resistência. A ideia de que o exercício promoveria aumento da inflamação muscular inviabilizava a razão biológica para a execução das pesquisas clínicas, mesmo sabendo-se que a inflamação muscular induzida pelo exercício depende da duração, da frequência, do tipo e da intensidade.

Em 2005, Maillard et al. observaram que as crianças, com e sem atividade da doença, submetidas a exercícios ativos não apresentaram nenhuma alteração nos parâmetros inflamatórios musculares. Diante disso, houve diminuição na preocupação de realizar exercícios ativos para essa população; uma vez que já havia pesquisas em adultos com doença inflamatória muscular em atividade que mostravam segurança em realizar exercícios ativos com e sem carga.

A diminuição da força muscular de mãos de pacientes com PM ou DMJ leva ao comprometimento na realização das atividades diárias e à piora na qualidade de vida de mulheres. Assim, exercícios para fortalecimento da musculatura de mãos pode contribuir para melhora das limitações e atividades, porém esses estudos foram realizados em adultos.

Uma pesquisa pioneira sobre exercício aeróbio, exercício resistido e alongamento com crianças com DMJ com e sem atividade da doença, realizada no Hospital das Clínicas da Faculdade de Medicina da Universidade de São Paulo, mostrou melhora na força muscular, função, condicionamento aeróbio, massa óssea, atividade da doença e qualidade de vida. Os exercícios foram realizados duas vezes por semana, durante 12 semanas, sendo realizados 5 minutos de aquecimento em esteira, 20 minutos de treinamento resistido, 30 minutos de treino em esteira e cinco minutos de alongamento; todo o treinamento foi realizado sob supervisão. A pesquisa possui limitações, completamente aceitáveis para uma pesquisa clínica, pois trata-se de uma doença rara, com número limitado de pacientes que impossibilitaria seguir nos mínimos detalhes as orientações do CONSORT para ensaios clínicos e, até o momento, não foram feitas outras pesquisas dessa maneira.

Considerações finais

O tratamento fisioterapêutico das miopatias inflamatórias na infância depende muito do diagnóstico precoce feito pelo reumatologista pediátrico, assim como o encaminhamento para avaliação e prescrição de exercícios e orientações de atividades diárias.

Trata-se de um grupo de doenças que necessita de acompanhamento multiprofissional com terapeuta ocupacional, nutricionista, educador físico, psicólogo, além do fisioterapeuta e reumatologista pediátrico.

Deve-se utilizar a saúde baseada em evidências para melhor decisão terapêutica, sendo assim tanto a avaliação e a prescrição de exercícios quanto o acompanhamento devem seguir a melhor evidência científica.

Tratar crianças com PM ou DMJ não é uma tarefa fácil, principalmente pela escassez de pesquisas na área da fisioterapia, mas é recompensador quando se pode ver a melhora na função e na qualidade de vida das crianças e dos pais.

BIBLIOGRAFIA

1. Akikusa JD, Allen RC. Reducing the impact of rheumatic diseases in childhood. Best Pract Res Clin Rheumatol. 2002;16(3):333-45.
2. Alexanderson H, Stenstrom CH, Jenner G, Lundberg I. The safety of a resistive home exercise program in patients with recent onset active polymyositis or dermatomyositis. Scand J Rheumatol. 2000;29(5):295-301.
3. Armbrust W, Lelieveld OHTM, Tuinstra J, Wulffraat NM, Bos GJFJ, Cappon J, et al. Fatigue in patients with juvenile idiopathic arthritis: relationship to perceived health, physical health, self-efficacy, and participation. Pediatr Rheumatol. 2016;14(1):65.
4. Baydogan SN, Tarakci E, Kasapcopur O. Effect of strengthening versus balance-proprioceptive exercises on lower extremity function in patients with juvenile idiopathic arthritis. Am J Phys Med Rehabil. 2015;94(6):417-28.
5. Bode RK, Klein-Gitelman MS, Miller ML, Lechman TS, Pachman L. Disease activity score for children with juvenile dermatomyositis, reliability and validity evidence. Arthritis Rheum. 2003;49(1):7-15.
6. Bos GJFJ, Lelieveld OTHM, Armbrust W, Sauer PJJ, Geertzen JHB, Dijkstra PU. Physical activity in children with juvenile idiopathic arthritis compared to controls. Pediatr Rheumatol. 2016;14(1):42.
7. Bueno VC, Lombardi Jr I, Medeiros WM, Azevedo MMA, Len CA, Terreri MTRA, et al. Rehabilitation in juvenile idiopathic arthritis. Rev Bras Reumatol. 2007;47(3):197-203.
8. Cavallo S, Brosseau L, Toupin-April K, Wells GA, Smith CA, Pugh AG, et al. Ottawa Panel Evidence-Based Clinical Practice Guidelines for Structured Physical Activity in the Management of Juvenile Idiopathic Arthritis. Arch Phys Med Rehabil. 2017;98(5):1018-41.
9. Claudio L, Ferraz MB, Goldenberg J, Oliveira LM, Araujo PP, Quaresma MR, et al. Pediatric Escola Paulista de Medicina Range of Motion scale: a reduced joint count scale for general use in juvenile rheumatoid arthritis. J Rheumatol. 1999;26(4):909-13.
10. Elnaggar RK, Elshafey MA. Effects of combined resistive underwater exercises and interferential current therapy in patients with juvenile idiopathic arthritis. Am J Phys Med Rehabil. 2016;95(2):96-102.
11. Enders FB, Bader-Meunier B, Baildam E, Constantin T, Dolezalova P, Feldman BM, et al. Consensus-based recommendations for the management of juvenile dermatomyositis. Ann Rheum Dis. 2017;76(2):329-40.
12. Epps H, Ginnelly L, Utley M. Is hydrotherapy cost-effective? Health Technol Assess (Rockv). 2005;9(39):1-79.
13. Feldman BM, Rider LG, Reed AM, Pachman LM. Juvenile dermatomyositis and other idiopathic inflammatory myopathies of childhood. Lancet. 2008;371(9631):2201-12.
14. Fellas A, Hawke F, Santos D, Coda A. Prevalence, presentation and treatment of lower limb pathologies in juvenile idiopathic arthritis: a narrative review. J Paediatr Child Health. 2017;53(9):83-40.
15. Ferraz MB, Quaresma MR, Aquino LRL, Atra E, Tugwell P, Goldsmith CH. Reliability of pain scales in the assessment of literate and illiterate patients with rheumatoid arthritis. J Rheumatol. 1990;17(8):102-4.
16. Findlay AR, Goyal NA, Mozaffar T. An overview of polymyositis and dermatomyositis. Muscle Nerve. 2015;51(5):638-56.
17. Hackett J, Johnson B, Parkin A, Southwood T. Physiotherapy and occupational therapy for juvenile chronic arthritis: custom and practice in five centres in the UK, USA and Canada. Br J Rheumatol. 1996;35(7):69-9.
18. Hashkes PJ, Laxer RM. Update on the medical treatment of juvenile idiopathic arthritis. Curr Rheumatol Rep. 2006;8(6):450-8.
19. Hasija R, Pistorio A, Ravelli A, Demirkaya E, Khubchandani R, Guseinova D, et al.; Pediatric Rheumatology International Trials Organization. Therapeutic approaches in the treatment of juvenile dermatomyositis in patients with recent-onset disease and in those experiencing disease flare: an international multicenter PRINTO study. Arthritis Rheum. 2011;63(10):314-52.
20. Huber AM, Feldman BM, Rennebohn RM, Hicks JE, Lindsley CB, Perez MD, et al.; Juvenile Dermatomyositis Disease Activity Collaborative Study Group. Validation and clinical significance of the Childhood Myositis Assessment Scale (CMAS) for assessment in the Juvenile Idiopathic Myopathies. Arthritis Rheum. 2004;50(5):1595-603.
21. Huber AM, Hicks JE, Lachenbruch PA, Perez MD, Zemel LS, Rennebohm RM, et al.; Juvenile Dermatomyositis Disease Activity Collaborative Study Group. Validation of the childhood health assessment questionnaire in the juvenile idiopathic inflammatory myopathies. J Rheumatol. 2001;28(5):1106-11.
22. Klatchoian DA, Len CA, Terreri MTRA, Silva M, Itamoto C, Ciconelli RM, et al. Quality of life of children and adolescents from São Paulo: reliability and validity of the Brazilian version of the Pediatric

Quality of Life Inventory version 4.0 Generic Core Scales. J Pediatr (Rio J). 2008;84(4):308-15.
23. Klein JD, Allan MJ, Elster AB, Stevens D, Cox C, Hedberg VA, et al. Improving adolescent preventive care in community health centers. Pediatrics. 2001;107(2):318-27.
24. Kuntze G, Nesbitt C, Whittaker JL, Nettel-Aguirre A, Toomey C, Esau S, et al. Exercise therapy in juvenile idiopathic arthritis: a systematic review and meta--analysis. Arch Phys Med Rehabil. 2018;99(1):178-93.
25. Len C, Goldenberg J, Ferraz MB, Odete M, Leda H, Oliveira LM, et al. Cross-cultural reliability of the childhood health assessment questionnaire. J Rheumatol. 1994;21(12):2349-52.
26. Lovell DJ, Lindsley CB, Rennenbohm RM, Ballinger SH, Bowyer SL, Giannini EH, et al. Development and validated disease activity and damage indices for the juvenile idiopathic inflammatory myopathies - II. The Childhood Myositis Assessment Scale (CMAS): A quantitative tool for the evaluation of muscle function. Arthritis Rheum. 1999;42(10):2213-9.
27. Machado C, Ruperto N. Consenso em reumatologia pediátrica. Parte II – Definição de melhora clínica para o lúpus eritematoso sistêmico e dermatomiosite juvenil. Rev Bras Reumatol. 2005;45(1):14-9.
28. Machado CS, Ruperto N, Silva CH, Ferriani VP, Roscoe I, Campos LM, et al. The Brazilian version of the Childhood Health Assessment Questionnaire (CHAQ) and the Child Health Questionnaire (CHQ). Clin Exp Rheumatol. 2001;19(4 Suppl 23):S25-9.
29. Machado CSM, Ruperto N, Silva CHM, et al. For the Paediatric Rheumatology International Trials Organisation (PRINTO) The Brazilian version of the "Childhood Health Assessment Questionnaire – CHAQ" and the "Child Health Questionnaire – CHQ". Clin Exp Rheum. 2001;19(Suppl 23):S25-30.
30. Maillard SM, Jones R, Owens CM, Pilkington C, Woo PM, Wedderburn LR, et al. Quantitative assessments of the effects of single exercise session on muscle in juvenile dermatomyositis, United states. Arthritis Rheum Abr. 2005;53(4):558-64.
31. Malm C. Exercise-induced muscle damage and inflammation: fact or fiction? Acta Physiol Scand. 2001;171(3):233-9.
32. McDonagh JE, Shaw KL, Southwood TR. Growing up and moving on in rheumatology: development and preliminary evaluation of a transitional care programme for a multicentre cohort of adolescents with juvenile idiopathic arthritis. J Child Heal Care. 2006;10(1):22-42.
33. McDonagh JE. Young people first, juvenile idiopathic arthritis second: transitional care in rheumatology. Arthritis Care Res. 2008;59(8):1162-70.
34. Mendez EP, Lipton R, Ramsey-Goldman R, Roettcher P, Bowyer S, Dyer A, et al.; NIAMS Juvenile DM Registry Physician Referral Group. US incidence of juvenile dermatomyositis, 1995-1998: results from the National Institute of Arthritisand Musculoskeletal and Skin Diseases Registry. Arthritis Rheum. 2003;49(3):300-5.
35. Mendonca TM, Terreri MT, Silva CH, et al. Effects of Pilates exercises on health-related quality of life in individuals with juvenile idiopathic arthritis. Arch Phys Med Rehabil. 2013;94:2093-102.
36. Nistala K, Wedderburn LR. Update in juvenile myositis. Curr Opin Rheumatol. 2013;25(6):742-6.
37. Omori CH, Silva CA, Sallum AM, Rodrigues Pereira RM, Pinto ALS, Roschel H, et al. Exercise training in juvenile dermatomyositis. Arthritis Care Res (Hoboken). 2012;64(8):1186-94.
38. Petty R, Southwood T, Manners P, Baum J, Glass DN, Goldenberg J, et al.; International League of Associations for Rheumatology. International League of Associations for Rheumatology classification of juvenile idiopathic arthritis. J Rheumatol. 2004;25(10):390-2.
39. Prakken B, Albani S, Martini A. Juvenile idiopathic arthritis. Lancet. 2011;377(9783):2138-49.
40. Regardt M, Schult ML, Axelsson Y, Aldehag A, Alexanderson H, Lundberg IE, et al. Hand exercise intervention in patients with polymyositis and dermatomyositis: a pilot study. Musculoskeletal Care. 2014;12(3):160-72.
41. Regardt M, Welin Henriksson E, Alexanderson H, Lundberg IE. Patients with polymyositis or dermatomyositis have reduced grip force and health related quality of life in comparison with reference values: An observational study. Rheumatology (Oxford) 2011;50(3):578-85.
42. Rider LG, Feldman BM, Perez MD, Rennebohm RM, Lindsley CB, Zemel LS, et al. Development and validated disease activity and damage indices for the juvenile idiopathic inflammatory myopathies. I- Physician, parent and patients global assessments. Arthritis Rheum. 1997;40(11):1976-83.
43. Rider LG, Miller FW. Classification and treatment of the juvenile idiopathic inflammatory myopathies. Rheum Dis Clin North Am. 1997;23(3):619-55.
44. Robinson AB, Hoeltzel MF, Wahezi DM, Becker ML, Kessler EA, Schmeling H, et al.; Juvenile Myositis CARRA Subgroup, for the CARRA Registry Investigators. Clinical characteristics of children with

juvenile dermatomyositis: the Childhood Arthritis and Rheumatology Research Alliance Registry. Arthritis Care Res (Hoboken). 2014;66(3):404-10.

45. Romero KCT. Terreri MTSLRA, Len CA, Hilário MOE. Dermatomiosite e polimiosite juvenis: diagnóstico e tratamento/Dermatomyositis and polymyositis. Rev Paul Pediatr. 2003;21(4):223-7.

46. Sandstedt E, Fasth A, Eek MN, Beckung E. Muscle strength, physical fitness and well-being in children and adolescents with juvenile idiopathic arthritis and the effect of an exercise programme: a randomized controlled trial. Pediatr Rheumatol. 2013;11(1):7.

47. Sato JO, Sallum AM, Ferriani VP, Marini R, Sacchetti SB, Okuda EM, et al.; Rheumatology Committee of the São Paulo Paediatrics Society. A Brazilian registry of juvenile dermatomyositis: onset features and classification of 189 cases. Clin Exp Rheumatol. 2009;27(6):1031-8.

48. Sousa DPN, Lombardi Jr I. Avaliação da capacidade aeróbia e exercícios resistidos em pacientes com dermatomiosite e polimiosite juvenil: revisão de literatura. Fisioter. 2009;22(4):489-96.

49. Takken T, Janjaap VDN, Engelbert RHH, Pater S, Helders PJM. Responsiveness of exercise parameters in children with inflammatory myositis. Arthritis Rheum. 2008;59(1):59-64.

50. Takken T, Spermon N, Helders PJ, Prakken AB, van der Net J. Aerobic exercise capacity in patients with juvenile dermatomyositis. J Rheumatol. 2003;30(5):1075-80.

51. Takken T, Van Der Net J, Kuis W, Helders PJ. Aquatic fitness training for children with juvenile idiopathic arthritis. Rheumatology. 2003;42(11):1408-14.

52. Troyanov Y, Targoff IN, Tremblay JL, Goulet JR, Raymond Y, Senécal JL. Novel classification of idiopathic inflammatory myopathies based on overlap syndrome features and autoantibodies: analysis of 100 French Canadian patients. Medicine (Baltimore). 2005;84(4):231-49.

53. Uğurlu ÜU, Özdoğan H. Effects of serial casting in the treatment of flexion contractures of proximal interphalangeal joints in patients with rheumatoid arthritis and juvenile idiopathic arthritis: A retrospective study. J Hand Ther. 2016;29(1):41-50.

54. Varju C, Petho E, Kutas R, Czirják L. The effect of physical exercise following acute disease exacerbation in patients with dermato/polymyositis. Clin Rehabil. 2003;17(1):83-7.

20
Fisioterapia respiratória nas doenças pulmonares

Maria Regina de Carvalho Coppo
Mônica Carvalho Sanchez Stopiglia
Fernanda de Cordoba Lanza
Guy Postiaux

INTRODUÇÃO

A fisioterapia respiratória é um processo dinâmico que consiste na aplicação terapêutica de intervenções, baseadas na fisiologia das vias aéreas. Atualmente, ainda existem lacunas na literatura quanto a indicações, contraindicações, momento ideal para início do tratamento e escolha da(s) técnica(s) adequada(s), a depender da doença em questão. A abordagem fisioterapêutica nas faixas etárias neonatal e pediátrica difere de forma substancial daquela praticada no adulto. Por esse motivo, as técnicas de fisioterapia respiratória devem ser continuamente adaptadas em constante crescimento e desenvolvimento.

A aplicação das técnicas deve respeitar os seguintes fatores:

- Idade do paciente e fatores anatomofisiológicos.
- Doença pulmonar e doenças associadas.
- Condições clínicas e evolução do quadro.
- Cooperação e adesão ao tratamento.
- Desenvolvimento neuropsicomotor.

Os objetivos da fisioterapia respiratória, de forma geral, consistem na prevenção ou na redução das consequências da obstrução por secreção, como:

- Hiperinsuflação.
- Atelectasia.
- Má distribuição da ventilação.
- Alteração da relação ventilação/perfusão (V/Q).
- Aumento do trabalho respiratório.

Além disso, a remoção de secreções infectadas reduz os mediadores inflamatórios, a atividade proteolítica e oxidativa das vias aéreas, prevenindo ou reduzindo as lesões teciduais provocadas pelas infecções broncopulmonares.

A seguir, serão descritos, de maneira sucinta, a fisiopatologia e o quadro clínico das principais doenças pulmonares, agudas e crônicas, na infância. Posteriormente, será abordada a fisioterapia respiratória para esses casos, ou seja, técnicas fisioterapêuticas que tenham como objetivo principal eliminar secreção pulmonar, consequentemente, reduzir o desconforto respiratório.

DOENÇAS PULMONARES AGUDAS NA INFÂNCIA

Estima-se que entre 40 e 60% das consultas médicas realizadas em lactentes sejam por queixas respiratórias. As doenças pulmonares agudas na infância são responsáveis por grande número de visitas ao pronto-socorro e pelas internações hospitalares. A maior parte dessas doenças cursa com acúmulo de secreção pulmonar, sendo necessária a intervenção multiprofissional, incluindo a fisioterapia. A seguir, as doenças pulmonares agudas mais frequentes na população infantil.

Pneumonia

A pneumonia é a causa mais séria de infecção respiratória aguda na infância. Pode ser causada por bactérias, vírus, organismos atípicos e fungos, sendo os quadros mais graves, frequentemente, os de origem bacteriana. O *Streptococcus pneumoniae* é a bactéria mais comum em todas as faixas etárias, sendo responsável por 27 a 44% dos casos. Essa incidência diminui com a idade.

As estratégias básicas para prevenção da morbidade e da mortalidade da pneumonia são baseadas na redução dos principais fatores de risco. Elas incluem imunização (sarampo, coqueluche, *Haemophilus influenzae* tipo b, pneumococos), nutrição adequada, prevenção do nascimento de baixo peso, cuidado adequado do recém-nascido, incentivo ao aleitamento materno, controle da transmissão vertical do vírus da imunodeficiência humana (HIV), além do controle da poluição em lugares fechados e aglomeração.

A pneumonia começa habitualmente com a colonização da mucosa da nasofaringe, seguida pela disseminação para o trato respiratório inferior. Como os mecanismos imunológicos não estão totalmente desenvolvidos em crianças, qualquer acometimento às defesas do trato respiratório pode favorecer a infecção por bactérias normalmente presentes na orofaringe.

A pneumonia pode ser diagnosticada somente pelos aspectos clínicos ou pela associação com achados radiológicos. Pode ser caracterizada pelos sintomas: febre (temperatura axilar > 38,5 °C) e tosse ou dificuldade respiratória; e sinais: taquipneia variável de acordo com a idade (ver Capítulo 2, "Avaliação respiratória"). Sinais e sintomas de pneumonia podem ser ainda inespecíficos, como vômitos e dor abdominal, mialgia, dor de cabeça e secreção ocular.

Na ausculta pulmonar, a presença de estertores finos ao final da inspiração, ainda que não constitua nenhum sinal específico, é típica da pneumonia na infância. Na prática clínica, em locais com poucos recursos, o diagnóstico da pneumonia é baseado nas diretrizes da Organização Mundial da Saúde (OMS), que apontam a tosse e a taquipneia como fatores indicativos da doença, especialmente na impossibilidade da realização de exames radiológicos.

A pneumonia é classificada como não grave quando existirem sinais e sintomas da doença sem associação de retrações de caixa torácica, gemido expiratório; enquanto a grave está associada a dificuldade respiratória, retrações de caixa torácica e/ou gemido, inabilidade para mamar no peito ou beber, vômitos, convulsões, letargia ou diminuição do nível de consciência.

Em casos graves, a hospitalização é necessária para administração endovenosa de antibióticos, medidas de suporte e realização de procedimentos invasivos para diagnóstico e tratamento de complicações.

No tratamento ambulatorial da pneumonia, além da administração de antibióticos, inúmeras terapias adjuvantes são descritas, como antitérmicos, antitussígenos, mucolíticos e suplementação de zinco. O momento da indicação da fisioterapia respiratória ainda é variável entre os autores, mas é unânime na presença de secreções pulmonares.

Bronquiolite viral aguda

Bronquiolite viral aguda (BVA) é uma infecção viral do trato respiratório inferior que acomete crianças com menos de 24 meses. Pode surgir desde as primeiras semanas de vida, porém a média de idade é de 3 a 7 meses, sendo mais comum no sexo masculino.

A BVA aparece em picos epidêmicos principalmente durante as estações de outono e inverno, acometendo 60 a 80% dos lactentes. O vírus sincicial respiratório (VSR) é o agente causador mais comum. Outros vírus, como *parainfluenzae* 1 e 3, adenovírus (implicado nas formas particularmente graves) e o vírus da gripe, também podem ser encontrados.

Foi definida de acordo com os critérios da Conferência de Consenso de Bronquiolite como um episódio de dispneia ocorrendo imediatamente após um episódio de nasofaringite, associado a tosse, dificuldade expiratória e/ou dispneia obstrutiva, traduzida por taquipneia, retração inspiratória, hiperinsuflação dos pulmões, sibilos (audíveis na boca ou na ausculta), estertores ou, nos casos mais sérios, ausência de ruídos adventícios.

A infecção viral tem início no trato respiratório superior e se dissemina para o inferior em poucos dias, resultando em inflamação e edema do epitélio bronquiolar, com infiltração peribrônquica de células sanguíneas brancas (na maior parte células mononucleares), edema da submucosa e adventícia, dano ciliar (que pode persistir por muitas semanas ou meses após a BVA), aumento da produção de secreção e necrose das células epiteliais. Na fisiopatologia, é descrito um mecanismo de válvula que resulta em aprisionamento de ar, distal às áreas obstruídas por secreção, com subsequente reabsorção, levando à atelectasia e à alteração da relação V/Q, podendo causar hipoxemia. A atelectasia pode ser acelerada pela ausência de canais de ventilação colateral em lactentes. A constrição da musculatura lisa nos bronquíolos parece ter pequeno papel no processo patológico, o que pode explicar o benefício limitado do broncodilatador observado nos estudos clínicos.

Os sinais e os sintomas de BVA consistem em rinorreia, tosse, sibilos, taquipneia e aumento do trabalho respiratório manifestado por gemidos expiratório, batimentos de asa de nariz e retrações intercostais e/ou subcostais. A ausculta pulmonar revela sibilos difusos, ruídos brônquicos de obstrução e crepitantes em caso de acometimento alveolar. A sintomatologia respiratória atinge o pico máximo em torno do terceiro dia, prolongando-se até o sétimo em média, depois evolui para a cura. O desconforto respiratório, a taquipneia, a cianose ou a palidez, os distúrbios neurológicos (agitação, sonolência) e as irregularidades da respiração são os sinais de gravidade relacionados à fadiga e à asfixia.

Habitualmente, a BVA evolui em alguns dias sem sequelas, mas a obstrução e o broncoespasmo podem persistir. Nesse caso, é recomendado investigar a hipótese diagnóstica de lactente sibilante. Sinais respiratórios persistentes, com lesões evidenciadas na radiografia, podem evoluir para bronquiolite obliterante e doença respiratória crônica.

A maior parte das BVA é tratada ambulatoriamente, mais frequentemente com medidas sintomáticas. O tratamento ambulatorial da BVA inclui manter um estado de hidratação correta (orientando o fracionamento da alimentação) e assegurar a permeabilidade das vias aéreas superiores (VAS) por meio da instilação de solução fisiológica nas narinas. A saturação de pulso de oxigênio deve se manter superior a 92%, caso contrário a oxigenoterapia está indicada, impondo a hospitalização do paciente. Aproximadamente 40 a 50% das crianças que requerem admissão hospitalar por BVA apresentarão sintomas prolongados e episódios recorrentes de sibilos, após o episódio agudo.

Embora ainda haja controvérsia, algumas pesquisas têm demonstrado que o uso da solução salina hipertônica (SSH) a 3%, principalmente se associada a um broncodilatador, possa melhorar o escore clínico de gravidade da BVA e reduzir o tempo de permanência no hospital. Seriam quatro os mecanismos sugeridos para os efeitos favoráveis do SSH: (1) diminuição do edema de mucosa; (2) diminuição da concentração dos mediadores inflamatórios; (3) limpeza mecânica do muco espesso; e (4) melhora da função e transporte muco ciliar global.

No que diz respeito à fisioterapia respiratória para tratamento da BVA, a literatura é bastante controversa. O trabalho de Roqué et al. demonstrou o potencial efeito deletério sobre o desconforto respiratório. De acordo com a Conferência de Consenso de Bronquiolite, essa divergência talvez esteja fundamentada nos métodos terapêuticos diferentes, ou seja, nos princípios fisiológicos das técnicas utilizadas (ondas de choque – técnicas convencionais – ou variação de fluxo). A indicação da terapia deve ser baseada principalmente no quadro clínico e na ausculta pulmonar.

DOENÇAS PULMONARES CRÔNICAS NA INFÂNCIA

Dados internacionais indicam que cerca de 40% dos lactentes apresentarão crise de sibilância nos primeiros 3 anos de vida e o agravamento dessas crises pode resultar em doença pulmonar crônica. Fatores como prematuridade extrema, exposição aos produtos tóxicos do tabaco e poluição ambiental podem comprometer o desenvolvimento pulmonar e favorecer o desencadeamento de doenças crônicas. A seguir, a descrição breve das doenças pulmonares crônicas corriqueiras na infância.

Displasia broncopulmonar

A displasia broncopulmonar (DBP) é a sequela respiratória mais importante que acomete recém-nascidos pré-termo (RNPT) de muito baixo peso e uma das formas de doença pulmonar crônica mais comuns na infância.

Tem como característica clínica a interrupção do desenvolvimento alveolar, com redução do crescimento alveolar distal, decorrente da falha na septação normal, originando alvéolos de maior tamanho, porém em menor número. De forma concomitante, ocorre alteração do desenvolvimento vascular com configuração capilar anormal e graus variados de proliferação intersticial. O conjunto dessas alterações leva à diminuição da capacidade de troca gasosa.

Nas vias aéreas e nos espaços aéreos distais, ocorre uma lesão heterogênea, que resulta em constantes de tempo variáveis em diferentes partes do pulmão. Isso leva à formação de áreas de atelectasia e hiperinsuflação, com consequente alteração da relação V/Q. Essas crianças apresentam ainda maior vulnerabilidade a episódios intermitentes de hipóxia, decorrentes da imaturidade do controle respiratório, com instabilidade da via aérea e episódios de apneia. Diminuição da capacidade residual funcional (CRF), maior resistência e menor complacência pulmonar, maior obstrução ao fluxo aéreo, hiper-reatividade da via aérea e hipertensão pulmonar agravam a fisiopatologia.

O processo da doença na DBP é variável. Alguns RN têm a hipertensão pulmonar como componente predominante da fisiopatologia, enquanto outros possuem traqueobroncomalácia grave, e muitos ainda apresentam atelectasias difusas ou lesões císticas no parênquima pulmonar.

Os sintomas são primeiramente decorrentes da hipoventilação alveolar e do comprometimento da troca gasosa, com hipoxemia e hipercapnia, resultando em aumento do trabalho respiratório e sinais clínicos de dispneia.

As consequências da DBP em longo prazo incluem hiper-reatividade das vias aéreas, redução na função pulmonar e diminuição da resposta imune do pulmão, com consequente aumento da suscetibilidade a infecções respiratórias, resultando em maior risco de internações nos primeiros anos de vida.

O tratamento medicamentoso do paciente com DBP será de acordo com a gravidade da doença, variando de corticoide oral ou inalatório a diuréticos para redução do processo inflamatório nas vias aéreas. O fisioterapeuta deve estar atendo às intervenções respiratórias para redução da hipoxemia e do acúmulo de secreção pulmonar, bem como ao estímulo do desenvolvimento neuropsicomotor.

Asma

Segundo a OMS, a asma é uma doença caracterizada por crises recorrentes de falta de ar e sibilos, variáveis em gravidade e frequência. É uma doença heterogênea usualmente caracterizada por inflamação crônica da via aérea, aumento na produção de muco e hiper-reatividade brônquica, com consequente obstrução reversível do fluxo aéreo. É definida pela história dos sintomas respiratórios como sibilo, dispneia, rigidez de caixa torácica e tosse, que se modificam em tempo e intensidade, juntamente com uma variada limitação ao fluxo aéreo, reversível espontaneamente ou com tratamento medicamentoso.

É resultado de interação genética, exposição ambiental a alérgenos e irritantes e outros fatores específicos que acarretam desenvolvimento e manutenção dos sintomas. Vários fatores contribuem para a exacerbação da doença, incluindo infecções, subutilização dos medicamentos de controle ou exposições a alérgenos e poluentes. Na maioria dos casos, existe mais de um fator contribuidor, sendo que as infecções virais são de especial importância, pois são responsáveis por cerca de 90% das exacerbações, especialmente durante os períodos de outono e primavera em climas temperados, quando os quadros de infecção respiratória são mais comuns.

A asma é uma das principais doenças crônicas da infância, sendo responsável por grande número de hospitalizações, afetando a qualidade de vida do paciente e dos familiares. O tratamento medicamentoso deve ser contínuo, sendo prescrito pela equipe médica os remédios de alívio durante a crise (broncodilatadores de curta duração) e a medicação de tratamento (corticoides inalatórios). A fisioterapia terá atuação diferenciada no momento da crise, com exercícios respiratórios, e fora da crise com reabilitação pulmonar (ver Capítulo 21, "Reabilitação cardiopulmonar e metabólica") e fisioterapia respiratória.

Fibrose cística

A fibrose cística (FC) ou mucoviscidose é outra doença respiratória crônica responsável pelo aumento da morbidade e da mortalidade infantil. É um distúrbio hereditário autossômico recessivo, causado por mutações no gene *CFTR* (regulador de condutância transmembranar de fibrose cística, na sigla em inglês), que está localizado no braço longo do cromossomo 7, levando à ausência ou à disfunção dessa proteína que regula o transporte de íon através da membrana apical na superfície de certos epitélios.

Nos pulmões, a disfunção do *CFTR* leva à depleção de líquido na superfície da via aérea e à produção de muco espessado e viscoso que adere a essa superfície. Os resultados são a diminuição da depuração mucociliar e a deficiência das defesas do hospedeiro. As secreções desidratadas, espessas e aderentes levam à infecção pulmonar por um espectro limitado de bactérias específicas e à uma resposta inflamatória exagerada, causando, por sua vez, o desenvolvimento de bronquiectasias. O processo inflamatório em pacientes com FC começa no início da vida e resulta em aumento da obstrução das vias aéreas e danos progressivos. A insuficiência pulmonar é responsável pela maioria das mortes relacionadas à FC.

O curso clínico é determinado pelo muco viscoso e pela depuração diminuída, predispondo à sinusite, à bronquite, à pneumonia, à bronquiectasia, à fibrose pulmonar, ao pneumotórax, às hemoptises, ao tromboembolismo venoso, à hipertensão pulmonar e à falência respiratória. Em geral, a cronicidade da doença resulta em *cor pulmonale*.

As exacerbações pulmonares podem causar declínio abrupto na função pulmonar, às vezes de forma não totalmente reversível, devendo, portanto, ser prevenida ou tratada imediatamente. O reconhecimento precoce e o manejo vigoroso das exacerbações pulmonares são cruciais para a manutenção da função pulmonar, boa qualidade de vida e sobrevida. As diretrizes atuais para tratamento de exacerbações recomendam o aumento da terapia de depuração das vias aéreas (técnicas de remoção de secreção) pelas técnicas de fisioterapia respiratória e a adição de terapia antibiótica (oral ou intravenosa) realizada pela equipe médica. O cuidado centrado por uma equipe multiprofissional treinada e experiente é essencial para a ótima gestão e os resultados do paciente. Adicionalmente, a reabilitação pulmonar nesses pacientes tem sido cada vez mais abordada.

Grande parte dos estudos que testam os benefícios das técnicas de fisioterapia respiratória é aplicada a pacientes com FC em razão da característica de hipersecreção pulmonar.

Em resumo, as doenças pulmonares agudas ou crônicas citadas comprometem de maneira importante o sistema respiratório, mas o atendimento fisioterapêutico não deve se restringir a esse sistema. Entretanto, por questão de organização, e de maneira didática, a seguir estão descritas apenas as técnicas de fisioterapia respiratória para essa população. Cabe ressaltar que a avaliação e a intervenção de outros sistemas, como o neurológico (ver Capítulo 1, "Avaliação neurológica", e Capítulo 4, "Aprendizado motor"), bem como a reabilitação pulmonar (ver Capítulo 21, "Reabilitação cardiopulmonar e metabólica") devem ser feitas concomitantemente. Adicionalmente, o tratamento medicamentoso para as doenças pulmonares é de extrema importância, sendo o atendimento multiprofissional imprescindível para a boa evolução do quadro. O fisioterapeuta atuará visando à melhora global do paciente, tratando os diversos sistemas acometidos pela doença aguda ou crônica.

FISIOTERAPIA RESPIRATÓRIA

As técnicas de remoção de secreção, componente da fisioterapia respiratória, estão divididas em técnicas convencionais e atuais, de acordo com os princípios fisiológicos. Antes de iniciar a intervenção do paciente pediátrico, deve ser feita uma avaliação, o que engloba o sistema neurológico e desenvolvimento neuropsicomotor (Capítulo 1, "Avaliação neurológica", e Capítulo 4, "Aprendizado motor"), bem como o sistema respiratório (Capítulo 2, "Avaliação respiratória").

As técnicas convencionais, descritas na literatura internacional como *chest physical therapy* (CPT), são baseadas em ondas de choque (tapotagem e vibração) e em posturas que utilizam os efeitos da gravidade para drenagem das secreções pulmonares das vias aéreas inferiores (VAI) para as superiores (VAS). Essas técnicas têm sido cada vez menos utilizadas na assistência do paciente pediátrico com hipersecreção pulmonar.

Ensaios clínicos randomizados sobre técnicas de fisioterapia respiratória em lactentes, publicados nos últimos anos, não incluem técnicas convencionais em razão de pouca, ou nenhuma, evidência de eficácia em estudos anteriores. Esse fato justifica-se, pois, para que a terapia de remoção de secreção baseada em técnicas convencionais seja eficaz, é necessário percorrer três passos: (1) descolar a secreção das vias aéreas; (2) deslocá-la para as vias de maior calibre e (3) eliminá-la. O princípio de descolar a secreção é baseado no tixotropismo, que consiste na alteração da característica da secreção tornando-a menos viscosa por promover a homogeneização das camadas sol e gel. Entretanto, esse princípio físico é alcançado somente quando a frequência e a intensidade dessa onda de choque mecânica alcançam a secreção pulmonar. A eficácia dessas técnicas é proporcional à energia despendida, que, por sua vez, depende da força da aplicação da manobra e da rigidez do tórax. A frequência ideal para o transporte do muco está entre 5 a 15 Hz, mas a capacidade manual fica muito aquém da necessária para permitir o aumento dos batimentos ciliares e promover o tixotropismo. O uso desse tipo de técnica manual tem sido desencorajado, em razão dos resultados negativos observados, como dessaturação, fraturas de costela e piora do desconforto respiratório.

Por outro lado, as técnicas atuais – baseadas em variações do fluxo respiratório – são derivadas de quatro alterações ventilatórias (inspiração lenta, inspiração forçada, expiração lenta e expiração forçada) e têm sido amplamente utilizadas em pacientes pediátricos.

Na Figura 1, estão descritos os volumes e as capacidades pulmonares, variáveis que devem ser lembradas antes de aplicar as técnicas atuais de fisioterapia respiratória. Para esse grupo de técnicas, há grande número de estudos que mencionam os benefícios na eliminação de secreção e redução no desconforto respiratório de crianças com doenças pulmonares que cursam com hipersecreção.

Em virtude da superioridade das evidências científicas, serão abordadas nesse capítulo apenas as técnicas atuais de fisioterapia respiratória.

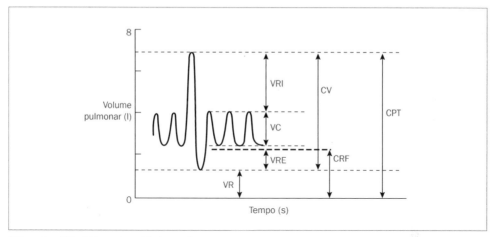

Figura 1 Volumes e capacidades pulmonares.
CPT: capacidade pulmonar total (VC + VRI + VRE + VR); CRF: capacidade residual funcional (VRE + VR); CV: capacidade vital (VC + VRI + VRE); VC: volume-corrente; VR: volume residual; VRE: volume de reserva expiratório; VRI: volume de reserva inspiratório.

TÉCNICAS ATUAIS DE FISIOTERAPIA RESPIRATÓRIA

As técnicas atuais de fisioterapia respiratória mobilizam secreção por variações de fluxo e/ou de volume no sistema respiratório (Figura 2). Essa variação é alcançada pela compressão do tórax e/ou do abdome do paciente (Figura 2), e o princípio de ação da técnica é justificado pela equação de Rohrer.

A equação de Rohrer, ou também conhecida como equação do movimento, postula que, para haver movimentação de ar para dentro ou para fora dos pulmões e, assim, mobilizar a secreção, a pressão pleural deve vencer a resistência, a pressão elástica e a pressão inercial do sistema respiratório. Equação de Rohrer ou equação do movimento:

$$P = R \times V' + E \times V + I \times V''$$

Sendo que E: elastância dinâmica (1/complacência); I: inércia; P: pressão transpulmonar; R: resistência nas vias respiratórias; V: volume de ar; V': fluxo de ar medido na boca; V": aceleração do volume.

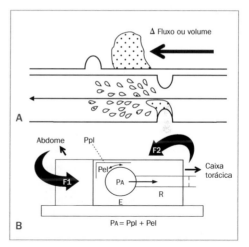

Figura 2 Esquema representativo da forma de ação das técnicas atuais de higiene brônquica. A seta (A) indica a variação de fluxo e/ou volume gerada pela compressão toracoabdominal no paciente. O aumento da pressão abdominal (F1) e torácica (F2) resulta na variação de volume e/ou fluxo (equação do movimento em B). Essa variação mobiliza fluxo e desloca a secreção para as vias centrais.

As técnicas atuais têm se mostrado mais efetivas nas faixas etárias neonatal e pediátrica, quando comparadas com as técnicas convencionais.

Isso se deve às características funcionais das vias aéreas superiores e inferiores, das particularidades anatômicas e fisiológicas pertinentes a cada fase do desenvolvimento do sistema respiratório. O RNPT, o RN a termo, o lactente, a criança e o adolescente diferem substancialmente entre si em relação às características específicas de crescimento e desenvolvimento. As principais particularidades anatômicas, fisiológicas e suas consequências funcionais estão descritas na Tabela 1.

As técnicas atuais de fisioterapia respiratória, baseadas nas variações do fluxo aéreo, podem ser utilizadas para a desobstrução de VAS (nariz) e VAI, e a velocidade do fluxo determina a região predominante de remoção da secreção.

As técnicas atuais de fisioterapia respiratória como (1) inspiração forçada têm a eficácia comprovada em eliminar secreção de VAS (nariz). Para a desobstrução de VAI, são utilizadas as técnicas de (2) expiração forçada – para secre-

Tabela 1 Diferenças anatômicas e fisiológicas no recém-nascido

Diferenças anatômicas	Consequências funcionais
Mandíbula mais arredondada e língua relativamente maior	▪ Fecha a orofaringe e dificulta a respiração bucal no repouso
Língua relativamente maior e localização mais alta na laringe	▪ Favorece obstrução das vias aéreas superiores
Epiglote longa e rígida, em posição mais alta e em contato próximo com o véu do palato	▪ Diminui a resistência ao fluxo aéreo nas passagens nasais
	▪ Impõe respiração nasal dos 0 aos 4 meses de idade
Diâmetro menor da laringe (3 a 4 mm no bebê e 8 mm no adulto)	▪ Favorece obstrução das vias aéreas superiores na presença de edema ou secreção
Cartilagem cricoide formando um anel completo ao redor da traqueia	▪ *Cuff* natural
	▪ Proporciona aspecto de funil
	▪ Zona de estreitamento (em que geralmente ocorre a laringite pós-extubação)
Caixa torácica cartilaginosa e circular no plano horizontal	▪ Maior tendência à distorção durante a respiração forçada e as compressões torácicas, aumentando o trabalho respiratório
Intercostais e acessórios com curso mais curto	▪ Menor força de contração
	▪ Menor vantagem mecânica para erguer as costelas e aumentar o volume torácico durante a inspiração forçada, menor volume-corrente
Diafragma em formato circular e em posição quase horizontal	▪ Menor zona de aposição
	▪ Menor força de contração e menor volume-corrente
Vísceras abdominais proporcionalmente maiores	▪ Restringem movimento vertical do diafragma
Menor número de alvéolos e com menor diâmetro	▪ Diminui área de trocas gasosas e mantém menor volume pulmonar
Ausência de ventilação colateral nos primeiros anos de vida	▪ Tendência a atelectasias por acúmulo de secreção
Desproporção entre o recuo elástico da caixa torácica e dos pulmões	▪ Baixa capacidade residual funcional
Traqueia e brônquios suscetíveis à compressão mecânica e ao colapso dinâmico	▪ Fechamento funcional da via aérea favorece o colabamento das vias aéreas

(continua)

Tabela 1   Diferenças anatômicas e fisiológicas no recém-nascido *(continuação)*

Diferenças anatômicas	Consequências funcionais
Fase REM do sono (80% do tempo em RNPT e 60% do tempo em RNT)	▪ Inibição da musculatura intercostal
	▪ Distorção da caixa torácica
	▪ Diminuição da capacidade residual funcional
	▪ Diminuição do calibre das vias aéreas
	▪ Aumento de 250% na resistência pulmonar
	▪ Aumento do trabalho respiratório
	▪ Dessaturação
Consumo de O_2 pelos músculos respiratórios duas a três vezes maior que no adulto	▪ Queda rápida da saturação de oxigênio (SpO_2)
	▪ Menor reserva de O_2 relativa ao tamanho corporal
Menor número de fibras resistentes à fadiga (fibras tipo I)	▪ Maior tendência à fadiga rápida com o aumento do trabalho respiratório
Menor diâmetro das vias aéreas inferiores	▪ Maior resistência ao fluxo aéreo (resistência proporcional à 4° potência do raio no fluxo laminar e à 5° potência do raio no fluxo turbulento)
	▪ Aumento do trabalho respiratório

O_2: oxigênio; REM: movimento rápido dos olhos; RNPT: recém-nascido pré-termo; RNT: recém-nascido a termo.

ções localizadas em vias aéreas proximais (traqueia e brônquios principais) ou a (3) expiração lenta – para remoção de secreções de vias aéreas médias e pequenos calibres periféricas (distais). As técnicas de (4) inspiração lenta utilizam o princípio da ventilação colateral, para melhora da ventilação pulmonar, favorecendo a reexpansão das vias aéreas distais e, consequentemente, deslocando as secreções dessa região para as mais proximais (Tabela 2).

Em pediatria, a aplicação das técnicas de fisioterapia respiratória varia entre as formas passiva, ativo-assistida ou ativa de acordo com a idade e o grau de cooperação do paciente.

TÉCNICAS PARA REMOÇÃO DE SECREÇÕES EM VIAS AÉREAS EXTRATORÁCICAS

Desobstrução rinofaríngea retrógrada

A desobstrução rinofaríngea retrógrada (DRR) é uma técnica de inspiração forçada que tem por objetivo remover secreções da rinofaringe, sem a necessidade de aspiração. Pode ser utilizada com ou sem a instilação local de solução fisiológica. Quando utilizada com instilação, recebe a denominação de DRR+I.

O princípio está fundamentado no aumento da velocidade do fluxo aéreo inspiratório, que diminui a pressão dos orifícios sinusais e da tuba auditiva (provocando o chamado efeito de Venturi), favorecendo a mobilização das secreções dessas cavidades para o conduto rinofaríngeo principal e consequente deglutição.

É realizada de forma passiva em lactentes e crianças pequenas ou ativa em crianças com mais de 4 a 5 anos e adolescentes. Na forma passiva, o aumento do fluxo é gerado pelo reflexo inspiratório originado após uma expiração completa, seja por uma manobra de fisioterapia respiratória [expiração lenta e prolongada (ELPr), aumento do fluxo expiratório lento (AFEL) ou tosse provocada (TP)], pelo choro ou mesmo em respiração espontânea.

Para a aplicação da técnica na forma passiva, a criança deve estar em decúbito dorsal, elevado a aproximadamente 30°. O fisioterapeuta pode posicionar-se de duas formas:

- Atrás da maca, com uma das mãos elevando a mandíbula (apoiando os dedos indicador e

Tabela 2 Tipo de variação de fluxo nas vias aéreas e a região de movimentação de secreção para as técnicas atuais de fisioterapia respiratória

Tipo de fluxo	Vias aéreas superiores (nariz e nasofaringe)	Vias aéreas inferiores proximais (traqueia e brônquios principais)	Vias aéreas inferiores de médio e pequeno calibres (bronquíolos terminais)	Vias aéreas distais (periferia pulmonar)
Inspiração forçada	X			
Expiração forçada		X		
Expiração lenta			X	
Inspiração lenta				X

médio na base da língua) ao final do tempo expiratório, obrigando a criança a inspirar profundamente pelo nariz (Figura 3A).

- Lateralmente ao leito, ocluindo a boca do paciente com a região hipotenar da mão, elevando a mandíbula e fechando rapidamente o orifício bucal (Figura 3B).
- Quando realizada após manobras de AFEL ou ELPr, o fisioterapeuta pode utilizar a região hipotenar da mão que acaba de concluir o apoio torácico; ou ainda realizar o movimento com a mão que dava apoio abdominal fazendo-a sustentar a mandíbula e fechar a boca, forçando uma nasoaspiração (Figura 3C).

Essa técnica pode ser realizada de forma isolada, quando somente as VAS estiverem comprometidas, ou entre as manobras de desobstrução de VAI. Pode ainda ser utilizada como adjuvante na avaliação do paciente, quando a obstrução por secreções em VAS dificulta a ausculta pulmonar e a determinação da presença e da quantidade de secreções em VAI.

Para a instilação, na DRR+I, pode ser utilizada a solução de cloreto de sódio a 0,9% (solução fisiológica) ou a substância medicamentosa (por indicação médica).

A DRR+I pode ser realizada posicionando a cabeça em ligeira hiperextensão e rodando-a para o lado da narina a ser instilada. Utiliza-se, em geral, 1 mL de cloreto de sódio a 0,9% (solução fisiológica) nessa faixa etária. Com a cabeça ainda nessa posição, massageia-se ao redor da aleta nasal e sobre a região do seio maxilar por aproximadamente 30 segundos, para que haja tempo de o soro instilado penetrar pelo óstio e banhar o seio dessa hemiface. A seguir, para os pacientes que compreendem o comando verbal, solicita-se que realize a DRR, inspirando

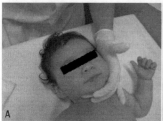
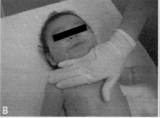
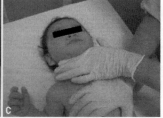

Figura 3 (A) Posição da mão no momento da manobra de DRR realizada durante a higiene nasal; (B) posição da mão durante a realização da manobra de DRR, com o terapeuta posicionado lateralmente ao paciente; (C) posição das mãos durante a realização da manobra de DRR após as manobras de aumento do fluxo expiratório lento (AFEL) ou expiração lenta e prolongada (ELPr), utilizando a mão que estava no apoio abdominal.

profundamente e fazendo vibrar o véu do palato, como se imitasse o "ronco". Drenadas as secreções dessa narina, realizam-se os mesmos passos no outro lado (Figuras 4A e 4B). Esse procedimento pode ser repetido enquanto persistirem as secreções nasais e deve ser ensinado progressivamente à criança, ou ao responsável, visando sua autonomia. No paciente com idade inferior a 3 ou 4 anos, devido à formação incompleta dos seios da face, não existe a necessidade de rodar a cabeça para a realização da técnica.

A DRR e a DRR+I têm sido largamente utilizadas em neonatos, lactentes e crianças para redução da secreção de seios paranasais, diminuindo a necessidade de aspiração nasal. Não está indicada para os pacientes submetidos à ventilação mecânica invasiva.

Tosse

A tosse é um reflexo no qual as técnicas de expiração forçada se baseiam, um mecanismo de defesa fundamental para expulsão de secreções das vias aéreas proximais. É comumente reconhecido que a tosse espontânea ou dirigida a alto ou baixo volume pulmonar é capaz de impulsionar as secreções das regiões proximais para a boca.

Na criança pequena ou no indivíduo incapaz de realizar a tosse espontaneamente, pode ser estimulada pela técnica de tosse provocada (TP).

Tosse provocada

A TP é técnica de expiração forçada, baseada na tosse reflexa provocada pela estimulação dos receptores mecânicos, situados na parede da traqueia extratorácica. O princípio está fundamentado no aumento da velocidade do fluxo de ar.

Para a aplicação da técnica, o paciente pode ser colocado em decúbito dorsal ou elevado a 30°. O terapeuta posiciona o polegar perpendicularmente à traqueia, na região da fúrcula esternal do paciente. Antes de se exercer pressão, tenta-se perceber a posição da traqueia, procurando a porção extratorácica mais baixa (Figura 5). O estímulo deve ser desencadeado preferencialmente ao final da inspiração ou no início da expiração, por serem estes os momentos de maior volume pulmonar. A pressão na fúrcula deve ser suave, mas aplicada de uma só vez.

O lactente frequentemente flete o pescoço, como uma postura de defesa, dificultando o acesso à traqueia. Nesse caso, pode-se posicionar a criança em decúbito ventral, na aquisição do controle de cabeça, visando a desencadear a extensão do pescoço pela reação postural de retificação. Essa posição favorece o alongamen-

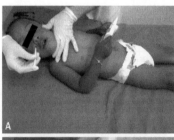
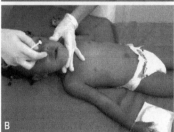

Figura 4 (A) Instilação de soro fisiológico na técnica de DRR+I; (B) massagem na narina após a instilação de soro fisiológico, durante a técnica de DRR+I.

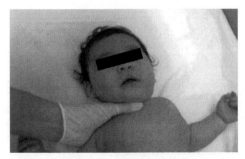

Figura 5 Posição da mão para realização da manobra de tosse provocada.

to e a liberação da traqueia extratorácica, facilitando a resposta à pressão (Figura 6). Outra vantagem reside no fato de o alongamento proporcionar maior rigidez à traqueia, diminuindo a tendência ao colapso. Com o paciente em suspensão ventral, o terapeuta deve aplicar a pressão com o dedo médio, uma vez que o polegar estará posicionado na região cervical, em contra apoio.

Nos lactentes, aplicar um apoio abdominal é interessante para evitar que no momento da tosse haja dissipação energética pela via abdominal. Por ser mais complacente, essa região oferece menor resistência à dissipação de pressão em detrimento da traqueia. Dessa forma, a criança "tosse em seu ventre". Para evitar esse efeito, o fisioterapeuta deve sustentar o abdome do paciente com uma das mãos, como se fosse uma cinta. Assim, o fluxo de ar se direciona para a região da traqueia, potencializando a tosse (Figura 7).

A TP está indicada quando as secreções estiverem localizadas em vias aéreas proximais ou traqueia, em pacientes não colaborativos. Pode ser aplicada a partir do nascimento a termo, devendo haver restrição na utilização em neonatos prematuros, considerando a não completa formação dos anéis cartilaginosos da traqueia.

Ao aplicar a TP pode haver risco de vômito e broncoaspiração, por isso deve ser respeitado um intervalo após refeições, que varia de acordo com o tipo e a frequência de alimentação do paciente. Essa técnica é formalmente contraindicada nas afecções laríngeas ou de traqueia extratorácica, na prematuridade e em casos em que o aumento da pressão intracraniana e do fluxo sanguíneo cerebral for deletério. Nos RN imaturos, além do reflexo ainda não estar presente, existe risco de colabamento da traqueia e alterações do fluxo sanguíneo cerebral.

Ao aplicar a TP, sugere-se iniciar a pressão de forma suave, aumentando-se a intensidade se necessário, pois a resposta ao estímulo é variável.

Tosse dirigida

A tosse dirigida (TD) é uma técnica de expiração forçada realizada no paciente cooperativo e responsivo ao comando verbal. Após o deslocamento das secreções pulmonares até regiões proximais pela aplicação de outras técnicas, o fisioterapeuta instrui o paciente a inspirar profundamente, fazer uma pausa utilizando os músculos abdominais para forçar o ar contra a glote fechada, e então tossir com uma única exalação, expectorando ou deglutindo a secreção eliminada das VAS.

A TD poderá ser solicitada quantas vezes forem necessárias até a melhora da ausculta pulmonar, desde que ainda se detectem secreções localizadas no setor proximal da árvore brônquica. Entretanto, é necessário observar o estado clínico do paciente para que não chegue à exaustão.

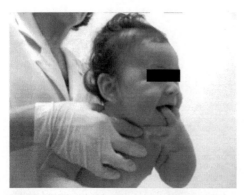

Figura 6 Técnica de tosse provocada realizada com o paciente em decúbito ventral.

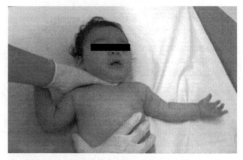

Figura 7 Técnica de tosse provocada com apoio abdominal.

O fato de a TD não melhorar a ausculta pulmonar tem alguns significados, entre eles: falta de compreensão do paciente para executar a técnica, fraqueza dos músculos abdominais, motor principal da tosse e secreção em vias aéreas periféricas que não foi deslocada para vias respiratórias centrais. Nessa última situação, outras técnicas devem preceder a TD.

Glossopulsão retrógrada

A glossopulsão retrógrada (GPR) é técnica de expiração forçada. É considerada uma técnica passiva utilizada em lactentes ou crianças pequenas, incapazes de expectorar. Tem o objetivo de conduzir as secreções eliminadas pela tosse, do fundo da cavidade bucal até a comissura labial, para que sejam expelidas ou retiradas pelo fisioterapeuta.

É realizada após a tosse, quando as secreções são projetadas para o fundo da cavidade bucal. O fisioterapeuta segura com uma das mãos a cabeça do paciente, apoiando o polegar sob o maxilar, na base da língua, impedindo a deglutição. Os outros quatro dedos são suavemente apoiados sobre a face lateral do crânio, sustentando a cabeça. Durante o tempo expiratório, o estreitamento do conduto orofaríngeo, provocado pelo apoio do polegar, aumenta a velocidade do ar expirado, impulsionando a secreção do fundo da cavidade bucal até a comissura labial (Figura 8). O muco poderá então ser coletado em um lenço de papel ou um recipiente transparente, permitindo um exame macroscópico.

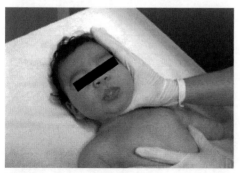

Figura 8 Posicionamento da mão durante a técnica de glossopulsão retrógrada (GPR).

A utilidade prática dessa técnica é permitir ao fisioterapeuta a apreciação da coloração, da consistência, das qualidades reológicas e a da eventual presença de sangue nas secreções coletadas. Por esse motivo, deve ser reservada aos casos em que haja necessidade, pois, apesar de eficaz, causa desconforto.

TÉCNICAS PARA REMOÇÃO DE SECREÇÕES EM VIAS AÉREAS INTRATORÁCICAS

Aumento do fluxo expiratório

Esta técnica de expiração forçada descrita por Barthe, denominada aceleração do fluxo expiratório até 1994, quando após a Conferência de Consenso de Técnicas Manuais de Fisioterapia Respiratória (Lyon, França), passou a ser conhecida pela denominação atual.

O aumento do fluxo expiratório (AFE) é definido como o aumento passivo, ativo-assistido ou ativo do fluxo aéreo expiratório, com o objetivo de mobilizar, carrear e eliminar as secreções traqueobrônquicas, com ou sem a ajuda de um fisioterapeuta. Essa técnica, de acordo com o objetivo desejado, pode ser realizada de forma rápida, pelo aumento do fluxo expiratório rápido (AFER), ou de forma lenta, aumento do fluxo expiratório lento (AFEL):

- A AFER tem por objetivo promover a progressão das secreções dos brônquios de médio para os de grande calibre e traqueia, por meio do aumento do fluxo aéreo expiratório. A técnica assemelha-se a um exercício de expiração forçada não prolongada, próximo ao pico de fluxo, e se aproxima da tosse sem o fechamento da glote. Está indicada quando a ausculta pulmonar evidencia secreções nas vias aéreas de grande calibre.
- A AFEL tem por objetivo mobilizar as secreções dos pequenos brônquios até as vias aéreas proximais, por meio da expiração lenta e prolongada, gerando baixo fluxo e baixo volume pulmonar, para permitir a elimi-

nação de secreções mais periféricas. Nessa técnica, realiza-se uma expiração não forçada, impondo um fluxo lento ao paciente, de forma a conservar a abertura dos brônquios de pequeno calibre e inibir o fechamento precoce dos pontos de igual pressão.

Em função da localização das secreções nas VAI, pode-se graduar a expiração tornando a técnica variável em velocidade, fluxo e volume de ar mobilizado; modulável em função do grau e do local da obstrução, da doença, da quantidade e da qualidade das secreções; e adaptável segundo a idade, o grau de compreensão e a atenção do paciente.

Aumento do fluxo expiratório passivo

A técnica descrita a seguir é denominada técnica de referência. É direcionada preferencialmente a RN, lactentes, crianças pequenas ou quando não se consegue cooperação por parte do paciente.

Para a realização da técnica, o fisioterapeuta se posiciona em pé, lateralmente ao paciente, com os cotovelos semifletidos, realizando a manobra sem utilizar o peso do próprio corpo. A técnica foi descrita originalmente com o paciente posicionado em decúbito dorsal, porém é recomendado elevá-lo a 30° (postura de segurança), por ser este um posicionamento mais confortável, diminuindo o peso das vísceras sobre o diafragma, facilitando a excursão e reduzindo o risco de episódios de refluxo gastroesofágico.

Na técnica de referência, uma das mãos é posicionada sobre o tórax e a outra sobre o abdome. A mão torácica é colocada entre a fúrcula esternal e a linha intermamária, envolvendo anterior e lateralmente o tórax da criança. A mão deve ser moldada sobre o tórax, mas a superfície de contato varia de acordo com o tamanho da mão do terapeuta e do tórax do paciente. A mão abdominal posiciona-se sobre o umbigo e as últimas costelas. O polegar e o indicador devem estar em contato com as costelas inferiores, para melhor perceber a medida do ritmo respiratório e sentir a criança respirar pelo movimento das próprias mãos (Figura 9).

A dinâmica da técnica consiste num movimento oblíquo da mão torácica, de cima para baixo e de frente para trás (simultaneamente), acompanhando o movimento expiratório. Já a mão abdominal pode variar de acordo com a idade do paciente, podendo ser adaptada das seguintes formas:

- Movendo-se de maneira sincronizada e ativa com a mão torácica, para uma manobra mais intensa. Essa variável está mais indicada para pacientes com mais de 2 anos, quando a maleabilidade e a conformação torácicas já sofreram as alterações fisiológicas próprias da idade (Figura 10A).
- De forma passiva, funcionando como uma cinta abdominal, em contra apoio. Na experiência dos autores, utiliza-se esta variável preferencialmente em lactentes (Figura 10B).
- Como uma ponte, cujos pilares são o polegar e o indicador (ou o dedo médio) (Figura 10C). Essa variação é denominada técnica da ponte e tem por objetivo limitar a

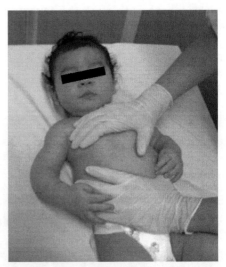

Figura 9 Posicionamento das mãos nas regiões torácica e abdominal para a realização da técnica de aumento do fluxo expiratório (AFE).

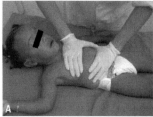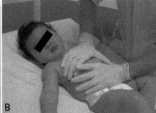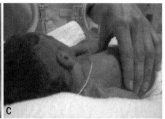

Figura 10 Posicionamento da mão abdominal em contrapressão durante a técnica de AFE (A); posicionamento da mão abdominal como apoio abdominal durante a manobra de AFE (B); posicionamento da mão abdominal durante a técnica de AFE ponte (C).

expansão das últimas costelas, aproximando origem e inserção do diafragma durante a inspiração, melhorando a força de contração. Além disso, preserva o abdome, criando um limite mecânico para a mão torácica, o que previne alterações do fluxo sanguíneo cerebral causadas pelo aumento da pressão intratorácica. É utilizada principalmente em RN, com atenção e cautela durante as compressões torácicas.

A pressão da manobra é sempre suave e simétrica, e a mão nunca deve deslizar sobre a pele, perdendo o contato com o tórax. A pressão/mobilização torácica deve seguir rigorosamente as curvaturas costais, não ultrapassando a fisiologia articular nem os limites de elasticidade costal. Quando associada à mobilização abdominal, promove a eliminação de maior volume de ar, por redução de todos os diâmetros torácicos, proporcionando melhor carreamento e eliminação das secreções traqueobrônquicas.

A compressão da manobra deve começar no platô inspiratório do paciente. A efetividade da técnica é maior quando realizada a partir de um volume inspiratório máximo. Isso é possível após uma expiração prolongada passiva, pois provoca inspiração reflexa próxima ao volume de reserva inspiratório, aumentando o volume pulmonar. Se a manobra for iniciada antes do término da inspiração, provoca bloqueio reflexo torácico de defesa que consiste no fechamento da glote, bloqueio da respiração ou ainda ativação da musculatura inspiratória. Por esse motivo, em RN ou crianças taquipneicas, a manobra pode ser feita a cada dois ou três ciclos respiratórios. Se, por outro lado, for começada após o início da expiração, o volume pulmonar será menor, mobilizando pouca secreção e tornando-a ineficaz.

O número de manobras é individualizado, e elas devem ser repetidas até que se perceba a vibração das secreções sob a mão torácica e/ou se escutem as secreções na boca ou no tubo endotraqueal. Somente então, se necessário, deve ser estimulada a tosse ou realizada a aspiração.

Aumento do fluxo expiratório ativo-assistido

Nos pacientes cooperantes, capazes de compreender a técnica (geralmente acima dos 3 anos de idade), pode-se realizar a técnica de AFE ativo-assistida. O paciente deve ser posicionado sentado, semissentado ou deitado. Deve ser ensinado a expirar com a glote aberta, imitando o som de um "A" expirado. Em crianças pequenas, exemplos como "aquecer os dedos com o ar que sai da boca", "embaçar o espelho fazendo fumacinha com a boca", ajudam a entender mais facilmente como a expiração deve ser realizada.

Na posição sentada, o terapeuta deve se posicionar atrás do paciente, envolvendo com os braços o tórax, de forma que os cotovelos apoiem as costelas lateralmente e as mãos sejam posicionadas sobre o esterno. Como anteparo entre o tórax do terapeuta e o dorso do paciente, pode-se utilizar um travesseiro firme ou um lençol dobrado. O fisioterapeuta acompanha a expiração, a partir do platô inspiratório, no mesmo sentido do movimento fisiológico, diminuindo todos os diâmetros torácicos simultaneamente e aumentando o fluxo de ar (Figura 11).

Manobras de AFER ou AFEL devem ser moduladas durante a terapia, de acordo com a localização das secreções, percebidas pela ausculta pulmonar, palpação das vibrações no tórax e/ou escuta dos sons na boca.

A técnica de AFE está indicada para todas as situações de obstrução brônquica proximal ou média, causadas por estase de secreções, em pacientes em respiração espontânea ou ventilação mecânica. Os indicadores são os ruídos respiratórios, a qualidade das secreções, as vibrações e suas localizações e as sensações do paciente. A escolha do tipo de manobra (AFEL ou AFER) dependerá da análise dos ruídos respiratórios pela ausculta pulmonar.

São consideradas contraindicações absolutas as situações em que ainda não existam secreções pulmonares, fraturas de costela ou incisões torácicas e abdominais recentes. Particularmente na AFER, a alta velocidade expiratória pode levar ao colapso das vias aéreas em RN prematuros, ou certas enfermidades como asma, enfisema ou traqueobroncodisplasia, constituindo um limite para a aplicação da técnica.

Um controle da ausculta pulmonar é sempre necessário para se apurar a eficácia da técnica. O acompanhamento das terapias é feito por observações qualitativas, quantitativas e colorimétricas das secreções; das variações da frequência respiratória; da diminuição da dispneia e às vezes da cianose nos casos mais graves; e também de acordo com a radiografia e a ausculta pulmonar. O número e a duração das sessões variam em função do grau de obstrução, da qualidade das secreções e do estado de fadiga do paciente.

Técnica de expiração forçada

Consiste em uma técnica de expiração forçada (TEF), ou seja, é a combinação de 1 ou 2 expirações forçadas (*huffs*) iniciadas a alto, médio ou baixo volume pulmonar e períodos de respiração controlada. Os *huffs* são obtidos graças à contração vigorosa dos músculos expiratórios, principalmente os abdominais. O fluxo expiratório forçado é capaz de eliminar secreções que estiverem localizadas nas primeiras gerações brônquicas, ou seja, no setor proximal. Porém, mesmo dentro do segmento proximal, o volume utilizado para o *huff* pode deslocar o fechamento do ponto de igual pressão mais distalmente. Um *huff* de baixo volume, ou seja, iniciado na CRF deverá ser utilizado para mobilizar secreções localizadas na região mais distal do setor proximal. Quando o muco atingir vias aéreas mais proximais, um *huff* ou tosse com alto volume pulmonar (iniciado na capacidade pulmonar total) desloca o ponto de igual pressão para a região mais proximal, eliminando-o. O comprimento do *huff* e a força de contração dos músculos expiratórios deverão ser alteradas para maximizar a depuração das secreções.

A TEF é feita de forma ativa em crianças maiores, com a colaboração do paciente, reali-

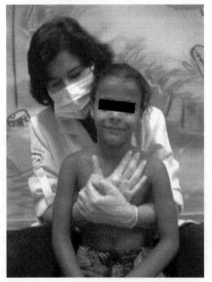

Figura 11 Posicionamento das mãos durante a técnica de aumento do fluxo expiratório ativo-assistido.

zando uma expiração com a glote aberta. A maneira mais fácil de ensinar a criança a executar essa técnica é solicitar que ela expire como se quisesse "embaçar" o espelho; neste momento, faz-se uma compressão torácica bilateral.

A técnica também pode ser executada de forma passiva, em pacientes não colaborativos, por meio de uma pressão manual toracoabdominal rápida, iniciada no platô inspiratório (sendo denominada AFER ou TEF passiva).

Em razão da instabilidade da caixa torácica de neonatos e lactentes, e da maleabilidade da traqueia (por não ter formação completa dos anéis cartilaginosos), as técnicas torácicas compressivas rápidas (AFER/TEF passiva) podem causar colabamento das vias aéreas, além de favorecer o refluxo gastroesofágico, sendo, portanto, contraindicadas. Há descrição de danos no sistema nervoso central causados por compressões torácicas, pois reduzem o retorno venoso, podendo aumentar a pressão intracraniana.

Está indicada quando as secreções estiverem localizadas em brônquios de maior calibre e traqueia. Esse fato implica a associação com outras técnicas para depuração de vias aéreas periféricas, e posteriormente aplicar a TEF.

Atualmente, as indicações da TEF foram reduzidas em razão das numerosas contraindicações e limites que apresenta. A técnica pode levar ao aumento do tônus da musculatura lisa dos brônquios, causar hipoxemia e atelectasias. Em afecções crônicas, pode resultar no aparecimento de colapso brônquico em regiões dependentes do pulmão e, principalmente, em brônquios proximais. Não deve ser utilizada em doenças neuromusculares, pois requer participação muscular ativa efetiva, nem tampouco em neonatos e prematuros, que podem ter graves repercussões.

A experiência do profissional favorece a utilização das técnicas compressivas, principalmente em pacientes crônicos que apresentam maior estabilidade da caixa torácica, nos quais poderá ser usada com menor risco de efeitos colaterais.

Expiração lenta e prolongada

A ELPr é uma técnica de expiração lenta e passiva de ajuda expiratória aplicada ao lactente, obtida por meio de pressão manual toracoabdominal lenta, com início no final de uma expiração espontânea, prosseguindo até o volume residual. Descrita por Postiaux, na década de 1980, tem como objetivo reduzir a hiperinsuflação pulmonar, com consequente depuração da periferia dos pulmões, obtida por um volume expirado maior que o de uma expiração normal. Esse efeito é possível graças ao tempo expiratório prolongado, que induz a criança a respirar a baixo volume pulmonar (volume de reserva expiratório).

O princípio de ação e a mobilização de secreção pela ELPr seguem a equação de Rohrer descrita anteriormente. O aumento da pressão intrapulmonar gerado pela compressão torácica e abdominal desloca ar e, assim, a secreção das vias aéreas.

Para realização da técnica, o paciente deve ser posicionado em decúbito dorsal horizontal, ou elevado a 30°, numa superfície semirrígida. As mãos do terapeuta são colocadas uma sobre o tórax e outra sobre o abdome. A mão torácica deve estar localizada entre a fúrcula esternal e a linha intermamária, com o apoio da mão do terapeuta variando de acordo com o tamanho do tórax do paciente. A mão abdominal posiciona-se sobre o umbigo e as últimas costelas. Embora o posicionamento seja similar ao da AFE, a maneira que a compressão ocorre é muito distinta. O fisioterapeuta exerce uma pressão manual toracoabdominal simultânea, ao final do tempo expiratório espontâneo, prolongando a fase expiratória e prosseguindo até o volume residual (Figura 12). A aplicação da pressão deve ser lenta, opondo-se a duas ou três tentativas inspiratórias da criança. Nessa técnica, não se exerce pressão durante a primeira fase da expiração, ou seja, inicia-se a compressão no final da fase expiratória (ver Figura 2B do Capítulo 9, "Abordagem na unidade de terapia intensiva pediátrica"). Pode ser associada à DRR e/ou à TP.

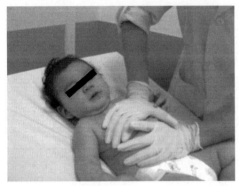

Figura 12   Posicionamento das mãos do fisioterapeuta realizando a técnica de expiração lenta e prolongada (ELPr).

Está direcionada a toda situação de obstrução das vias aéreas médias e de pequeno calibre no lactente. Em razão da pressão abdominal exercida ao final do tempo expiratório, a ELPr é contraindicada em pacientes em pós-operatório de atresia de esôfago, na doença do refluxo gastroesofágico, em malformações cardíacas e afecções neurológicas centrais, ou ainda, em qualquer síndrome abdominal não identificada. Em casos de broncoespasmo, se a técnica for precedida de uma aerossolterapia broncodilatadora, não há contraindicação.

O local de ação sistemática da ELPr situa-se nas 5 ou 6 primeiras gerações brônquicas do lactente. Entretanto, pode ser observada uma ação ocasional na periferia do aparelho respiratório.

Postiaux et al. observaram que, durante a aplicação da ELPr, houve maior eliminação do volume-corrente e, provavelmente, do volume de reserva expiratório (VRE). Entretanto, não foi possível predizer quanto do volume pulmonar estava sendo eliminado em cada manobra realizada. Lanza et al. constataram que é possível eliminar VRE durante a ELPr. Ao realizar três sequências de ELPr em lactentes sibilantes, observou-se que mais de 60% do VRE é eliminado e, ao aplicar maior número de sequências de ELPr, consecutivamente, pode-se alcançar o volume residual (VR).

Atenção deve ser dada ao número de compressões de ELPr sucessivas realizadas. Como a cada compressão mais volume é eliminado, podendo chegar ao VR, existe a possibilidade de causar colapso pulmonar. O fisioterapeuta deve ser treinado adequadamente para aplicar essa técnica em lactentes.

Desde a descrição da ELPr, havia a suposição de que o reflexo de Hering Breüer (RHB) seria evocado após a realização da técnica. Essa suposição era aceita, pois, se a técnica reduz o volume pulmonar até alcançar o VR, este reflexo protetor das vias respiratórias (RHB), que restabelece esse volume, deveria ocorrer. A confirmação deste fato foi feita recentemente, com a constatação de que esta técnica provoca o suspiro, verificado quando há aumento do volume-corrente em mais de 100%. Dessa forma, a ELPr, além de mobilizar secreção por eliminar maior volume de ar durante as compressões, também pode melhorar a ventilação na presença do suspiro.

Há descrição na literatura de que a ELPr reduz o desconforto respiratório em pacientes hipersecretivos e que melhora a oxigenação; este dado é justificado pela eliminação de secreção das vias respiratórias. Novamente, o tempo de aplicação dessa técnica dependerá da ausculta pulmonar do paciente e das características da secreção.

Uma revisão sistemática, incluindo lactentes hospitalizados por BVA, sem internação em unidade de terapia intensiva (UTI), concluiu que as técnicas a fluxo, em especial fluxo lento, reduzem o desconforto respiratório por rápido período após a aplicação. Nessas situações, são indicadas principalmente as técnicas expiratórias passivas lentas que incluem AFEL, ELPr e drenagem autógena assistida (DAA). A desobstrução de VAS é realizada com a técnica de inspiração forçada, a DRR.

Drenagem autógena

A drenagem autógena (DA), descrita no final dos anos de 1970, consiste em uma técnica de inspiração e expiração lentas, praticada ativamente pelo paciente com objetivo de higiene brônquica ativa. O paciente inicia a técnica no volume de reserva expiratório, objetivando a mobilização de secreções mais distais, e aumenta progressivamente até o volume de reserva inspiratório, para a eliminação das secreções brônquicas proximais. Na Figura 13 está a representação gráfica da variação de volume na DA.

A técnica envolve a utilização de três fases ventilatórias: baixo volume pulmonar, que objetiva o descolamento de secreções mais distais; médio volume pulmonar, que visa a coletar as secreções localizadas nas vias aéreas de médio calibre; e alto volume pulmonar, que promove a eliminação das secreções das vias aéreas proximais.

A DA favorece a eliminação de secreção. É recomendada para pacientes crônicos, com idade superior a 8 anos, com musculatura íntegra, capazes de compreender e executar inspirações e expirações em diferentes volumes pulmonares.

Drenagem autógena assistida

A DAA é uma adaptação da técnica de DA para lactentes ou crianças pequenas incapazes de colaborar com a execução de técnica de higiene brônquica. Está baseada na fisiologia da respiração, utiliza o fluxo expiratório como força ativa para mobilização do muco. A técnica envolve a utilização das mesmas três fases ventilatórias da DA.

Na forma passiva (DAA), o paciente é posicionado em decúbito dorsal. Pode ser usada uma faixa elástica, colocada entre as últimas costelas e as cristas ilíacas, com objetivo de obter estabilização do abdome. Com as mãos envolvendo bilateralmente o tórax da criança, o fisioterapeuta realiza uma pressão suave, aumentando lentamente a velocidade do fluxo expiratório (acompanhando o padrão respiratório da criança), prolongando a expiração até o volume residual (Figura 14). Essa pressão deve ser sustentada até que se perceba o aumento do esforço inspiratório da criança. A aplicação de pressão excessiva desencadeará respostas de proteção (bloqueio reflexo torácico de defesa), com o objetivo de resistir à manobra.

Em lactentes atendidos em enfermarias ou ambulatorialmente, a DAA pode ser combinada com *bouncing*, após a aquisição do controle de cabeça. Sentado em uma bola, com a criança sentada em sua perna, o terapeuta posiciona as mãos bilateralmente ao tórax, realizando a pressão como descrito anteriormente (Figura 15). Ao mesmo tempo, o terapeuta realiza movimentos rítmicos para cima e para baixo, utilizando o deslocamento do próprio corpo. Esse movimento provoca alterações na frequência respiratória do paciente, com consequentes variações do volume pulmonar.

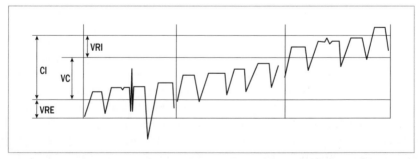

Figura 13 Representação da variação de volume pulmonar na realização da técnica atual de fisioterapia de drenagem autógena. Técnica ativa realizada pelo paciente que faz inspirações e expirações em diferentes volumes pulmonares.

CI: capacidade inspiratória; VC: volume-corrente; VRE: volume de reserva expiratório; VRI: volume de reserva inspiratório.

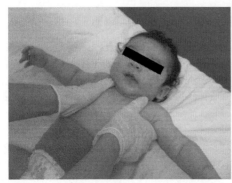
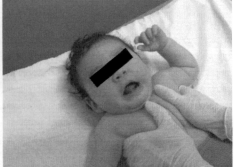

Figura 14   Posicionamento das mãos do fisioterapeuta para a realização da técnica de drenagem autógena assistida em lactentes.

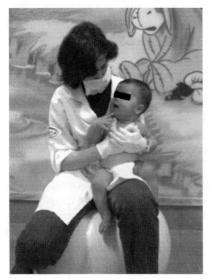

Figura 15   Técnica de drenagem autógena assistida associada ao *bouncing*.

Os objetivos da DAA são prolongar a expiração até o volume residual e aumentar a velocidade do fluxo expiratório, visando a melhorar o transporte do muco para vias aéreas de maior calibre.

Está indicada em casos de obstrução brônquica por acúmulo de secreções, no RN, no lactente e na criança incapaz de cooperar. Essa técnica não apresenta contraindicações descritas, devendo ser avaliadas as situações específicas. O tempo de aplicação está relacionado à melhora da ausculta pulmonar, como as demais técnicas descritas.

Expiração lenta total com a glote aberta em decúbito infralateral

Descrita em 1980 por Postiaux, é uma técnica de expiração lenta. A expiração lenta total com a glote aberta em decúbito infralateral (ELTGOL) é uma técnica feita pelo paciente, auxiliada pelo fisioterapeuta, que consiste em realizar a fase expiratória de maneira prolongada e lenta, iniciada na CRF, continuando até o VR. Uma particularidade desta técnica é que o paciente deve ser posicionado em decúbito lateral, com o lado acometido para baixo, ou seja, em decúbito infralateral.

A técnica pode ser realizada de forma ativa ou ativo-assistida. Na primeira, o paciente posiciona-se em decúbito lateral e realiza expirações lentas, a partir da CRF até o VR. Na modalidade ativo-assistida, o terapeuta coloca-se em pé, atrás do paciente posicionado em decúbito lateral, e exerce uma pressão abdominal infralateral com uma das mãos, em direção ao ombro contralateral. Esse movimento favorece a desinsuflação mais completa do pulmão infralateral. A outra mão realiza um contra apoio no gradil costal supralateral (Figura 16). O paciente deve manter a boca aberta, para que seja possível perceber os ruídos bucais. Na impos-

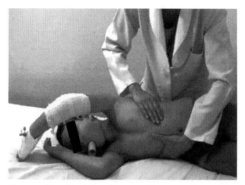

Figura 16 Posicionamento do paciente e do fisioterapeuta para realização da técnica de expiração lenta total com a glote aberta em decúbito infralateral (ELTGOL). Fisioterapeuta permanece atrás do paciente realizando compressão abdominal e torácica na fase expiratória. Notar o bocal para manter a glote aberta e prolongar a expiração.

sibilidade de manter a glote aberta, pode utilizar um bocal para a realização da técnica (Figura 16). Esse bocal tem duas funções: garantir a abertura glótica, pelo reflexo bucofaríngeo e agir como ressonador pulmonar, ampliando em três ou quatro vezes os ruídos respiratórios normais ou adventícios infralaterais.

A indicação mais precisa é para os casos de secreções localizadas em brônquios de médio e pequeno calibres, em pacientes cooperantes, com idade acima de 8 ou 10 anos. Os pacientes crônicos, com discinesia traqueobrônquica, sujeitos a constrições ou colapsos proximais prejudiciais à eliminação das secreções, também se beneficiam dessa técnica pelo prolongamento da fase expiratória.

O princípio de ação da ELTGOL é que a movimentação de ar nos pulmões, na fase expiratória, mobilizará a secreção das vias respiratórias médias e periféricas para as vias respiratórias centrais seguindo o princípio da equação de Rohrer. Como o pulmão da região dependente é aquele que mais movimenta volume (maior ventilação), pois seus alvéolos partem do menor volume de repouso na fase expiratória, para o maior volume na fase inspiratória, é esse pulmão que mobilizará mais secreção, justificando o pulmão secretivo ser posicionado na região dependente. Esse princípio não se baseia na ação da gravidade, como ocorre com a drenagem postural.

Postiaux et al., em 1990, descreveram que a mobilização de secreção é maior na região pulmonar dependente, como suposto em teoria. Esse fato foi constatado pela avaliação de pacientes que fizeram a inalação com marcadores de irradiação durante a realização da ELTGOL. Recentemente, os mesmos achados foram observados em pacientes com doença pulmonar obstrutiva crônica.

A ELTGOL explora as particularidades fisiológicas do decúbito lateral. No adolescente, diferente do que ocorre no lactente, observa-se um gradiente de pressão hidrostática entre os dois pulmões, que reduz a CRF do pulmão infralateral em relação aos valores na região supralateral, ou na posição dorsal, ao passo que os demais volumes pulmonares não se alteram. Três elementos mecânicos conjugados favorecem a complacência do pulmão infralateral e, consequentemente, a melhor desinsuflação pulmonar regional: a gravidade, agindo direta e instantaneamente sobre o próprio tecido pulmonar; a queda relativa do mediastino em direção ao plano de apoio; e a posição cranial do hemidiafragma infralateral, provocada pela pressão hidrostática das vísceras sobre a face inferior. Além disso, a redução dos movimentos costais do lado apoiado é compensada pelo aumento da excursão diafragmática.

Num estudo de videobroncografia para validação da técnica, evidenciou-se que durante a realização da ELTGOL houve ausência de colapso lobar infralateral, conservação da redução passiva e harmoniosa do calibre brônquico, contração significativa da árvore brônquica basal infralateral ao redor do hilo e a diminuição do comprimento das vias aéreas, sobretudo na periferia da árvore brônquica.

Pelo fato de o próprio paciente adaptar as repetições da manobra à sua fatigabilidade, a ELTGOL é bem tolerada, mesmo em casos de hiper-reatividade brônquica. Os pacientes crônicos podem ser aconselhados a adotar as posições de decúbito lateral durante 10 a 15 minutos de cada lado, pela manhã, antes de se levantar, para a realização da higiene brônquica. A duração da sessão é determinada pela escuta dos ruídos respiratórios na boca constatados pelo próprio paciente ou pelo fisioterapeuta na ausculta pulmonar.

Exercício de fluxo inspiratório controlado

Esta é uma técnica de inspiração lenta, descrita por Postiaux et al. Consiste na realização de manobras inspiratórias lentas e profundas executadas com o paciente em decúbito lateral, e a região a ser tratada deve ser posicionada supralateralmente (para cima). O decúbito lateral explora os efeitos de expansão regional passiva dos espaços aéreos periféricos, obtida por insuflação relativa do pulmão supralateral e aumento do diâmetro transversal do tórax. O posicionamento em supralateral aumenta o diâmetro torácico transversal no final da inspiração, tendendo a acentuar as forças gravitacionais sobre o parênquima pulmonar.

A seletividade é obtida pelo posicionamento preciso, de acordo com a localização da infecção. Ou seja, em caso de acometimento nas regiões posteriores do pulmão, o paciente deve ser posicionado em decúbito lateral, com o corpo ligeiramente rodado para a frente e a pélvis perpendicular ao plano da maca. Nos acometimentos de regiões anteriores, o corpo do paciente deve ser ligeiramente rodado para trás, deixando a pélvis perpendicular ao plano de apoio.

A utilização de incentivadores inspiratórios, preferencialmente a volume (Voldyne®), pode auxiliar na manutenção de fluxo inspiratório lento e no controle do volume inspirado, por meio de um *feedback* visual, tanto para o terapeuta quanto para o paciente.

Uma pausa inspiratória auxiliará na abertura dos alvéolos com diferentes constantes de tempo, homogeneizando o volume pulmonar. Do ponto de vista mecânico, esta associação de inspiração lenta na pausa pós-inspiratória tem por objetivo igualar as unidades pulmonares periféricas (em que a resistência e a complacência estão diferentes), diminuindo a desigualdade de distribuição da ventilação. Os exercícios de fluxo inspiratório controlado promovem a insuflação pulmonar e, consequentemente, a depuração do pulmão profundo, além da 16ª geração brônquica, região pulmonar em que há elastância dinâmica.

O exercício de fluxo inspiratório controlado (EDIC) está indicado para pacientes com idade a partir de 3 ou 4 anos, podendo ser iniciada já no estágio agudo de uma afecção, com o objetivo de evitar as complicações decorrentes e melhorar a ventilação pulmonar.

São limitações e contraindicações do EDIC a falta de cooperação do paciente, a dor resultante de um acometimento pleural e a hiper-reatividade brônquica. Essa técnica está contraindicada em pós-operatórios de pneumectomia pelo potencial risco de fístulas.

Exercícios de inspiração controlada devem ser incluídos em toda terapia de remoção de secreção, em crianças a partir de 3 ou 4 anos de idade. Além de prevenir as atelectasias frequentes nesta faixa etária, pela escassa ventilação colateral, esses exercícios são capazes de propiciar o descolamento e o deslocamento de quantidades mais significativas de secreção, quando ela ainda estão localizadas em regiões pulmonares mais periféricas.

Exercícios respiratórios

Além do EDIC, exercício respiratório realizado com auxílio de instrumentos, outros exercícios respiratórios também têm como objetivos melhorar ou redistribuir a ventilação, melhorar a troca de gases e a oxigenação, treinar os músculos da respiração e diminuir o trabalho respiratório.

Na década de 1950, o russo Konstantin Buteyko criou um conjunto de exercícios respiratórios que leva o nome de técnica de Buteyko. Esta técnica tem foco na postura, no ritmo e no padrão respiratório, uso do diafragma, respiração nasal e tolerância à pausa respiratória com o objetivo de normalizar a respiração e torná-la confortável, natural e nasal. Nos pacientes asmáticos, reduz os sintomas da doença e a necessidade de medicação e melhora a tolerância ao exercício. Tem como desvantagem a necessidade de curso específico para a aplicação.

Revisão sistemática sobre exercícios respiratórios avaliou sua eficácia em asmáticos e concluiu que os exercícios respiratórios favorecem a melhora na qualidade de vida, entretanto mais estudos com melhor descrição metodológica são necessários.

Os exercícios respiratórios são altamente recomendados aos pacientes que compreendem adequadamente a sua execução, sendo possível a realização no domicílio, ou sem a supervisão do fisioterapeuta, caso o paciente esteja devidamente instruído. A realização é geralmente em séries, sendo duas a três séries de dez a quinze repetições.

DEMAIS TERAPIAS RESPIRATÓRIAS (TÉCNICAS INSTRUMENTAIS)

Pressão expiratória positiva

A pressão expiratória positiva (PEP) tem como princípio aumentar a pressão na fase expiratória, com auxílio de um dispositivo (Figura 17A) que oferece resistência expiratória durante o ciclo respiratório normal, mantendo o volume pulmonar aumentado durante a fase expiratória prolongada e prevenindo o colapso da via aérea. É necessária a colaboração do paciente, e pode ser feita a autoadministração.

Essa técnica é indicada para pacientes com quadro pulmonar hipersecretivo, associado ou não a atelectasias. O objetivo é auxiliar na mobilização de secreções brônquicas.

A terapia com PEP envolve a expiração contra resistência ao fluxo variável, o que mantém a pressão positiva dentro dos pulmões durante a fase expiratória. É baseada no princípio de que a elevação do volume pulmonar, nessa fase, potencializa o funcionamento dos canais de ventilação colateral, permitindo o enchimento dos segmentos hipoventilados, além de prevenir o colapso das vias respiratórias durante a expiração.

Revisão sistemática realizada por Mark et al., em 2006, a respeito de PEP em pacientes com FC, identificou 25 estudos randomizados ou quase randomizados com critérios metodológicos aceitáveis. As principais variáveis incluídas como desfecho foram: função pulmonar, secreção eliminada, oxigenação, adesão ao tratamento e efeitos adversos. Os autores concluem que não há evidências claras de que a PEP melhore os desfechos avaliados, entretanto a técnica não provoca efeitos colaterais.

A maior parte dos estudos sobre PEP é realizada em pacientes com FC, e o principal desfecho é eliminar a secreção. Na maioria, esses estudos concluem que os pacientes com doenças respiratórias crônicas toleram bem essa atividade e a preferem em relação a outras por ser de fácil execução.

Oscilação oral de alta frequência

É uma forma de pressão positiva expiratória que emprega inspirações profundas e exalações forçadas por meio de um dispositivo para a depuração das VAI. Pode ser ensinada a crianças a partir dos 2 anos de idade, utilizando máscara e, a partir dos 5 anos, por meio de peça bucal.

O Flutter VRP1® (Scandipharm, Birmingham, AL) foi o primeiro dispositivo descrito para essa finalidade. É um aparelho de uso individual, simples e portátil, em forma de um pequeno cachimbo. É composto por uma peça bucal, um cone plástico, uma esfera de aço e uma cobertura perfurada (Figura 17B). A versão nacional é denominada Shaker®, estando disponíveis outros modelos como Acapella®, que não sofre a influência da gravidade.

Durante a expiração pelo aparelho, o sistema respiratório é submetido a vibrações internas,

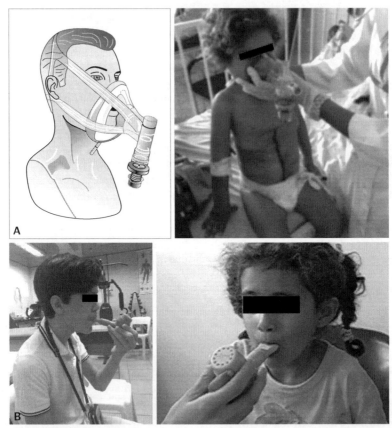

Figura 17 (A) Equipamento utilizado para executar a terapia com pressão expiratória positiva (PEP). Máscara com válvula de PEEP para o paciente executar ativamente a terapia de PEP. O paciente inspirará fora da máscara, para evitar aumento no trabalho inspiratório e expirar com ela acoplada no rosto; (B) equipamento usado para realizar oscilação oral de alta frequência (OOAF) e a forma de execução à esquerda.

geradas por uma pressão positiva oscilatória controlada, com interrupções do fluxo expiratório. Essas interrupções são criadas pela esfera de aço, em frequência regulável, de acordo com a intensidade do esforço expiratório exercido pelo paciente. A pressão oscilatória previne o fechamento prematuro dos brônquios, descolando as secreções e permitindo a mobilização até brônquios de maior calibre, quando poderão ser eliminadas por meio da TEF ou da tosse.

Há necessidade de colaboração do paciente para a realização dessa técnica. Para crianças, o OOAF auxilia, de forma lúdica, a realização da terapia, sem se tornar cansativa.

Diversos autores têm estudado os benefícios do OOAF em pacientes com FC. A principal conclusão é que a maior eliminação de secreção é resultante da movimentação torácica provocada pelas oscilações da esfera dentro do equipamento e pela pressão positiva durante a fase expiratória, que aumenta o volume nas áreas colapsadas e mobiliza a secreção. Embora revisão sistemática sobre o assunto não tenha conclusão sobre os benefícios do OOAF, tem sido utilizado com eficácia e sem constatação de efeitos colaterais.

É comum recomendar a compra do equipamento para que o paciente tenha autonomia de realizar essa técnica de higiene brônquica em casa. A orientação é que realize de duas a três vezes por dia, entre 10 a 15 minutos.

CONSIDERAÇÕES FINAIS

A fisioterapia respiratória tem demonstrado melhora clínica e na qualidade da respiração, alimentação e sono em crianças com obstrução de VAS e/ou VAI.

A escolha de uma técnica ou uma associação de técnicas adequadas para um paciente, em determinado momento do tratamento, deve ser baseada em uma avaliação criteriosa do estado clínico, da evolução da doença e dos exames complementares. O conhecimento das particularidades anatomofisiológicas respectivas de cada faixa etária e dos princípios fisiológicos de cada técnica é fundamental para a otimização do tratamento fisioterápico. Assim, as técnicas atuais, o uso de instrumentos que promovem aumento de pressão na fase expiratória e os osciladores são as terapêuticas mais recomendadas para eliminar secreção pulmonar em pacientes pediátricos.

BIBLIOGRAFIA

1. Almeida CC, Ribeiro JD, Almeida-Júnior AA, Zeferino AM. Effect of expiratory flow increase technique on pulmonary function of infants on mechanical ventilation. Physiother Res Int. 2005;10(4):213-21.
2. American Academy of Pediatrics Subcommittee on Diagnosis and Management of Bronchiolitis. Diagnosis and management of bronchiolitis. Pediatrics. 2006;118(4):1774-93.
3. Antunes LCO, Silva EG, Bocardo P, Daher DR, Faggiotto RD, Rugolo LMSS. Efeitos da fisioterapia respiratória convencional versus aumento do fluxo expiratório na saturação de O_2, frequência cardíaca e frequência respiratória, em prematuros no período pós-extubação. Rev Bras Fisioterap. 2006;10:97-103.
4. App EM, Kieselmann R, Reinhardt D, Lindemann H, Dasgupta B, King M, et al. Sputum rheology changes in cystic fibrosis lung disease following two different types of physiotherapy. Flutter vs autogenic drainage. Chest. 1998;114(1):171-7.
5. Araújo AMF, Silva AHMFT, Vabo RV. Prevalência de sintomas e doenças respiratórias em crianças na idade escolar, fumantes ou não-fumantes passivas. Pulmão (RJ). 2006;15(1):16-9.
6. Barthe J, Binoche C, Brossard V. Pneumokinésithérapie. Paris: Doin Editeurs; 1990.
7. Bernard-Narbonne F, Daoud P, Castaing H, Rousset A. Efficacité de la kinésithérapie respiratoire chez des enfants intubés ventilés atteints de bronchiolite aiguë. Arch Pédiatrie. 2003;10:1043-7.
8. Chang AB, Chang CC, O'Grady K, Torzillo PJ. Lower respiratory tract infections. Pediatr Clin North Am. 2009;56(6):1303-21.
9. Chokshi T, Alaparthi GK, Krishnan S, Vaishali K, Zulfeequer CP. Practice patterns of physiotherapists in neonatal intensive care units: A national survey. Indian J Crit Care Med. 2013;17(6):359-66.
10. Chong Neto H, Rosário Filho N, Solé D, Mallol J. Prevalência de sibilância recorrente em lactentes. J Ped (RJ). 2007;83:357-62.
11. Conférence de Consensus sur la Kinésithérapie Respiratoire. Kinésithérapie Scientifique, Paris. 1995;344:45-54.
12. Dab I, Alexander F. The mechanism of autogenic drainage studied with flow-volume curves. Monogr Paed. 1979;10:50-3.
13. Demont B, Vinçon C, Bailleux S, Cambas C-H, Dehan M, Lacaze-Masmonteil T. Chest physiotherapy using the expiratory flow increase procedure in ventilated newborns: a pilot study. Physiotherapy. 2007;93:12-6.
14. Deschildre A, Thumerelle C, Bruno B, Dubos F, Santos C, Dumonceaux A. Bronchiolite aigue du nourrisson. Arch Pédiatr. 2000;7(Suppl I):21-60.
15. Don M, Canciani M, Korppi M. Community-acquired pneumonia in children: what's old? What's new? Acta Paediatr. 2010;99(11):1602-8.
16. Feltrim MI, Parreira V. Fisioterapia respiratória. Consenso de Lyon. 1994-2000. São Paulo, 2001.
17. Hagemeijer MC, Siegwart DJ, Strug LJ, Cebotaru L, Torres MJ, Sofoluwe A, et al. Translational research to enable personalized treatment of cystic fibrosis. J Cyst Fibros. 2018;17(2S):S46-S51.
18. Harding JE, Miles FK, Becroft DM, Allen BC, Knight DB. Chest physiotherapy may be associated with brain damage in extremely premature infants. J Pediatr. 1998;132(3 Pt 1):440-4.
19. Hess DR. Airway clearance: physiology, pharmacology, techniques, and practice. Respir Care. 2007;52(10):1392-6.
20. Jones AP, Rowe BH. Bronchopulmonary hygiene physical therapy for chronic obstructive pulmonary

disease and bronchiectasis. Cochrane Database Syst Rev. 2011;(7):CD000045.
21. Keogh RH, Szczesniak R, Taylor-Robinson D, Bilton D. Up-to-date and projected estimates of survival for people with cystic fibrosis using baseline characteristics: A longitudinal study using UK patient registry data. J Cyst Fibros. 2018;17(2):218-27.
22. Lannefors L, Button BM, McIlwaine M. Physiotherapy in infants and young children with cystic fibrosis: current practice and future developments. J R Soc Med. 2004;97(Suppl 44):8-25.
23. Lanza FC, Wandalsen G, Dela Bianca AC, Cruz CL, Postiaux G, Solé D. Prolonged slow expiration technique (PSE): description of pulmonary alterations in infants. Respiratory Care. 2011;56(12):1930-5.
24. Lyczak JB, Cannon CL, Pier GB. Lung infections associated with cystic fibrosis. Clin Microbiol Rev. 2002;15:194-222.
25. Lynch T, Bialy L, Kellner JD, Osmond MH, Klassen TP, Durec T, et al. A systematic review on the diagnosis of pediatric bacterial pneumonia: when gold is bronze. PLoS One. 5(8):e11989, 2010.
26. Lynch T, Platt R, Gouin S, Larson C, Patenaude Y. Can we predict which children with clinically suspected pneumonia will have the presence of focal infiltrates on chest radiographs? Pediatrics. 2004;113(3 Pt 1):e186-9.
27. Mallol J, Solé D, Aguirre V, Chong H, Rosario N, García-Marcos L; EISL Study Group. Changes in the prevalence and severity of recurrent wheezing in infants: The results of two surveys administered 7 years apart. J Asthma. 2017;1-9.
28. Mandelberg A, Tal G, Witzling M, Someck E, Houri S, Balin A, et al. Nebulized 3% Hypertonic Saline Solution Treatment in Hospitalized Infants With Viral Bronchiolitis. Chest. 2003;123(2):481-7.
29. Martins JA, Andrade AD, Assis RS, Lara R, Parreira V. The effects of eltgol on mucociliary clearance in patients with COPD. Eur Respir Rev. 2006;15(101):192-3.
30. Monte LFV, Silva Filho LVF, Miyoshi MH, Rozov T. Displasia broncopulmonar. J Pediatr (RJ). 2005;81(2):99-110.
31. Nohynek H, Madhi S, Grijalva CG. Childhood bacterial respiratory diseases. Past, present, and future. Pediatr Infect Dis J. 2009;28(10 Suppl):S127-32.
32. Ntoumenopoulos G, Hammond N, Watts NR, Thompson K, Hanlon G, Paratz JD, et al.; George Institute for Global Health and the Australian and New Zealand Intensive Care Society Clinical Trials Group. Secretion clearance strategies in Australian and New Zealand Intensive Care Units. Aust Crit Care. 2018;31(4):191-6.
33. Oberwaldner B. Physiotherapy for airway clearance in paediatrics. Austria: Eur Respir J. 2000;15:196-204.
34. Pfleger A, Theissl B, Oberwaldner B, Zach MS. Self-administered chest physiotherapy in cystic fibrosis, a comparative study of high pressure PEP and autogenic drainage. Lung. 1992;170(6):323-30.
35. Pio A, Kirkwood BR, Gove S. Avoiding hypothermia, an intervention to prevent morbidity and mortality from pneumonia in young children. Pediatr Infect Dis J. 2010;29(2):153-9.
36. Postiaux G, Dubois R, Marchand E, Demay M, Jacquy J, Mangiaracina M. Effets de la kinésithérapie respiratoire associant expiration lente prolongée et toux provoquée dans la bronchiolite du nourrisson. Kinesither Rev. 2006;55:35-41.
37. Postiaux G, editor. Fisioterapia respiratória pediátrica. 2ª ed. Porto Alegre: Artmed; 2004.
38. Postiaux G, Lens E, Alsteens E, Portelange P. Efficacité de l'expiration lente totale glotte ouverte en décubitus latéral (ELTGOL): sur la toilette en périphérie de l'arbre trachéobronchique. Ann Kinésithér. 1990;17:87-99.
39. Postiaux G, Lens E. De ladite Accélération du Flux Expiratoire(AFE): où forced is…fast (Expiration Technique-FET)! Ann Kinésithér. 1992;19(8):411-27.
40. Postiaux G. Chest physical therapy of the distal lung. Mechanical basis of a new paradigm. Rev Mal Respir. 2014;31(6):552-67.
41. Ramsey KA, McGirr C, Stick SM, Hall GL, Simpson SJ; AREST CF. Effect of posture on lung ventilation distribution and associations with structure in children with cystic fibrosis. J Cyst Fibros. 2017;16(6):713-8.
42. Ranganathan SC, Sonnappa S. Pneumonia and other respiratory infections. Pediatr Clin North Am. 2009;56:135-56.
43. Ronan NJ, Elborn JS, Plant BJ. Current and emerging comorbidities in cystic fibrosis. Presse Med. 2017;46:e125-38.
44. Roqué I, Figuls M, Giné-Garriga M, Granados Rugeles C, Perrotta C, Vilaró J. Chest physiotherapy for acute bronchiolitis in paediatric patients between 0 and 24 months old. Cochrane Database Syst Rev. 2016;CD004873.
45. Rubin BK. Cystic fibrosis 2017-the year in review. Respir Care. 2018;63(2):238-41.
46. Savant AP, McColley SA. Cystic fibrosis year in review 2016. Pediatr Pulmonol. 2017;52(8):1092-102.
47. Schechter MS. Airway clearance applications in infants and children. Respir Care. 2007;52(10):1382-90.
48. Sermet-Gaudelus I, Brouard J, Audrézet MP, Couderc Kohen L, Weiss L, Wizla N, et al. Guidelines for the clinical management and follow-up of infants with

inconclusive cystic fibrosis diagnosis through newborn screening. Arch Pediatr. 2017;24(12):e1-e14.
49. Sociedade Brasileira de Pneumologia e Tisiologia. IV Diretrizes brasileiras para o manejo da asma. J Bras Pneumol. 2006;32(Suppl 7):S447-74.
50. Stagnara J, Balagny E, Cossalter B, Dommerges JP, Dournel C, Drahi E, et al. Conférence de Consensus Prise en charge de la bronchiolite du nourrisson. Texte des recommandations. Arch Pédiatr. 2001;8(Suppl 1):11-23.
51. Tager IB, Hanrahan JP, Tosteson TD, Castile RG, Brown RW, Weiss ST, et al. Lung function, pre and post natal smoke exposure and wheezing in the first year of life. Am Rev Respir Dis. 1993;147(4):811-7.
52. Van Der Schans C, Prasad A, Main E. Chest physiotherapy compared to no chest physiotherapy for cystic fibrosis. Cochrane Database Syst Rev. 2007;CD001401.
53. van der Schans CP, van der Mark TW, de Vries G, Piers DA, Beekhuis H, Dankert-Roelse JE, et al. Effect of positive expiratory pressure breathing in patients with cystic fibrosis. Thorax. 1991;46(4):252-6.
54. Wagener JS, Headley AA. Cystic fibrosis: current trends in respiratory care. Respir Care. 2003;48(3):234-45.
55. Wainwright C. Acute viral bronchiolitis in children- a very common condition with few therapeutic options. Paediatric Respiratory Rev. 2010;11(1):39-45.
56. Webb M S. Chest physiotherapy in acute bronchiolitis. Arch Dis Child. 1985;60(11):1078-9.
57. Wils J. L'accélération du flux expiratoire chez l'adulte: technique de désencombrement bronchique. Cah Kinésithér. 1998;192(4):1-13.

21
Reabilitação cardiopulmonar e metabólica

Mariana Rodrigues Gazzotti
Alexandre Luque

INTRODUÇÃO

A compreensão da resposta fisiológica ao exercício em uma criança com alguma doença crônica é fundamental para uma prescrição de exercício adequada durante a reabilitação cardiopulmonar metabólica. No entanto, para tal, é imprescindível o conhecimento básico sobre as alterações fisiológicas do exercício em uma criança saudável.

Ao ser submetido a um estímulo repetido de exercício ou a atividades duradouras, assim como em adultos, o organismo da criança promove inúmeras adaptações fisiológicas. Não se espera ver uma criança de 6 anos de idade correr tão rapidamente quanto um adolescente, como também não se espera ver uma massa muscular nesse adolescente comparada a um adulto saudável, porém todos sofrem modificações com o exercício.

A capacidade fisiológica é, há muito tempo, reconhecida como dependente das dimensões do sistema e do corpo. Sem o crescimento morfológico do miocárdio, por exemplo, a força contrátil seria insuficiente para atender às demandas periféricas com o esse aumento. Da mesma forma, o crescimento ósseo, o aumento do braço de alavanca e o peso suportado não teriam função se não acompanhados pelo aumento da massa muscular.

Este capítulo não se propõe a discutir os mecanismos relacionados ao crescimento e ao desenvolvimento da criança, mas as modificações fundamentais ocorridas no sistema de uma criança com o exercício, para discutir a aplicabilidade em condições específicas.

DIFERENÇAS ENTRE RELAÇÕES DEPENDENTES E INDEPENDENTES DO CRESCIMENTO

Uma criança com hipotonia e com indicação de treinamento de força que inicialmente pesa 40 kg e possui pico de torque de extensão de perna de 100 newton-metros (N-m), e que um ano após o treinamento pesa 48 kg e pico de torque de extensão de perna de 140 N-m, obteve esse aumento como resposta de um treinamento de força adequado ou o aumento na força meramente reflete músculos mais largos pelo crescimento fisiológico?

Esta indagação parametriza a importância do conhecimento da fisiologia normal de uma criança para a avaliação, a prescrição e a reavaliação, mesmo durante o processo de reabilitação de doenças crônicas. Existem três padrões básicos para a relação função-tamanho no crescimento individual. Algumas mudanças funcionais são proporcionais às mudanças no tamanho, por exemplo, a força muscular aumenta como uma função da área transversa seccional e a capacidade de difusão alveolar aumenta com o aumento da superfície de troca. Outras mudanças estão relacionadas com mudanças qualitativas e com o tamanho, por exemplo, a potência muscular anaeróbia, a qual depende da atividade da taxa de enzimas limitantes e do volume muscular. O terceiro padrão evidencia a completa desconexão do tamanho, mudanças independentes do tamanho, como nível de eletrólitos séricos e conteúdo de oxigênio no sangue arterial (Tabela 1).

RESPOSTAS METABÓLICAS AO EXERCÍCIO NA CRIANÇA

A energia química pode ser transformada somente em energia mecânica, quando se trata de contração muscular e a molécula de adenosina trifosfato (ATP) entra em ação. Esse componente de alta energia está disponível em pequenas quantidades no músculo em repouso, no entanto, quando a contração se inicia, existe a necessidade imediata de garantir ATP para a contração. Isso pode ocorrer por reservas limitadas de fosfato de creatina (ATP-CP), glicólise anaeróbia ou pelo ciclo do ácido tricarboxílico. As duas primeiras não necessitam de adição de oxigênio, portanto, são denominadas anaeróbias, já a terceira necessita de oxigênio, por isso é chamada aeróbia.

Contrações musculares que resultam de reações anaeróbias não podem ser sustentadas por mais de 40 ou 50 segundos, enquanto contrações musculares resultantes de reações aeróbias podem ser produzidas em minutos ou horas, dependendo da intensidade.

Classicamente algumas atividades são divididas em aeróbias (corrida, natação, ciclismo) e anaeróbias (saltos, corridas em tiros, arremessos). No entanto, é importante ressaltar que esta separação se dá pelo predomínio da via energética utilizada e não pela exclusividade.

AJUSTES METABÓLICOS AO EXERCÍCIO

No início de uma atividade física, o músculo utiliza sua própria glicose e depois converte o glicogênio muscular em glicose para fornecer energia. Crianças e adolescentes possuem pequena quantidade de glicogênio estocado, pelos baixos peso corporal e massa muscular. O músculo esquelético difere do fígado por não possuir a enzima glicose-6-fosfatase, derivada do glicogênio e responsável por converter glicose-6-fosfato em glicose. O glicogênio muscular pode ser usado como fonte de energia para o músculo somente pelo metabolismo da glicose-6-fosfato em piruvato, assim, a glicose não pode ser transferida para fora do músculo, para evitar a hipoglicemia.

Além de utilizar o glicogênio muscular, o exercício consome a glicose da circulação, processo que exige a disponibilidade de insulina. Como a concentração de glicose no sangue começa a cair, a secreção de insulina diminui, enquanto a de glucagon se eleva. O efeito cascata é aumentar a produção de glicose hepática em razão da glicogenólise e da gliconeogênese, em

Tabela 1 Funções fisiológicas relacionadas ao exercício e as relações com o tamanho

Relação predominante ao tamanho	Relação às diferenças qualitativas e ao tamanho	Independentemente do tamanho
Força muscular	Custo de oxigênio com a locomoção	Conteúdo arterial de oxigênio
VO_2 máximo	Desempenho anaeróbio	Nivéis séricos de eletrólitos
VVM	Taxa de suor	Temperatura corpórea
Difusão alveolar	Resistência à hipotermia induzida pelo frio	Conteúdo térmico dos tecidos
Homeostasia térmica	Taxa metabólica basal	Taxa de reação enzimática

VO_2: consumo máximo de oxigênio; VVM: ventilação voluntária máxima.

que a glicose é formada por lactato, piruvato, alanina e outros aminoácidos e por glicerol. Nos exercícios contínuos, outros hormônios, além do glucagon, possuem papel importante, como adrenalina, noradrenalina, cortisol e hormônio do crescimento.

A adrenalina e a noradrenalina estimulam a produção de glicose hepática, mas o efeito principal é estimular a lipólise. Os triglicerídios são divididos em dois ácidos graxos livres, utilizados como combustível pelos músculos durante a atividade, e glicerol, que pode ser convertido em glicose no fígado. Essas alterações na liberação de hormônios e no metabolismo muscular se tornam mais acentuadas, com o exercício prolongado, pois a secreção de insulina continua a cair. A cascata gera redução gradual na captação de glicose muscular combinada com a estimulação da lipólise e o aumento da captação de ácidos graxos livres pelos músculos.

Essas mudanças são particularmente importantes em crianças, em que a gordura armazenada pode ser o principal substrato energético utilizado durante o exercício. As crianças, em comparação com adolescentes e adultos, utilizam mais as vias aeróbias que as anaeróbias durante o exercício; as vias aeróbias utilizam como substrato energético primário a gordura, enquanto o metabolismo anaeróbio utiliza glicogênio. Em exercícios muito prolongados ou em déficit de reserva de gordura, a produção e a ATP por degradação das proteínas se tornam mais importantes.

O exercício realizado regularmente em longo prazo possui efeitos benéficos sobre a função dos músculos que passam a utilizar a energia com maior eficiência. Essas alterações incluem aumento na quantidade de enzimas mitocondriais, do número de fibras musculares de contração lenta e o desenvolvimento de novos vasos capilares do músculo. Também ocorre aumento da translocação de transportadores de glicose insulino-dependente (GLUT4) dos estoques intracelulares para a superfície celular. O GLUT4 promove a captação de glicose, o que provavelmente explica o aumento global da sensibilidade à insulina.

DEFINIÇÃO DE REABILITAÇÃO PULMONAR

Reabilitação pulmonar é definida como uma intervenção que inclui, mas não está limitada a exercícios físicos, educação sobre a doença e mudança de hábitos com objetivo de melhorar a condição física e psicológica dos pacientes. Está indicada para indivíduos com doença pulmonar crônica com tratamento medicamentoso otimizado.

PRINCÍPIOS DO EXERCÍCIO FÍSICO APLICADO À REABILITAÇÃO

As sessões individuais ou em grupo de terapias que envolvem o exercício como eixo central da proposta de reabilitação por parte do fisioterapeuta devem ser divididas em componentes que objetivem ganhos funcionais diferenciados. Usualmente, os componentes envolvem os treinamentos aeróbio, resistido e de flexibilidade. Os princípios da prescrição do exercício também devem ser respeitados, e o princípio do FITT deve ser implementado (Tabela 2).

Treinamento aeróbio

Exercício aeróbio é definido como qualquer atividade que utilize grandes grupos musculares, seja mantida continuamente e possua natureza rítmica. Esse tipo de exercício exige importantes adaptações cardiovasculares e pulmonares para atender ao aumento de consumo periférico de

Tabela 2 Componentes do princípio frequência, intensidade, tempo e tipo (FITT) e exemplos

F	Frequência	P. ex., 2 ou 3 vezes por semana
I	Intensidade	P. ex., 75% da FC máxima
T	Tempo	P. ex., 30 minutos
T	Tipo	P. ex., aeróbio no cicloergômetro

FC: frequência cardíaca.

oxigênio. Segundo a American Heart Association (AHA) e a American College of Sports Medicine (ACSM), exercícios aeróbios deveriam ser realizados 5 vezes por semana.

Quando aplicados a populações de crianças e adolescentes, os ergômetros tradicionais como a esteira rolante e o cicloergômetro não são muito atraentes e podem interferir na adesão ao tratamento. Algumas empresas têm desenvolvidos ergômetros específicos para crianças com o intuito de reverter este problema. Portanto, intervenções lúdicas devem ser realizadas para motivar o paciente.

Estudos recentes demonstram que o uso da realidade virtual é uma alternativa para treinamento aeróbio de forma mais prazerosa para crianças. No entanto, é importante ressaltar que, mesmo com o uso de videogames interativos, os princípios do FITT não podem ser esquecidos, para a terapia não perder o objetivo e não se transformar apenas em brincadeira. A mesma ressalva se aplica a circuitos que envolvem múltiplas atividades.

Treinamento resistido

O treinamento resistido é composto por movimentos dinâmicos com sobrecarga progressiva com o objetivo de aumentar a força muscular. Estudos prévios podem ter sidos mal interpretados e provocaram grande alarme em relação à segurança e às consequências adversas em longo prazo para crianças. Evidências recentes sugerem que adolescentes e crianças na pré-puberdade podem aumentar a massa muscular se submetidos a um regime regular de treinamento resistido sem efeitos adversos. O cuidado se deve ao maior risco de lesão nessa população, portanto, se optado, precisa ser intensamente monitorado e realizado da forma correta. Posicionar uma criança em máquinas desenvolvidas para a antropometria do adulto é um erro comum e perigoso na prática do dia a dia. A recomendação é duas a três vezes por semana, para se atingir um efeito esperado, por um mínimo de 6 semanas. Considerando a maior composição de fibras musculares tipo I, nas crianças, o que se espera com o treino resistido é melhora na coordenação e mais destreza em realizar os exercícios, em vez de ganho de força com aumento das fibras tipo II.

Treinamento de flexibilidade

O treinamento de flexibilidade aumenta de forma progressiva a amplitude de movimento de uma ou várias articulações, seu papel deve ser separado do efeito do alongamento passivo. O treino de flexibilidade pode ser realizado de forma estática ou dinâmica, e a última é mais recomendada, pois permite um ajuste do movimento a situações cotidianas.

O aquecimento de uma sessão de reabilitação pode ser composto de circuitos de flexibilidade e deve ser realizado de duas a três vezes por semana.

Intensidade de treinamento

A chave do exercício com potencialidade para tratar de forma adequada os pacientes em programa de reabilitação tem o eixo central no ajuste correto da intensidade, em quais parâmetros está baseada e nas ferramentas de monitoração que o profissional dispõe.

A intensidade deve estar associada à variável que compõe a capacidade do indivíduo na tarefa selecionada, por exemplo, para o treinamento resistido, a intensidade pode ser ajustada por valores percentuais de 1 repetição máxima (1 RM), 10 repetições máximas (10 RM), contração voluntária máxima (CVM), enquanto, no treinamento aeróbio, pode ser ajustado por frequência cardíaca máxima, consumo de oxigênio de pico (VO_2 pico), limiar anaeróbio (LA), dois terços da intensidade entre o LA e o ponto de compensação respiratório (PCR).

A escolha da variável não depende somente do paciente, mas dos recursos disponíveis. Sem dúvida alguma, a prescrição de exercício após um teste de esforço cardiopulmonar é o padrão-ouro, no entanto, o exame é pouco acessível a populações carentes. A linearidade observada entre a frequência cardíaca é entre 40 e 90% do VO₂ pico permite com frequência uma prescrição ajustada para essa variável (Tabela 3).

É importante recordar que as fórmulas estabelecidas para a previsão da frequência cardíaca máxima ajustada para a idade não incluem de forma satisfatória as crianças, assim como o método de prescrição pela frequência cardíaca de reserva desenvolvida por Karvonen recebe muitas críticas, pois, em seu estudo original, apenas seis indivíduos foram incluídos, de modo que não foi possível observar uma correlação com o VO₂.

A frequência cardíaca máxima de crianças é muito questionada quanto à correlação com a idade. Principalmente na faixa de 7 a 17 anos, a fórmula de 220-idade definitivamente superestima a frequência cardíaca máxima nesta população. A fórmula de (208 – [0,7 x idade]) é mais fidedigna. Segundo as constatações recentes, uma frequência cardíaca de 200 bpm parece ser o limite comum dentro desta faixa etária.

EFEITOS DA ATIVIDADE FÍSICA EM CRIANÇAS COM DIABETE MELITO

A atividade física promove alterações na terapia nutricional das crianças com diabete melito. O exercício favorece o controle da glicemia e auxilia na prevenção da diabete tipo 2 em grupos de alto risco. O efeito benéfico do controle glicêmico em grande parte está associado ao aumento da sensibilidade do tecido à insulina. Entretanto, pacientes diabéticos descompensados podem ter respostas diferentes pelo aumento agudo nas concentrações de glicose. Desse modo, é importante primeiramente entender o efeito da atividade física em crianças.

Efeitos de curto prazo

Os efeitos de curto prazo do exercício em crianças com diabete incluem mudanças nas concentrações de glicose no sangue, na pressão arterial e no consumo de oxigênio:

- Concentrações de glicose no sangue: as respostas fisiológicas ao exercício são modificadas em crianças com diabete de acordo com a concentração de insulina plasmática no momento do exercício e, nos indivíduos tratados com insulina, as respostas também dependem do local e do momento das aplicações de insulina. Quando as crianças que fazem uso de insulina estão controladas e têm adequada concentração de insulina no plasma, geralmente apresentam maior queda na concentração de glicose no sangue do que as crianças sem diabete.
- A resposta da pressão arterial ao exercício pode estar alterada em crianças e adolescentes com diabete. Em indivíduos sem a doença, a resistência vascular periférica diminui durante o exercício. Entretanto, em indivíduos com diabete tipo 1, a pressão arterial diastólica aumenta durante o exercício. Essa alteração da pressão apresenta relação com resistência à insulina, nível de colesterol e aumenta o risco de nefropatias.

Tabela 3 Diferentes zonas de treinamento baseado na frequência cardíaca e principais seus efeitos. A intensidade de treinamento com melhor adaptação aeróbia está em **destaque**

Zona-alvo de treinamento baseado na frequência cardíaca (FC)		
Nível	Benefício	Intensidade (FC$_{máx}$ %)
Leve	Manutenção/reabilitação	50 a 60%
Controle do peso	Recrutamento de gordura e calorias	**60 a 70%**
Adequado condicionamento aeróbio	Aumento da [estamina] e endurance	**70 a 80%**
Condicionamento aeróbio mais específico	Maiores adaptações aeróbias	80 a 90%
Atleta – elite	Treinamento competitivo	90 a 100%

Efeitos de longo prazo em diabéticos tipo 2

Os efeitos de longo prazo do exercício em diabéticos do tipo 1 é diferente dos do tipo 2. Quando comparado com indivíduos não diabéticos os pacientes com a doença apresentam:

- Redução do número e da função dos receptores de insulina no sangue e do transporte de glicose.
- Redução do pico máximo de oxigênio durante o exercício.
- Ineficácia na atividade de algumas enzimas intracelulares (piruvato desidrogenase e glicogênio sintetase).

Algumas dessas alterações diminuem em programas de treinamento com duração de 6 a 24 meses. As principais alterações favoráveis incluem aumento de atividade de enzimas mitocondriais (aumentando a eficiência muscular) e aumento da sensibilidade à insulina; esta última ocorre mesmo em atividades de moderada intensidade. No entanto, pequeno ou nenhum aumento ocorre no número de capilares musculares, resposta encontrada nos indivíduos sem diabete.

Somado ao efeito direto do exercício, a perda de peso também é um fator importante. Estudos têm demonstrado que a associação da atividade física com a dieta favorece a perda de peso e aumenta a sensibilidade à insulina.

Efeitos de longo prazo em diabéticos tipo 1

Ao contrário dos pacientes com diabete tipo 2, há evidência convincente de que o exercício regular está associado com melhor controle glicêmico em pacientes com diabete tipo 1, em virtude da diminuição da resistência à insulina. Um nível semelhante de controle glicêmico pode ser alcançado com a utilização de baixas doses de insulina. Somado ao benefício do controle glicêmico, o exercício ainda pode diminuir mortalidade, morbidade, risco cardiovascular e risco de retinopatia, melhorar o estado geral de saúde e aumentar o bem-estar.

Homens sedentários com diabete tipo 1, que gastam menos de 1.000 kcal por semana em atividade física, têm a probabilidade três vezes maior de morrer do que os que gastam mais de 2.000 kcal por semana.

Adolescentes do sexo masculino com diabete do tipo 1 controlados que praticam atividade física têm maior resistência cardiorrespiratória, aumento da massa magra corporal, redução da porcentagem de gordura e redução nas concentrações de colesterol lipoproteico de baixa densidade.

O ideal é que a prática da atividade física seja realizada sempre no mesmo horário, em função da refeição e da aplicação de insulina. Quando é feito, a alteração das concentrações de glicose no sangue fica bastante previsível e reprodutível.

Prevenção do diabete tipo 2

A obesidade é um achado clínico importante no diagnóstico de 85% das crianças com diabete tipo 2. A prevalência de diabete em crianças tem aumentado nos Estados Unidos; na última década, a prevalência de diabete tipo 2 subiu de 0,7 para 7,2 por 100 mil.

De 1980 a 1990, a incidência de crianças obesas nos EUA dobrou e aproximadamente metade delas será de adultos obesos. As atividades físicas nas escolas estão diminuindo, o que em associação com inatividades recreativas, como assistir à televisão e jogar videogame, contribui para o desenvolvimento da obesidade.

Trabalho de saúde pública e intervenções escolares destinadas a melhorar as escolhas alimentares e ao aumento da atividade física são necessários para evitar a disseminação da epidemia de obesidade em crianças e adolescentes e, potencialmente, evitar ou retardar o aparecimento do diabete tipo 2.

Recomendações

A maioria das crianças e adolescentes com diabete, mesmo que já tenha a doença há muito tempo, apresenta benefício com a prática da atividade física. Entretanto, é muito importante que os pais e os pacientes estejam cientes dos benefícios, do tempo e do tipo de treinamento para que possam aderir ao tratamento.

O fisioterapeuta deve ajudar a criança a escolher uma atividade de que goste e frequentemente encorajá-la para a prática regular. No início, a atividade deve constar de 10 minutos de alongamento e aquecimento, seguidos de 20 minutos de condicionamento com atividades aeróbias de baixa a moderada intensidades, como caminhada e bicicleta. A atividade física deve ser realizada no mínimo três vezes por semana e sempre no mesmo horário.

O exercício aeróbio usualmente é o mais indicado, entretanto, o tipo de exercício pode ser limitado pela presença de complicações microvasculares. As crianças ou os adolescentes com retinopatia proliferativa devem evitar exercícios isométricos intensos (p. ex., levantamento de peso), pois podem causar aumento acentuado da pressão arterial e precipitar o sangramento intraocular ou o descolamento da retina.

Os pacientes com neuropatia periférica ou autonômica requerem algumas precauções. A avaliação do pé deve ser realizada antes de iniciar o programa de exercícios. Crianças que perderam a sensação de proteção devem evitar exercícios de levantamento de peso traumático, que pode precipitar a fratura de estresse nos pequenos ossos do pé e do tornozelo, o desenvolvimento de úlceras de pressão nos dedos e nos pés (p. ex., esteira, caminhada prolongada ou corrida). É necessária a orientação sobre o uso de calçado confortável e meias que permitam a ventilação.

A presença de neuropatia autonômica pode aumentar a probabilidade de eventos cardiovasculares durante o exercício. Neuropatia autonômica cardíaca pode se apresentar como taquicardia (> 100 batimentos por minutos no repouso) e queda na pressão arterial sistólica superior a 20 mmHg quando o indivíduo fica em ortostatismo. A ingestão de líquidos deve ser mantida em nível relativamente elevado, antes, durante e após o exercício.

Em crianças que fazem uso de insulina (especialmente aquelas com diabete tipo 1), deve-se medir a glicemia antes, durante e após o exercício para que as alterações da glicose no sangue possam ser analisadas para adequação do treinamento físico. Se a concentração de glicose no sangue for superior a 250 mg/dL, o exercício deve ser adiado até a redução.

Muitas vezes, quando a criança começa a realizar atividade física, é necessário diminuir a dose diária total de insulina. A insulina deve ser utilizada de 60 a 90 minutos antes do exercício e o local da aplicação não pode ser nos músculos que serão exercitados para evitar a absorção de insulina, pois, embora a absorção de insulina a partir do abdome seja mais rápida que a partir do braço ou da perna no estado de repouso, essa diferença se inverte com o exercício.

Carboidratos de rápida absorção devem ser ingeridos de 15 a 30 minutos antes do exercício e aproximadamente a cada 30 minutos durante (para as atividades prolongadas), dependendo do nível de glicose no sangue pré-exercício. Carboidratos adicionais devem ser consumidos antes do exercício, se a concentração de glicose no sangue for inferior a 100 mg/dL. O risco de hipoglicemia durante a atividade física é maior nas crianças com menos de 6 anos e se estende até 36 horas pós-atividade física pela baixa reposição do glicogênio. Essa condição pode ser evitada com a ingestão dos carboidratos de lenta absorção imediatamente após o exercício.

EXERCÍCIO FÍSICO APLICADO À CARDIOMIOPATIA PEDIÁTRICA

Cardiomiopatias são doenças do miocárdio associadas à disfunção cardíaca. Elas podem ser classificadas em quatro categorias:

- Cardiomiopatia dilatada (CMD): caracterizada por aumento da área transversa do ventrículo esquerdo que resulta em redução da contratilidade e disfunção sistólica. É a forma mais comum de cardiomiopatia.

- Cardiomiopatia hipertrófica (CMH). É a segunda forma mais comum e é identificada como uma hipertrofia ventricular na ausência de causas hemodinâmicas. As alterações anatômicas resultam em função sistólica hipercontrátil e pobre função diastólica.
- Cardiomiopatia ventricular direita arritmogênica (CMVDA): menos frequente, é caracterizada pela substituição de miócitos do ventrículo direito por células gordurosas e tecido fibroso.
- Cardiomiopatia restritiva (CMR): também pouco frequente, é caracterizada por restrição ao relaxamento, provocando importante dificuldade diastólica direita ou esquerda. É a forma com pior prognóstico e menor opção terapêutica; na maioria das vezes, é considerada idiopática.

Cada uma dessas condições pode resultar em insuficiência cardíaca congestiva (ICC), necessidade de transplante cardíaco e morte súbita. Para 57 a 68% das crianças que possuem uma forma de cardiomiopatia, a causa da doença é desconhecida. Embora esforços tenham sido dedicados em métodos para distinguir as causas e os tratamentos mais efetivos, a pesquisa nas últimas décadas destacou a epidemiologia e a etiologia de diferentes classificações da doença.

Aproximadamente 40% das crianças com cardiomiopatia sintomática são submetidas a um transplante de coração ou morrem. Além disso, o tempo para o transplante ou a morte de crianças não mudou nos últimos 35 anos, e as nações desenvolvidas não apresentam melhores desfechos que as em desenvolvimento.

O exercício como eixo central no tratamento de doenças crônicas é amplamente estudado em adultos, no entanto, evidências em crianças têm levado grupos formadores de opinião a produzir diretrizes de exercício para crianças. Existe uma associação negativa entre a inatividade e a doença crônica cardíaca que pode ser observada na Figura 1.

A maioria das diretrizes produzidas é sobre crianças saudáveis e não contribui muito para o tratamento de doenças crônicas pediátricas, portanto, as evidências devem ser cautelosa-

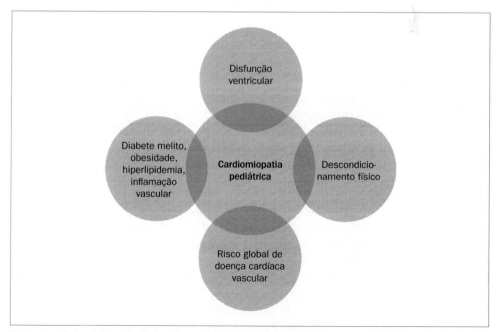

Figura 1 Ciclo vicioso da disfunção ventricular e da inatividade.

mente analisadas quando reproduzidas na prática clínica.

Mesmo com justificativas fisiológicas para um programa de reabilitação cardíaca em crianças com cardiomiopatia, a maioria das evidências é transposta dos adultos, embora existam evidências de ganhos funcionais, como no VO$_2$pico em crianças cardiopatas submetidas a um programa regular de 12 semanas, duas vezes por semana, com treinamento resistido e de flexibilidade associado a treino aeróbio, com duração total de 60 minutos por sessão.

Na reabilitação cardíaca de crianças nessas condições, é importante verificar as medicações em uso e os potenciais efeitos sobre o desempenho durante o programa de exercício. Um resumo destas informações é apresentado na Tabela 4.

REABILITAÇÃO PULMONAR EM CRIANÇAS ASMÁTICAS

A asma é uma doença inflamatória crônica caracterizada por hiper-responsividade das vias aérea inferiores e por limitação variável ao fluxo aéreo, reversível espontaneamente ou com tratamento. A manifestação clínica é composta por dispneia, tosse, sibilo e aperto no peito predominantemente à noite e no despertar.

Em geral, a asma tem início na infância, podendo ocorrer em qualquer fase. Normalmente as crianças asmáticas apresentam menor tolerância ao exercício físico em decorrência da dificuldade respiratória e da falta de atividade física. Esses pacientes adotam estilo de vida sedentário, o que diminui seu condicionamento físico.

Nos últimos anos, foram realizados estudos envolvendo a reabilitação pulmonar como complemento do tratamento medicamentoso. A reabilitação pulmonar para crianças asmáticas é composta por componente educacional (nível A de evidência), treinamento aeróbio (A) e suporte psicológico (C). É importante ressaltar que o programa de exercício deve ser indicado para crianças com tratamento farmacológico otimizado e com controle relativo dos sintomas.

A orientação educacional é feita pelo uso correto da medicação, higiene ambiental e instruções para a criança aprender a se automonitorar e a identificar os sintomas. Os cuidadores e as crianças são orientados a evitar ter animais domésticos e bichos de pelúcia, usar tapetes, cortinas, cobertores e manter sempre a casa bem arejada. A orientação quanto ao uso correto da medicação é extremamente importante, pois grande parte dos corticoides inalatórios pode ser desperdiçada se não realizado da maneira correta.

As crianças também podem ser orientadas quanto ao uso diário do *peak flow* (mais detalhes no Capítulo 2, "Avaliação respiratória"), pois assim conseguem identificar precocemente quando estão entrando em crise, podendo tomar as medidas orientadas pelo médico, evitando pos-

Tabela 4   Interação medicamentosa e resposta ao exercício

Classe	Indicações	Resposta ao exercício
Inibidores de ECA	ICC, HAS	< PA, CE –
Antiarrítmicos	Prevenção de arritmias ventriculares	> FC, < PA, prolonga QRS e intervalo QT no eletrocardiograma, CE —
L-carnitina	Cardioprotetor, pode reduzir os níveis de triglicerídeos	—
Antitrombóticos	Prevenção de eventos trombóticos	—
Inotrópicos	Aumenta a fração de ejeção, ICC leve e moderada	> CE
Bloqueadores dos canais de cálcio	HAS, AE crônica, angina vasoespástica	< ou > FC, < PA
Betabloqueadores	Angina *pectoris*, HAS	< FC, < PA

ECA: enzima conversora de angiotensina; ICC: insuficiência cardíaca congestiva; HAS: hipertensão arterial sistêmica; PA: pressão arterial; AE: angina estável; >: aumenta; >: diminui; —: não altera; CE: capacidade de exercício.

síveis hospitalizações. Deve-se também fornecer um diário de sintomas, em que as crianças ou cuidadores escrevem as atividades realizadas e possíveis sintomas desencadeados.

Em um estudo que avaliava o efeito da educação de adolescentes asmáticos, observou-se que o grupo-tratamento (que recebia orientação) apresentou menor absenteísmo na escola e melhora na qualidade de vida comparado ao grupo-controle. As crises asmáticas aumentaram apenas no grupo-controle.

Em relação ao treinamento aeróbio, os valores encontrados na literatura quanto à intensidade, à frequência e à duração são muito variáveis. Os benefícios dessa atividade são descritos com frequência mínima de duas e máxima de seis vezes por semana; com duração de 10 minutos a 2 horas em um período de aplicação de 4 semanas a 2 anos. O treinamento aeróbio nesses pacientes deve ser precedido de aquecimento, pois o treinamento sem aquecimento pode provocar redução no volume expiratório forçado no primeiro segundo, ou seja, o broncoespasmo induzido pelo exercício.

Na presença de tosse, sibilo ou sensação de falta de ar durante ou após o exercício, é necessária a atenção extra ao paciente, pois estes sinais e sintomas podem não decorrer somente do esforço e o paciente pode apresentar broncoespasmo induzido pelo exercício (BIE). A presença exata desse mecanismo pode ser diagnosticada pelo pneumologista por meio de um teste de broncoprovocação por exercício. Para reduzir o BIE, alguns ajustes farmacológicos podem ser feitos, como o uso prévio de broncodilatador de curta duração. Realizar aquecimento por 10 a 15 minutos antes que a intensidade ideal da atividade aeróbia seja alcançada auxilia na prevenção do BIE.

Os benefícios da atividade aeróbia são aumento do VO_2, diminuição da percepção do esforço (Borg), do lactato sanguíneo ao esforço, da ventilação-minuto (durante esforço), redução do número de crises, redução nas crises de BIE, do uso de corticoides e redução de hospitalização e procura ao pronto-socorro.

Recomendações gerais para casos de asma

- São capazes de participar de qualquer atividade física quando os sintomas estão controlados. O beta-2-agonista deve preceder o exercício em 15 a 30 minutos.
- É importante fazer o aquecimento aeróbio entre 10 a 15 minutos com intensidade abaixo da intensidade-alvo, para prevenir o BIE.
- As atividades aquáticas, como a natação, parecem ser menos suscetíveis a desencadear BIE, a depender do tipo de piscina usada (cloradas ou não).
- É fundamental manter um rigoroso registro dos sintomas, fatores desencadeadores, tratamentos e curso da recuperação dos episódios de BIE.
- O diagnóstico de BIE recomendado se baseia em uma queda no VEF_1 (10 a 15%) após 6 a 8 minutos de teste de exercício e uma resposta positiva ao uso de beta-2-agonista. O teste de hiperventilação voluntária eucápnica é recomendado para atletas.
- Inibidores de leucotrienos devem ser utilizados para o controle crônico da doença; as medicações prescritas usuais são os corticosteroides inalatórios e ou beta-2-agonista de longa duração.

Pacientes asmáticos não devem praticar mergulho se apresentarem sintomas ou *peak flow* anormal.

REABILITAÇÃO PULMONAR DE CRIANÇAS COM FIBROSE CÍSTICA

Fibrose cística é uma doença autossômica recessiva caracterizada pela disfunção das glândulas exócrinas, incluindo pâncreas, glândulas sudoríparas e glândulas das mucosas dos tratos respiratório e gastrointestinal. A incidência é aproximadamente de 1 para 2.500 recém-nascidos.

As crianças com fibrose cística apresentam infecções de repetição, levando a internações frequentes, que associadas à dificuldade respiratória, fazem com que elas tenham baixa aptidão física. O tratamento atual inclui medicamentos, fisioterapia respiratória e reposição enzimática. A atividade física é recomendada e reconhecida como um tópico fundamental do tratamento.

Alguns estudos têm demonstrado os benefícios do exercício e da atividade física cardiorrespiratória, como aumento da aptidão e da tolerância ao exercício. A melhora do condicionamento aeróbio tem sido associada com aumento da sobrevida, e tem sido verificado que o VO_2 pico é um preditor importante do prognóstico da doença.

Aptidão aeróbia é um aspecto importante para as crianças com fibrose cística. Os valores de VO_2 têm sido correlacionados com a taxa de sobrevida nesses pacientes. O treinamento aeróbio, no período de 6 a 12 meses, também melhora significativamente a força de membros inferiores.

A atividade física nas crianças com fibrose cística auxilia na higiene brônquica, e exercícios aeróbios ou de força, em curto prazo, podem aumentar o VEF_1 e, em longo prazo, evitam o declínio da capacidade vital forçada (CVF).

Melhora significativa no VO_2máx é encontrada após curto prazo de treinamento aeróbio; em contrapartida, após 6 meses de treinamento de força ocorre declínio no VO_2máx. O exercício de força de moderada a alta intensidade proporciona aumento de força nos membros inferiores.

O treinamento de força pode provocar melhora da resistência para crianças com fibrose cística. Muitas vezes, esse treinamento não tem efeito direto sobre a função pulmonar, mas pode ajudar na prevenção do descondicionamento especialmente durante períodos de hospitalização. O treinamento de força pode levar ao aumento dos níveis de atividade diária, melhora da autoestima e da qualidade de vida.

Recomendações gerais para casos de fibrose cística

- A participação em um programa regular de exercícios é fundamental, assim como o diagnóstico médico e a otimização farmacológica.
- Os programas de treinamento devem ser individualizados.
- Programas devem ter intensidade de 60 a 80% da frequência cardíaca máxima devem ser monitorados para otimizar a capacidade de exercício.
- A tosse no exercício não necessariamente é indicação de interrupção da atividade.
- Os pacientes graves devem ser submetidos a teste cardiopulmonar previamente ao programa.
- É fundamental ingerir fluidos antes, durante e após a atividade para prevenir desidratação hiponatrêmica.
- Quando o diabete melito estiver associado, a ingesta de carboidrato durante a atividade é importante para evitar quadros de hipoglicemia.

CONCLUSÕES

A reabilitação cardiopulmonar e metabólica é eixo central no tratamento crônico e no manejo de sintomas de inúmeras doenças crônicas. A individualização da prescrição e a compreensão da fisiologia da criança determinam um tratamento de qualidade.

BIBLIOGRAFIA

1. Ahmaidi SB, Varray AL, Savy-Pacaux AM, Prefaut CG. Cardiorespiratory fitness evaluation by the shuttle test in asthmatic subjects during aerobic training. Chest. 1993;103(4):1135-41.
2. Andrade LB, Britto MC, Lucena-Silva N, Gomes RG, Figueroa JN. The efficacy of aerobic training in improving the inflammatory component of asthmatic children. Randomized trial. Respir Med. 2014;108(10):1438-45.
3. ATS/ERS. Respiratory Society Statement: Key concepts and advances in Pulmonary rehabilitation. Am J Respir Crit Care Med. 2013;188(8):12-64.
4. Carroll N, Sly P. Exercise training as an adjunct to asthma management? Thora 1999;54(3):190-1.
5. Colan SD. Hypertrophic cardiomyopathy in childhood. Heart Fail Clin. 2010;6(4):433-44,vii-iii.
6. Devlin JT. Effects of exercise on insulin sensitivity in humans. Diabetes Care. 1992;15(11):1690-3.

7. Doorn NV. Exercise programs for children with cystic fibrosis: A systematic review of randomized controlled trials. Disab Rehab. 2010;2(1):41-9.
8. Gomes EL, Sampaio LM, Costa IP, Dias FD, Ferneda VS, Silva GA, et al. Analysis of autonomic modulation during maximal and submaximal work rate and functional capacity in asthmatic children. J Asthma. 2013;50(6):613-8.
9. Herbst A, Bachran R, Kapellen T, Holl RW. Effects of regular physical activity on control of glycemia in pediatric patients with type 1 diabetes mellitus. Arch Pediatr Adolesc Med. 2006;160(6):573-7.
10. Lanza FC, Reimberg MM, Ritti-Dias R, Scalco RS, Wandalsen GF, Sole D, et al. Validation of the modified shuttle test to predict peak oxygen uptake in youth asthma patients under regular treatment. Front Physiol. 2018;9:919.
11. Maffulli N, Bruns W. Injuries in young athletes. Eur J Pediatr. 2000;159(1-2):59-63.
12. Maffulli N. Intensive training in young athletes. The orthopaedic surgeon's viewpoint. Sports Med. 1990;9(4):229-43.
13. Mahon AD, Marjerrison AD, Lee JD, Woodruff ME, Hanna LE. Evaluating the prediction of maximal heart rate in children and adolescents. Res Q Exerc Sport. 2010;81(4):466-71.
14. Moraes EZ, Trevisan ME, Baldisserotto Sde V, Portela LO. Children and adolescents with mild intermittent or mild persistent asthma: aerobic capacity between attacks. J Bras Pneumol. 2012;38(4):438-44.
15. Philpott J, Houghton K, Luke A. Physical activity recommendations for children with specific chronic health conditions: Juvenile idiopathic arthritis, hemophilia, asthma and cystic fibrosis. Paediatr Child Health. 2010;15(4):213-25.
16. Reimberg MM, Castro RA, Selman JP, Meneses AS, Politti F, Mallozi MC, et al. Effects of a pulmonary rehabilitation program on physical capacity, peripheral muscle function and inflammatory markers in asthmatic children and adolescents: study protocol for a randomized controlled trial.Trials. 2015;16:346.
17. Riddell MC, Bar-Or O, Ayub BV, Calvert RE, Heigenhauser GJ. Glucose ingestion matched with total carbohydrate utilization attenuates hypoglycemia during exercise in adolescents with IDDM. Int J Sport Nutr. 1999;9(1):24-8.
18. Rodnick KJ, Holloszy JO, Mondon CE, James DE. Effects of exercise training on insulinregulatable glucose-transporter protein levels in rat skeletal muscle. Diabetes. 1990;39(11):1425-9.
19. Santuz P, Baraldi E, Filippone M, Zacchello F. Exercise performance in children with asthma: is it different from that of healthy controls? Eur Respir J. 1997;10(6):1254-60.
20. Shah S, Peat JK, Mazurski EJ, Wang H, Sindhusake D, Bruce C, et al. Effect of peer led programme for asthma education in adolescents: cluster randomised controlled trial. BMJ. 2001;322(10):1-5.
21. Tsalikian E, Mauras N, Beck RW, Tamborlane WV, Janz KF, Chase HP, et al.; Diabetes Research In Children Network Direcnet Study Group. Impact of exercise on overnight glycemic control in children with type 1 diabetes mellitus. J Pediatr. 2005;147(4):528-31.
22. Varray A, Mercier J, Savy-Pacaux AM, Prefaut C. Cardiac role in exercise limitation in asthmatic subjects with special reference to disease severity. Eur Respir J. 1993;6(7):1011-7.
23. Varray AL, Mercier JG, Terral CM, Prefaut CG. Individualized aerobic and high intensity training for asthmatic children in an exercise readaptation program. Is training always helpful for better adaptation to exercise? Chest. 1991;99(3):579-86.
24. Villa F, Castro AP, Pastorino AC, Santarém JM, Martins MA, Jacob CM, et al. Aerobic capacity and skeletal muscle function in children with asthma. Arch Dis Child. 2011;96(6):554-9.
25. Vogiatzis I, Zakynthinos G, Andrianopoulos V. Mechanisms of physical activity limitation in chronic lung diseases. Pulm Med. 2012;2012:634-761.
26. Yetman AT, Gow RM, Seib P, Morrow WR, McCrindle BW. Exercise capacity in children with hypertrophic cardiomyopathy and its relation to diastolic left ventricular function. Am J Cardiol. 2001;87(4):491-3.

Seção IV

Gestão

22
Melhora da prática clínica com evidências de qualidade – prática clínica baseada em evidência

Alexandre Luque
Fernanda de Cordoba Lanza

INTRODUÇÃO

O conhecimento e a reunião de saberes e experiências são tão antigos quanto o homem; ao longo da História, esse processo foi responsável pelos pilares da educação familiar e da comunidade. A agricultura é um grande exemplo, as observações sobre o solo, o clima e as técnicas de plantio e colheita foram aprimoradas por tentativa e erro dos registros e compartilhamento das experiências positivas, o que significa que a ciência está inserida na forma de o homem observar o mundo.

A evolução e a abrangência das informações e do conhecimento criaram diferentes formas de interpretar a sua obtenção e a divulgação; é nesse ponto que se separa a ciência fundamentada em métodos, na reprodutibilidade, na transparência e na ética, da pseudociência, com base em observações isoladas, não transparentes, de baixa reprodução da informação e na crença.

A ciência, sem dúvida, não é perfeita e possui inúmeras limitações, mas simplesmente é a melhor forma de interpretação do que se conhece. A relação com as profissões é clara e óbvia, pois estas existem única e exclusivamente pela necessidade da sociedade e do exercício da ciência ao longo dos séculos.

A base da ciência moderna e das profissões está na confiabilidade das pesquisas produzidas, que podem ou não acrescentar novas práticas na atenção à comunidade; o termo prática clínica baseada em evidência busca a aplicação da tecnologia na saúde, que aqui se refere à tecnologia da informação, e o uso correto das ferramentas de organização das pesquisas.

PRÁTICA CLÍNICA BASEADA EM EVIDÊNCIA

A prática clínica baseada em evidência (PCBE) é um termo relacionado com a resolução de problemas clínicos. O termo descrito em 1992 surgiu como mudança de paradigma em contraste ao tradicional método de decisão, em que todo o sistema de saúde estava fundamentado. A PCBE reduz a importância da experiência clínica não sistematizada e do raciocínio baseado na fisiopatologia e exalta a avaliação detalhada das pesquisas clínicas baseadas em certas regras metodológicas, reduzindo a autoridade da tradicional decisão em saúde que se baseava na experiência do profissional.

No entanto, a complexidade do cuidado em saúde e das doenças conduz à reflexão mais profunda sobre o valor agregado da PCBE, atribuindo a ela valor de soma e não de diferença às habilidades clínicas das práticas tradicionais. A PCBE possui dois princípios fundamentais, que estão descritos na Figura 1.

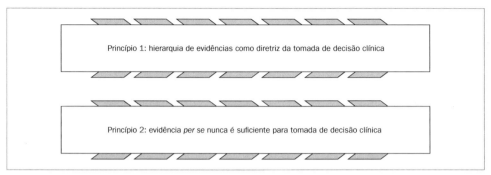

Figura 1 Princípios da prática clínica baseada em evidência.

Os princípios apresentados na Figura 1, em primeira impressão, parecem opostos, mas não são. As evidências surgem como diretrizes, não como afirmações para a tomada de decisão clínica, pois a experiência e as habilidades profissionais não são deixadas de lado na PCBE. Essa conclusão parece simples, porém existe forte tendência dos profissionais de saúde que adotam decisões baseadas em evidência em radicalizar as decisões a favor única e exclusivamente do primeiro fundamento, esquecendo e menosprezando o segundo; grande equívoco.

Nesse momento, antes de seguir em frente, é importante estabelecer alguns significados (Quadro 1).

Quadro 1 Significados relevantes na prática clínica baseada em evidência (PCBE)

- Evidência: qualquer agrupamento de informações empíricas ou sistemáticas
- Decisão clínica: qualquer relação estabelecida com o paciente, do ponto de visto clínico, sejam decisões diagnósticas, intervencionistas ou prognósticas
- Estudo diagnóstico: pesquisas destinadas à avaliação de métodos ou tecnologias para estabelecer diagnóstico
- Estudo de intervenção: pesquisas destinadas a testar terapias (intervenções)
- Estudo prognóstico: pesquisas destinadas a avaliar o impacto do processo saúde-doença, em curto ou longo prazo
- Desfecho clínico: variável utilizada para mensurar o efeito de uma terapia

O termo evidência merece mais detalhamento. Na PCBE, evidência sugere definição ampla: qualquer observação empírica constitui evidência potencial, coletada de forma sistemática ou não. Portanto, observações não sistematizadas do profissional de saúde, por exemplo, constituem fonte de evidência. Observações não sistematizadas favorecem *insights*, e pesquisadores experientes devem sempre respeitá-los. Ao mesmo tempo, essas observações estão geralmente limitadas por amostra pequena e deficiências do processo de fazer inferências, por isso têm restrição nas conclusões.

As predições sobre os efeitos de intervenções em desfechos clínicos relevantes, com base em experimentos fisiológicos, em geral, estão corretas, mas, às vezes, estão desastrosamente erradas, pois não consideram a variabilidade da doença e as diferenças entre pacientes.

BASES DE DADOS PRIMÁRIAS E SECUNDÁRIAS – COMO COLETAR INFORMAÇÕES?

As informações produzidas atualmente são tão abundantes que algumas bases de dados se diferenciaram das bases textuais ou referenciais, permitindo ao leitor análise mais crítica da literatura. Essa diferenciação permitiu a classificação das bases de dados em primárias (Quadro 2) e secundárias (Quadro 3). Elas são úteis para a busca de artigos científicos que serão, ou não, utilizados na PCBE.

Quadro 2 Apresentação da definição e principais bases de dados primárias

Bases primárias: informação fornecida de forma original e não criticada
▪ PubMed*: www.ncbi.nlm.nih.gov/pubmed
▪ Embase: www.embase.com
▪ Lilacs: http://lilacs.bvsalud.org
▪ Cochrane: www.cochrane.org

* A informação é organizada com estratégias de busca que facilitam a aplicação de pesquisa para a prática clínica (PICO).

Quadro 3 Apresentação da definição e principais bases de dados secundárias

Bases secundárias: informação disposta de forma analisada e criticada
▪ Cochrane Review: www.cochrane.org
▪ Evidence Based Medicine: http://ebm.bmjjournals.com
▪ Infopoems: www.infopoems.com
▪ Clinical Evidence: www.clinicalevidence.com
▪ ACP journal Club: www.acpj.org
▪ PEDro Database*: www.pedro.org.au/portuguese
▪ Base secundária exclusiva para a fisioterapia com análise de qualidade

* Base secundária exclusiva para a fisioterapia com análise de qualidade dos ensaios clínicos por meio de instrumento próprio (escala Pedro).

TIPOS DE ESTUDO

Para avançar no conhecimento de PCBE, há necessidade de entender a importância e a hierarquia dos estudos científicos. A hierarquia da força da evidência, para alguma informação, depende de duas variáveis: (1) do tipo de questão e (2) do tipo de estudo. O Quadro 4 resume as principais informações aos diferentes tipos de *design* ou estudos que podem ser delineados. Os estudos também podem ser classificados quanto ao desfecho envolvido (Quadro 5).

COMO EXTRAIR AS INFORMAÇÕES NECESSÁRIAS PARA A PRÁTICA CLÍNICA?

As bases de dados primárias ou secundárias apresentam estratégias diferentes de organiza-

Quadro 4 Principais tipos de estudo ou delineamento envolvidos em perguntas clínicas

Intervencionista ou experimental
▪ Ensaio clínico aleatorizado (ECA): um ou mais grupos de pesquisa são expostos a alguma intervenção e, depois de certo tempo, verifica-se a ocorrência de algum desfecho clínico

Observacional
▪ Coorte (prospectivo): o pesquisador classifica um grupo de pesquisa e acompanha este grupo, observando a ocorrência de algum desfecho clínico ao longo do tempo (curto ou longo), e divide em grupos de expostos ou não expostos
▪ Transversal: o pesquisador, em um único determinado instante, verifica a ocorrência ou não da exposição e/ou do desfecho clínico
▪ Caso-controle: o pesquisador avalia os grupos de pesquisa pelo desfecho clínico; após classificá-lo como desfecho clínico presente (caso) ou não (controle), avaliam-se as porcentagens de exposições dos grupos
▪ Relato de caso: apresentação isolada de um, ou uma série de casos, sem separação por grupos de pesquisa

Quadro 5 Classificação dos questionamentos dos estudos clínicos

▪ Terapêutica: estudos com tratamento (intervenção) clínico
▪ Diagnóstico: estudos com análise de dados de testes para diagnóstico
▪ Etiologia: estudos de investigação das causas das doenças
▪ Prognóstico: estudos de investigação do curso das doenças e/ou tratamentos

ção de busca; no entanto, algumas regras são pertinentes à maioria delas e podem ser observadas na Tabela 1. Os operadores booleanos fazem parte de uma lógica matemática para a relação de adição, subtração ou equivalência entre conjuntos.

Como exemplo, pode-se citar a busca de artigos de fisioterapia respiratória em lactentes. Utilizam-se as palavras-chave, descritores, em associação com os operadores booleanos. Por exemplo, *physiotherapy and infants; chest phy-*

Tabela 1 Regras de busca em bases de dados

Regras de busca/Definição	Definição
MeSH (PubMed)/Decs (BVS)	Descritores que identificam o tema central das publicações
Operadores booleanos	Regras para a combinação de descritores
AND	Associação obrigatória
OR	Inclusão de ambos
NOT	Exclusão

BVS: Biblioteca Virtual de Saúde.

siotherapy and infants. Caso se queira incluir ambos os temas, mas sem que estejam obrigatoriamente no mesmo estudo, utiliza-se OR: *physiotherapy or infants*.

ESTRATÉGIA PICO

A busca de informações é centrada no paciente; por conseguinte, as bases de dados estruturam as estratégias de buscas para este foco. A estruturação da PubMed, por exemplo, é na estratégia PICO (Quadro 6).

A estratégia PICO facilita a estruturação da pergunta clínica de um estudo a ser iniciado ou a procura de evidência científica sobre determinada intervenção, pois favorece a busca de informações em base de dados primária, PubMed, por exemplo. Sendo assim, é possível identificar se a proposta de estudo já foi respondida por estudos anteriores ou se a intervenção que se busca tem efeito positivo. Essas informações podem ser coletadas no *site* direto da PubMed (https://www.ncbi.nlm.nih.gov/pubmed) ou, preferencialmente, pela busca direta nesses moldes do PICO pelo *site* http://pubmedhh.nlm.nih.gov/nlmd/pico/piconew.php.

Quadro 6 Definição da estratégia PICO de busca

P = paciente (tipo de doença); p. ex., doença pneumopatia crônica
I = intervenção usada; p. ex., reabilitação pulmonar
C = controle (tipo de intervenção controle); p. ex., alongamentos
O = *outcome* (desfecho do estudo); p. ex., teste da caminhada

As estratégias de busca de artigos científicos para determinar a melhor maneira centrada no paciente deveriam ser estruturadas no PICO. Como no exemplo: o interesse é saber se o uso de treinamento muscular respiratório (TRM) é eficiente para melhorar a capacidade física global de pacientes. A primeira pergunta é em qual paciente se tem interesse? A segunda pergunta é sobre a intervenção: TRM. A terceira pergunta é sobre a comparação da intervenção: nesse caso, interessa um grupo-controle sem intervenção ou com uso de placebo. E, por fim, a última pergunta: o desfecho. Se o interesse é em saber se o TRM modifica a capacidade física do paciente com insuficiência cardíaca congestiva (ICC), como ficariam as variáveis de busca baseado no PICO? Esta sequência está organizada no Quadro 7.

Caso haja dúvidas sobre como escrever os descritores na língua inglesa, pois é o idioma a ser usado nas buscas, o *site* do Decs (http://decs.bvs.br/) ou na base de dados de descritores da PubMed (http://www.ncbi.nlm.nih.gov/mesh) são alternativas para encontrar essas palavras (Quadro 8).

A busca da literatura deve começar de forma ampla e depois ser filtrada para a pergunta clínica. Assim, não se corre o risco de perder informações preciosas. A Figura 2 representa um

Quadro 7 Exemplo de uma estratégia PICO de busca

P = insuficiência cardíaca
I = treinamento muscular respiratório
C = controle (placebo)
O = capacidade de exercício (teste cardiopulmonar)

Quadro 8 Exemplo da estratégia PICO de busca (em inglês)

P = *heart failure*
I = *inspiratory muscle training*
C = *control*
O = *exercise capacity (cardiopulmonar test)*

Quadro 9 Combinação de descritores para cada item da estratégia PICO, com os respectivos operadores booleanos

P (*heart failure* AND *male*)
AND
I (*inspiratory muscle training* OR *respiratory muscle*)
AND
C (*control*)
AND
O (*exercise capacity*) OR (*cardiopulmonar test*)

Observação: os elementos da estratégia PICO estão entre parênteses para separar a busca.

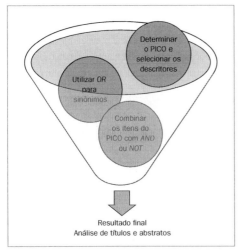

Figura 2 Estratégia de busca baseada no PICO e operadores booleanos.

fluxograma da sequência de busca, que pode ser adotada para ampliar a busca no início e refiná-la ao final.

O Quadro 9 exemplifica essa busca passo a passo. É importante perceber que dentro de um único item da PICO é possível estabelecer uma combinação de operadores booleanos para restringir informações, por exemplo, o gênero.

A estratégia PICO pode ser ampliada para a estratégia PICOT, na qual T representa o tempo de acompanhamento que se espera encontrar ou observar o desfecho estabelecido.

ATALHOS PARA AS INFORMAÇÕES PESQUISADAS

Na maioria das perguntas clínicas que se faz no dia a dia, o tempo não é suficiente para analisar todos os artigos científicos publicados sobre o assunto. Portanto, é valido utilizar os ata-lhos que a própria literatura disponibiliza; dentre eles, podem-se citar o filtro por tipos de estudo. Este filtro aponta os estudos com maior e melhor rigor metodológico, assim a determinação da intervenção a ser utilizada na prática clínica será a mais assertiva e resolutiva. A Tabela 2 explica como cada um deles funciona.

ANÁLISE DE QUALIDADE DOS ENSAIOS CLÍNICOS – LEITURA CRÍTICA DO ARTIGO CIENTÍFICO

O ensaio clínico é o estudo intervencional/experimental que informará se uma intervenção é benéfica ou não. É um elemento primordial para efetivar a prática clínica baseada em evidências. O número de publicações é tão vasto que é necessário saber filtrar a informação, especialmente se o motivo da busca for saber se deve-se ou não modificar rotinas assistenciais.

Para identificar a qualidade metodológica dos estudos, há necessidade de compreender alguns itens que poderiam levar ao viés. Define-se por viés a possibilidade de uma variável influenciar no resultado final do estudo e ser um fator confundidor. Por exemplo, estudar lactentes com bronquiolite para testar a efetividade de duas técnicas de fisioterapia respiratória. Em um grupo são incluídos pacientes mais graves e no outro aqueles com doença mais leve. Esse viés de seleção favorecerá a melhor resposta para o grupo de paciente menos grave, e o

Tabela 2   Tipos de publicações encontradas para uma mesma estratégia PICO

Tipos de publicação	Significados
Metanálise	Estimativa global do agrupamento dos resultados de vários estudos. Conjunto de vários ensaios clínicos com análise estatística específica para constatar, ou não, o efeito de uma intervenção
Revisão sistemática	Análise sistematizada de ensaios clínicos com conclusão baseada na visão crítica dos autores
Ensaio clínico aleatorizado	Estudo relacionado com prática clínica. Aplicação de uma intervenção e comparação com um grupo-controle para determinar os benefícios, ou não, da intervenção. Os indivíduos do estudo são aleatorizados para serem alocados nos grupos
Ensaio clínico	Idem ao anterior, mas não há aleatorização dos indivíduos nos grupos, ou há apenas um grupo. Maior chance de viés na seleção dos indivíduos por grupo
Diretriz	Guia de recomendação de utilidade prática, geralmente desenvolvida por grupo de pesquisadores *experts* no assunto que pertencem às associações científicas. Os estudos incluídos nesses guias vêm acompanhado da descrição da qualidade metodológica

resultado será que aquela intervenção é a melhor, o que de fato, não se pode ter certeza. Identificar esse tipo de viés é primordial para determinar a qualidade metodológica do estudo, ou seja, nem todos os estudos têm o melhor desenho. A atenção para esses aspectos ajuda a definir para a prática clínica o resultado de um estudo mais bem delineado e, assim, a efetividade da técnica será de fato constatada.

Os elementos básicos da leitura crítica de artigos são:

- Validade interna (*internal validity*): os resultados da pesquisa clínica são corretos para os pacientes do estudo? Validade interna é demarcada por dois processos: viés (*bias*) e chance. Viés é qualquer erro sistemático (p. ex., nos critérios de inclusão dos pacientes, na alocação para grupos diferentes, no acompanhamento e nas medidas dos desfechos do estudo), que distorce os resultados obtidos em relação à situação real. Chance é um erro aleatório, inerente a todas as observações. A probabilidade do efeito de chance pode ser minimizada estudando-se quantidade maior de pacientes; é descrita como valor p (a probabilidade de um resultado falso-positivo), poder (*power*) (a probabilidade de um resultado falso-negativo) e intervalo de confiança (para a variação que pode incluir o efeito esperado verdadeiro (*true effect size*).

- Generalização: os resultados do estudo são aplicáveis aos próprios pacientes? Os pacientes estudados são tipicamente muito selecionados em relação aos pacientes da prática usual. Os pacientes são, em geral, encaminhados para centros acadêmicos, com doenças na forma clássica, quase sempre sem outras doenças associadas e são extremamente aderentes às propostas do estudo. Sabe-se que na vida real essas relações podem não acontecer. Como resultado, eles podem ser sistematicamente diferentes dos pacientes atendidos no dia a dia. Os profissionais usuários dos resultados de estudos clínicos devem fazer julgamento crítico da literatura, em especial se a população estudada for similar, o suficiente, para ser um guia para a prática clínica.

As análises de qualidade do estudo, validação interna e generalização podem ser mais facilmente obtidas em bases secundárias, visto que estas já realizam análises de qualidade antes de disponibilizar o artigo. Para a fisioterapia, a base secundária a ser consultada para identificar a qualidade da avaliação dos estudos é a PEDro database, que avalia quantitativamente os estudos por meio da escala PEDro descrita a seguir.

Escala PEDro

A base de dados em evidências em fisioterapia ou PEDro é uma base de dados gratuita relevante para a fisioterapia. PEDro significa: *Physiotherapy Evidence Database*. A PEDro está disponível no *site* http://www.pedro.org.au/portuguese/. PEDro contém mais de 30 mil estudos clínicos, revisões sistemáticas e diretrizes de prática clínica em fisioterapia. Quando possível, são colocados à disposição o resumo e o *link* para texto completo para cada artigo.

Os estudos clínicos aleatórios indexados ao PEDro são classificados de acordo com a qualidade, para que os leitores possam rapidamente distinguir estudos que sejam válidos e interpretáveis daqueles que não o são. Essas avaliações ajudam a julgar a qualidade e a utilidade dos estudos, para informar possíveis tomadas de decisão clínica (Quadro 10). Assim, na prática clínica, deve-se escolher o estudo com maior pontuação.

O objetivo da escala PEDro consiste em auxiliar a identificar rapidamente quais dos estudos arquivados poderão ter adequada validade interna (critérios 2 a 9) e poderão conter suficiente informação estatística para que os resultados possam ser interpretados (critérios 10 a 11). Um critério adicional (critério 1), que diz respeito à validade externa (ou potencial de generalização ou aplicabilidade do estudo clínico), foi mantido para que a *Delphy list* (escala de origem da PEDro) fosse completada.

Existe um tutorial disponível gratuitamente no *site* da PEDro para que o leitor entenda cada item da escala que determina a qualidade do estudo https://www.pedro.org.au/portuguese/downloads/pedro-scale/.

LIMITAÇÕES BRASILEIRAS DA PRÁTICA CLÍNICA BASEADA EM EVIDÊNCIA NA FISIOTERAPIA E INFLUÊNCIAS NA AUTONOMIA PROFISSIONAL

No Brasil, inúmeros profissionais qualificados norteiam suas decisões clínicas com auxílio de julgamento crítico da literatura, aplicando os princípios da prática baseada em evidências. No entanto, na maioria das vezes, esses profissionais não conseguem "contaminar", de forma positiva, os colegas de trabalho.

O que se observa, por vezes, na prática clínica, é certa resistência por parte de alguns fisioterapeutas em repensar o foco de atuação nos pacientes. Essa dificuldade não é particularidade da fisioterapia. Todas as inovações seguem um curso de adesão similar, como representado na Figura 3. Contudo, a preocupação é que quem planeja o investimento e/ou direciona as políticas de saúde no Brasil já, há tempos, utiliza a

Quadro 10 Itens avaliados pela escala PEDro

- Critérios de elegibilidade foram especificados?
- Indivíduos foram aleatoriamente distribuídos por grupos (em um estudo cruzado, os indivíduos foram colocados em grupos de forma aleatória, de acordo com o tratamento recebido)?
- Alocação dos indivíduos foi secreta inicialmente, os grupos eram semelhantes no que diz respeito aos indicadores de prognóstico mais importantes?
- Todos os indivíduos participaram de forma cega no estudo?
- Todos os terapeutas que administraram a terapia fizeram-no de forma cega?
- Todos os avaliadores que mediram pelo menos um resultado-chave fizeram-no de forma cega?
- Mensurações de pelo menos um resultado-chave foram obtidas em mais de 85% dos indivíduos inicialmente distribuídos pelos grupos?
- Todos os indivíduos, com base nos quais se apresentaram mensurações de resultados, receberam o tratamento ou a condição de controle conforme a alocação ou, quando não foi este o caso, fez-se a análise dos dados para, pelo menos, um dos resultados-chave por intenção de tratamento?
- Resultados das comparações estatísticas intergrupos foram descritos para, no mínimo, um resultado-chave?
- O estudo apresenta tanto medidas de precisão como medidas de variabilidade para, pelo menos, um resultado-chave?

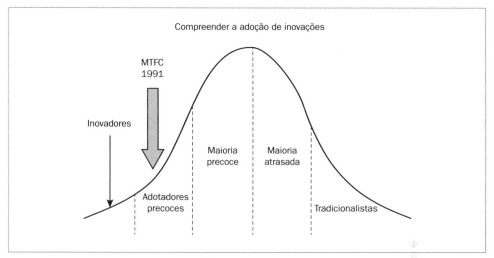

Figura 3 Representação de como os profissionais de diversas áreas adotam inovações e novas terapêuticas descritas como efetivas nos estudos. Adotadores precoces = 13,5%; inovadores = 2,5%; maioria atrasada = 34%; maioria precoce = 34%; tradicionalistas = 16%.

evidência como ferramenta para decisão, e muitas vezes o fisioterapeuta ainda está pautando a prática clínica nos estudos adquiridos na época da graduação, sem que atualizações fossem incorporadas.

Outra dificuldade encontrada é em relação ao acesso à informação, pois muitos dos estudos de bases primárias ou secundárias não estão disponíveis gratuitamente. As instituições hospitalares, por exemplo, muitas vezes oferecem acesso somente a um limitado número de profissionais, restringindo o acesso aos demais. Essa questão limita a disponibilidade dos estudos recentemente publicados com informações inovadoras. Cabe ao grupo de gestores e também ao profissional liberal manter atualização e repassar informações constantemente, baseados no melhor nível de evidência e o mais atual disponível. Esse quesito é determinado como obrigatório no código de ética profissional do fisioterapeuta, que descreve que a intervenção e a resolutiva devem ser aplicadas ao paciente (https://www.coffito.gov.br/nsite/?page_id=2346).

A formação dos profissionais também prejudica muito a velocidade de sua atualização. Muitas escolas ainda são conservadoras, e muitos educadores desconhecem os processos discutidos neste capítulo, portanto as informações podem chegar ao aluno com certa desatualização.

No âmbito assistencial, a gerência, em algumas situações, pode ser obsoleta e desinformada. Esse fato parece ocorrer pela dificuldade em modificar a rotina e pelas complicações que exigem a nova logística de trabalho. Há dez anos trabalhando como consultores de serviços de fisioterapia hospitalar, os autores tiveram a oportunidade de ver os extremos; equipe motivada às inovações e chefia como barreira ou chefia motivada às melhoras, porém com a equipe de profissionais desmotivados; a sincronia entre essas relações não é simples e depende de muitos aspectos.

A solução parece estar, em primeiro lugar, na própria exigência do hospital em relação aos serviços prestados; em segundo lugar, à gerência de serviço preocupada em fornecer atendimento de resultados; em terceiro, à política de plano de carreira e investimento em profissionais da equipe, seja por política de recompensas ou por outros ganhos; em quarto lugar, à redução da rotatividade das equipes intra e extra-hospitalar; e, em último, à não sobrecarga da mão de obra assistencial; esta a mais difícil de ser executada.

As associações brasileiras científicas na fisioterapia, em especial a Associação Brasileira de Fisioterapia Cardiorrespiratória e Fisioterapia em Terapia Intensiva (Assobrafir), http://assobrafir.com.br, têm atuado amplamente na divulgação de conhecimento e aprimoramento técnico científico dos fisioterapeutas dessa área. A elaboração de diretrizes para a assistência atualizada dos profissionais que estão no mercado clínico e as recomendações aos tratamentos fisioterápicos com melhor evidência disponível têm se mostrado promissoras. Mesmo assim, o fisioterapeuta brasileiro parece ter dificuldades em conquistar autonomia profissional, não do ponto de vista jurídico ou por representação dos conselhos de classe, mas sim pela qualidade, ainda crescente, dos serviços oferecidos à sociedade, pelo nível de atualização dos profissionais que ainda pode ser melhor e pela pouca ou nenhuma compreensão da maioria dos gestores sobre planejar custo-benefício, custo-efetividade, custo-utilidade ou custo-redução nos serviços prestados. As associações não conseguem fazer plenamente a ação sem ter a participação efetiva dos profissionais utilizando e transmitindo informações baseadas em estudos científicos de elevada qualidade.

BIBLIOGRAFIA

1. Altman DG, Schulz KF, Moher D, Egger M, Davidoff F, Elbourne D, et al.; CONSORT group (consolidated standards of reporting trials). The revised CONSORT statement for reporting randomized trials: explanation and elaboration. Ann Intern Med. 2001;134(8):663-94.
2. Chan AW, Altman DG. Epidemiology and reporting of randomized trials published in PubMed journals. Lancet. 2005;365(9465):1159-62.
3. Colditz GA, Miller JN, Mosteller F. How study design affects outcomes in comparisons of therapy. Stat Med. 1989;8(4):441-54.
4. Everett MR. Diffusion of innovations. 5th ed. New York: Free; 2003.
5. Evidence-Based Medicine Working Group. Evidence-based medicine. A new approach to teaching the practice of medicine. JAMA. 1992;268(17):2420-5.
6. Greenhalgh T. How to read a paper. The Medline database. BMJ. 1997;315(7101):180-3.
7. Laupacis A, Naylor D, Sackett DL. How should the results of clinical trials be presented to clinicians? ACP Journal Club. 1992;116:A12-4.
8. Lundberg GD. Evidence-based medicine or faith-based medicine? Med Gen Med. 2004;6(4):32.
9. Maher CG, Sherrington C, Herbert RD, Moseley AM, Elkins M. Reliability of the PEDro scale for rating quality of randomized controlled trials. Phys Ther. 2003;83(8):713-21.
10. Naylor CD, Guyatt GH. Users' guides to the medical literature. X. How to use an article reporting variations in the outcomes of health services. The Evidence-based medicine working group. JAMA. 1996;275(7):554-8.
11. Nobre M, Bernatdo W. Prática clínica baseada em evidência. Rio de Janeiro: Elsevier; 2006.
12. Olivo SA, Macedo LG, Gadotti IC, Fuentes J, Stanton T, Magee DJ. Scales to assess the quality of randomized controlled trials: a systematic review. Phys Ther. 2008;88(2):156-75.
13. Purcell P. A quick mod takes gamers beyond their doom. Sydney Morning Herald, aug, 2004.
14. Sackett DL, Haynes RB. The architeture of diagnostic research. BMJ. 2002;324(7336):539-41.
15. Sackett DL, Rosenberg WM, Gray JA, Haynes RB, Richardson WS. Evidence based medicine: what it is and what it isn't. BMJ. 1996;312(7023):71-2.
16. Soumerai SB, McLaughlin TJ, Gurwitz JH, Guadagnoli E, Hauptman PJ, Borbas C, et al. Effect of local medical opinion leaders on quality of care for acute myocardial infarction, a randomized controlled trial. JAMA. 1998;279(17):1358-63.

23

Autonomia e organização profissional – *benchmarking*

Leny Vieira Cavalheiro

INTRODUÇÃO

A renovação organizacional é entendida como um dos meios essenciais para a sustentabilidade e melhora da competitividade das empresas no contexto da concorrência intensificada pela economia global.

Nesse sentido, o caminho está em modelos de hierarquia mais plana, conteúdos processuais mais ricos e diversificados, matricialidade das estruturas e processos, valorização do trabalho em equipe, autonomia na realização do trabalho, confiança nas relações e envolvimento nas decisões e desenvolvimento de tarefas.

O *benchmarking* é uma ferramenta da gestão pela qual as empresas aprendem entre si, enquanto ambas as partes sentem que estão se beneficiando desse aprendizado mútuo. Ele promove o aprendizado organizacional por meio de olhar o que o outro desenvolve e propor novas ideias e caminhos para melhorar ou inovar os processos.

Organizações que aprendem são aquelas em que as pessoas continuamente expandem a capacidade de criar novos padrões de pensamento e aprendem, continuamente, a trabalhar juntas em equipe. A aprendizagem encoraja as pessoas a pensar e descobrir coisas por conta própria, de modo a melhorar a eficácia da organização.

Ao longo do tempo, os indivíduos passam por uma transição da sociedade, saindo de padrões tradicionais de trabalho para padrões modernos que valorizam as modalidades de aprendizagem autodirigida. As competências requeridas aos trabalhadores são cada vez mais sofisticadas e complexas.

Os profissionais requeridos atualmente precisam ter conhecimentos especializados, ser capazes de trabalhar em equipe, apresentar boa capacidade de análise, planejamento, solução de problemas e comunicação.

Os profissionais precisam ser adaptáveis e treináveis. Essa progressão científica e tecnológica atribui ao trabalho uma dimensão cada vez mais imaterial, em que se destaca o papel desempenhado pelas aptidões intelectuais e cognitivas.

Autonomia é a arte de decidir por si, isto é, a capacidade de compreender o que é melhor para si mesmo e, então, implementar decisões. Autonomia também significa poder rever caminhos e decidir por outra coisa que não a que é oferecida ou a que todo mundo faz. Se, por um lado, forças externas, como a cultura, a influência das pessoas próximas, os espaços frequentados, as referências e as admirações cultivadas possam ser capazes de condicionar, não podem, por outro lado, determinar como agir. Ainda que os condicionantes extrínsecos sejam difíceis de ignorar, a determinação de como agir é um atributo intrínseco e intransferível de cada um.

Sabe-se que a aprendizagem cognitiva intui-se como sendo aquela que resulta do armazenamento organizado de informações, de conhecimentos, da memória do ser que aprende, e esse complexo organizado é conhecido como estrutura cognitiva. Outros autores definem que a aprendizagem ocorre quando o aprendiz adquire nova informação e integra essa informação à sua estrutura de conhecimento, à sua rede semântica.

Porter, autor que escreve sobre organizações, afirma ainda que "uma vez tendo acessado as forças que afetam a competição em uma indústria e suas causas subjacentes, o estrategista corporativo pode identificar as forças e fraquezas da companhia" e assim posicionar estrategicamente a empresa.

EMPREENDER

A construção das habilidades que qualificam o empreendedor é pouco conhecida. De alguma forma as relações sociais interferem na decisão pessoal de levar em frente a idealização de um projeto de trabalho. Essas habilidades e competências são construídas pela experiência e aprendizagem sobre como isso influi na capacidade de empreender.

Mais do que simplesmente ser proprietário de um negócio, o empreendedor é aquele que corre riscos, vislumbra oportunidades, antecipa-se em relação aos demais na consolidação de ações empreendedoras específicas, utiliza-se de fontes de informações preliminares e da rede de relações sociais na estruturação das atividades.

As competências empreendedoras podem ser classificadas em duas dimensões: aquelas associadas à visão do ambiente dos negócios e aquelas relativas a colocar em prática as ações idealizadas. Basicamente, é necessário vislumbrar a oportunidade de negócio, calcular a sustentabilidade e conseguir fazer o gerenciamento para que haja sucesso.

A oportunidade é uma ideia que está vinculada a um produto ou serviço que agrega valor ao consumidor, seja por meio da inovação ou da diferenciação.

Uma tarefa crítica antes de iniciar um negócio é analisar e avaliar a viabilidade da ideia do produto ou do serviço. Isso é feito por meio de levantamentos qualitativos e quantitativos da viabilidade do empreendimento, ou seja, é necessário dispender um tempo de planejamento e estudo do ambiente de negócio. Outro componente necessário é a capacidade de assumir os riscos do negócio e lidar com eles. Para tal existem ferramentas estruturadas para listar os riscos e colocá-los numa matriz que direcione a decisão de quais os riscos maiores do ponto de vista financeiro, por exemplo, de imagem ou ainda quais os mais prováveis e frequentes de acontecer. Isso analisando o impacto de cada um deles no negócio.

Um exemplo é o gerenciamento de riscos corporativos – estrutura integrada, emitido pelo Committee of Sponsoring Organization of the Treadway Commission (Coso).

Essa estrutura estabelece quatro categorias de objetivos para a organização:

1. Estratégicos – referem-se às metas no nível mais elevado. Fornecem apoio à missão e estão de acordo com ela.
2. Operações – têm como meta a utilização eficaz e eficiente dos recursos.
3. Comunicação – relacionados à confiabilidade dos relatórios.
4. Conformidade – fundamentam-se no cumprimento das leis e dos regulamentos pertinentes.

Os componentes desta estrutura capaz de avaliar, tratar e determinar o apetite e tolerância do risco são:

- Ambiente interno.
- Fixação de objetivos.
- Identificação de eventos.
- Avaliação de riscos.
- Resposta ao risco.

- Atividades de controle.
- Informações e comunicações.
- Monitoramento.

Com estes elementos pode-se premeditar ações que minimizem ou eliminem os riscos conhecidos.

ORGANIZAÇÃO PROFISSIONAL – APRENDIZAGEM EM TREINAMENTOS

No cenário atual, o treinamento tem sido direcionado a outras formas de aprendizado. Termos como andragogia e técnicas como *team-based learning* (TBL) ou *problem based learning* (PBL) possibilitam motivar e dar autonomia ao profissional no ambiente de trabalho.

A necessidade das organizações em obter conhecimentos em diversas áreas vem fazendo com que tracem estratégias baseadas em aprendizagem.

Na andragogia, arte e ciência de orientar adultos a aprender, o treinamento de equipes é fundamentado na aplicabilidade do conhecimento e da resolução de problemas. Remete a um aprendizado de valor imediato que é construído por um profissional que tem consciência do que necessita saber. A troca de experiências e a horizontalidade são estimuladas, e cada um possui uma contribuição efetiva para o coletivo. Todos compartilham conceitos e vivências, de modo que cada um é sujeito ativo no processo.

Autores, como Knowles, sugerem que a andragogia permeia por alguns princípios fundamentais.

Primeiramente, o adulto aprendiz conhece as próprias necessidades e se interessa pelo aprendizado de aplicação prática e imediata. Esse mesmo adulto é independente, tem autonomia e sente-se capaz de aprender e buscar o conhecimento de que necessita. Um outro princípio é considerar a experiência que traz uma forma rica como fonte de aprendizagem por meio das discussões e soluções de problemas em grupo.

O adulto apresenta prontidão para aprender, ou seja, está pronto para aprender aquilo que decide aprender e o que considera significativo para o trabalho. Por isso o adulto orienta a aprendizagem para o que tem significado para a própria vida, com aplicação imediata, não para aplicações futuras, deixando-o motivado para se atualizar, pela vontade de crescimento profissional, autoestima e realização pessoal.

Depois de conhecer os princípios da andragogia, deve-se levar em consideração, nesta nova abordagem de treinamento, que o pensamento crítico e reflexivo valoriza a capacidade de aprender e aplicar o conhecimento na resolução de problemas concretos. O princípio básico é discutir casos básicos relacionados à atividade profissional.

Possibilita a discussão de várias hipóteses e considera as diversas opiniões dos colegas e com criatividade sugere uma solução para o problema em questão. Facilita a integração de várias áreas de conhecimento, proporcionando a identificação e a correção dos erros.

Essa forma de aprendizado envolve o profissional, deixando a equipe motivada e mais criativa, desenvolve o pensamento crítico, a aprendizagem eficiente e estimula o trabalho colaborativo.

Essa metodologia aplicada no treinamento maximiza resultados tanto do funcionário quanto da empresa. Favorece a construção de conhecimentos, propõe contribuir para o desenvolvimento de algumas capacidades profissionais não técnicas consideradas importantes, pois estimula a troca de experiência e a sistemática de resolução de problemas. Assim comumente é apresentado ao novo colaborador um problema ou situação contextualizada, na qual ele precisa buscar, por conta própria, soluções ou resoluções.

Na prática, a proposta para a equipe é trabalhar com a busca de fatos, ideias e soluções. Na etapa da busca de fatos, pode-se apresentar uma situação contextualizada que possui diferentes problemas implícitos.

Estes problemas funcionam como "gatilhos" que definirão os objetivos a serem aprendidos. Além disso, o funcionário terá de identificar os problemas da situação proposta para então encontrar fatos para a sua solução.

Na etapa em que ele busca as ideias, propõem-se que ele faça uma pesquisa independente e direcionada sobre o problema para mais tarde discutir possíveis soluções com o líder ou com o restante da equipe.

Na última etapa, o funcionário agora pensa efetivamente em soluções para os problemas da situação e as aplica na prática.

Portanto, PBL (*problem-based learning*) não é apenas a resolução do problema por si, mas seu uso apropriado para a obtenção de conhecimento.

Essas novas abordagens de treinamento com metodologias de resolução de problemas desenvolve o profissional e oferece a oportunidade de melhor integração na equipe.

BIBLIOGRAFIA

1. Committee of Sponsoring Organization of the Treadway Commission [Coso]. Gerenciamento de Riscos Corporativos – Estrutura Integrada Sumário Executivo-Estrutura. Price Waterhouse Coopers LLP. Available: https://www.coso.org/Documents/COSO--ERM-Executive-Summary-Portuguese.pdf.
2. Filho APG. Cultura e gestão de segurança no trabalho em organizações industriais: uma proposta de modelo. [Tese]. Engenharia Industrial. Universidade Federal da Bahia, Faculdade Politécnica; 2010.
3. Freire P. Pedagogia da autonomia: saberes necessários à prática. São Paulo: Paz e Terra; 1996.
4. Knowles MS, Holton III EF, Swanson RA. Aprendizagem de resultados: uma abordagem prática para aumentar a efetividade da educação corporativa. Rio de Janeiro: Elsevier; 2011.
5. Knowles MS. The adult learner. 5th ed. Houston: Gulf Publishing; 1998.
6. Lima APS, Da Silva CM, Romani JCP. Marketing na fisioterapia: uma Visão do empreendedor. Cadernos da Escola de Saúde 198. Cad Escola Saúde. 1984;9(1):187-98.
7. Madeira VPC. Para falar em andragogia, programa educação do trabalhador. CNI-SESI. 1999(2).
8. Mattar FN. Pesquisa de marketing: metodologia e planejamento. São Paulo: Atlas; 1996.
9. Neves RM. Desenvolvimento de competências de gerentes intermediários na construção civil através da adaptação da aprendizagem baseada em problemas – ABP. [Tese]. Engenharia, Universidade Federal do Rio Grande do Sul; 2006.
10. Pardini DJ, Brandão MM, Souki GQ. Competências empreendedoras e sistema de relações aociais: a dinâmica dos construtos na decisão de empreender nos serviços de fisioterapia. Rev Negócios. 2008;13(1):28-44.
11. Rosa JH. Trabalho, aprendizagem e autonomia nas organizações. Biblioteca 24 horas; 2009.
12. Ross B. Towards a framework for problem-based learning. In: Boud D, Feletti G, editors. The challenge of problem-based learning. London: Kogan Page; 1997.
13. Schmidt HG. Foundation of problem based learning: some explanatory notes. Society for Research into Higher Education. Med Education. 1993;27:422-32.
14. Schmidt HG. Problem based learning: rationale and description. Med Educ. 1983;17(1):11-6.
15. Vasconcellos JE. Como planejar e executar um treinamento. RH Portal Treinamento e Desenvolvimento, 2013. Disponível em: http://www.rhportal.com.br/artigos/rh.php?idc_cad=3hoanirfi [Acesso em: 2 maio 2018].

24
Crescimento e valorização profissional: sinergia entre gestão, evidências e organização político-profissional

Jocimar Avelar Martins
Júnea Fontes

INTRODUÇÃO

A fisioterapia tem sido palco, desde sua criação e ao longo das últimas décadas, de sucessivas reestruturações – potencializando a capacidade produtiva pela melhora de processos, métodos de trabalho e otimização de custos – permitindo incrementar a qualidade da assistência para a população.

Além disso, a fisioterapia tem buscado ampliar o objeto de estudo, no que se refere à promoção, à prevenção, ao tratamento e à reabilitação para, dessa forma, promover o bem-estar individual e coletivo do ser humano, focando na prestação de serviços de excelência. Para atingir os objetivos inerentes à melhora da assistência, é fundamental acompanhar a evolução da gestão de qualidade e utilizar ferramentas que permitam o planejamento, a organização, a coordenação e o controle dos processos fisioterápicos, com a finalidade de proporcionar o melhor atendimento possível. O desenvolvimento de métodos que facilitem e permitam a comprovação em um serviço prestado é meta importante a ser conquistada, em busca da excelência em um serviço de saúde.

Em tempos de grande concorrência no setor de atendimento à saúde, (i) a inovação tecnológica; (ii) o conhecimento científico; (iii) a titulação profissional; (iv) o gerenciamento das informações; (v) o controle da qualidade dos serviços; (vi) a escolha de ferramentas e (vii) indicadores adequados de gestão certamente representarão um diferencial na melhora do cuidado e da assistência ao paciente.

A adoção de ferramentas como os protocolos representa uma mudança favorável em prol da qualidade dos serviços, da redução de riscos e do aumento da segurança do paciente. Já os indicadores servem para medir situações específicas. São utilizados com objetivos de mensurar as metas estabelecidas e verificar os resultados alcançados com esta prática, ou seja, mensuram de forma quantitativa os resultados que avaliarão o sucesso dos procedimentos/terapias.

Para que a gestão da qualidade em saúde apresente resultados eficazes, deve-se ter como alvo o paciente e o aperfeiçoamento dos processos envolvidos que culminem na atenção satisfatória ao cliente.

A formação acadêmica do profissional fisioterapeuta tem passado por grandes e importantes transformações de conceitos e práticas, voltadas a atender a todas essas necessidades de uma sociedade em constante transformação e que busca sempre a melhora da qualidade da assistência.

Para que a fisioterapia possa suprir as demandas com excelência e sustentabilidade, é indispensável que haja sincronia e sinergia entre a prática baseada em evidência, conhecimento da legislação profissional, preceitos éticos e conhecimento de gestão. Nesse sentido, a fisioterapia tem percorrido um caminho de amadurecimento, reconhecimento e valorização, que será fundamental para o futuro, pois a busca pelo valor é a chave para a sustentabilidade.

O conhecimento das leis e normas que regem a atuação do fisioterapeuta influencia positivamente o cotidiano profissional. O objetivo deste texto não é reprisar os conteúdos acessíveis por diversos meios, mas direcionar a atual discussão às necessidades cotidianas dos profissionais e serviços de fisioterapia quanto a prestação de um serviço de qualidade guiados pelas normativas profissionais.

As discussões no campo das políticas profissionais da fisioterapia ainda são escassas e pouco disponíveis, o que demonstra a necessidade de maior conhecimento e participação profissional no contexto da fisioterapia. Essas discussões deveriam ser estimuladas e presentes rotineiramente, possibilitando reflexões aos profissionais atuantes acerca das práticas e suscitando novas proposições.

LEGISLAÇÃO PROFISSIONAL

A fisioterapia no Brasil foi considerada profissão de nível superior em 13 de outubro de 1969, por meio do Decreto-Lei n. 938. Antes disso, já estavam em andamento cursos técnicos de fisioterapia nas cidades de São Paulo e Rio de Janeiro. O Decreto-Lei n. 938 assegura o exercício do profissional fisioterapeuta considerando-o profissional de nível superior e a fisioterapia como uma profissão liberal, independente e desvinculada – por natureza – de quaisquer outras profissões.

Exercendo a função de normatizar o exercício profissional do fisioterapeuta, a Resolução n. 8, de 20 de fevereiro de 1978, destaca a autonomia profissional, ou seja, o fisioterapeuta não tem relação de subordinação com outros profissionais.

O art. 3º da Resolução n. 8/1978, editada pelo Conselho Federal de Fisioterapia e Terapia Ocupacional (Coffito), dispõe sobre os atos relacionados ao exercício da atividade fisioterapêutica, nos seguintes termos:

Art. 3º Constituem atos privativos do fisioterapeuta prescrever, ministrar e supervisionar terapia física, que objetive preservar, manter, desenvolver ou restaurar a integridade de órgão, sistema ou função do corpo humano, por meio de:
I – Ação, isolada ou concomitante, de agente termoterápico ou crioterápico, hidroterápico, aeroterápico, fototerápico, eletroterápico ou sonidoterápico, determinando
a) O objetivo da terapia e a programação para atingi-lo;
b) A fonte geradora do agente terapêutico, com a indicação de particularidades na utilização desta, quando for o caso;
c) A região do corpo do cliente a ser submetida à ação do agente terapêutico;
d) A dosagem da frequência do número de sessões terapêuticas, com a indicação do período de duração de cada uma; e
e) A técnica a ser utilizada; e
II – Utilização, com o emprego ou não de aparelho, de exercício respiratório, cardiorrespiratório, cardiovascular, de educação ou reeducação neuromuscular, de regeneração muscular, de relaxamento muscular, de locomoção, de regeneração osteoarticular, de correção de vício postural, de adaptação ao uso de órtese ou prótese e de adaptação dos meios e materiais disponíveis, pessoais ou ambientais, para o desempenho físico do cliente, determinando
a) O objetivo da terapia e a programação para atingi-lo;
b) O segmento do corpo do cliente a ser submetido ao exercício;
c) A modalidade do exercício a ser aplicado e a respectiva intensidade;
d) A técnica de massoterapia a ser aplicada, quando for o caso;
e) A orientação ao cliente para a execução da terapia em sua residência, quando for o caso;

f) A dosagem da frequência e do número de sessões terapêuticas, com a indicação do período de tempo de duração de cada uma.

Além da autonomia para avaliar o paciente, a Resolução n. 80, de 9 de maio de 1987, explicita a competência do fisioterapeuta para traçar e executar seu plano terapêutico, inclusive dar alta fisioterapêutica, como pode ser visto na redação do art. 1º.

Art. 1º É competência do fisioterapeuta elaborar o diagnóstico fisioterapêutico compreendido como avaliação físico-funcional, sendo esta um processo pelo qual, através de metodologias e técnicas fisioterapêuticas, são analisados e estudados os desvios físico-funcionais intercorrentes, na sua estrutura e no seu funcionamento, com a finalidade de detectar e parametrar as alterações apresentadas, considerados os desvios dos graus de normalidade para os de anormalidade; prescrever, baseado no constatado na avaliação físico-funcional as técnicas próprias da fisioterapia, qualificando-as e quantificando-as; dar ordenação ao processo terapêutico baseando-se nas técnicas fisioterapêuticas indicadas; induzir o processo terapêutico no paciente; dar alta nos serviços de fisioterapia, utilizando o critério de reavaliações sucessivas que demonstrem não haver alterações que indiquem a necessidade de continuidade destas práticas terapêuticas.

Ainda com o objetivo de normatizar a assistência e orientar os fisioterapeutas no planejamento, na programação e na priorização dos atendimentos visando à maior qualidade na prestação do serviço, foi publicada a Resolução n. 387, de 8 de junho de 2011, alterada pela Resolução n. 444, de 26 de abril de 2014. Essa resolução estabelece os parâmetros assistenciais fisioterapêuticos nas diversas modalidades prestadas pelo fisioterapeuta, representando o quantitativo máximo de pacientes assistidos por profissional em turno de trabalho de seis horas em ambiente hospitalar, domiciliar e ambulatorial.

Com o objetivo de respaldar e orientar o fisioterapeuta sobre a metodologia mais adequada para remuneração de serviços, incentivando a valorização da profissão e a garantia de um atendimento de qualidade à população brasileira, o Coffito, por meio da Resolução n. 482, publicou uma nova edição do Referencial Nacional de Procedimentos Fisioterapêuticos (RNPF), que tem como finalidade orientar o profissional em relação ao parâmetro mínimo econômico e deontológico para remuneração de serviços prestados. O material utiliza, ainda, a mesma linguagem da Classificação Internacional de Funcionalidade, Incapacidade e Saúde (CIF), buscando, assim, aumentar a compatibilidade das nomenclaturas dos procedimentos com as diretrizes da Organização Mundial da Saúde. De acordo com o RNPF, (i) os valores são precificados em reais, com reajuste anual, aplicando-se o valor acumulado ao ano do Índice de Preços ao Consumidor da Fundação Instituto de Pesquisas Econômicas (IPC/Fipe) – setor saúde, e/ou outros que o substitua, respondendo às perdas inflacionárias no período, com data-base no dia 1º de janeiro, (ii) os valores poderão ser negociados dentro de uma margem de até 20% para menos, considerando-se as características regionais, (iii) os fisioterapeutas poderão acrescentar 50% nos procedimentos fisioterapêuticos de urgência e emergência realizados no período das 19 às 7 horas do dia seguinte, e 100% em qualquer horário de domingos e feriados, conforme previsto na legislação trabalhista e nos Acordos Coletivos de Trabalho e (iv) os procedimentos fisioterapêuticos terão precificação acrescida de 20% nos atendimentos realizados por especialistas profissionais na área de atuação, com certificação chancelada pela associação científica respectiva e registrada pelo Coffito.

Para que a atitude e o comportamento profissional estejam de acordo com os princípios éticos conhecidos e aceitos pela sociedade, é essencial que cada profissão possua seu código de ética profissional. Este configura-se como um documento cujo objetivo principal é regulamentar as relações entre profissionais de uma mesma categoria, bem como a relação entre esses profissionais e a sociedade, na tentativa de solucionar conflitos éticos que surjam no exercício de prática profissional.

A primeira publicação do Código de Ética Profissional para Fisioterapeutas é de 1978, um documento único que incluía também terapeutas ocupacionais. Após 35 anos como referência para a conduta ética dos fisioterapeutas, o código de ética foi reformulado de acordo com a Resolução n. 424, de 8 de julho de 2013.

O Código de Ética e Deontologia da Fisioterapia trata dos deveres do fisioterapeuta, no que tange ao controle ético do exercício da profissão, sem prejuízo de todos os direitos e prerrogativas asseguradas pelo ordenamento jurídico. O profissional que infringir o código de ética estará sujeito às penas disciplinares previstas na legislação em vigor.

Embora fundamental, ainda existem cursos de fisioterapia que não incluem disciplinas para discussões sobre julgamento moral e ético na formação. Por isso, a regulamentação e a evolução no processo de formação profissional, bem como a forma de atuação, estiveram sempre focadas em aspectos tecnológicos e científicos. A falta de discussões sobre essa temática deixa de cumprir o papel da construção de um profissional apto para lidar com questões legais e éticas, gerando prejuízo que acaba sendo percebido pela própria sociedade.

ESPECIALIDADES

A criação de uma especialidade ocorre, principalmente, em decorrência da demanda social e epidemiológica bem definida. Cada especialidade deve usar uma terminologia própria e adequada às suas necessidades de expressão, fundamentada na exatidão do significado das palavras e no intercâmbio científico entre as nações com diferentes idiomas. Nesse sentido, cada termo deve ter uma definição própria, aceita pela comunidade científica e que consiga refletir todo o processo envolvido, além de facilitar o intercâmbio entre diferentes nacionalidades.

Com a evolução científica, tecnológica e social da fisioterapia, voltada para a maior qualidade e resolutividade de assistir ao paciente, o Coffito reconheceu diversas especialidades. As primeiras foram: a especialidade fisioterapia pneumofuncional – reconhecida por meio da Resolução n. 188, de 9 de dezembro de 1998, e a especialidade fisioterapia neurofuncional – reconhecida por meio da Resolução n. 189, de 9 de dezembro de 1998.

O termo fisioterapia respiratória somente foi considerado oficial de uma especialidade em 2006, atendendo o anseio dos fisioterapeutas associados à Associação Brasileira de Fisioterapia Respiratória (Assobrafir), que defendem que é o termo que mais bem traduz técnica, científica e academicamente o exercício profissional da especialidade. Dessa forma, o Coffito, por meio da Resolução n. 318, de 30 de agosto de 2006, designou pela nomenclatura fisioterapia respiratória a especialidade própria e exclusiva do profissional fisioterapeuta, em seu campo de atuação, anteriormente designada fisioterapia pneumofuncional. Cabe ressaltar que o termo fisioterapia respiratória foi cunhado por Carlos Alberto Caetano Azeredo e demais profissionais que constituíam os grupos de estudo desta nova especialidade a partir da década de 1970.

Disciplinar é o ato de controlar, submeter-se ao regulamento, impor ordem. Embora a especialidade tenha sido reconhecida em 1998, apenas em 2011, por meio da Resolução n. 400, de 3 de agosto, foi disciplinada e encontra-se transcrita a seguir.

Resolução n. 400, de 3 de agosto de 2011.

Disciplina a especialidade profissional de fisioterapia respiratória e dá outras providências.

O Plenário do Conselho Federal de Fisioterapia e Terapia Ocupacional (Coffito), no exercício de suas atribuições legais e regimentais e cumprin-

do o deliberado em sua 213ª Reunião Plenária Ordinária, realizada no dia 3 de agosto de 2011, em sua sede, situada na SRTVS, Quadra 701, Conj. L, Ed. Assis Chateaubriand, Bloco II, Sala 602, Brasília – DF, na conformidade com a competência prevista nos incisos II, III e XII do art. 5º, da Lei n. 6.316, de 17 de dezembro de 1975, Considerando o disposto no Decreto-Lei n. 938, de 13 de outubro de 1969;
Considerando os termos da Resolução Coffito n. 80, de 9 de maio de 1987;
Considerando os termos da Resolução Coffito n. 318, de 30 de agosto de 2006;
Considerando os termos da Resolução Coffito n. 370, de 6 de novembro de 2009;
Considerando os termos da Resolução Coffito n. 377, de 11 de junho de 2010;
Considerando os termos da Resolução Coffito n. 381, de 3 de novembro de 2010;
Considerando os termos da Resolução Coffito n. 387, de 8 de junho de 2011;
Considerando a ética profissional do fisioterapeuta, que é disciplinada por meio do seu Código Deontológico Profissional.
Resolve:
Art. 1º – Disciplinar a atividade do fisioterapeuta no exercício da especialidade profissional em fisioterapia respiratória.
Art. 2º – Para efeito de registro, o título concedido ao profissional fisioterapeuta será de especialista profissional em fisioterapia respiratória.
Art. 3º – Para o exercício da especialidade profissional de fisioterapia respiratória é necessário o domínio das seguintes grandes áreas de competência:
I – Realizar consulta fisioterapêutica, anamnese, solicitar e realizar interconsulta e encaminhamento;
II – Realizar avaliação física e cinesiofuncional do sistema cardiorrespiratório e neuromusculoesquelético;
III – Realizar avaliação e monitoração da via aérea natural e artificial;
IV – Solicitar, aplicar e interpretar escalas, questionários e testes funcionais;
V – Solicitar, realizar e interpretar exames complementares como espirometria e outras provas de função pulmonar, eletromiografia de superfície, entre outros;
VI – Determinar diagnóstico e prognóstico fisioterapêutico;
VII – Planejar e executar medidas de prevenção, redução de risco e descondicionamento cardiorrespiratório;
VIII – Prescrever e executar terapêutica cardiorrespiratória e neuromusculoesquelética;
IX – Prescrever, confeccionar e gerenciar órteses, próteses e tecnologia assistiva;
X – Aplicar métodos, técnicas e recursos de expansão pulmonar, remoção de secreção, fortalecimento muscular, recondicionamento cardiorrespiratório e suporte ventilatório;
XI – Utilizar recursos de ação isolada ou concomitante de agente cinesiomecanoterapêutico, termoterapêutico, crioterapêutico, hidroterapêutico, fototerapêutico, eletroterapêutico, sonidoterapêutico, entre outros;
XII – Aplicar medidas de controle de infecção hospitalar;
XIII – Realizar posicionamento no leito, sedestação, ortostatismo, deambulação, além de planejar e executar estratégias de adaptação, readaptação, orientação e capacitação dos clientes/pacientes/usuários, visando à maior funcionalidade e autonomia;
XIV – Monitorar os parâmetros cardiorrespiratórios;
XV – Gerenciar a ventilação espontânea, invasiva e não invasiva;
XVI – Manter a funcionalidade e gerenciamento da via aérea natural e artificial;
XVII – Realizar a titulação da oxigenoterapia e inaloterapia;
XVIII – Determinar as condições de alta fisioterapêutica;
XIX – Prescrever a alta fisioterapêutica;
XX – Registrar em prontuário consulta, avaliação, diagnóstico, prognóstico, tratamento, evolução, interconsulta, intercorrências e alta fisioterapêutica;

XXI – Emitir laudos, pareceres, relatórios e atestados fisioterapêuticos;
XXII – Realizar atividades de educação em todos os níveis de atenção à saúde e na prevenção de riscos ambientais e ocupacionais.
Art. 4º – O exercício profissional do fisioterapeuta respiratório é condicionado ao conhecimento e domínio das seguintes áreas e disciplinas, entre outras:
I – Anatomia geral dos órgãos e sistemas e em especial do sistema cardiorrespiratório;
II – Biomecânica;
III – Fisiologia cardiorrespiratória e do exercício;
IV – Fisiopatologia cardiorrespiratória;
V – Semiologia cardiorrespiratória;
VI – Instrumentos de medida e avaliação cardiorrespiratória;
VII – Farmacologia aplicada;
VIII – Suporte ventilatório invasivo e não invasivo;
IX – Técnicas e recursos de expansão pulmonar e remoção de secreção;
X – Treinamento muscular respiratório e recondicionamento físico funcional;
XI – Suporte básico de vida;
XII – Próteses, órteses e tecnologia assistiva;
XIII – Humanização;
XIV – Ética e bioética.
Art. 5º – São áreas de atuação do fisioterapeuta especialista profissional em fisioterapia respiratória as seguintes:
I – Fisioterapia cardiorrespiratória na neonatologia;
II – Fisioterapia cardiorrespiratória na pediatria;
III – Fisioterapia cardiorrespiratória no adulto;
IV – Fisioterapia cardiorrespiratória na geriatria.
§ 1º: O Coffito disporá acerca do certificado das áreas de atuação do especialista profissional em fisioterapia respiratória, nos termos do Título VII da Resolução Coffito n. 377/2010.
§ 2º: Transcorrido prazo mínimo de seis meses a contar do registro de especialidade, o profissional poderá requerer o certificado de área de atuação e seu respectivo registro, devendo atender os critérios definidos em Portaria editada pelo presidente do Coffito.
Art. 6º – O fisioterapeuta especialista profissional em fisioterapia respiratória pode exercer as seguintes atribuições entre outras:
I – Coordenação, supervisão e responsabilidade técnica;
II – Gestão;
III – Gerenciamento;
IV – Direção;
V – Chefia;
VI – Consultoria;
VII – Auditoria;
VIII – Perícia.
Art. 7º – A atuação do fisioterapeuta respiratório se caracteriza pelo exercício profissional em todos os níveis de atenção à saúde, em todas as fases do desenvolvimento ontogênico, com ações de prevenção, promoção, proteção, educação, intervenção, recuperação e reabilitação do cliente/paciente/usuário, nos seguintes ambientes, entre outros:
I – Hospitalar;
II – Ambulatorial (clínicas, consultórios, centros de saúde);
III – Domiciliar e *home care*;
IV – Públicos;
V – Filantrópicos;
VI – Militares;
VII – Privados;
VIII – Terceiro setor.
Art. 8º – Os casos omissos serão deliberados pelo plenário do Coffito.
Art. 9º – Esta Resolução entra em vigor na data de sua publicação.
Dra. Elineth da Conceição da Silva Braga Diretora – Secretária
Dr. Roberto Mattar Cepeda – Presidente

A evolução técnico-científica da profissão e o crescimento do corpo de conhecimento da fisioterapia favoreceram o reconhecimento de outras especialidades profissionais e da solidificação da prova de títulos de especialista normatizada pela Resolução n. 377, de 11 de junho de 2010. As resoluções a seguir reconhecem e disciplinam algumas das especialidades reconhecidas pelo Coffito:

- Resolução n. 260, de 11 de fevereiro de 2004 – Reconhece a especialidade fisioterapia traumato-ortopédica funcional.
- Resolução n. 404, de 3 de agosto de 2011 – Disciplina a especialidade fisioterapia traumato-ortopédica.
- Resolução n. 189, de 9 de dezembro de 1998 – Reconhece a especialidade fisioterapia neurofuncional.
- Resolução n. 396, de 18 de agosto de 2011 – Disciplina a especialidade fisioterapia neurofuncional.
- A Resolução n. 454, de 25 de abril de 2015 – Reconhece e disciplina a fisioterapia cardiovascular, respectivamente.

A unidade de terapia intensiva neonatal é o ambiente terapêutico apropriado para tratamento de recém-nascidos de risco, por isso é considerada de alta complexidade. A incorporação de novas tecnologias, a necessidade de diferentes categorias profissionais, a presença cada vez mais frequente dos pais e o cuidado de bebês cada vez mais jovens já fazem parte de uma realidade que exige novas práticas e uma equipe multiprofissional no cotidiano hospitalar. O trabalho do fisioterapeuta nas unidades de terapia intensiva neonatal teve início na década de 1980. As conquistas profissionais normativas estabelecidas pelo Ministério da Saúde e pelo Coffito foram implementadas para que o fisioterapeuta estivesse presente em tempo integral nas equipes, demonstrando o protagonismo do fisioterapeuta neste cenário.

Em 2011, por meio da Resolução n. 402, de 3 de agosto de 2011, o Coffito disciplina a especialidade fisioterapia em terapia intensiva, com áreas de atuação – adulto ou pediátrica e neonatal.

Resolução n. 402, de 3 de agosto de 2011.

Disciplina a especialidade profissional fisioterapia em terapia intensiva e dá outras providências.

O Plenário do Conselho Federal de Fisioterapia e Terapia Ocupacional (Coffito), no exercício de suas atribuições legais e regimentais e cumprindo o deliberado em sua 213ª Reunião Plenária Ordinária, realizada no dia 03 de agosto de 2011, em sua sede, situada na SRTVS, Quadra 701, Conj. L, Ed. Assis Chateaubriand, Bloco II, Sala 602, Brasília – DF, na conformidade com a competência prevista no inciso II do art. 5º, da Lei n. 6.316, de 17 de dezembro de 1975,

Considerando o disposto no Decreto-Lei n. 938, de 13 de outubro de 1969;
Considerando os termos da Resolução Coffito n. 80, de 9 de maio de 1987;
Considerando os termos da Resolução Coffito n. 370, de 6 de novembro de 2009;
Considerando os termos da Resolução Coffito n. 377, de 11 de junho de 2010;
Considerando os termos da Resolução Coffito n. 381, de 3 de novembro de 2010;
Considerando os termos da Resolução Coffito n. 387, de 8 de junho de 2011;
Considerando a ética profissional do fisioterapeuta, que é disciplinada por meio do seu Código Deontológico Profissional;
Resolve:
Art. 1º – Reconhecer e disciplinar a atividade do fisioterapeuta no exercício da especialidade profissional fisioterapia em terapia intensiva.
Art. 2º – Para efeito de registro, o título concedido ao profissional fisioterapeuta será de especialista profissional em fisioterapia em terapia intensiva.
Art. 3º – Para o exercício da especialidade profissional de fisioterapia em terapia intensiva é necessário o domínio das seguintes grandes áreas de competência:
I – Realizar consulta fisioterapêutica, anamnese, solicitar e realizar interconsulta e encaminhamento;

II – Realizar avaliação física e cinesiofuncional específica do paciente crítico ou potencialmente crítico;
III – Realizar avaliação e monitorização da via aérea natural e artificial do paciente crítico ou potencialmente crítico;
IV – Solicitar, aplicar e interpretar escalas, questionários e testes funcionais;
V – Solicitar, realizar e interpretar exames complementares como espirometria e outras provas de função pulmonar, eletromiografia de superfície, entre outros;
VI – Determinar diagnóstico e prognóstico fisioterapêutico;
VII – Planejar e executar medidas de prevenção, redução de risco e descondicionamento cardiorrespiratório do paciente crítico ou potencialmente crítico;
VIII – Prescrever e executar terapêutica cardiorrespiratória e neuromusculoesquelética do paciente crítico ou potencialmente crítico;
IX – Prescrever, confeccionar e gerenciar órteses, próteses e tecnologia assistiva;
X – Aplicar métodos, técnicas e recursos de expansão pulmonar, remoção de secreção, fortalecimento muscular, recondicionamento cardiorrespiratório e suporte ventilatório do paciente crítico ou potencialmente crítico;
XI – Utilizar recursos de ação isolada ou concomitante de agente cinesiomecanoterapêutico, termoterapêutico, crioterapêutico, hidroterapêutico, fototerapêutico, eletroterapêutico, sonidoterapêutico, entre outros;
XII – Aplicar medidas de controle de infecção hospitalar;
XIII – Realizar posicionamento no leito, sedestação, ortostatismo, deambulação, além de planejar e executar estratégias de adaptação, readaptação, orientação e capacitação dos clientes/pacientes/usuários, visando à maior funcionalidade do paciente crítico ou potencialmente crítico;
XIV – Avaliar e monitorar os parâmetros cardiorrespiratórios, inclusive em situações de deslocamento do paciente crítico ou potencialmente crítico;
XV – Avaliar a instituição do suporte de ventilação não invasiva;
XVI – Gerenciar a ventilação espontânea, invasiva e não invasiva;
XVII – Avaliar a condição de saúde do paciente crítico ou potencialmente crítico para a retirada do suporte ventilatório invasivo e não invasivo;
XVIII – Realizar o desmame e extubação do paciente em ventilação mecânica;
XIX – Manter a funcionalidade e gerenciamento da via aérea natural e artificial;
XX – Avaliar e realizar a titulação da oxigenoterapia e inaloterapia;
XXI – Determinar as condições de alta fisioterapêutica;
XXII – Prescrever a alta fisioterapêutica;
XXIII – Registrar em prontuário consulta, avaliação, diagnóstico, prognóstico, tratamento, evolução, interconsulta, intercorrências e alta fisioterapêutica;
XXIV – Emitir laudos, pareceres, relatórios e atestados fisioterapêuticos;
XXV – Realizar atividades de educação em todos os níveis de atenção à saúde e na prevenção de riscos ambientais e ocupacionais.
Art. 4º – O exercício profissional do fisioterapeuta intensivista é condicionado ao conhecimento e domínio das seguintes áreas e disciplinas, entre outras:
I – Anatomia geral dos órgãos e sistemas e em especial do sistema cardiorrespiratório;
II – Biomecânica;
III – Fisiologia geral e do exercício;
IV – Fisiopatologia;
V – Semiologia;
VI – Instrumentos de medida e avaliação relacionados ao paciente crítico ou potencialmente crítico;
VII – Estimulação precoce do paciente crítico ou potencialmente crítico;
VIII – Suporte básico de vida;
IX – Aspectos gerais e tecnológicos da terapia intensiva;
X – Identificação e manejo de situações complexas e críticas;

XI – Farmacologia aplicada;
XII – Monitoração aplicada ao paciente crítico ou potencialmente crítico;
XIII – Interpretação de exames complementares e específicos do paciente crítico ou potencialmente crítico;
XIV – Suporte ventilatório invasivo ou não invasivo;
XV – Técnicas e recursos de expansão pulmonar e remoção de secreção;
XVI – Treinamento muscular respiratório e recondicionamento físico funcional;
XVII – Próteses, órteses e tecnologia assistiva específicos da terapia intensiva;
XVIII – Humanização;
XIX – Ética e bioética.
Art. 5º – São áreas de atuação do fisioterapeuta intensivista as seguintes:
I – Assistência fisioterapêutica em neonatologia;
II – Assistência fisioterapêutica em pediatria;
III – Assistência fisioterapêutica no adulto.
§ 1º: O Coffito disporá acerca do Certificado das áreas de atuação do especialista profissional em fisioterapia em terapia intensiva, nos termos do Título VII da Resolução Coffito n. 377/2010.
§ 2º: Transcorrido prazo mínimo de seis meses a contar do registro de especialidade o profissional poderá requerer o certificado de área de atuação e seu respectivo registro, devendo atender os critérios definidos em Portaria editada pelo presidente do Coffito.
Art. 6º – O fisioterapeuta especialista profissional em fisioterapia em terapia intensiva pode exercer as seguintes atribuições, entre outras:
I – Coordenação, supervisão e responsabilidade técnica;
II – Gestão;
III – Direção;
IV – Chefia;
V – Consultoria;
VI – Auditoria;
VII – Perícia.
Art. 7º – A atuação do fisioterapeuta intensivista se caracteriza pelo exercício profissional em todos os níveis de atenção à saúde, em todas as fases do desenvolvimento ontogênico, com ações de prevenção, promoção, proteção, educação, intervenção, recuperação e reabilitação do cliente/paciente/usuário, nos seguintes ambientes, entre outros:
I – Hospitalar;
II – Ambulatorial (clínicas, consultórios, centros de saúde);
III – Domiciliar e *home care*;
IV – Públicos;
V – Filantrópicos;
VI – Militares;
VII – Privados;
VIII – Terceiro setor.
Art. 8º – Os casos omissos serão deliberados pelo plenário do Coffito.
Art. 9º – Esta Resolução entra em vigor na data de sua publicação.
Dra. Elineth da Conceição da Silva Braga
Diretoria-Secretaria
Dr. Roberto Mattar Cepeda
Presidente

TÍTULO DE ESPECIALISTA

O crescimento do número de fisioterapeutas no Brasil ocorreu em conjunto com o aumento da relevância social e também com o aprimoramento técnico e científico da área.

A legislação no Brasil faculta ao fisioterapeuta registrado no Coffito a realização de qualquer conduta fisioterapêutica, independentemente da especialidade e complexidade, tendo caráter generalista. Por isso, o título de especialista constitui a forma oficial de reconhecer o profissional com formação acadêmico-científica adequada e apto a exercer uma especialidade profissional com ética, responsabilidade e competência.

A obtenção do título de especialista representa a conquista do reconhecimento oficial da formação e da habilitação especializada do fisioterapeuta, cujas repercussões profissionais têm-se tornado cada vez mais evidentes com a crescente valorização do título por instituições educacionais, de saúde e principalmente pela sociedade de um modo mais amplo.

O título de especialista profissional é concedido por entidades associativas, ordens ou conselhos de classe, comprovando a qualificação necessária para atuar profissionalmente na especialidade escolhida.

Alvo de dúvidas conceituais frequentes, o Parecer CNE/CES n. 82/2008 esclarece, em relação aos significados dos termos especialização e especialista nos âmbitos acadêmico e profissional. Os cursos de especialização apresentam o caráter de educação continuada dirigida ao segmento profissional, conferindo um significado no âmbito acadêmico. Entretanto, no âmbito profissional, o termo especialista tem significado distinto, relacionado à certificação de competências profissionais de caráter realmente específico. Em vista dessa natureza, ligada ao exercício das profissões (regulamentadas em lei ou não), a concessão do título de especialista no âmbito profissional é condicionada à aprovação em exames de conhecimentos e títulos.

A Resolução do Coffito n. 377/2010 dispõe sobre as normas e procedimentos para o registro de títulos de especialidade profissional em fisioterapia. No texto, observa-se o entendimento de que o título de especialidade profissional em fisioterapia significa a exação do exercício profissional, representando, sobretudo, uma atenção especial e especializada em face das solicitudes dos clientes, dos familiares e da coletividade, para os quais a referida atenção está dirigida. Para a obtenção, torna-se necessário um maior preparo do profissional, representando, perante à sociedade, acréscimo de responsabilidade. Esse título somente poderá ser concedido e, via de consequência, portado pelo profissional que tiver cumprido os requisitos instituídos na Resolução n. 377/2010. Será procedido ao registro do título de especialidade profissional ao fisioterapeuta que for aprovado em certame, composto pelo exame de conhecimento e prova de títulos na especialidade requerida.

Atenção especial deve ser destinada aos arts. 27 e 28 dessa resolução:

O art. 27 afirma que é vedada aos circunscricionados a divulgação de título de especialidade profissional e áreas de atuação que não possuam, bem como a divulgação de especialidade não reconhecida pelo Coffito.

Segundo o art. 28, o profissional somente pode declarar vinculação a uma especialidade ou área de atuação profissional, quando for possuidor do título ou certificado a ele correspondente, outorgado por entidade associativa de caráter nacional da fisioterapia e devidamente registrado pelo Coffito.

CONSIDERAÇÕES FINAIS

A prestação de serviços na fisioterapia vem alcançando patamares de excelência, no entanto, a discussão sobre as evidências científicas, políticas profissionais e sobre gestão e qualidade de serviços não pode ser feita de forma isolada. A participação de órgãos e entidades de classes nesse processo prioriza o crescimento e o amadurecimento profissional coletivo. A participação dos fisioterapeutas de forma direta ou indireta em todas essas entidades é a única forma de empreender esforços de maneira organizada, no sentido de que o conjunto de profissionais passe a interpretar as necessidades do mercado e a identificar a viabilidade nas oportunidades como desafios da categoria, para que o crescimento da profissão aconteça com valorização e sustentabilidade.

Enfim, o fisioterapeuta que alia conhecimento científico, legislação profissional, participação político-profissional e de gestão está preparado a todo momento para transformar necessidades e carências do mercado em oportunidades possíveis de serem operacionalizadas.

"Nenhum de nós é tão bom quanto todos nós juntos."
Ray Kroc

BIBLIOGRAFIA

1. Andrade FMD, Martins JA. Parecer 008/2013: Titulação exigida para coordenação do serviço de fisioterapia de unidades de terapia intensiva. Assobrafir Ciência. 2013;4(1):59-63.

2. Bittar OJNV. Indicadores de qualidade e quantidade em saúde. Rev Administr Saúde. 2001;3(12):21-8.
3. Brasil. Agência Nacional de Vigilância Sanitária. Resolução de Diretoria Colegiada n. 137, de 8 de fevereiro de 2017. Altera a Resolução da Diretoria Colegiada – RDC n. 7, de 24 de fevereiro de 2010. Brasília: DOU; 2017.
4. Brasil. Decreto-lei n. 938. Provê sobre as profissões de fisioterapeuta e terapeuta ocupacional e dá outras providências. Brasília: DOU; 1969.
5. Brasil. Ministério da Saúde – Gabinete do Ministro. Portaria n. 3.389, de 30 dezembro de 2013. Altera, acresce e revoga dispositivos da Portaria n. 930/GM/MS, de 10 maio de 2012, que define as diretrizes e objetivos para a organização da atenção integral e humanizada ao recém-nascido grave ou potencialmente grave e os critérios de classificação e habilitação de leitos de Unidade Neonatal no âmbito do Sistema Único de Saúde (SUS). Disponível em: http://bvsms.saude.gov.br/bvs/saudelegis/gm/2013/prt3389_30_12_2013.html [Acesso em 21 jul. 2018].
6. Brasil. Ministério da Saúde – Gabinete do Ministro. Portaria n. 930, de 10 de maio de 2012.Define as diretrizes e objetivos para a organização da atenção integral e humanizada ao recém-nascido grave ou potencialmente grave e os critérios de classificação e habilitação de leitos de Unidade Neonatal no âmbito do Sistema Único de Saúde (SUS). Disponível em: http://bvsms.saude.gov.br/bvs/saudelegis/gm/2012/prt0930_10_05_2012.html [Acesso em: 21 jul. 2018].
7. Brasil. Ministério da Saúde – Gabinete do Ministro. Resolução – RDC n. 7, de 24 de fevereiro de 2010. Dispõe sobre os requisitos mínimos para funcionamento de Unidades de Terapia Intensiva e dá outras providências. Disponível em: http://bvsms.saude.gov.br/bvs/saudelegis/anvisa/2010/res0007_24_02_2010.html [Acesso em: 15 jul. 2018].
8. Cavalheiro LV, Eid RA, Talerman C, Prado C, Gobbi FC, Andreoli PB. Delineamento de um instrumento para medir a qualidade da assistência da Fisioterapia. Einstein. 2015;13(2):260-8.
9. Conselho Regional de Fisioterapia e Terapia Ocupacional [Coffito]. Resolução n. 08, de 20 de fevereiro de 1978. Aprova as Normas para habilitação ao exercício das profissões de fisioterapeuta e terapeuta ocupacional e dá outras providências. Brasília: DOU; 1978.
10. Conselho Regional de Fisioterapia e Terapia Ocupacional [Coffito]. Resolução n. 188 de 09 de dezembro de 1998. Reconhece a Especialidade Profissional de Fisioterapia Respiratória e dá outras providências. Brasília: DOU; 1998.
11. Conselho Regional de Fisioterapia e Terapia Ocupacional [Coffito]. Resolução n. 318, de 30 de agosto de 2006. Designa Especialidade pela nomenclatura Fisioterapia Respiratória em substituição ao termo Fisioterapia Pneumofuncional anteriormente estabelecido na Resolução n. 188, de 9 de dezembro de 1998 e determina outras providências. Brasília: DOU; 2006.
12. Conselho Regional de Fisioterapia e Terapia Ocupacional [Coffito]. Resolução n. 377, de 11 de junho de 2010. Dispõe sobre as normas e procedimentos para o registro de títulos de especialidade profissional em Fisioterapia e dá outras providências. Brasília: DOU; 2010.
13. Conselho Regional de Fisioterapia e Terapia Ocupacional [Coffito]. Resolução n. 387, de 08 de junho de 2011. Estabelece Parâmetros Assistenciais de Fisioterapia. Brasília: DOU; 2011.
14. Conselho Regional de Fisioterapia e Terapia Ocupacional [Coffito]. Resolução n. 396, de 18 de agosto de 2011. Disciplina a Especialidade Profissional de Fisioterapia Neurofuncional e dá outras providências. Brasília: DOU; 2011.
15. Conselho Regional de Fisioterapia e Terapia Ocupacional [Coffito]. Resolução n. 400, de 03 de agosto de 2011. Disciplina a Especialidade Profissional de Fisioterapia Respiratória e dá outras providências. Brasília: DOU; 2011.
16. Conselho Regional de Fisioterapia e Terapia Ocupacional [Coffito]. Resolução n. 402, de 03 de agosto de 2011. Disciplina a Especialidade Profissional de Fisioterapia em Terapia Intensiva e dá outras providências. Brasília: DOU; 2011.
17. Conselho Regional de Fisioterapia e Terapia Ocupacional [Coffito]. Resolução n. 404, de 03 de agosto de 2011. Disciplina a Especialidade Profissional de Fisioterapia Traumato-ortopédica e dá outras providências. Brasília: DOU; 2011.
18. Conselho Regional de Fisioterapia e Terapia Ocupacional [Coffito]. Resolução n. 424, de 08 de julho de 2013. Estabelece o Código de Ética e Deontologia da Fisioterapia. Brasília: DOU; 2013.
19. Conselho Regional de Fisioterapia e Terapia Ocupacional [Coffito]. Resolução n. 444, de 26 de abril de 2014. Estabelece Parâmetros Assistenciais de Fisioterapia. Brasília: DOU; 2014.
20. Conselho Regional de Fisioterapia e Terapia Ocupacional [Coffito]. Resolução n. 454, de 25 de abril de 2015. Reconhece e disciplina a Especialidade Profis-

sional de Fisioterapia Cardiovascular. Brasília: DOU; 2015.
21. Conselho Regional de Fisioterapia e Terapia Ocupacional [Coffito]. Resolução n. 482, de 01 de abril de 2017. Fixa e estabelece o Referencial Nacional de Procedimentos Fisioterapêuticos e dá outras providências. Brasília: DOU; 2017.
22. Conselho Regional de Fisioterapia e Terapia Ocupacional [Coffito]. Resolução n. 80, de 09 de maio de 1987. Brasília: DOU; 1987.
23. Costa CRS, Montagna E. A formação acadêmica do fisioterapeuta para sua atuação na gestão em saúde. ABCS Health Sci. 2015;40(3):252-6.
24. Costa R, Padilha MI. A unidade de terapia intensiva neonatal possibilitando novas práticas no cuidado ao recém-nascido. Rev Gaúcha Enferm. 2011;32(2):248-55.
25. Figueiredo LC, Gratão ACM, Fachin-Martins E. O novo código de ética para fisioterapeutas incorporou tendências da bioética? Rev Bioét. 2016;24(2):315-21.
26. Gama Z, Saturno P. A segurança do paciente inserida na gestão da qualidade dos serviços de saúde. In: Assistência Segura: Uma Reflexão Teórica Aplicada à Prática. Brasília: Anvisa; 2013.
27. Martinez BP, Araújo Neto JA, Martins JA, Costa MD, Carvalho MGS, Forgiarini Junior LA, et al. Atribuições do coordenador de fisioterapia das unidades de terapia intensiva. In: Martins JA, Reis LFF, Andrade FMD, organizadores. Associação Brasileira de Fisioterapia Cardiorrespiratória e Fisioterapia em Terapia Intensiva. Profisio Programa de Atualização em Fisioterapia em Terapia Intensiva Adulto: Ciclo 8. Porto Alegre: Artmed; 2018.

Índice remissivo

A

Ácido valproico 8
Alinhamento
  das cristas ilíacas 62
  dos membros inferiores 49
Alongamento muscular 277
Alterações
  ósseas 195
  sensoriais 256
Amiotrofia espinhal progressiva 226, 228
Amplitude de movimento
  articular 60
  passiva 14
Anticonvulsivantes 8
Apneia 42
Aprendizado motor 67, 76
  atenção 75
  estágios 67
  fatores que influenciam 68
  prática 71
  sono 74
Artrite idiopática juvenil 322
  avaliação física 323
  prescrição de exercícios 324
  quadro clínico 322
  tratamento 323
Artrogripose múltipla congênita 205
Asma 336, 368
Aspiração 111
  em recém-nascidos 112
  traqueal 143

Ataxia 198
Atetose 21
Atividade(s)
  aquáticas 249
  física em crianças com diabete melito 364
  reflexa 86
Atrofia 15
Audição 123
Aumento do fluxo expiratório 109, 141, 345
  ativo-assistido 347
  passivo 346
Ausculta pulmonar 43
Avaliação
  da angulação da gibosidade com escoliômetro 63
  da coluna 60
  da mobilidade vertebral 63, 64
  dos membros inferiores 49
  dos membros superiores 55
  neurológica 2
    anamnese 3, 4
    exame físico 10, 11, 13
    objetivos 2
    observação dos aspectos cognitivos e comportamentais 33
  ortopédica 48
    instrumentos de avaliação 49
    testes ortopédicos 51
  postural 61
  respiratória 39
    inspeção 41

B

Baropodometria 50
Bases de dados primárias e secundárias 375
Batimento de asa de nariz 42
Benchmarking 383
Bradipneia 42
Bronquiolite viral aguda 334
Bubble CPAP 170

C

Cadeira de rodas 9
Cânula nasofaríngea 173
Capacidade residual funcional 138, 168
Carbamazepina 8
Cardiomiopatia pediátrica 367
Carisoprodol 8
Cateter nasal de alto fluxo 169
Child Health Questionnaire 323
Ciclo
　ativo da respiração 142
　de ventilação 152
Cinesioterapia 240, 318
Classificação Internacional de Funcionalidade 192, 255
Clonazepam 8
Coluna 60
Conceito Bobath 218
Controle
　cefálico 93
　corporal 93
　de equilíbrio e coordenação 100
　em sedestação 94
Coreia 21
Correntes terapêuticas hipoalgésicas 313
CPAP convencional 170
Crioterapia 312

D

Déficit funcional 35
Deformidades
　da coluna vertebral 204
　do quadril 204
　musculoesqueléticas 203

Dermatomiosite juvenil 327
Desconforto respiratório 42
Desenvolvimento
　neuropsicomotor 8
　sensório-motor 83
　　aos 3 anos de idade 100
　　aos 5 anos de idade 101
　　aos 6 anos de idade 101
　　aos 7 anos de idade 101
　　de 1 a 2 anos de idade 99
　　primeiro trimestre 90
　　quarto trimestre 96
　　recém-nascido 84
　　segundo trimestre 92
　　terceiro trimestre 95
Desmame da ventilação mecânica 179
　automatizado 183
　com protocolo 183
　estratégias 179
　sem protocolo 183
Desobstrução rinofaríngea retrógrada 111, 341
Diabete melito 364
Diazepam 8
Diferenças anatômicas e fisiológicas no recém-nascido 340
Disfagia 195
Displasia
　broncopulmonar 336
　congênita de quadril 285, 286
Distonia 21
Distrofia muscular de Duchenne 225, 231
Distrofias musculares 229
Distúrbios
　convulsivos 195
　do movimento 21
　genéticos 188
　metabólicos 195
Doença(s)
　de Legg-Calvé-Perthes 287
　do refluxo gastroesofágico 191
　do quadril infantil 287
　do sistema neurológico 188
　do sistema osteomuscular 322
　neuromusculares 224, 226, 234, 238
　osteomusculares congênitas 272

pulmonares
   agudas 333
   crônicas 336
Dor nas costas 61
Drenagem
   autógena 143, 350
   assistida 351
   postural 107, 140

E

Eletromiografia de superfície 51
Encefalopatia crônica não progressiva 209
   abordagem fisioterapêutica 218
   avaliação 214
   classificação 211, 212
   diagnóstico 210
   etiologia 209
   fisiopatologia 209
   manifestações clínicas 210
   tratamento 217
Epifisiólise 290
Epifisiolistese 290
Equilíbrio hídrico 178
Equoterapia 219
Escala
   de Ashworth modificada 17
   Medical Research Council (MRC) 145
   PEDro 380
Escoliose 62, 228
Espasticidade 200
Estimulação
   auditiva 123
   da linha média 126
   de controle de cabeça 126
   elétrica neuromuscular 313
   precoce 119
   visual 123
Estímulo
   auditivo 123
   da função motora 124
   tátil 120
   vestibular 122
   visual 122
Estratégia PICO 377
Eupneia 42

Exercício(s)
   de fluxo inspiratório controlado 354
   físico
      aplicado à cardiomiopatia pediátrica 366
      aplicado à reabilitação 362
   respiratórios 354
Expansibilidade torácica 42
Expiração lenta
   e prolongada 110, 141, 349
   total com a glote aberta em decúbito infralateral 352

F

Fenitoína 8
Fenobarbital 8
Fibrose cística 337, 369
Fisioterapia respiratória em unidade de terapia
   intensiva neonatal 106
   indicações 106
   indicações 107
   objetivos 106, 107
   técnicas 107
Força muscular inspiratória negativa 181
Fortalecimento muscular 220, 265
Fração inspirada de oxigênio 157
Fraqueza muscular 256
   associada à VMI 167
Fratura(s) 298
   completas da diáfise 304
   da diáfise 303, 307
      da tíbia 310
   da eminência tibial 309
   da metáfise distal de rádio e ulna 304
   da placa de crescimento 299
      do rádio distal 304
      da tíbia 310
   da tuberosidade anterior da tíbia 309
   das falanges 305, 312
   de antebraço e punho 303
   de calcâneo 311
   de cinto de segurança 306
   de clavícula 299
   de diáfise umeral 300
   de metáfise tibial proximal 310
   do colo do rádio 302

do côndilo lateral 302
do epicôndilo medial 302
do fêmur proximal 307
do olécrano 302
do pé 311
do polegar 306
do punho 305
do terço distal do rádio 304
do tornozelo 310
do úmero proximal 300
dos metatarsos 312
e luxações
   do hálux 311
   do joelho 308
em galho verde 303
metacarpais 305
osteocondrais da cúpula do tálus 311
patelares 309
por compressão 306
subtrocantéricas 308
supracondiliana do úmero 301
Fraturas-luxações
   de Galeazzi 303
   de Monteggia 303
   no cotovelo 301
Frequência respiratória 42, 44
   mandatória 157, 161
Função
   muscular 19
   pulmonar 44
Funcionalidade 23, 24

G

Gesso pelvepodálico 286
Gestão da qualidade 387
Glossopulsão retrógrada 111, 345
Goniometria 60
Graduação da força muscular 19
Gross Motor Function Classification System (GMFCS) 211, 214

H

Habilidades motoras 67
Hammersmith Functional Motor Scale 228

Hammersmith Motor Hability Scale 236
Helmet 173
Hidroterapia 289
Hiperinsuflação manual 140
   pulmonar (*bag-squeezing*) 110
Hiperlordose 233
Hipertensão pulmonar 178
Hipertonia elástica 17
Hipotonia 17, 194
Hipotrofia 15

I

Índice de Apgar 40
Índices preditivos de extubação 180
Insuficiência respiratória
   aguda hipoxêmica 172
   primariamente hipercápnica 172

J

Joelho flutuante 308

L

Laceração dos tendões 306
Laserterapia de baixa intensidade 317
Legislação profissional 388
Lesões do cíngulo escapular e úmero 299
Luxação
   de ombro 300
   traumática do quadril 307
Luxações 306

M

Malformações do sistema nervoso central 195
Manipulação 117
Manobra
   de Barlow 51
   de Ortolani 51, 52
Marcha na paralisia cerebral 215
Máscara
   facial 173
   nasal 173
   total-face 173

ÍNDICE REMISSIVO

Massagem
    abdominal 121
    facial 121
    nos braços 121
    no tórax 121
Maturação visual 91
Medical Research Council (MRC) 145
Medicamentos 7
Mensuração dos membros inferiores 62
Método
    Canguru 133
    Francês 281
MFM (*Motor Function Measurement Scale For Neuromuscular Disease*) 228
Mielomeningocele 254
    avaliação fisioterapêutica 259
    classificação 254
    tratamento fisioterapêutico 261
Mobilização do paciente crítico 144
Modalidades ventilatórias 153, 157, 158
Motricidade 14, 124
    voluntária 15, 18
Movimentação involuntária 21

N

Natação 249
North Star Ambulatory Assessment (NSAA) 236

O

Obesidade 365
Organização profissional 385
Órtese(s) 8, 220, 238
    de Dennis Brown 281
    de membro superior 8
    de tornozelo-pé 8
Oscilação oral de alta frequência 355

P

Padrão respiratório 41
Palpação 43
Paralisia cerebral 209
Parâmetros ventilatórios 157, 171
Parapódio 9

Pausa respiratória 42
Pediatric Quality of Life 4.0 (PedsQl) 323
Percussão 43
    manual torácica 108
Pé torto congênito 279
    diagnóstico 279
    tratamento 280
Plantigrafia 49
Ploneuromiopatia 144
Pneumonia 334
Podoscopia 50
Polimiosite juvenil 327
Prática clínica baseada em evidência 374
    princípios 375
Pressão
    arterial
        diastólica 44
        média 44
        sistólica 44
    de suporte 157
        versus tamanho prótese intratraqueal 181
    expiratória
        final positiva e recrutamento pulmonar 160
        positiva 355
    inspiratória 157
    positiva expiratória final (PEEP) 157, 178
Programa de avaliação e cuidado individualizado para desenvolvimento do recém-nascido (*Newborn Individualized Developmental Care and Assessment Program*) 132
Programas específicos de estimulação 124
Pronga nasal 173
Propulsão dos membros inferiores 88
Pseudo-hipertrofia 16

R

Range of Motion – pediátrico (EPM-Rom pediátrico) 323
Reabilitação pulmonar 362
    de crianças com fibrose cística 369
    em crianças asmáticas 368
Reação(ões)
    cervical de retificação 89
    corporal de retificação agindo sobre a cabeça 89

o corpo 89
de apoio plantar 88
de colocação 88
de equilíbrio 89
de fuga à asfixia 88
de Landau 88
labiríntica de retificação 89
óptica de retificação 89
óptica e labiríntica de retificação 92
posturais 89
Realidade virtual 79
Recém-nascidos prematuros 116
Redução da dor/estresse no recém-nascido de baixo peso/prematuro 132
Reflexo(s)
cutaneoplantar 87
cutâneos abdominais 87
da glabela 86
de busca ou dos quatro pontos cardiais 86
de extensão cruzada 87
de Galant 88
de marcha 88
de Moro 86
de preensão
palmar 87
plantar 88
de sucção 86
de vômito 86
dos olhos de boneca 86
mão-boca ou de Babkin 87
primários 23
profundo 22
tendinosos 21
tônico cervical assimétrico 87
Refluxo gastroesofágico 195
Relaxantes musculares de ação central 8
Renovação organizacional 383
Respostas metabólicas ao exercício na criança 361
Retrações torácicas 42
Retroalimentação sensorial 68
Ritmo respiratório 42
Biot 42
Cheyne-Stokes 42
Kussmaul 42
Rotação do quadril em decúbito ventral 53, 54

S

Sensibilidade 22
cutânea 22
ou disparo 157
proprioceptiva 23
visual e auditiva 23
Separação da placa de crescimento do fêmur distal 308
Sinais
de desconforto respiratório 42
vitais 44
Sinal
de Galeazzi 52
de Gowers 233
de Trendelenburg 52
Síndrome
de Angelman 190, 194
de Apert 190
de Cornélia de Lange 190, 194
de cri-du-chat 190, 194
de Down 190, 194
de Edwards 190, 194
de Goltz-Gorlan 206
de Klinenfelter 190
de Möebius 190, 191
de Pallister-Killian 190, 194
de Patau 190
de Prader-Willi 190, 194
de Rett 190, 194
de Turner 190
de Williams 190
do desconforto respiratório agudo 160
do X frágil 190, 194
Pallister-Killian 194
Sistema(s)
infant flow driver 170
nervoso central 116
por válvula de demanda 170
respiratório 137
sensoriais 22
tátil 120
visual 122
Suspensório de Pavlik 286

T

Tala de lona 8
Tala extensora 8, 245
Taquipneia 42
Técnica(s)
  de expiração forçada 142, 348
  de Ponseti 280
  de remoção de secreção 139
    em vias aéreas extratorácicas 341
    em vias aéreas intratorácicas 345
Tempo inspiratório 157
Tempos do ciclo respiratório 161
Terapia aquática 219
Teste da lata vazia 56
Teste(s)
  de Adams 63
  de ângulo poplíteo 53
  de apreensão 55
  de deslizamento lateral de Mackenzie 63
  de Ely Duncan 52, 53
  de escape (*leak test*) 180
  de esforço
    em abdução 58
    em adução 57
  de Finkelstein 58
  de Jobe 56
  de Ober 53, 54
  de Phalen e Phalen invertido 58
  de respiração espontânea 182
  de Silverskiold 53, 55
  de telescopagem 52
  de Thomas 52, 53
  de Trendelenburg 54
  do ângulo poplíteo 54
  dos extensores do punho 56
  dos flexores do punho 57
  muscular manual modificado 235
  ortopédicos 51
Tônus muscular 16, 211
Tórax
  cariniforme 41
  cifoescoliótico 41
  em sino 41
  em tonel ou barril 41
  infundibuliforme 41

Torcicolo muscular congênito 272, 274, 276
  diagnóstico diferencial 273
  fluxograma de avaliação e condutas 274
  tratamento fisioterápico 275
Tosse 343
  dirigida 344
  provocada 343
Traumatismos
  da coluna vertebral 306
  do quadril 307
  dos dedos das mãos 305
  no joelho 308
Treinamento
  aeróbio 362
  de flexibilidade 363
  resistido 363
Treino
  de condicionamento cardiorrespiratório 267
  de controle de tronco 262
  de equilíbrio 242
  de marcha 241, 263
Trocas posturais 24, 25
Trofismo 15

U

Unidade de terapia intensiva 106
  neonatal 116, 129
    ambiente físico 129
    controle térmico 130
    dor 131
    estresse 130
    humanização 129
    iluminação 130
    manipulação 130
  pediátrica 137

V

Valores de normalidade
  para as frequências respiratória e cardíaca 44
  para as pressões arteriais 44
Ventilação
  assistida ajustada neuralmente 182
  assistido-controlada 154

com pressão
  controlada 158
  de suporte 156, 160
  positiva intermitente nasal 171
  regulada – volume controlado 159
com volume-alvo 157
mandatória intermitente 153
  sincronizada 156
mecânica 177
  invasiva 147, 150
    princípios fisiológicos 151
  não invasiva 147, 167
    complicações 173
    contraindicações 173
    cuidados 174
    desvantagens 173
    efeitos fisiológicos 168
    falha 173
    indicações 171
    interfaces 172
    modalidades 168
    nas doenças de resistência das vias aéreas 161
    nas doenças restritivas 162
Vias motoras 212
Vibração torácica/vibrocompressão 108
Volume-corrente 157
  e estratégia de proteção pulmonar 160